高等院校数字化课程创新教材

供临床医学及相关专业使用

传 染 病 学

主　　编　钟　锋

副主编　周向阳　陈吉刚　柯邵鹏

编　　者　（按姓氏汉语拼音排序）

陈吉刚（重庆医药高等专科学校）

柯邵鹏（泉州医学高等专科学校）

丘梓华（嘉应学院医学院）

杨亦德（台州市立医院）

钟　锋（嘉应学院医学院）

周向阳（南阳医学高等专科学校）

编写秘书　丘梓华（嘉应学院医学院）

科 学 出 版 社

北 京

内 容 简 介

　　《传染病学》是一门研究各种传染病在人体内发生、发展、传播、诊断、治疗和预防规律的学科。其重点在于研究其临床表现、诊断依据、鉴别诊断、治疗方法与预防措施，目的是促进患者早日康复及控制传染病在人群中传播流行，是一门临床医学。主要内容分为传染病总论和各论两部分。本书理论部分按章、节编写，穿插了案例、链接、自测题和参考答案。实训部分按实训项目编写。

　　本教材主要供高职高专临床医学及相关专业学生学习和教师开展教学使用，也可作为医疗卫生工作者参考书。

图书在版编目（CIP）数据

传染病学 / 钟锋主编. —北京：科学出版社，2019.3

高等院校数字化课程创新教材

ISBN 978-7-03-060294-7

Ⅰ. 传… Ⅱ. 钟… Ⅲ. 传染病学 – 高等学校 – 教材 Ⅳ. R51

中国版本图书馆 CIP 数据核字（2019）第 000778 号

责任编辑：邱　波　魏亚萌　国晶晶 / 责任校对：张凤琴
责任印制：徐晓晨 / 封面设计：张佩战

斜 学 出 版 社 出版

北京东黄城根北街16号
邮政编码：100717
http://www.sciencep.com

北京九州迅驰传媒文化有限公司 印刷

科学出版社发行　　各地新华书店经销

*

2019 年 3 月第 一 版　　开本：787×1092　1/16
2022 年 6 月第四次印刷　　印张：19 1/2
字数：453 000

定价：58.50 元

（如有印装质量问题，我社负责调换）

前　言

为贯彻《高等职业教育创新发展行动计划（2015—2018 年）》和《教育信息化十年发展规划（2011—2020 年）》的精神，落实创新、协调、绿色、开放、共享的发展理念，更好地支撑职业教育改革和发展，科学出版社组织召开了全国高等院校数字化课程规划教材的编写会议，本教材即是根据本次会议精神组织编写的。

本教材坚持贯彻基础理论、基本知识、基本技能为临床实践服务的精神，按照思想性、科学性、先进性、启发性和实用性原则进行编写。教材内容紧密围绕临床工作岗位的需要和临床执业助理医师考试的要求，侧重于临床常见病和多发病的诊断与防治，体现基层医疗的"六位一体"。理论知识强调"必需、够用、实用"的原则，删繁就简，突出重点，阐明难点。实训部分强化临床基本技能的培养，以便培养出贴近农村、基层及社区临床工作实际，贴近高职高专学生知识和能力需要的技术技能型人才。教材形式具备模块化特征，通过"案例"、"链接"、"自测题"等着重培养学生分析问题、解决问题和适应临床工作的能力，使学生自觉评价学习情况、明确学习目的与意义、开阔视野、扩大知识面，从而激发学习兴趣。

本教材按 36 学时进行编写，正文分为 7 章：总论、病毒感染性疾病、立克次体感染性疾病、细菌感染性疾病、螺旋体感染性疾病、原虫感染性疾病、蠕虫感染性疾病等。实训指导包括传染病的消毒隔离与预防接种、病毒感染性疾病、细菌感染性疾病、原虫与蠕虫感染性疾病等内容。附录包括常见传染病潜伏期、隔离期、检疫观察期，常用生物制品预防接种参考表，国家扩大免疫规划疫苗免疫程序等。

由于编写时间仓促，且参编人员的学术水平及经验有限，本教材难免会有疏漏之处，恳请广大师生和读者批评指正。

钟　锋

2018 年 3 月

目　录

CONTENTS

第一章 总 论

感染性疾病（infectious diseases）是由病原微生物（细菌、病毒、衣原体、支原体、立克次体、螺旋体、真菌等）和寄生虫（原虫、蠕虫、医学昆虫）感染人体所致的疾病，包括传染病和其他感染性疾病。传染病（communicable diseases）是由病原微生物和寄生虫感染人体或动物后所引起的具有传染性的一类疾病，在一定条件下可引起传播流行。

传染病学是一门研究传染病在人体内发生、发展与转归的原因和规律，其重点在于研究其临床表现、诊断依据、鉴别诊断、治疗原则与措施，目的是促进患者早日康复及控制传染病在人群中传播流行，是一门临床医学。流行病学是研究传染病在人群中发生、发展的原因和分布规律，重点在于研究有效的预防措施，目的是控制或消灭传染病，是一门预防医学。传染病学是以个体为主要研究对象，流行病学是以群体为主要研究对象。

传染病学与其他学科关系密切，其基础相关学科有微生物学、免疫学、人体寄生虫学、药理学等，临床相关学科有诊断学、内科学、儿科学等。

第一节 感染与免疫

 感染的概念与表现

感染（infection）又称传染，是指病原体以一定的方式或途径侵入人体后在人体内的一种寄生过程，也是病原体与人体之间相互作用、相互斗争的过程。

构成感染的必备条件是病原体、人体和它们所处的环境。病原体通过各种途径进入人体后就开始了感染过程，感染后的表现主要取决于病原体的致病力和人体的免疫功能，以及内、外界的干预等。常见的感染过程有以下五种表现。

（一）病原体被消除

病原体进入人体后，在人体有效的防御作用下，如皮肤黏膜的屏障作用、胃酸的杀菌作用、多种体液成分的溶菌与杀菌作用、血－脑屏障和组织细胞的吞噬作用等均能使病原体在体内被消灭或通过鼻咽、气管、肠或肾排出体外，人体不出现任何症状。

（二）病原携带状态

病原体进入人体后，停留、存在于机体一定的部位生长繁殖，之后排出体外，而人体不出现任何的疾病状态。按病原体种类不同分为带病毒者、带菌者与带虫者。按发生和持续时间的长短分为健康携带者、潜伏期携带者、恢复期携带者。携带病原体持续时间短于3个月为急性携带者，长于3个月为慢性携带者。病原携带者的共同特点：不出现临床症状而能排出病原体，成为重要的传染源，如伤寒、霍乱、乙型病毒性肝炎等。

（三）隐性感染

隐性感染又称亚临床感染，是指病原体侵入人体后，仅诱导机体产生特异性的免疫应答，而不引起或仅引起轻微的组织损伤，临床上多无症状、体征和生化改变，只有通过免疫学检查才能发现。大多数隐性感染者可获不同程度的特异性主动免疫，少数转为病原携带者，成为传染源。

（四）潜伏性感染

潜伏性感染又称潜在性感染。病原体进入人体后，病原体与人体在相互作用时，保持暂时的平衡状态，不出现临床表现，待人体防御功能降低，原已潜伏在人体内的病原体乘机繁殖，引起发病。常见的潜伏性感染有单纯疱疹、水痘、疟疾、结核病等。潜伏性感染期间，病原体一般不排出体外，不成为传染源。

（五）显性感染

显性感染又称临床感染。病原体侵入人体后，不但诱导机体产生免疫应答，而且通过病原体本身的作用或机体的变态反应导致组织损伤，引起严重的病理改变或临床表现。显性感染后，人体获得一定免疫力。少数显性感染者可转为病原携带者，成为传染源。

以上表现在一定条件下可以相互转变，以隐性感染最常见，其次为病原携带状态，显性感染最少见，但易于识别。

 感染过程中病原体的致病作用

在感染过程中人体免疫反应对抵御病原体致病起主导作用，但病原体的侵袭力、毒力、数量和变异性等对致病起重要作用。

（一）侵袭力

侵袭力是指病原体侵入机体并在体内扩散的能力。有些病原体可直接侵入人体，如钩端螺旋体、钩虫丝状蚴等。有些病原体经呼吸道、消化道进入人体，先黏附在呼吸道和消化道黏膜表面，再进一步侵入组织细胞，产生酶和毒素，引起病变，如溶血性链球菌产生红疹毒素与透明质酸酶、金黄色葡萄球菌产生血浆凝固酶等。病原菌的荚膜能抵抗吞噬细胞的吞噬、菌毛能黏附在黏膜上皮表面，也能增强其侵袭力。病毒常通过与细胞表面的受体结合再进入细胞内。

（二）毒力

毒力包括内、外毒素和其他毒力因子。外毒素主要是革兰阳性菌在生长繁殖过程中分泌到细胞外、具有酶活性的毒性蛋白质，以破伤风外毒素、白喉外毒素为代表。少数革兰阴性菌也能产生外毒素，如霍乱弧菌产生的肠毒素。内毒素主要是革兰阴性菌细胞壁的一种脂多糖，菌体自溶或死亡后裂解释放出来，通过激活单核－巨噬细胞，释放细胞因子而致病，以伤寒杆菌、痢疾杆菌、脑膜炎奈瑟菌等为代表。其他毒力因子有穿透力（钩虫丝状蚴）、侵袭力（志贺菌属）、溶组织能力（溶组织阿米巴原虫）等。

（三）数量

在同一种传染病，入侵病原体的数量与致病力成正比。但在不同的传染病，能引起疾病的最低病原体数量可有较大差异，如伤寒需要10万个菌体，而细菌性痢疾（简称菌痢）仅需10个菌体。

（四）变异性

病原体可因遗传、环境、药物等因素发生变异。通常，病原体经过人工多次传代培养，可使致病力减弱，如用于预防结核病的卡介苗（BCG）。在宿主之间反复传播可使病原体的致病力增强，如肺鼠疫。病原体的抗原变异可逃避机体的特异性免疫作用而继续引起疾病或使疾病慢性化，如流行性感冒病毒、丙型肝炎病毒、人类免疫缺陷病毒等。

 感染过程中免疫应答的作用

免疫反应对感染过程的表现和转归起重要作用，可分为保护性免疫反应和变态反应两种。增加机体保护性免疫反应能力，减少或控制变态反应是传染病防治的重要内容。保护性免疫反应分为非特异性免疫反应与特异性免疫反应两类。

（一）非特异性免疫反应

非特异性免疫反应在抵御感染过程中非特异性免疫首先发挥作用，非特异性免疫反应是人类长期进化过程形成的，出生时即有的较为稳定的免疫能力。

1. 天然屏障　包括皮肤、黏膜及其分泌物（胃酸、溶菌酶等）与附属器（鼻毛、气管黏膜上皮细胞的纤毛）等外部屏障及血－脑脊液屏障、胎盘屏障等内部屏障。

2. 吞噬作用　单核－吞噬细胞系统包括血液游走性单核细胞、以中性粒细胞为主的各种粒细胞和肝、脾、骨髓、淋巴结固定的吞噬细胞，具有非特异性吞噬功能，可清除体内病原体。

3. 体液因子　存在于体液中的补体、溶菌酶和干扰素等，均对清除病原体起重要作用。

（二）特异性免疫反应

特异性免疫反应是指对抗原进行特异性识别而产生的免疫。感染和免疫接种均能产生特异性免疫。特异性免疫是通过细胞免疫（T淋巴细胞）和体液免疫（B淋巴细胞）作用而产生免疫应答。

1. 细胞免疫　T淋巴细胞被某种病原体抗原刺激后能够产生致敏，当再次与该抗原相遇时，则通过细胞毒性和淋巴因子杀伤病原体及其所寄生的细胞。细胞免疫在对抗病毒、真菌、原虫和部分细胞内寄生的细菌（如伤寒杆菌、结核杆菌）感染中起重要作用，还能调节体液免疫。

2. 体液免疫　当被某种病原体抗原致敏的B淋巴细胞再次受到该抗原刺激后，即转化为浆细胞，并产生能与致敏B淋巴细胞抗原相对应的抗体，即免疫球蛋白（Ig），如IgG、IgM、IgA、IgD、IgE等。在感染过程中最早出现IgM，持续时间短，是近期感染的标志，有早期诊断意义。IgG在感染后临近恢复期时出现，持续时间较长，是既往感染的标志。IgG在体内含量最高，占免疫球蛋白的80%，能通过胎盘，是用于防治某些传染病的丙种球蛋白及抗毒血清的主要成分。SIgA是呼吸道和消化道黏膜上的主要抗体，IgE主要作用于入侵的原虫和蠕虫。

第二节　传染病的发病机制

 传染病的发生和发展

传染病的发生和发展的共同特点是疾病发展的阶段性。发病机制中的阶段性与临床表现的阶段性大多数是吻合的，但有时并不一致。例如，伤寒第一次菌血症时还未出现临床症状，第四周体温下降时，肠壁溃疡还未完全愈合。

（一）入侵部位

病原体的入侵部位与发病机制密切相关，入侵部位适当，病原体才能生长繁殖，引起病变。如破伤风杆菌必须经伤口感染，伤寒杆菌、霍乱弧菌必须经口感染才能引起病变。

（二）机体内定位

病原体入侵并定植后，可在入侵部位直接引起病变，如恙虫病的焦痂；也可在入侵部位繁殖，分泌毒素，在远离入侵部位引起病变，如破伤风、白喉；或者进入血循环，再定位某一脏器引起器官病变，如病毒性肝炎、流行性脑脊髓膜炎；或经过一系列生活史阶段，最后在某脏器定居，如蠕虫病。各种病原体在机体内定位不同，各种传染病都有各自的特殊规律。

（三）排出途径

每种传染病都有病原体排出的途径，是患者、病原携带者和隐性感染者有传染性的重要因素。有些病原体的排出途径是单一的，如志贺菌只通过粪便排出；有些病原体可有多种排出途径，如脊髓灰质炎病毒可通过粪便及飞沫排出。有些病原体如疟原虫，只存在于血液，当虫媒叮咬或输血才离开人体。病原体排出体外的持续时间不同，各传染病的传染期不一。

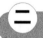

二 组织损伤的发生机制

（一）直接损伤

病原体借助其机械运动及所分泌的酶可直接破坏组织，如溶组织阿米巴滋养体；或通过细胞病变而使细胞溶解，如脊髓灰质炎病毒；或通过诱发炎症过程引起组织坏死，如鼠疫。

（二）毒素作用

有些病原体能分泌很强的外毒素导致靶器官损害，如肉毒杆菌的神经毒素；或引起功能紊乱，如霍乱肠毒素。革兰阴性菌裂解后产生的内毒素可致发热、休克、弥散性血管内凝血（DIC）等。

（三）免疫机制

许多传染病的发病机制与免疫应答有关。有些传染病能抑制细胞免疫，如麻疹；或直接破坏 T 淋巴细胞，如艾滋病。更多的病原体是通过变态反应导致组织损伤，以Ⅲ型变态反应如肾综合征出血热和Ⅳ型变态反应，如结核病、血吸虫病最为常见。

三 重要的病理生理变化

（一）发热

发热是传染病的重要表现，但并不是特有的表现，炎症、肿瘤和免疫性疾病也可引起发热。当机体发生感染、炎症、损伤或受到抗原刺激时，外源性致热原（病原体及代谢产物、免疫复合物、异性蛋白、药物等）作用于单核 - 吞噬系统，释放内源性致热原。内源性致热原通过血 - 脑屏障作用于体温调节中枢，释放前列腺素 E_2，使产热大于散热引起发热。

（二）代谢改变

传染病发生的代谢改变主要为进食量下降，能量吸收减少，蛋白质、碳水化合物、脂肪消耗增多，水电解质平衡紊乱和内分泌改变。疾病早期，胰高血糖素和胰岛素分泌增加，血液甲状腺素水平下降，后期随着垂体反应刺激甲状腺素分泌而升高。恢复期各种物质代谢又逐渐恢复正常。

第三节 传染病的流行过程及影响因素

 传染病流行过程的三个基本条件

传染病的病原体从传染源体内排出，经过一定的传播途径侵入易感者机体而形成新的传染，在人群中发生、发展和转归的过程，称为流行过程。传染病的流行过程必须具备三个基本条件，即传染源、传播途径和易感人群。在预防、控制和消除传染病的发生与流行时，应采取管理传染源、切断传播途径、保护易感人群等综合措施。

（一）传染源

体内有传染病病原体生长繁殖，并能将其排出体外的人和动物称为传染源，包括传染病患者、隐性感染者、病原携带者和受感染的动物。

1. 传染病患者 急性期患者体内有大量病原体生长繁殖，并借助咳嗽、腹泻等症状排出体外，成为主要传染源。轻型患者和隐性感染者症状轻或无症状，不易被发现，且人数较多，是极重要的传染源。慢性患者排出病原体的时间长，活动范围较大，与易感者接触机会较多，也是重要的传染源。

2. 隐性感染者 在某些传染病，如流行性脑脊髓膜炎、脊髓灰质炎等，隐性感染者是重要的传染源。

3. 病原携带者 是指没有临床症状而能排出病原体的人，如伤寒、菌痢等。因其不易被发现，也是重要的传染源。

4. 受感染的动物 有些动物间的传染病，如狂犬病、鼠疫等，也可传染给人类，引起严重疾病，称为动物源性传染病。其中有的传染病可在哺乳动物和人类之间互相传播，称为人畜（兽）共患病，受感染的动物是主要的传染源，如狗传播狂犬病、猪传播钩端螺旋体病等。

（二）传播途径

病原体从传染源体内排出后，再侵入另一易感者体内所经过的途径称为传播途径。主要有以下几种：

1. 呼吸道传播 包括空气、飞沫、尘埃，是呼吸道传染病的主要传播途径，如麻疹、白喉、结核病、禽流感等。经呼吸道传播的传染病流行特征是传播途径容易实现，蔓延速度快，冬春季多见，儿童发病率高，感染后多可获得较持久免疫力。

2. 消化道传播 包括经水和食物传播，如伤寒、菌痢、霍乱等。患者因进食被病原体污染的食物或患病动物的肉、乳、蛋等感染，或因饮用被病原体污染的水源而感染。

3. 接触传播 是指易感者与被病原体污染的水或土壤接触时获得感染，如钩端螺旋体病、血吸虫病和钩虫病等。伤口被污染有可能患破伤风。日常生活密切接触也有可能获得感染，如麻疹、白喉等。不洁性接触可传播人类免疫缺陷病毒（HIV）、乙型肝炎病毒（HBV）、丙型肝炎病毒（HCV）、梅毒螺旋体、淋病奈瑟菌等。

4. 虫媒传播 是指通过节肢动物为媒介而造成的传播，又分为吸血节肢动物传播和机械携带传播两种，前者是指通过吸血昆虫叮咬、吸吮患病动物和人的血液而传播，如蚊虫传播流行性乙型脑炎、虱传播斑疹伤寒等。后者经节肢动物机械地携带病原体，然后再传播给易感者，如苍蝇和蟑螂能够通过机械地携带病原体传播痢疾、伤寒等。

5. 血液、体液传播　是指经输血、使用血制品、分娩、性交或被血液体液污染的医疗器械所引起的传播，如乙型病毒性肝炎、丙型病毒性肝炎、疟疾及艾滋病等。

6. 母婴传播　某些传染病的病原体可通过产前（胎盘）、产时（产道）、产后（哺乳、喂养）传播，如乙型病毒性肝炎、风疹及艾滋病等。母婴传播属于垂直传播，以上其他传播途径统称为水平传播。

注意有些传染病只有一种传播途径，如伤寒只经消化道传播；而有些传染病则有多种传播途径，如疟疾可经虫媒传播、血液传播和母婴传播等。

> **链接**
>
> **动物源性传染病感染和扩散的基本规律**
>
> 1. 宿主动物直接传播　钩端螺旋体病因带病菌的野鼠和猪等动物排泄物污染水源和土壤，当人体与疫水接触而经皮肤感染；狂犬病主要由被带病毒的动物咬伤，或经皮肤破损处污染而被感染。
>
> 2. 虫媒传播　猪、牛、羊等动物是流行性乙型脑炎的重要宿主动物，可经蚊虫叮咬而传播；鼠类等动物是鼠疫的主要传染源，可经鼠蚤叮咬而传播。
>
> 3. 经中间宿主感染的寄生虫病　血吸虫病是由血吸虫寄生引起的人畜共患疾病，其传播过程必须有储存宿主排出虫卵污染水源，有中间宿主钉螺供毛蚴发育成尾蚴，人畜接触含尾蚴的疫水而获得感染。

（三）易感人群

对某种传染病缺乏特异性免疫力的人群称为易感人群。人群对某种传染病容易感染的程度，称为人群易感性，主要取决于人群的免疫水平。新生儿增加，外来人口增多，免疫人口死亡，人群免疫力自然消退，机体抵抗力降低，病原体变异等，均能使人群易感性升高；有计划进行预防接种或传染病流行后，可使免疫人口增加，能降低人群易感性。

二　影响流行过程的因素

传染病的发生与流行，除要具备流行过程的三个基本条件外，尚需有适宜的外界因素。自然因素和社会因素直接地影响和制约流行过程，使流行过程表现出不同的强度和性质。

（一）自然因素

自然因素主要是指地理环境、气候、生态等因素。自然因素通过对流行过程三个基本条件的作用而影响着传染病的发生与发展。它既可影响人体的防御功能，影响人体与病原体的接触机会，影响病原体的发育繁殖和致病性，还能影响野生动物和媒介节肢昆虫的地区分布、繁殖季节和活动能力。因而许多传染病的发病呈现明显的季节性和地区性。呼吸道传染病多见于冬春季节，与气候寒冷干燥、空气不流通、呼吸道传染病病原体对寒冷和干燥耐受力强，呼吸道抵抗力减弱等因素有关；消化道传染病多见于夏秋季节，与气候炎热适宜于肠道细菌生长繁殖，天气炎热机体胃酸分泌减少，且机体饮水多而使胃酸稀释，减弱消化道抵抗力等因素有关；钩端螺旋体病的暴发与暴雨造成洪水泛滥，人们接触疫水的机会增多有关。夏秋季节气候炎热适宜于媒介昆虫生长繁殖，流行性乙型脑炎、疟疾等疾病的发病率增高。

（二）社会因素

社会因素包括社会制度、经济生活条件、文化水平、风俗习惯、职业活动、居住条件、营养状况、医疗卫生条件等，对传染病的流行过程起决定性影响。普及传染病的预防知识，培养公民良好的卫生意识与习惯和应对突发传染病的能力，认真落实计划免疫，大力进行某些传染病和寄生虫病的普查普治等，均可使某些传染病和寄生虫病迅速被控制或消灭。

第四节　传染病的基本特征与临床特点

 传染病的基本特征

传染病的基本特征是传染病所特有的征象，是确定传染病的基本条件，也是传染病与其他疾病的主要区别。

（一）有特异性病原体

每种传染病都是由特异的病原体感染引起的，包括各种致病微生物和寄生虫，以病毒和细菌感染最常见。如病毒性肝炎的病原体为各种肝炎病毒，霍乱的病原体为霍乱弧菌，梅毒的病原体为梅毒螺旋体，疟疾的病原体为疟原虫。能够发现病原体有利于传染病的防治。特异性的病原体检查对传染病的确诊及防治有重要意义。

（二）有传染性

病原体由一个宿主排出体外，经一定的途径传给另一个宿主，这种特性称为传染性。所有传染病都具有一定的传染性，这是传染病与其他感染性疾病的主要区别。传染病能由动物传给人类，也能在人群中相互传播，但每种传染病的传染性强弱不一。如鼠疫、霍乱传染性强，称为烈性传染病，在传染病管理中列为甲类传染病。

传染病患者排出病原体的整个时期均具有传染性，这一时期称为传染期。不同的传染病传染期长短不一。各种传染病在不同的病程阶段，传染性大小也不同。一般传染病在潜伏期末即有传染性，发病早期和极期传染性最强，恢复期传染性逐渐减小。了解各种传染病的传染期是确定传染病患者隔离期限的重要依据。

（三）有流行病学特征

1. 流行性　在一定条件下，传染病能在人群中传播蔓延的特性称为流行性。按传染病的流行强度和广度可分为：

（1）散发：是指某种传染病发病率在某地区常年的一般发病水平，传染病在人群中散在发生。

（2）流行：是指某种传染病在某地区的发病率显著高于常年的一般发病水平。在人群免疫水平较低或疾病的传播途径容易实现时，常易造成流行。

（3）大流行：是指某种传染病在一定时间内迅速蔓延，波及范围广泛，甚至超出国界、洲界。如传染性非典型肺炎等。

（4）暴发：是指某种传染病在一个较小的范围短时间内（数天内）突然出现大批同类病例。如细菌性食物中毒等。

2. 季节性　由于受气温、湿度、雨水等环境因素影响，某些传染病的发病率在每年一定季节出现升高的现象，如呼吸道传染病以冬春季节多见，肠道传染病以夏秋季节多见。

3. 地方性 因地理气候、生活习惯等自然因素和社会因素的不同,某些传染病常局限在一定地区发生,这种传染病称为地方性传染病,如血吸虫病见于钉螺繁殖的水网地区、布鲁菌病见于牧区、华支睾吸虫病见于嗜食生鱼地区等。以野生动物为主要传染源的疾病称为自然疫源性传染病,也属于地方性传染病,存在这种疾病的地区称为自然疫源地。

4. 外来性 指在国内或地区内原来不存在,而从国外或外地通过外来人口或物品传入的传染病,如霍乱。

(四)有免疫性

传染病痊愈后,能产生程度不等的针对该病原体及其产物的特异性保护免疫。感染后所获得的免疫力和疫苗、菌苗、类毒素等接种后所获得的免疫力都属于主动免疫,其特异性抗体可通过胎盘屏障转移给胎儿,使胎儿获得被动免疫力。人体免疫力因病原体种类及个体状况不同,其强度与免疫持续时间长短不同。多数病毒性传染病所产生的保护性免疫较强,持续时间较长,甚至可保持终生,如麻疹、流行性乙型脑炎等,但流行性感冒等例外;多数细菌、螺旋体、原虫性传染病所产生的保护性免疫较弱,持续时间较短,如菌痢、钩端螺旋体病、疟疾等,但伤寒、白喉等例外;蠕虫病一般不产生保护性免疫,易产生重复感染,如钩虫病、蛔虫病等。因各种传染病的免疫强度和持续时间不同,可出现下列现象:

(1)再感染:传染病痊愈后,经过一段时间免疫力逐渐消失,又感染同一种病原体称为再感染,见于流行性感冒、菌痢等。

(2)重复感染:传染病尚未痊愈,又受到同一种病原体感染,称为重复感染,多见于寄生虫病,如血吸虫病、钩虫病等。

(3)复发:传染病已经进入恢复期或初愈,病原体在体内又复活跃,再次出现临床症状称为复发,见于伤寒、疟疾等。

(4)再燃:传染病已进入缓解后期,体温尚未降至正常而再度上升,症状重新出现,称为再燃,见于伤寒、疟疾等。

| 链接

埃博拉出血热

埃博拉出血热(EBHF)为一种由埃博拉病毒引起的人类及其他灵长类动物的传染性疾病。因该病始发于扎伊尔北部的埃博拉河流,并在该区域严重流行而得名。人类主要通过直接接触患者或感染动物的血液、体液、分泌物和排泄物及其污染物等而感染。患者多在感染后8~10d内发病。埃博拉出血热的早期症状与流行性感冒相似,包括肌肉酸痛、腹部及关节疼痛、发热和头痛、腹泻、呕吐及食欲缺乏等。而咽喉痛、胸痛、气促及吞咽困难是不典型症状。约50%出现斑丘疹,40%~50%出血位置为穿刺点及黏膜处(如胃肠道、鼻腔、阴道和牙龈),皮肤可出现瘀点、瘀斑和血肿,还可有呕血、咯血及便血等,最终因多器官衰竭死亡。本病无特效治疗药物,主要为对症支持治疗(静脉输血、血小板输注、输恢复健康埃博拉病毒感染者的血浆)。目前尚无有效疫苗,发现可疑患者应立即隔离,发现病猴应全部捕杀,死亡者立即火化。改善行为模式、穿着个人医疗防护衣物与勤消毒是主要的预防措施。避免接触患者及带病尸体的血液与分泌物是最基本的预防方法。

传染病的临床特点

（一）病程发展的规律性和阶段性

急性传染病从发生、发展至恢复，其病程具有一定的规律性和阶段性，可分为 4 个阶段。

1. **潜伏期** 从病原体侵入人体起到开始出现临床症状为止的这段时间称为潜伏期。其相当于病原体在机体内定位、繁殖、转移、引起组织损伤和功能改变、导致临床症状出现之前的感染过程。各种传染病潜伏期长短不同，但每种传染病的潜伏期都有一个相对不变的限定时间（最长、最短）。潜伏期的长短与病原体感染数量成反比。了解潜伏期有助于传染病的诊断和流行病学调查，是确定医学观察、留验等检疫期限的重要依据。

2. **前驱期** 从起病到某种传染病的特殊症状出现以前，出现一些非特异性的症状，如发热、乏力、头痛、食欲缺乏、肌肉酸痛等，时间为 1～3d，这段时间称为前驱期。其表现为许多传染病所共有。起病急骤的传染病可无明显的前驱期。此期具有很强的传染性。

3. **症状明显期** 急性传染病度过前驱期后，逐渐表现出某种传染病所特有的症状和体征，如典型的热型、特征性的皮疹、黄疸、肝脾大和脑膜刺激征等。此期病情由轻变重达到高峰，然后逐渐缓解，可分为上升期、极期和缓解期，容易发生各种并发症，传染性极强。

4. **恢复期** 人体免疫力增至一定程度，体内病理生理过程基本终止，临床症状基本消失，体征逐渐消退，直至完全康复，称为恢复期。患者的功能失调和组织损伤等病变逐步调整和修复，血清抗体效价逐渐升至最高水平。病原体大多被肃清，少数患者体内仍有病原体，可复发或成为病原携带者。此期也可发生并发症，部分转为慢性或留有后遗症。

（二）常见症状与体征

1. **发热与热型** 发热是许多传染病所共有的最常见症状。热型是传染病重要特征之一，具有鉴别诊断意义。临床上较常见的热型如下所述。

（1）稽留热：多为高热，体温常在 40℃上下，24h 波动范围在 1℃以内，持续数天或数周不退，见于伤寒极期、流行性斑疹伤寒等。

（2）弛张热：体温波动较大，24h 内体温相差在 1℃以上，但最低点未达到正常水平，见于伤寒缓解期、肾综合征出血热、败血症等。

（3）间歇热：24h 内体温波动于高热与正常体温之下，见于疟疾、败血症等。

（4）波状热：体温逐渐上升，在数天内达高峰，以后又逐渐下降至低热或正常，经一段时间间歇后又再次逐渐上升，如此反复持续数月之久，称为波状热，见于布鲁菌病。

（5）双峰热：一昼夜间体温上升、下降、再上升又下降，形成双峰型，每次升降相差 1℃左右，见于黑热病。

（6）不规则热：发热患者的体温曲线无一定的规律，可见于流行性感冒、肺结核等。

2. **皮疹** 是许多传染病的特征性体征，可分为外疹（皮疹）和内疹（黏膜疹）两类。不同传染病皮疹的性质、形态、颜色、大小、分布部位、出现时间、出疹顺序、演变、疹后有无脱屑及色素沉着等不同，有助于传染病的诊断和鉴别诊断。

（1）皮疹种类：常见皮疹有①斑丘疹：斑疹为不高起、不下凹的界限性皮肤颜色的改变。丘疹是高出皮肤而无空腔的界限性隆起。斑丘疹就是斑疹的中央有一丘疹，大小形态不一，多为充血疹，压之褪色，可互相融合。常见于麻疹、风疹、幼儿急疹等。②玫瑰疹：为稍隆起于皮肤的充血性皮疹，色鲜红似玫瑰，属斑丘疹的一种，散在分布，数量不多，压之褪色，见于伤寒。③红斑疹：为广泛成片的红斑，可见密集而形似突起的点状充血性红疹，压之褪色，见于猩红热。④出血疹（瘀点、紫癜、瘀斑）：为散在点状或片状出血，有时稍隆起，压之不褪色，见于流行性脑脊髓膜炎、肾综合征出血热、登革出血热、败血症等。⑤黏膜疹：为黏膜上充血性或出血性斑点，如麻疹黏膜斑（Koplik斑）是出现在口腔两颊黏膜上针头大小的灰白色小点，见于麻疹前驱期。⑥疱疹或脓疱疹：疹内含浆液，表面隆起为疱疹，内含脓液则称为脓疱疹，见于水痘、带状疱疹、单纯疱疹等。⑦荨麻疹：为不规则或片块状的瘙痒性皮疹，发生快，消失快，多见于寄生虫病、血清病、食物药物过敏者，如急性血吸虫病、蠕虫幼虫移行症、丝虫病等。

（2）出疹时间：多数传染病的出疹时间有一定规律性。如水痘和风疹于病程第1d，猩红热于病程第2d、天花于病程第3d、麻疹于病程第4d、斑疹伤寒于病程第5d、伤寒于病程第6d出疹。虽有例外但基本按规律出疹。出疹时间有助于传染病的诊断及鉴别诊断。

（3）出疹顺序：各种传染病出疹顺序不同。如麻疹自耳后发际开始，渐及前额、面部、颈部，然后自上而下蔓延至胸部、腹部、背部及四肢，最后到达手掌和足底；幼儿急疹则初起于躯干，很快波及全身；水痘的皮疹先见于躯干、头部，逐步延及面部，最后达四肢。

（4）皮疹分布：皮疹的分布特点对某些传染病的诊断与鉴别有重要价值。如水痘的皮疹多集中于躯干，而四肢较少，呈向心性分布；天花的皮疹多集中于四肢，而躯干较少，呈离心性分布；伤寒的玫瑰疹多见于胸部和上腹部，呈不规则分布。

3. 中毒症状　病原体及其毒素吸收入血后，引起各种中毒症状，可表现为毒血症、菌（病毒）血症、败血症、脓毒血症，严重者可发生感染性休克。

（1）毒血症：病原体在局部生长繁殖，不断分泌外毒素或菌体崩溃释放内毒素，进入血流引起全身多脏器功能失调和中毒性症状称为毒血症，表现为高热、头痛、乏力、全身不适、肌肉关节酸痛等，严重者可出现意识障碍、谵妄、脑膜刺激征、中毒性肠麻痹、中毒性心肌炎、周围循环衰竭等。

（2）菌血症：细菌在局部生长繁殖后侵入血流，不出现明显症状，称为原发性菌血症，继而在血管内皮细胞及肝脾内大量繁殖，再次进入血流，称第二次菌血症。第二次菌血症中毒症状较明显，有发热、皮疹、脾大等。

（3）败血症：侵入的病原体在血中生长繁殖，引起全身严重中毒症状，称为败血症。败血症患者中毒症状较严重，可有寒战、高热、皮疹、肝脾大等表现。

（4）脓毒血症：当化脓性病原体引起败血症时，由于人体抵抗力明显减弱，病原体在各组织和脏器中引起转移性化脓性病灶，形成多发性脓肿，称为脓毒血症。

（三）临床类型

传染病按病程经过的长短可分为急性、亚急性和慢性；按临床特征可分为典型（普通型）、非典型；按病情严重程度可分为轻型、中型、重型、暴发型等。临床类型的识别对估计病情、判定预后、确定治疗方案及进行流行病学调查有重要意义。

第五节　传染病的诊断

早期正确的诊断，不仅可以使患者得到及时治疗，而且可以早期防止疾病扩散，防止传染病的流行。传染病的诊断需要综合分析下列三方面的资料。

流行病学资料

流行病学资料在传染病的诊断中有重要的价值。应仔细询问可疑患者的年龄、职业、籍贯、发病季节、居住与旅行地点、既往病史、输血史、密切接触史、不洁饮食习惯、预防接种等。了解流行病学资料可解决有无感染和复发的可能。

 临床资料

全面而准确地询问病史，系统而细致的体格检查，对确定临床诊断极为重要。发病的诱因和起病方式对传染病的诊断有重要参考价值，体格检查要注意有诊断意义的体征。

 实验室及其他检查资料

实验室检查及其他检查资料对传染病的诊断有特殊意义。所有传染病都有其特异性病原体，只要从患者体内查到病原体就可确诊，检测出特异性抗体亦有确诊意义。

（一）一般检查

一般检查包括血液、尿液、粪便常规和生化检查。血常规以白细胞计数和分类意义较大，白细胞显著升高多为化脓性细菌感染，如猩红热、流行性脑脊髓膜炎等；白细胞减少或正常多见于病毒感染性疾病，如流行性感冒、病毒性肝炎等；嗜酸性粒细胞减少或消失提示有伤寒、败血症可能，升高多为寄生虫感染；血液异常淋巴细胞增多常为病毒感染，如传染性单核细胞增多症、肾综合征出血热等。尿及粪便检查，方法简便、易于操作，对确定某些传染病和寄生虫病的诊断有重要价值。生化检查有助于病毒性肝炎、肾综合征出血热等的诊断和病情判定。

（二）病原学检查

1. 直接检查病原体 许多寄生虫病可通过肉眼或显微镜观察检出病原体而确诊，如肉眼发现虫体或绦虫节片；骨髓检出疟原虫、利什曼原虫；血液检出微丝蚴；粪便检出阿米巴原虫及各种寄生虫卵，以及通过孵化法在粪便检出血吸虫毛蚴等，均可迅速准确地确定诊断。

2. 分离培养病原体 细菌、螺旋体、真菌等可用人工培养基分离培养，用以分离培养病原体的检材有血液、尿液、粪便、脑脊液、痰液、骨髓、皮疹吸出液等，应注意在疾病早期应用抗病原体药物治疗前取材，同时注意标本的正确保存和运送。可用人工培养基、组织细胞培养及动物接种等方法分离病原体，结果可靠，但方法较复杂，只能在有条件单位进行检查。

3. 检测特异性核酸 以核酸杂交法和核酸体外扩增法为主。核酸杂交法包括斑点杂交、Southern 印迹杂交和 Northern 印迹杂交等方法，是利用同位素 ^{32}P 或生物素标志的核酸探针对病原体进行分子水平检测。核酸体外扩增法以聚合酶链反应（PCR）法为常用，PCR 法分普通 PCR 法、逆转录 PCR（RT-PCR）法及原位 PCR（in-situ PCR）法等多种方法。PCR 法是一种在体外扩增特异性 DNA 序列的技术，它可使靶 DNA 序列在特异的引物启动下，在短时间内便可扩增 100 万倍以上，具有快速、简便、灵敏、省时、对受检样品条件要求不高等特点，可用于病毒、细菌和寄生虫等多种病原体的检测。

（三）免疫学检测

免疫学检测是目前最常用于传染病和寄生虫病诊断的检测技术。

1．血清学检查

（1）检测特异性抗原：病原体特异性抗原检测可较快提供病原体存在的证据。其诊断意义较抗体检测更可靠，包括凝集试验、酶联免疫吸附试验（ELISA）、酶免疫测定（EIA）、荧光抗体技术（FAT）、放射免疫测定（RIA）、流式细胞检测（FCM）等。

（2）检测特异性抗体：在传染病早期特异性抗体尚未出现或滴度很低，而在恢复期或病程后期抗体滴度显著升高，在急性期及恢复期双份血清检测其抗体由阴性转为阳性或滴度升高4倍以上有诊断意义。

2．皮肤试验　通过向受试者皮内注射特异性抗原的方法，了解其体内是否含有相应抗体，有抗体时受试者发生变态反应，皮肤局部出现红肿、痒、痛表现。常用于血吸虫病、并殖吸虫病等的流行病学调查。目前少用。

3．T淋巴细胞亚群和免疫球蛋白测定　可了解机体免疫功能状态，用于部分传染病的诊断和病情判定，如用于艾滋病的诊断和预后判定。

（四）其他检查

活体细胞病理检查对确定诊断有重要意义。内镜检查和影像学检查如B超、计算机断层摄影（CT）、磁共振显像（MRI）等对多种传染病与寄生虫病有辅助诊断价值。

第六节　传染病的治疗

 治疗原则

传染病的治疗强调早期隔离、早期治疗，尽可能做到就近就地诊疗。要加强护理，采取心理治疗、病原治疗及对症支持治疗等综合治疗措施。

 治疗方法

（一）一般治疗与支持治疗

按规定隔离消毒。居室卫生整洁、阳光充足、空气流通，做好基础护理及心理治疗。给予足够热量、维生素丰富的易消化饮食。适当补充液体和盐类，维持水电解质平衡。

（二）病原治疗

病原治疗既可消除病原体，促进身体康复，又有控制与消除传染源的作用，是治疗传染病与寄生虫病的关键措施。常用药物有抗生素、化学合成制剂、血清免疫制剂等。

1．抗菌治疗　抗生素对传染病的治疗应用广泛，主要是对细菌感染性传染病有显著疗效。但用药时严格掌握适应证，切忌滥用，以免增加患者痛苦和经济负担。应注意药量要适当，疗程要充足，并密切观察药物的不良反应。治疗真菌的药物主要为化学制剂。

2．抗病毒治疗　目前有效的抗病毒药物可分为3类：

（1）广谱抗病毒药物：利巴韦林可用于呼吸道病毒感染、丙型病毒性肝炎的治疗等。

（2）抗RNA病毒药物：奥司他韦对甲型流感病毒H5N1、H1N1感染有效。

（3）抗DNA病毒药物：阿昔洛韦常用于疱疹病毒感染，更昔洛韦对巨细胞病毒感染有效。核苷类逆转录酶抑制剂（齐多夫定、拉米夫定、替比夫定、恩替卡韦等），是目前常用的抗乙肝病毒药物。核苷类逆转录酶抑制剂、非核苷类逆转录酶抑制剂（尼维拉平、地拉夫定等）及蛋白酶抑制剂（沙喹那韦、利托那韦等）联合应用对HIV感染有较好疗效。

3. 抗寄生虫治疗 化学制剂在治疗寄生虫病时占有重要位置，如氯喹治疗疟疾，吡喹酮治疗华支睾吸虫病，甲硝唑治疗阿米巴病等多种寄生虫病均具有良好疗效。

4. 血清免疫制剂 常用的血清免疫制剂有白喉抗毒素和破伤风抗毒素等，因可能引起过敏反应，在治疗前应详细询问药物过敏史，做皮肤敏感试验。

（三）对症治疗

对症疗法不仅可以消除患者的某些痛苦，而且可以减少机体消耗，调整各系统功能及保护重要脏器免受感染损害，促进机体康复。高热时采取合理的降温，抽搐时给予镇静剂治疗，昏迷时缓解脑水肿，及采取苏醒措施，休克时纠酸扩容及改善微循环，心力衰竭时采取强心、利尿措施等，均有利于患者渡过危险期，及早恢复健康。

（四）中医中药治疗

中医学认为急性传染病多属温病范畴，按"卫气营血"辨证施治。常采用清热、解表、宣肺、生津、利湿、泻下、滋阴、熄风、开窍等治法，对治疗流行性乙型脑炎、病毒性肝炎、麻疹肺炎、晚期血吸虫病等多种传染病与寄生虫病有较好效果。

（五）康复治疗

某些传染病，如流行性乙型脑炎、流行性脑脊髓膜炎等，可引起神经系统后遗症，可采取针灸、按摩、被动活动、理疗、高压氧等康复治疗措施，以促进功能恢复。

第七节　传染病的预防

《中华人民共和国传染病防治法》规定：国家对传染病防治实行预防为主的方针，防治结合、分类管理。

一　管理传染源

严格执行传染病报告制度。根据传染病防治法规定管理的传染病分为甲、乙、丙三类，共40种（甲类2种、乙类26种、丙类12种）。

1. 甲类 鼠疫、霍乱。

2. 乙类 传染性非典型肺炎、艾滋病、病毒性肝炎、脊髓灰质炎、人感染高致病性禽流感、麻疹、肾综合征出血热、狂犬病、流行性乙型脑炎、登革热、炭疽、细菌性和阿米巴性痢疾、肺结核、伤寒和副伤寒、流行性脑脊髓膜炎、百日咳、白喉、新生儿破伤风、猩红热、布鲁菌病、淋病、梅毒、钩端螺旋体病、血吸虫病、疟疾、人感染 H7N9 禽流感。

3. 丙类 流行性感冒、流行性腮腺炎、风疹、急性出血性结膜炎、麻风病、流行性和地方性斑疹伤寒、黑热病、棘球蚴病、丝虫病，除霍乱、痢疾、伤寒和副伤寒以外的感染性腹泻病、手足口病、甲型 H1N1 流感。

我国传染病防治法规定，甲类传染病为强制管理传染病，发现甲类传染病和乙类传染病中的肺炭疽、传染性非典型肺炎、脊髓灰质炎、人感染高致病性禽流感时，城镇于 2h 内，农村于 6h 内通过传染病疫情监测信息系统进行报告。

乙类传染病为严格管理传染病，城镇应于 6h 内，农村应于 12h 内通过传染病疫情监测信息系统进行报告。

丙类传染病为监视管理传染病，应于 24h 内通过传染病疫情监测信息系统进行报告。

对传染病的接触者和病原携带者应按具体规定进行医学检疫、预防接种或药物预防。

对动物传染源应加强管理，危害性不大、经济价值高的家畜可给予治疗，必要时宰杀后加以消毒处理；危害性大、经济价值不高者则设法捕杀或销毁。

二 切断传播途径

对各种传染病，尤其是消化道传染病、虫媒传染病和寄生虫病，切断传播途径通常是起主导作用的预防措施。除大力开展卫生宣传和群众性卫生运动，消除四害（老鼠、苍蝇、蚊子、臭虫）等一般卫生措施外，采取严格、有效、规范的消毒、隔离和个人防护措施，能有效地降低传染病的发生和蔓延。

（一）消毒

1. 消毒的定义　狭义的消毒是指用物理、化学的方法消灭、清除污染环境的病原体。广义的消毒则包括消灭传播媒介在内。

2. 消毒的种类

（1）预防性消毒：对可能受到病原体污染的物品和场所所进行的消毒。

（2）疫源地消毒：对有传染源存在或曾经有过传染源的地点所进行的消毒。

1）随时消毒：随时对传染源的排泄物、分泌物及污染的物品进行消毒，以及时杀灭从传染源排出的病原体，防止传播。

2）终末消毒：对传染源已离开疫源地所进行的最后一次彻底的消毒，以杀灭残留在疫源地内各种物品上的病原体。如患者出院、转科、死亡后，对其所住病室、所用物品的消毒。

3. 消毒方法　有物理和化学消毒两种方法。

（二）隔离

1. 隔离的定义　是指将传染源在传染期送到传染病院或传染病科进行治疗和护理，将他们与健康人或非传染病患者隔开，暂时避免接触，以防止病原体向外扩散。

2. 传染病房的区域划分及隔离要求

（1）清洁区：指未与传染病患者接触、未被病原微生物污染的区域，如工作人员会议室、值班室、配餐室。

隔离要求：①患者及患者接触的物品不得进入清洁区；②工作人员不得穿隔离衣、穿工作服、戴口罩、戴帽子、穿隔离鞋进入清洁区。

（2）污染区：指已被患者接触、经常受病原微生物污染的区域，如病房、患者洗浴间、厕所、入院处置间、传染科化验室等。

污染区对工作人员的隔离要求：①工作人员进入污染区需按要求穿隔离衣、戴口罩、戴帽子、穿隔离鞋，必要时戴护目镜或防护面具；②工作人员出入呼吸道病室，要随手关门，防止病室病原微生物污染环境；③工作人员的脸部不可与患者或污染物接触，避免患者面对自己打喷嚏、咳嗽，出现污染后须立即清洗消毒；④严格遵守隔离技术规定，污染的手不能触摸自己的五官及非污染物品，直接或间接接触患者或污染物品后，必须认真清洗双手；⑤污染区一切物品需经严格消毒才能进入半污染区。

污染区对患者的隔离要求：①入院患者经病区污染端进入，更换衣服，换下的衣服及携带物品经消毒处理后交家属带走或由医院统一管理。患者出院经卫生处置后，换上清洁衣服，由病区清洁端出院。②为防止交叉感染，患者不得随意离开病室，只能在病室内活动。③向患者及家属进行宣传，污染物品及信件等未经消毒，不得拿出院外，以免病原微生物污染。

（3）半污染区：指有可能被病原微生物污染的区域，如内走廊、病室的缓冲间、医护办公室、治疗室、工作人员厕所等。

半污染区的隔离要求：①工作人员进入半污染区一般不穿隔离衣，穿工作服，以减少交叉感染机会；②患者不得进入半污染区；③治疗室内清洁物品、已消毒的医疗器械和药物必须与污染物品严格分开放置，由病室带回的物品应先消毒后放在一定的位置。

3. 隔离的种类及要求　根据传染途径及传染性强弱的不同，分为以下几种隔离：

（1）严密隔离：传染性强、病死率高的传染病，如鼠疫、霍乱、肺炭疽、传染性非典型肺炎、人感染高致病性禽流感等。

严密隔离的要求：①病室要求设内、外走廊，患者由外门进入病室，病室内有独立的卫生间。通向内走廊的门外设有二道间及洗手设施，通向内走廊的墙上安装双侧推拉递物柜。②患者要住单人间（同一病种可住同一室），门上挂"严密隔离"标记，不得随意开启门窗；门口设用消毒液浇洒过的脚垫，门把手包以消毒液浸湿的布套。③工作人员进入病室要戴口罩、帽子，穿隔离衣，换隔离鞋。密切接触患者，可能受到血液、体液、分泌物污染时，应戴护目镜，必要时戴防护面具。④霍乱患者要设立洞床，其分泌物、排泄物及便器需严密消毒。⑤病室的墙壁、地面、家具需每天用消毒液擦洗1次，病室的空气每天用紫外线消毒1次。⑥病室内物品固定、专用，所有用物一经进入病室，均视为污染，必须经严密消毒。⑦患者禁止出病房，禁止陪护、探视。⑧患者出院或死亡，病室须进行终末消毒。

（2）呼吸道隔离：适用于经呼吸道传染的疾病，如麻疹、白喉、百日咳等。

隔离要求：①病室门应紧闭，通向内走廊的门外设有二道间及洗手设施，病室内应有特殊的通风装置；②相同病种住同一病房，床与床之间的距离为2米；③工作人员接触患者须戴口罩、帽子，必要时穿隔离衣；④患者不能外出，到其他科室就诊时需戴口罩；⑤患者的体液及污染过的物品须进行消毒处理；⑥病室用紫外线对空气消毒，每天2次；每天通风3次；地面擦洗每天2次。

（3）消化道隔离：适用于消化道传染病。如伤寒、细菌性痢疾、甲型和戊型肝炎等。

隔离要求：①不同病种，最好分室收住，条件不允许时也可同住一室，但患者之间必须实行隔离，床边挂上"床边隔离"标记。②工作人员密切接触患者需穿隔离衣，戴手套，戴帽子，处理不同的病种需更换不同的隔离衣，接触患者后要严格清洗、消毒双手。③患者呕吐物、排泄物要严格消毒，食具、便器要专用，用后消毒；地面、墙壁每天用消毒液擦洗。④督促患者饭前便后洗手，控制彼此之间的相互接触；患者之间不得交换报纸、用具、食物等；患者不得随意离开隔离单位。⑤病房设纱门、纱窗，做好灭蝇、防蝇及灭蟑螂工作。

（4）接触隔离：适用于病原体直接或间接接触皮肤黏膜而引起的传染病，如梅毒、破伤风等。

隔离要求：①不同病种分室收住；②接触患者需穿隔离衣、戴手套、戴口罩，接触不同患者需更换不同的隔离衣并洗手；③为患者换药时应戴橡胶手套，患者用过的医疗器械要严格消毒，用过的敷料应焚烧；④患者出院或死亡，须进行终末消毒。

（5）昆虫隔离：适用于以昆虫作媒介的传染病，如流行性乙型脑炎、疟疾、斑疹伤寒等。

隔离要求：①病室要有严密的防蚊设备；②由虱子传播的疾病，患者需洗澡、更衣、灭虱处理后才能进入病室，患者衣被需灭虱消毒。

（6）血液－体液隔离：适用于经血液、体液及血制品传播的疾病，如乙型肝炎、丙型肝炎、艾滋病、梅毒等。

隔离要求：①同病种患者收住一室；②接触患者需穿隔离衣，戴手套，必要时戴护目镜；③医疗器械应严格消毒，有条件时使用一次性用品；④被患者血液、体液污染的物品，应销毁或装入污物袋，做好标记，送出病房做好彻底消毒或焚烧；⑤接触患者或血液后，要认真洗手，再接触其他患者。

（7）保护性隔离：适用于免疫力特别低的患者，如器官移植。

> **链接**
>
> ### 标 准 预 防
>
> 标准预防是基于患者的血液、体液、分泌物、排泄物、非完整皮肤和黏膜均可能含有感染性因子的原则，针对医院所有患者和医务人员采取的预防感染措施。
>
> 1. 标准预防的核心内容
>
> （1）既要防止血源性疾病传播，又要防止非血源性疾病传播。
>
> （2）强调患者与医务人员之间的双向防护。
>
> （3）应根据疾病的主要传播途径采取相应的隔离措施。
>
> 2. 标准预防的措施
>
> （1）洗手：是预防感染传播最经济、最有效的措施。
>
> （2）戴手套：接触血液、体液、分泌物、排泄物及破损的皮肤黏膜时应戴手套。
>
> （3）戴面罩、护目镜和口罩：预防有传染性的物质飞溅到医护人员的眼睛、口腔及鼻腔黏膜。
>
> （4）穿隔离衣：以防止有传染性的血液、分泌物、渗出物等污染。
>
> （5）安置隔离室：对可能污染环境的患者应放置在专用病房。
>
> （6）其他：可重复使用设备的清洁消毒；医院日常设施、环境的清洁标准和卫生处理程序的落实；医护人员的职业健康安全措施。

三 保护易感人群

锻炼身体，改善营养，可提高人群的非特异性免疫力。有计划地进行预防接种，可提高人群的特异性免疫能力。加强个人防护和药物预防对预防某些传染病也有一定作用。预防接种对传染病的控制和消灭起关键作用。

（一）提高非特异性免疫力

锻炼身体，增加营养，改善居住条件，保持心情愉快等。

（二）提高特异性免疫力

1. 人工主动免疫　将纯化抗原疫苗、减毒活菌苗、类毒素等接种于人体，使人体在1～4周内产生特异性免疫力，称为人工主动免疫。免疫力可保持数月甚至数年，主动免疫是控制传染病以致最终消灭传染病的主要措施。根据国家免疫规划，对所有适龄儿童进行常规接种乙肝疫苗、卡介苗、脊髓灰质炎减毒活疫苗、百白破三联混合制剂、麻疹疫苗、A＋C群流脑菌苗、甲肝疫苗、乙脑疫苗、麻腮风疫苗等制剂，以预防相应的传染病。

2. 人工被动免疫　将特异性抗体注入人体，使人体迅速获得免疫力，称为人工被动免疫。免疫力可维持2～4周，可用于治疗，也可用于易感接触者的紧急预防。常用制剂有白喉抗毒素、破伤风抗毒素、特异性免疫球蛋白、人丙种球蛋白、胎盘球蛋白等。

（三）药物预防

有些传染病可用药物进行预防，如口服磺胺药物预防流行性脑脊髓膜炎，口服乙胺嘧啶预防疟疾等。

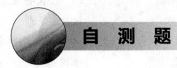

自　测　题

（一）A₁ 型题

1. 病原体侵入人体后，在一定部位生长繁殖，不断排出体外，人体不出现任何症状，称为（　　）
   A. 隐性感染　　　　B. 病原携带状态
   C. 显性感染　　　　D. 潜伏性感染
   E. 轻型感染

2. 患者急性期血清出现较早的抗体是（　　）
   A. IgG　　　　　　B. IgE
   C. IgA　　　　　　D. IgM
   E. IgD

3. 病原体侵入人体后首先起作用的非特异性免疫因素是（　　）
   A. 补体　　　　　　B. 吞噬细胞
   C. 致敏 T 淋巴细胞　D. 干扰素
   E. 抗体

4. 确诊传染病最重要的实验室检查项目是（　　）
   A. 血常规检查　　　B. 血生化检查
   C. 病原体检查　　　D. 尿常规检查
   E. 内镜检查

5. 周围血液白细胞总数减少的传染病是（　　）
   A. 流行性脑脊髓膜炎
   B. 伤寒
   C. 流行性乙型脑炎
   D. 肾综合征出血热
   E. 狂犬病

6. 周围血液嗜酸性粒细胞增多，见于（　　）
   A. 严重感染　　　　B. 伤寒
   C. 百日咳　　　　　D. 结核病
   E. 寄生虫病

7. 周围血液异常淋巴细胞增多常见于（　　）
   A. 病毒感染　　　　B. 细菌感染
   C. 原虫感染　　　　D. 真菌感染
   E. 蠕虫感染

8. 在传染病管理中列为甲类传染病的是（　　）
   A. 病毒性肝炎
   B. 流行性脑脊髓膜炎
   C. 鼠疫、霍乱
   D. 手足口病
   E. 艾滋病

9. 我国传染病防治法规定，下列属乙类传染病的是（　　）
   A. 霍乱　　　　　　B. 鼠疫
   C. 麻风病
   D. 流行性脑脊髓膜炎
   E. 丝虫病

10. 增强特异性免疫力的措施是（　　）
    A. 调节饮食
    B. 体育锻炼
    C. 改善居住条件
    D. 良好的卫生习惯
    E. 预防接种

11. 注射下列哪种制剂可获得主动免疫（　　）
    A. 丙种球蛋白　　　B. 胎盘球蛋白
    C. 抗毒血清　　　　D. 类毒素
    E. 特异性高价免疫球蛋白

12. 注射下列哪种制剂可迅速获得特异性免疫力（　　）
    A. 减毒活疫苗　　　B. 减毒活菌苗
    C. 纯化抗原疫苗　　D. 抗毒素

E. 类毒素

13. 下列哪种情况不能获得特异性免疫力
（　　　）
A. 隐性感染　　　B. 患传染病后
C. 生活规律　　　D. 注射疫苗
E. 注射胎盘球蛋白

14. 预防传染病最重要的措施是（　　　）
A. 预防接种
B. 加强锻炼
C. 增加营养
D. 注射丙种球蛋白
E. 药物预防

15. 以下哪种传染病不能通过母婴传播
（　　　）
A. 乙肝　　　　　B. 艾滋病
C. 水痘　　　　　D. 风疹
E. 乙脑

16. 在发病第4d出疹的传染病种是（　　　）
A. 风疹　　　　　B. 水痘
C. 麻疹　　　　　D. 猩红热
E. 伤寒

17. 传染病最主要的特征是（　　　）
A. 有病原体　　　B. 有传染性
C. 有免疫性　　　D. 有地区性
E. 有季节性

18. 传染病最基本的特征是（　　　）
A. 有病原体　　　B. 有传染性
C. 有免疫性　　　D. 有地区性
E. 有季节性

19. 体温波动较大，24h内体温相差1℃以上，但最低点未达到正常水平，此热型称为
（　　　）
A. 弛张热　　　　B. 间歇热
C. 不规则热　　　D. 稽留热
E. 波状热

20. 以下哪种传染病病后免疫力不持久
（　　　）
A. 麻疹　　　　　B. 乙型脑炎
C. 水痘　　　　　D. 伤寒
E. 菌痢

21. 确定传染病隔离期限的主要依据是
（　　　）
A. 潜伏期　　　　B. 传染期
C. 症状明显期　　D. 前驱期
E. 恢复期

22. 确定传染病的密切接触者检疫期限的主要依据是（　　　）
A. 潜伏期　　　　B. 传染期
C. 症状明显期　　D. 前驱期
E. 恢复期

23. 传染病最主要的治疗措施是（　　　）
A. 对症治疗　　　B. 支持治疗
C. 免疫调节治疗　D. 病原治疗
E. 抗生素治疗

24. 以下哪种传染病不是通过虫媒传播
（　　　）
A. 疟疾
B. 乙型脑炎
C. 登革热
D. 流行性脑脊髓膜炎
E. 森林脑炎

25. 侵入的病原体在血中生长繁殖，引起全身严重中毒症状，称为（　　　）
A. 毒血症　　　　B. 脓毒血症
C. 败血症　　　　D. 病毒血症
E. 菌血症

26. 某种传染病在一个较小的范围短时间内突然出现大批同类病例称为（　　　）
A. 散发　　　　　B. 暴发
C. 流行　　　　　D. 大流行
E. 局部流行

27. 传染病尚未痊愈，又受到同一种病原体感染，称为（　　　）
A. 再感染　　　　B. 重复感染
C. 复发　　　　　D. 再燃
E. 重叠感染

28. 医院传染病科的哪个区域属于清洁区
（　　　）
A. 病房　　　　　B. 内走廊
C. 医护办公室　　D. 治疗室

E. 医护值班室

(二) B 型题

A. 病原体被消灭　　B. 病原携带状态

C. 隐性感染　　　　D. 显性感染

E. 潜在性感染

29. 人体对侵入的病原体产生特异性免疫，不出现或仅出现不明显的临床表现称为（　　）

30. 临床上最常见的感染过程是（　　）

31. 感染比率最低、最易识别的感染过程是（　　）

A. 玫瑰疹　　　　　B. 红斑疹

C. 瘀点、瘀斑　　　D. 荨麻疹

E. 黏膜疹

32. 伤寒的典型皮疹为（　　）

33. 麻疹前驱期出现（　　）

34. 流行性脑脊髓膜炎的典型皮疹为（　　）

35. 一些寄生虫病的皮疹为（　　）

A. 破伤风

B. 流行性乙型脑炎

C. 狂犬病

D. 风疹

E. 日本血吸虫病

36. 经虫媒传播的传染病是（　　）

37. 经接触疫水传播的传染病是（　　）

38. 经土壤传播的传染病是（　　）

(三) X 型题

39. 引起人群易感性升高的原因有（　　）

A. 新生儿增加

B. 外来人口增多

C. 有免疫力的人口死亡

D. 人群免疫力自然消退

E. 病原体变异

40. 能够作为传染源的有（　　）

A. 病原体被消灭

B. 病原携带状态

C. 隐性感染

D. 显性感染

E. 潜在性感染

（丘梓华）

第二章 病毒感染性疾病

第一节 病毒性肝炎

● 案例 2-1

患者，男，31 岁。因乏力、胃纳差、尿黄 1 周入院。查体：T 36.8℃, R 18 次 / 分, P 80 次 / 分, BP 115/72mmHg, 神志清，皮肤轻度黄染，巩膜中度黄染，无贫血貌，腹软，无压痛及反跳痛，肝脾肋下未触及。肝功能：谷丙转氨酶（ALT）1163IU/L, 谷草转氨酶（AST）759IU/L, 总胆红素（TBIL）126μmol/L, 直接胆红素（DBIL）71μmol/L。

问题：患者目前最可能的诊断是什么？为确诊需要进一步做哪些检查？写出其诊断依据。需要与哪些疾病鉴别？如何进行治疗？

病毒性肝炎（viral hepatitis）是由多种肝炎病毒引起的，以肝脏损害为主的一组全身性传染病。目前按病原学明确分类的有甲型、乙型、丙型、丁型、戊型五种肝炎病毒。甲型和戊型肝炎经粪 - 口传播，多表现为急性感染；乙型、丙型、丁型肝炎主要经血液、体液等途径传播，多呈慢性感染，少数可进展为肝硬化和肝细胞癌。各型病毒性肝炎临床表现相似，主要表现为乏力、食欲减退、厌油腻、恶心、腹胀、肝脾大及肝功能异常，部分可出现黄疸。

【病原学】

目前已证实甲、乙、丙、丁、戊型肝炎病毒是病毒性肝炎的致病因子。庚型肝炎病毒、输血传播病毒等的致病性不确定。EB 病毒、巨细胞病毒、埃可病毒、柯萨奇病毒、风疹病毒、单纯疱疹病毒等也可引起肝脏炎症，但主要引起肝以外的临床表现，不包括在本病内。

（一）甲型肝炎病毒

甲型肝炎病毒（hepatitis A virus, HAV）呈球形，直径 27～32nm，无包膜，核壳由 32 个壳粒组成 20 面对称体颗粒。电镜下可见实心和空心两种颗粒，实心颗粒为完整的 HAV，有传染性；空心颗粒为不成熟的不含 RNA 的颗粒，有抗原性，无传染性。HAV 基因组为单股线状 RNA。人类 HAV 各株之间核苷酸的同源性很高，抗原性基本一样，血清型只有 1 个，因而世界各地诊断甲型肝炎的试剂和甲型肝炎疫苗可以通用。HAV 只有 1 个抗原抗体系统，感染后早期出现 IgM 型抗体，是近期感染的标志。持续 8～12 周，少数持续 6 个月。IgG 型抗体是过去感染或免疫接种后的标志，可长期存在。

狝猴、黑猩猩等灵长类动物对 HAV 易感。HAV 在原代狝猴肝细胞、猴胚肾细胞、非洲绿猴肾细胞、恒河猴肾细胞和人胚二倍体成纤维细胞培养均获成功，并可传代，但生长繁殖缓慢，一般需 4 周才可检出抗原。

HAV 对外界抵抗力较强，耐酸碱及乙醚，在 pH 3.0 或 pH 10 或在 4℃ 20% 乙醚，24h 病毒仍稳定。对热和紫外线敏感。加热 100℃ 1min 可完全灭活，常用煮沸法消毒。紫外线照射 1~5min 可灭活。70% 乙醇溶液 3min、3% 甲醛溶液 5min 或余氯 10~15mg/L 30min 等均可灭活。

（二）乙型肝炎病毒

乙型肝炎病毒（hepatitis B virus，HBV）属嗜肝 DNA 病毒（Hepadnavirus）科，与鸭乙肝病毒（DHBV）、土拨鼠肝炎病毒（WHV）和地松鼠肝炎病毒（GSHV）等相似。

1. 形态及生物学特性 在电镜下，HBV 感染者血清存在 3 种形式的颗粒：①大球形颗粒，为完整的 HBV 颗粒（又名 Dane 颗粒），直径为 42nm，由包膜与核心组成。包膜上蛋白质，即乙型肝炎表面抗原（HBsAg）本身有抗原性，但无传染性，曾为制备血源性乙型肝炎疫苗的成分。核心内含环状双股 DNA、DNA 聚合酶（DNAP）、乙型肝炎核心抗原（HBcAg）和 e 抗原（HBeAg），为病毒复制的主体。②小球形颗粒，直径 22nm。③丝状颗粒，直径 22nm。后两种颗粒由 HBsAg 组成，为空心包膜，不含核酸，无感染性。小球形颗粒最多，Dane 颗粒最少（图 2-1）。

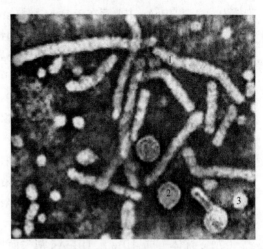

图 2-1 电镜下的 HBV
1. 丝状颗粒；2. 大球形颗粒；3. 小球形颗粒

HBV 抵抗力很强，对热、低温、干燥、紫外线及一般浓度的消毒剂能耐受。在 37℃可存活 7d，在血清 30~32℃可保存 6 个月。煮沸 10min、65℃ 10h 或高压蒸汽消毒可灭活。对 0.2% 苯扎溴铵及 0.5% 过氧乙酸敏感。

2. 基因组结构及编码蛋白 HBV 基因组为环状双股 DNA，由正链（短链 S）和负链（长链 L）构成。S 链不完整，呈半环状。L 链有 4 个开放读码区（S、C、X、P 区）；S 区又分为前 S1、前 S2 和 S 区基因，分别编码包膜上的前 S1 蛋白、前 S2 蛋白和 HBsAg，前 S2 基因还编码多聚人血清白蛋白受体（PHSA-R）；C 区（含前 C 区基因）编码 HBcAg 和 HBeAg；X 区编码乙肝 X 抗原（HBxAg），对原发性肝癌的发生起重要作用；P 区编码 DNAP。

3. 抗原抗体系统

（1）表面抗原（HBsAg）：成人感染 HBV 后最早 1~2 周，最迟 11~12 周首先在血液出现 HBsAg。急性自限性 HBV 感染时血液 HBsAg 大多持续 1~6 周，最长可达 5 个月。无症状携带者和慢性患者血液 HBsAg 可持续多年，甚至终身。HBsAg 阳性表示体内有 HBV 或整合的 HBV DNA 片段存在。体内有 HBV 可产生 HBsAg，但即使体内无完整的 HBV，只要有 HBV DNA，就可能产生 HBsAg。因此阳性本身只能代表患者有抗原性而不能代表有传染性，必须结合其他标志物综合分析。HBsAg 有 10 个亚型，主要为 adr、adw、ayr、ayw 四个亚型。我国以 adr 和 adw 亚型为主。传染源与继发病例有相同亚型，其检测有流行病学意义。

（2）表面抗体（抗 -HBs）：于疾病恢复期开始出现，6~12 个月达高峰，可持续多年，但滴度逐渐缓慢下降。抗 -HBs 是保护性抗体，阳性表示对 HBV 有免疫力，见于乙型肝炎恢复期、过去感染和乙型肝炎疫苗接种后。少数患者 HBsAg 转阴后不出现抗 -HBs。乙型肝炎疫苗免疫成功时单纯抗 -HBs 阳性。不同亚型病毒双重感染或单一亚型病毒感染但已有 HBV-DNA 发生点突变时可出现 HBsAg 和抗 -HBs 同时阳性。部分患者抗 -HBs 阳性不能排除慢性肝炎可能，此时检测血液 HBV DNA 仍可阳性，其原因可能是 HBV 在诱生抗 -HBs 后发生变异。

（3）前 S1、S2 抗原和前 S1、S2 抗体：前 S1 抗原随 HBsAg 在血液出现，阳性是 HBV 存在和复制的标志，持续阳性提示感染慢性化，转阴提示病毒清除和病情好转。前 S2 抗原可作为判断病毒复制的指标。前 S1 抗体和前 S2 抗体均为保护性抗体，前 S2 抗体亦可作为判断乙型肝炎疫苗免疫效果的观察指标，但尚未作为常规指标应用于临床。

（4）核心抗原（HBcAg）：是 HBV 复制的标志。肝组织 HBcAg 主要存在于受感染的肝细胞核内，血液 HBcAg 主要存在于 Dane 颗粒核心，外周血游离 HBcAg 极少，一般不检测。

（5）核心抗体（抗 -HBc）：在 HBsAg 阳性后 3～5 周出现，HBV 感染者几乎均可检测出抗 -HBc，除非 HBV-C 基因出现极少见的变异或感染者有免疫缺陷。血清 IgM 型抗 -HBc 多出现在发病第 1 周，多数在 6 个月内消失，阳性提示乙型肝炎急性期和慢性乙型肝炎急性发作。当 HBV 感染时，HBsAg 已消失而抗 -HBs 尚未出现前，在血液只能检出 IgM 型抗 -HBc 和抗 -HBe 的这一段时间，称为 HBV 感染的"窗口期"。血清 IgG 型抗 -HBc 出现稍迟，但可持续多年甚至终身，为感染过 HBV 的标志。

（6）e 抗原（HBeAg）：仅见于 HBsAg 阳性血清。HBeAg 稍后于（同时）HBsAg 在血液出现，在病变极期后消失。在慢性 HBV 感染时 HBeAg 是免疫耐受因子，提示患者处于高感染低应答期，持续存在预示趋向慢性。HBeAg 与 HBV DNA、DNAP 密切相关，是 HBV 活动性复制和传染性强的标志。

（7）e 抗体（抗 -HBe）：HBeAg 消失而抗 -HBe 产生称为血清转换，提示机体从免疫耐受转为免疫激活。抗 -HBe 阳转后，病毒复制多处于静止状态，传染性降低。治疗后 e 抗原阴转 e 抗体阳转有两种可能性：HBV 复制抑制、HBV 前 C 基因变异。需要结合临床表现和 HBV DNA 检测鉴别。e 抗原阴转 e 抗体阳转，病情好转，HBV DNA 减少或阴转，提示 HBV 复制减少或停止；e 抗原阴转 e 抗体阳转，病情恶化，HBV DNA 数目不变或增多，可能已发生病毒变异，此时临床上可见 e 抗原阴性的慢性乙型肝炎，其确诊可进行前 C 基因序列分析。

（8）HBV DNA 和 DNAP：两者均位于 HBV 的核心部位。游离型 HBV DNA 几乎与 HBeAg 同时出现在血液，是 HBV 复制和传染性强的直接标志，可用分子杂交法（灵敏度低，但较特异，少用）和 PCR 法（灵敏度高，但可出现假阳性，常用）检测，定量检测 HBV DNA 对判断病毒复制程度、传染性大小、抗病毒药物疗效等有重要意义。HBV DNAP 也是直接反映 HBV 复制能力的标志，是判断病毒复制程度、传染性高低的重要指标，因需要特殊的仪器设备，其检测在临床上受到一定限制。

（三）丙型肝炎病毒

丙型肝炎病毒（hepatitis C virus, HCV）为黄病毒科丙型肝炎病毒属，呈球形，基因组为 30～60nm 的单股正链 RNA。HCV 基因组各区间的变异程度差别很大，因而丙型肝炎疫苗的制备比较困难。丙型肝炎病毒有两个高变区（HVR1、HVR2），HVR1 是机体免疫反应的靶位，能诱导机体产生中和抗体。HVR1 变异可使 HCV 逃避机体的免疫控制发生感染慢性化。

HCV 是五种肝炎病毒中最易变异的，同一患者血中相隔数月即可出现变异，目前全世界已发现 10 个以上 HCV 基因型。以 Sammonds 分型命名系统可分为 1a、1b、2a、2b 等 6 个不同基因型，同一基因型可再分为不同亚型，基因分布有显著的地区差异，我国以 1b 型为主，其次是 2a。黑猩猩是 HCV 较为理想的动物模型，目前体外细胞培养尚没有满意结果。

HCVAg 含量很低，检测率不高。抗 HCV 不是保护性抗体，是 HCV 感染的标志。抗 HCV 又分为 IgM 和 IgG 型。前者在发病初期即可检出，多持续 1～3 个月，如持续阳性，提示病毒持续复制，易转为慢性。HCV RNA 可在感染后第 1 周从血液或肝组织检出，阳性是病毒感染和复制的直接标志，定量测定可了解病毒复制程度、抗病毒治疗选择和疗效评估等。HCV RNA 在流行病学和抗病毒治疗方面具有重要意义，但不作为常规检测项目。

HCV 对有机溶剂敏感，10% 氯仿或甲醛熏蒸等可杀灭 HCV。100℃煮沸 5min 或 60℃ 10h、高压蒸汽和紫外线照射等亦可使 HCV 灭活。

（四）丁型肝炎病毒

丁型肝炎病毒（hepatitis D virus，HDV）是必须与 HBsAg 共存才能复制的缺陷病毒。HDV 定位于肝细胞核内，在血液由 HBsAg 所包被，形成 35～37nm 的球形颗粒，基因组为单股环状 RNA。HDV 只有一个抗原抗体系统。HDVAg 最早出现，抗 -HDV 不是保护性抗体。在 HDV 感染者的肝细胞、血液及体液可检出 HDVAg、抗 -HDV-IgM 和抗 -HDV-IgG，三者一般不会同时存在。血液及肝组织检出 HDV RNA 是诊断丁型肝炎最直接的证据。

（五）戊型肝炎病毒

戊型肝炎病毒（hepatitis E virus，HEV）是 α 病毒亚组成员，为无包膜球形颗粒，直径为 27～34nm。基因组为单股正链 RNA。根据同源性将 HEV 至少分为 4 个基因型，1 型、2 型只感染人，主要是男性青壮年及孕妇；3 型、4 型既可感染人，特别是老年人及免疫力低下者，又可感染动物。HEV 碱性情况下较稳定，对高热、氯仿、氯化铯敏感。

HEVAg 主要在细胞质，血液检测不到。抗 -HEV IgM 在发病初期产生，多在 3 个月后阴转，是近期感染的标志。抗 -HEV IgG 多在发病 6～12 个月阴转，也有持续数年至数十年。通过 PCR 法，在 HEV 感染早期粪便及血液可检出 HEV RNA，但持续时间不长。

（六）庚型肝炎病毒、输血传播病毒

庚型肝炎病毒（hepatitis G virus，HGV/GBV-C）为黄病毒科，单股正链 RNA 病毒，HGV 感染的血清学模式以重叠 HBV、HCV、HAV 或 HEV 二重感染为主，单独 HGV 感染者占 30%～40%。输血传播病毒（TTV）为单链 DNA 病毒。感染后可在肝组织和血清检出 TTV DNA，在血清可检出抗 -TTV。

【流行病学】

（一）甲型肝炎

1. **传染源** 甲型肝炎无病原携带状态，传染源为急性期患者和隐性感染者，以后者为主。粪便排毒期在发病前 2 周至血清 ALT 高峰后 1 周，当血清抗 HAV 出现时基本停止。

2. **传播途径** HAV 以粪 - 口途径传播为主，水源或食物污染可暴发流行。日常生活接触多为散在性发病。

3. **易感人群** 抗 HAV 阴性者为易感人群。6 个月以下的婴儿不易感，超过 6 个月血液抗 HAV 逐渐消失成为易感者。甲型肝炎在幼儿、学龄前儿童、青少年以隐性感染为主，随着年龄增长，大多数成年人血液可检出抗 -HAV，易感性下降。感染后可产生持久免疫。

（二）乙型肝炎

1. **传染源** 主要是急、慢性乙型肝炎患者和病毒携带者。急性期传染性不超过 6 个月，慢

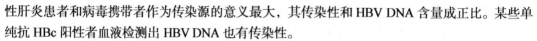

性肝炎患者和病毒携带者作为传染源的意义最大，其传染性和 HBV DNA 含量成正比。某些单纯抗 HBc 阳性者血液检测出 HBV DNA 也有传染性。

2. 传播途径

（1）母婴传播：包括宫内感染、围生期、分娩后传播。主要是分娩过程受染，HBsAg 阳性母亲的新生儿，尽管出生时 HBsAg 阴性，但在 3～4 个月后仍有 60% 左右阳转，这段时间符合乙型肝炎潜伏期，若在出生时立即应用乙型肝炎免疫球蛋白（HBIG）及乙型肝炎疫苗保护率达 90%～95%。子宫内感染率约 5%，婴儿出生后即 HBsAg 阳性，HBIG 及乙型肝炎疫苗不能使其阴转。

（2）血液体液传播：血液 HBV 含量很高，微量污染血进入人体即可引起感染，如输入染有病毒的血液、血制品，手术、共用剃刀、针刺、器官移植、使用染有病毒的注射器材及医疗器具等。密切接触及性传播也是重要的传播途径。

（3）其他：在理论上消化道、呼吸道、昆虫等方式有传播的可能性，但实际意义不大。

3. 易感人群　抗 HBs 阴性者，包括未感染乙型肝炎及未接种过乙型肝炎疫苗。高危人群包括 HBsAg 阳性母亲的新生儿、HBsAg 阳性家属、反复输血及血制品、血液透析、多个性伴侣、静脉药瘾、接触血液的医务人员等。HBV 感染多见于婴幼儿及青少年，成人除少数易感外，多数随年龄增长经隐性感染或疫苗接种出现抗 HBs 而获得免疫力。

4. 流行特征　在我国，南方高于北方，西部高于东部，农村高于城市；男性高于女性，男女比例约为 1.4：1；无明显季节性；以散发为主；有家庭聚集现象；婴幼儿感染多见。

（三）丙型肝炎

1. 传染源　是急、慢性患者和病毒携带者。特别是献血的病毒携带者危害性最大。

2. 传播途径　和乙型肝炎类似。

（1）输血和血制品：此途径已明显控制，但抗 HCV 阴性的 HCV 携带供血员仍不能排除，输血仍能传播，特别是反复输血和血制品者。注射、针刺、器官移植、血液透析也可传播。

（2）母婴传播：母亲为 HCV 感染者，新生儿感染 HCV 的概率为 4%～7%。

（3）性传播：多个性伴侣和同性恋者属高危人群。

（4）生活密切接触传播：散发患者约 40% 无输血及输血制品史，称为社区获得性，大部分由生活密切接触传播。

3. 易感人群　普遍易感。抗 HCV 并非保护性抗体，感染后对不同病毒株无保护性免疫，易感者仍可感染其他亚型和变异株。

（四）丁型肝炎

传染源和传播途径与乙型肝炎相似。普遍易感。以重叠感染和同时感染的形式存在。

（五）戊型肝炎

传染源和传播途径与甲型肝炎相似。隐性感染多见，显性感染多见于成年。以青壮年发病较多，妊娠晚期妇女患戊型肝炎易暴发肝衰竭。抗 HEV 不是保护性抗体，多在短期内消失。

【发病机制与病理解剖】

（一）发病机制

1. 甲型肝炎　HAV 经口由肠道进入血流，出现短暂病毒血症，约 1 周后侵入肝细胞内复制并引起病变，2 周后由胆汁排出体外。目前认为，甲型肝炎的发病机制是 HAV 对肝细胞的直接作用和免疫反应导致肝细胞损害。

2. 乙型肝炎 HBV 侵入体内迅速经血流到达肝脏,除在肝细胞内复制外,尚可感染一些肝外组织,如胰腺、肾、脾、淋巴结、睾丸、骨髓等,并在部分组织复制。肝外组织对 HBV 的易感性明显低于肝细胞,复制程度较低。HBV 并不直接导致肝细胞损害,而是通过一系列免疫反应特别是细胞免疫反应导致肝细胞病变。机体免疫反应不同,感染 HBV 后的临床表现和转归亦各异。当机体处于免疫耐受状态,不产生免疫应答,多成为无症状携带者;机体免疫功能正常,感染 HBV 后多呈急性肝炎经过,当感染病毒数量少、毒力弱时肝细胞损害轻,发生急性无黄疸型肝炎;感染病毒量较多、毒力较强时表现为急性黄疸型肝炎,多数急性肝炎患者 HBV 能及时清除,较快痊愈。机体免疫功能低下、免疫耐受、自身免疫反应产生或病毒发生变异时,HBV 很难及时清除,可导致慢性肝炎;机体免疫反应过强在肿瘤坏死因子、白细胞介素等多种因素参与下易导致大片肝细胞坏死,发生急性、亚急性或慢性重型肝炎。15%~40% 慢性 HBV 感染者可发生肝硬化和原发性肝癌。乙型肝炎的肝外损伤主要由免疫复合物引起。

3. 丙型肝炎 急性 HCV 感染临床表现多较轻,部分较重,但很少出现重型肝炎,且几周后随着 ALT 降低症状更加隐匿。60%~85% 的急性丙型肝炎可转为慢性。慢性丙型肝炎患者除非经过有效的抗病毒治疗,很少自发性痊愈。肝组织炎症坏死程度和 ALT 水平是提示慢性丙型肝炎预后的最好标准,尤其是肝脏病理学检查,是评价丙型肝炎病情及发展的金标准。HCV 感染经过慢性肝炎和肝硬化阶段,通过肝细胞不断的破坏和再生可导致肝癌。肝细胞损伤机制:HCV 直接杀伤肝细胞或对肝细胞有毒性作用;HCV 特异性细胞毒 T 淋巴细胞(CD8$^+$ T 淋巴细胞)可攻击肝细胞;CD4$^+$ T 淋巴细胞在协助清除 HCV 的同时导致肝细胞损伤;自身免疫机制参与;细胞凋亡等。HCV 易转为慢性化的机制:HCV 变异较多,易逃脱机体免疫;HCV 在血液水平很低,诱生免疫耐受;HCV 对肝外细胞具有泛嗜性,可能成为反复感染肝细胞的来源。

4. 丁型和戊型肝炎等的发病机制目前尚未明确。

(二)病理解剖

1. 基本病变 病毒性肝炎以肝损害为主,肝外器官也有一定的损害。各型病毒性肝炎基本病理改变以弥漫性肝细胞变性、坏死、再生、炎症细胞浸润和间质增生为特征。

肝细胞变性通常表现为气球样变和嗜酸性变。早期以气球样变为主,表现为肝细胞肿胀,胞核浓缩,胞质变浅、透亮、状如气球,一些肝细胞体积缩小,胞核浓缩甚至消失,由于核酸含量减少,胞质嗜酸性染色增强,成伊红色圆形小体,称为嗜酸性小体,为嗜酸性变。

肝细胞坏死根据其形态范围可分为单细胞坏死、点状坏死、灶状坏死、碎屑状坏死(PN)、桥接坏死(BN)、融合坏死。炎症细胞浸润主要为淋巴细胞,以 CD8$^+$ 或 CD4$^+$T 淋巴细胞为主,还有单核细胞、组织细胞等,是判断炎症活动度的一个重要指标。间质增生包括库普弗(Kupffer)细胞增生,间叶细胞和成纤维细胞增生、细胞外基质增多和纤维化形成。网状支架塌陷后,再生的肝细胞排列成结节状,导致肝小叶结构破坏、紊乱。

2. 各型肝炎的病理特点

(1)急性肝炎:常见肝大,肝细胞气球样变和嗜酸性变,肝细胞灶性坏死与再生,汇管区炎症细胞浸润及肝血窦内皮细胞增生等。坏死区肝细胞再生,网状支架和胆小管结构正常。黄疸型肝细胞内可有明显的胆汁淤积。急性肝炎出现碎屑状坏死极可能转为慢性。

(2)慢性肝炎:常见肝细胞变性和点状、灶性坏死,常发生碎屑样坏死和桥接坏死,汇管区炎症细胞浸润,肝小叶及汇管区内胶原及纤维组织增生,肝细胞再生结节形成。病变进一步发展可导致肝硬化。按炎症活动严重程度和纤维化程度分级(G)和分期(S)(表 2-1)。

表 2-1　慢性肝炎分级、分期标准

	炎症活动程度（G）		纤维化程度（S）	
级	汇管区及周围	小叶	期	纤维化程度
0	无炎症	无炎症	0	无
1	汇管区炎症	变性及少数点状、灶样坏死	1	汇管区纤维化扩大，局限窦周及小叶内纤维化
2	轻度 PN	变性、点状、灶状坏死或嗜酸性小体	2	汇管区周围纤维化，纤维间隔形成，小叶结构保留
3	中度 PN	变性、融合坏死或见 BN	3	纤维间隔伴小叶结构紊乱，无肝硬化
4	重度 PN	BN 范围广，多小叶坏死	4	早期肝硬化

注：病理和临床分型的关系：轻度慢性肝炎 G1～2 级，S0～2 期；中度慢性肝炎 G3 级，S1～3 期；重度慢性肝炎 G4 级，S2～4 期。

（3）重型肝炎

1）急性重型肝炎：发病初肝脏无明显缩小，约 1 周后以大量肝细胞坏死或亚大块坏死或桥接坏死、网状纤维支架塌陷及残余肝细胞、胆小管淤胆为特征。中性粒细胞浸润，坏死肝细胞占 2/3 以上，无纤维间隔形成，亦无明显肝细胞再生。肉眼观察肝组织明显缩小，坏死区充满大量红细胞而呈红色，残余肝组织淤胆呈黄绿色，称为红色或黄色肝萎缩。

2）亚急性重型肝炎：肝细胞呈亚大块坏死，坏死面积小于 1/2，可见肝细胞再生和汇管区或小叶内结缔组织增生，淤胆明显。肉眼肝脏表面有大小不等的结节。

3）慢性重型肝炎：在慢性肝炎或肝硬化病变基础上出现亚大块或大块坏死，大部分可见桥接状及碎屑状坏死。

4）肝炎肝硬化：①活动性肝硬化：肝硬化伴明显炎症，假小叶边界不清；②静止性肝硬化：肝硬化结节内炎症轻，假小叶边界清楚。

5）淤胆型肝炎：除有轻度急性肝炎病变外，常因胆汁代谢、排泄障碍而有肝细胞内胆色素滞留、毛细胆管内胆栓形成及汇管区水肿和小胆管扩张等病变。

6）慢性无症状携带者：约 10% 肝组织正常为非活动性携带者，大多为活动性携带者，以肝细胞变性为主，伴轻微炎症细胞浸润，也可表现为慢性肝炎甚至肝硬化的病理改变。

【病理生理】

（一）黄疸

肝炎以肝细胞性黄疸为主，肝细胞通透性增加及胆红素的摄取、结合、排泄等功能障碍而引起黄疸，部分出现不同程度的阻塞性黄疸。

（二）肝性脑病

1. 血氨及毒性产物蓄积　肝衰竭时，肝脏解毒能力减退，门体分流存在，血氨及其他有毒物质蓄积导致肝性脑病。

2. 假性神经递质假说　肝衰竭时，某些胺类化合物如 β- 多巴胺和苯乙醇胺不能被清除，通过血 - 脑屏障取代正常神经递质导致神经传导障碍。

3. 支链氨基酸 / 芳香族氨基酸比例失调　重型肝炎时表现为支链氨基酸减少，芳香族氨基酸增多。

肝性脑病的诱因：消化道大出血、大量利尿剂导致低钾性碱中毒、低钠血症、镇静剂、麻醉剂、合并感染、大量放腹水、摄入过多的含氮物质等。

（三）出血

重型肝炎肝细胞坏死使多种凝血因子合成减少、肝硬化、脾功能亢进、血小板减少、DIC

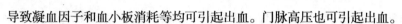

导致凝血因子和血小板消耗等均可引起出血。门脉高压也可引起出血。

（四）急性肾功能不全

急性肾功能不全又称为肝肾综合征或功能性肾衰竭。重型肝炎或肝硬化时，有效循环血量减少，肾缺血，内毒素血症等可导致肾小球滤过率和肾血流下降引起功能性肾衰竭。功能性肾衰竭持续存在与发展也可导致肾脏实质性损害。

（五）肝肺综合征

重型肝炎和肝硬化患者可出现肺水肿、间质性肺炎、盘状肺不张、胸腔积液和低氧血症等病理和功能改变，统称为肝肺综合征。发生机制：肺内毛细血管扩张，出现动 - 静脉分流，肺通气 / 血流比例失调，肺气体交换障碍，同时肝衰竭，出现门 - 体静脉分流，使肠道细菌进入肺循环释放内毒素等。主要表现为低氧血症和高动力循环症，可出现胸闷、气促、呼吸困难、胸痛、发绀、头晕等症状，严重者可导致晕厥与昏迷。

（六）腹水

重型肝炎和肝硬化时，由于醛固酮分泌过多和利钠激素减少导致钠潴留。钠水潴留是早期腹水形成的主因。门脉高压、低白蛋白血症、淋巴液生成过多是后期腹水形成的主因。

【临床表现】

潜伏期：甲型肝炎 2～6 周（平均 4 周），乙型肝炎 1～6 个月（平均 3 个月），丙型肝炎 2 周至 6 个月（平均 40d），丁型肝炎 4～20 周，戊型肝炎 2～9 周（平均 6 周）。

（一）急性肝炎

急性肝炎包括急性黄疸型肝炎和急性无黄疸型肝炎，各型肝炎病毒均可引起。

1. 急性黄疸型肝炎 临床经过的阶段性可分为 3 期，病程为 2～4 个月。

（1）黄疸前期：甲型、戊型肝炎起病较急，常有畏寒、发热。乙型、丙型、丁型肝炎多缓慢起病，发热轻或无。主要症状有全身乏力、食欲减退、厌油、恶心、呕吐、腹胀、肝区痛、尿色加深等，有时有腹痛、腹泻或便秘。肝功能表现为 ALT、AST 升高。持续 5～7d。

（2）黄疸期：症状减轻，发热消退，尿色加深，巩膜及皮肤出现黄疸，1～3 周内达高峰。部分可有一过性粪色变浅、皮肤瘙痒、心动过缓等梗阻性黄疸表现。肝大，质较软，肝区疼痛，有压痛和叩痛。少数有轻度脾大。肝功能 ALT 和胆红素升高，尿胆红素阳性。持续 2～6 周。

（3）恢复期：症状逐渐消失，黄疸消退，肝脾回缩，肝功能恢复正常。持续 1～2 个月。总病程为 2～4 个月。

2. 急性无黄疸型肝炎 除无黄疸外，其他症状与黄疸型相似。起病缓慢，症状较轻，主要表现为全身乏力、食欲减退、恶心、腹胀及肝区痛等，少数可有短暂发热、呕吐及腹泻等症状。肝大，质较软，有轻压痛和叩痛。脾大较少见。肝功能轻中度异常。总病程为 2～3 个月。

急性丙型肝炎多无明显症状或症状较轻，ALT 轻中度升高，无黄疸型占 2/3，即使有黄疸，胆红素不超过 52μmol/L。急性丁型肝炎可与 HBV 同时感染或继发于 HBV 感染，其临床表现取决于 HBV 感染状态。同时感染者临床表现与急性乙型肝炎相似，病情较轻，多表现为黄疸型、病程可见双峰型 ALT 升高，诊断只能靠病原学和血清学检测。重叠感染者病情较重，多表现为慢性 HBsAg 携带者急性发作或慢性乙型肝炎恶化，ALT 升高达数月，部分可发展为暴发性型肝炎或向慢性化发展。戊型肝炎症状及肝功能损害较重，起病急，黄疸多见，胆汁淤积明显，一般不发展为慢性，但 3%～10% 急性戊型肝炎病程可超过 6 个月。成人感染多表现为临床型，儿童为亚临床型，发病率青壮年高、儿童低。孕妇感染 HEV 病情重，易发生肝衰竭，尤其妊娠晚期病死率高。老年患者病程长、病死率高。HBsAg 阳性者重叠感染 HEV，病情较重，病死率较高。

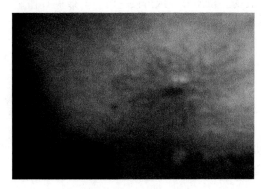

图 2-2　慢性肝炎患者蜘蛛痣

（二）慢性肝炎

急性肝炎病程超过半年或原有乙、丙、丁肝炎或有 HBsAg 携带史而因同一种病原再次出现肝炎症状、体征、肝功能异常者可诊断为慢性肝炎。发病日期不明确，或虽无肝炎病史，但根据肝组织病理学、症状、体征及相关检查符合慢性肝炎者也可诊断。慢性肝炎临床表现有乏力、畏食、恶心、腹胀、肝区痛等症状；肝大，质地呈中等硬度，有轻压痛。病情较重者可伴有慢性肝病面容、蜘蛛痣、肝掌和脾大，以及肝功能检查异常（图 2-2）。

根据病情轻重可分为轻、中、重三度，根据 HBeAg 阳性与否可分为 HBeAg 阳性或阴性的慢性乙型肝炎，分型有助于判断预后和指导抗病毒治疗（表 2-2）。

（1）轻度：症状、体征轻微或缺如，肝功能仅 1 项或 2 项轻度异常。

（2）中度：症状、体征、实验室检查居于轻度和重度之间。

（3）重度：有明显或持续的肝炎症状，如乏力、食欲缺乏、腹胀、尿黄、便溏等，伴有肝病面容、肝掌、蜘蛛痣、脾大并排除其他原因，且无门脉高压症。血清 ALT 和（或）AST 反复或持续升高，白蛋白降低，丙种球蛋白升高，A/G 异常。除前述条件外，凡白蛋白≤32g/L、总胆红素大于 5 倍正常值上限、凝血酶原活动度 60%～40%、胆碱酯酶（CHE）≤4500U/L，四项检测有一项上述程度者即可诊断为重度慢性肝炎。

表 2-2　慢性乙型肝炎实验室检查异常程度参考指标

项目	轻度	中度	重度
ALT 和（或）AST（IU/L）	≤正常 3 倍	＞正常 3 倍	＞正常 3 倍
总胆红素（μmol/L）	≤正常 2 倍	＞正常 2 倍	＞正常 5 倍
白蛋白（A）（g/L）	≥35	35～32	≤32
A/G	≥1.4	1.4～1.0	＜1.0
PTA	＞70%	70%～60%	60%～40%
胆碱酯酶（CHE）（U/L）	＞5400	≤5400～4500	≤4500

（三）重型肝炎

身体过劳、营养不良、精神刺激、妊娠、合并细菌感染、饮酒、应用损肝药物、重叠感染（如乙肝戊肝重叠感染）、不适时手术、有其他合并症（如甲状腺功能亢进、糖尿病等）、机体免疫功能是重型肝炎（肝衰竭）的诱因。可有极度疲乏、严重消化道症状、神经精神症状（嗜睡、性格改变、烦躁不安、昏迷等）、明显出血现象，可出现肝臭、中毒性鼓肠、肝肾综合征等。黄疸迅速加深，肝浊音界迅速缩小。可见扑翼样震颤和病理反射。肝功能异常，多数患者出现酶－胆分离现象（氨基转移酶轻度增高或正常，而胆红素明显增高）和凝血酶原时间（PT）显著延长及凝血酶原活动度（PTA）明显降低（＜40%）。胆红素每天上升≥17.1μmol/L，或大于正常 10 倍。血氨升高。

1. **分类** 根据病理组织学特征和病情发展速度，重型肝炎（肝衰竭）可分为 4 类。

（1）急性肝衰竭（acute liver failure，ALF）：又称暴发型肝炎。起病急，发病 2 周内出现 Ⅱ 度以上肝性脑病表现。发病多有诱因，病死率高，常因水肿、腹水、肝肾功能衰竭、大出血及脑水肿、脑疝等死亡。病程一般不超过 3 周。

（2）亚急性肝衰竭（subacute liver failure，SALF）：又称亚急性肝坏死。急性黄疸型肝炎起病，15 天～26 周内出现极度乏力、食欲明显减退或恶心、呕吐，黄疸迅速上升，重度腹胀及腹水，Ⅱ 度以上肝性脑病症状或有明显出血现象，肝功能严重损害，PT 显著延长及 PTA 明显降低。首先出现 Ⅱ 度以上肝性脑病者为脑病型；首先出现腹水及其他相关症候者（包括胸腔积液等）为腹水型。晚期可出现严重感染、电解质紊乱及酸碱平衡失调、消化道大出血、脑水肿等难治性并发症。血白细胞升高，血红蛋白下降，低血糖，低胆固醇，低胆碱酯酶。一旦出现肝肾综合征，预后极差。病程较长，常超过 3 周至数月，容易转为慢性肝炎及肝硬化。

（3）慢加急性肝衰竭（acute-on-chronic liver failure，ACLF）：在慢性肝病基础上出现急性肝功能失代偿，表现为黄疸（血清总胆红素 ≥85μmol/L）和凝血障碍（PTA＜40%），4 周内并发腹水和（或）肝性脑病。临床亚型包括：①1 型：在发展为肝衰竭之前，虽有慢性肝病但肝功能代偿良好；②2 型：在发展为肝衰竭之前，已经存在失代偿肝硬化。

（4）慢性肝衰竭（chronic liver failure，CLF）：临床表现同亚急性重型肝炎，但有慢性肝炎或肝炎肝硬化病史、体征和肝功能损害，预后较差，病死率高。

2. **分期** 根据临床表现的严重程度，亚急性肝衰竭和慢加急性肝衰竭可分为 3 期。

（1）早期：①严重乏力并有严重消化道症状；②黄疸迅速加深（血清 TBIL ≥171μmol/L 或每天上升 ≥17.1μmol/L）；③有出血倾向，PTA 40%～30%；④未发生肝性脑病和明显腹水。

（2）中期：出现以下两条之一者：①有 Ⅱ 度肝性脑病或明显腹水；②有出血倾向（出血点及瘀斑），PTA 为 30%～20%。

（3）晚期：出现以下三条之一者：①有难治性并发症，如肝肾综合征、消化道大出血、严重出血倾向、严重感染、难以纠正的电解质紊乱、脑水肿；②出现 Ⅱ 度以上肝性脑病；③严重出血倾向，PTA≤20%。

（四）淤胆型肝炎

淤胆型肝炎亦称毛细胆管炎型肝炎，急性起病，梗阻性黄疸持续 3 周以上，并排除其他原因引起的肝内外梗阻性黄疸者，可诊断为急性淤胆型肝炎。在慢性肝炎、肝硬化基础上发生以下临床表现者可诊断为慢性淤胆型肝炎：较长期的肝内梗阻性黄疸，如常有肝大、皮肤瘙痒、粪色变浅及血清总胆红素增加，以直接胆红素为主。γ- 谷氨酰转肽酶（γ-GT）、ALP、总胆汁酸（TBA）、胆固醇（CHO）等升高。消化道症状较轻，以胆汁淤积为主，ALT、AST 无明显升高，PT 无明显延长，PTA＞60%。

（五）肝炎肝硬化

按肝脏炎症活动情况分为活动性与静止性两型。①活动性肝硬化：有慢性肝炎活动的表现，乏力、消化道症状明显。ALT 升高、黄疸、白蛋白下降。伴有腹壁静脉曲张、肝缩小质地变硬、脾进行性增大、腹水、门静脉脾静脉增宽等门静脉高压表现。②静止性肝硬化：无肝脏炎症活动表现，症状轻或无症状，可有上述体征。

根据肝组织病理和临床表现可分为代偿性肝硬化和失代偿性肝硬化。①代偿性肝硬化：指早期肝硬化，属 Child-Pugh A 级。ALB≥35g/L，TBIL＜35μmol/L，PTA＞60%，可有门脉高压，但无腹水、上消化道出血、肝性脑病等。②失代偿性肝硬化：指中晚期肝硬化，属 Child-Pugh

B、C级。有明显的肝功能异常和和失代偿表现，如腹水、上消化道出血、肝性脑病等。ALB＜35g/L，TBIL＞35μmol/L，PTA＜60%。

未达到肝硬化标准但肝脏纤维化明显，称为肝炎纤维化。主要根据组织病理学作出诊断，B超及血清学指标如透明质酸、Ⅲ型前胶原肽、层连蛋白等也可作为参考。

几种特殊类型的肝炎：①小儿病毒性肝炎：多为黄疸型，以甲型肝炎为主，起病较急，黄疸前期较短，消化道和呼吸道症状较明显，肝脾大较显著，病情较轻，病程较短。婴儿肝炎病情较重，发生急性重型肝炎的概率较多。小儿感染HBV后多成为隐性感染，易成为HBsAg携带者。②老年病毒性肝炎：发病率较低，以戊型多见。常为黄疸型或淤胆型，病程较长，合并症较多，重型肝炎比例较高，预后较差。③妊娠期合并肝炎：病程较重，以妊娠后期最严重，产后大出血多见，易进展为肝衰竭，病死率较高。

【实验室及其他检查】

（一）常规检查

1. 血常规　急性肝炎初期白细胞正常或增高，黄疸期正常或降低，淋巴细胞相对增多，重型肝炎白细胞升高，红细胞、血红蛋白下降。肝炎肝硬化伴脾功能亢进者全血细胞减少。

2. 尿常规　尿胆红素和尿胆原阳性有助于黄疸的鉴别诊断。肝细胞性黄疸两者均为阳性；溶血性黄疸尿胆原阳性；梗阻性黄疸尿胆红素阳性。

（二）肝功能检查

1. 血清酶检测

（1）ALT：是判定肝细胞损害的重要指标。急性肝炎在黄疸出现前3周即开始升高，直至黄疸消退后2~4周恢复正常。慢性肝炎病情活动进展时ALT升高。重型肝炎由于大量肝细胞坏死，ALT随黄疸迅速加深反而下降，出现酶-胆分离现象。ALT能反映肝细胞的炎症活动程度，通常ALT在正常值3倍以内为轻度异常，升高3~10倍为中度异常，升高10倍以上为重度异常。

（2）AST：在肝细胞炎症时亦升高，其诊断意义稍次于ALT。肝病AST升高提示线粒体受损，病情持久且较严重，通常与肝病严重程度呈正相关。急性肝炎若AST持续高水平提示转为慢性。

（3）γ-GT：肝炎和肝癌患者可有不同程度的升高，梗阻性黄疸、酒精性肝损害时也可有明显异常。

（4）ALP：可用于肝病和骨病的诊断。当肝内外胆汁淤积时，ALP升高。

（5）乳酸脱氢酶（LDH）：肝病时可显著升高，但肌病时也可升高，需结合临床资料。

（6）胆碱酯酶（CHE）：随肝损伤加重而降低，提示肝脏合成功能减弱。

2. 血清胆红素检测　血清胆红素是判定肝损伤程度的重要指标之一，直接胆红素占TBIL的比例可反映淤胆的程度。黄疸型肝炎及部分肝硬化患者血清直接和间接胆红素均升高。肝衰竭患者血清胆红素呈进行性升高，每天上升1倍正常值上限（ULN），且≥10×ULN；可出现酶-胆分离现象。

3. 血清蛋白检测　慢性肝炎、肝硬化、亚急性及慢性肝衰竭患者常有血清白蛋白减少和球蛋白增加，白蛋白/球蛋白（A/G）比值下降，甚至倒置。

4. PTA检测　≤40%提示肝损伤严重，是判断重型肝炎的重要依据，也是判断其预后最敏感的指标。≤20%提示预后不良。

5. 血氨　肝衰竭时血氨升高，常见于重型肝炎和肝性脑病。

6. 血糖　超过 40% 的重型肝炎可有血糖降低，注意和肝性脑病鉴别。

7. 胆固醇（CHO）　肝细胞损伤严重时，血浆 CHO 合成减少，明显下降，数值越低，预后越差。梗阻性黄疸时 CHO 可升高。

（三）甲胎蛋白

甲胎蛋白（AFP）明显升高提示原发性肝癌（HCC），可监测 HCC 的发生；AFP 升高也可提示大量肝细胞坏死后的肝细胞再生，为预后良好的标志。但应注意 AFP 升高的幅度、持续时间、动态变化及其与 ALT、AST 的关系，并结合临床表现和 B 超等影像学检查进行综合分析。

（四）肝纤维化指标

透明质酸、层连蛋白、Ⅲ型前胶原肽和Ⅳ型胶原等对肝纤维化的诊断具有一定意义，但无特异性。

（五）肝炎病毒标志物检测

1. 甲型肝炎　抗 -HAV IgM 发病数天阳性，3~6 个月转阴，阳性提示 HAV 现症感染。抗 -HAV IgG 为保护性抗体，阳性提示既往 HAV 感染或疫苗接种反应，现已产生免疫。急性期或恢复期双份血清抗 -HAV IgG 滴度 4 倍增长，也是诊断甲型肝炎的标准。用 RIA 法或免疫电镜（IEM）法可从患者粪便检出 HAV 颗粒。

2. 乙型肝炎　常用 ELISA 法检测。

（1）HBsAg 与抗 -HBs：HBsAg 阳性提示有现症 HBV 感染。HBV 表达量太低或 S 区基因变异时，HBsAg 可呈阴性。抗 -HBs 阳性提示对 HBV 有保护作用，阴性者对 HBV 易感。HBsAg 和抗 -HBs 同时阳性可出现在 HBV 感染恢复期；或 S 基因变异，原型抗 -HBs 不能将其清除；或抗 -HBs 阳性者感染免疫逃避株。

（2）HBeAg 与抗 -HBe：HBeAg 阳性是 HBV 复制活跃与传染性强的指标之一，持续阳性易转为慢性肝炎。抗 -HBe 是 HBV 感染时间较久，病毒复制减弱和传染性减低的指标，但也有可能是 HBV DNA 与宿主 DNA 整合并长期潜伏于体内。长期抗 -HBe 阳性不能说明没有传染性，约 20% 患者 DNA 检测阳性，部分可能由于前 C 区基因变异而不能形成 HBeAg。

（3）HBcAg 与抗 -HBc：HBcAg 是 HBV 的主体，阳性是 HBV 存在的直接证据，但用一般方法不易在血液中检出 HBcAg。抗 -HBc IgM 阳性提示 HBV 现症感染。低滴度抗 -HBc IgG 阳性提示既往曾有 HBV 感染，高滴度抗 -HBc IgG 阳性提示现症感染。

（4）HBV DNA：反映病毒复制水平，主要用于慢性 HBV 感染的诊断、血清 HBV DNA 及其水平的监测，以及抗病毒疗效。血液 HBV DNA 阳性表明有 HBV 复制，传染性强，肝细胞内阳性表明 HBV DNA 已与宿主 DNA 整合，均需抗病毒治疗。注意假阳性。荧光实时 PCR 法等可检测 HBV 耐药突变株。

（5）组织 HBV 标志物检测：对 HBV 阴性者的诊断具有重要意义，但由于需要肝组织活检且方法繁琐，临床应用受到一定限制。

3. 丙型肝炎

（1）抗 -HCV IgM 和抗 -HCV IgG：常用 ELISA 法检测。抗 -HCV IgM 出现于丙型肝炎急性期或慢性活动期，治愈后可消失，急性期可持续 4~12 周。血清抗 -HCV IgM 提示现症感染。抗 -HCV IgG 阳性提示现症感染或既往感染。抗 -HCV 阴转与否不能作为抗病毒疗效的指标。

（2）HCV RNA：HCV RNA 阳性是病毒感染和复制的标志。可用 RT-PCR 法在血液检出 HCV RNA，治愈后消失。定量监测有助于病毒复制程度、抗病毒治疗的选择和疗效的评估。

（3）HCV RNA 基因分型：有助于判断治疗的难易程度和确定个体化治疗方案。

（4）组织 HCV 标志物检测：可检测到 HCV 抗原或 HCV RNA。

4. 丁型肝炎　常用 ELISA 法或 RIA 法检测。急性 HDV 感染时 HDAg 在血液出现数天后出现抗 -HD IgM，持续时间较短。慢性 HDV 感染时抗 -HD IgG 可持续增高。HBV 与 HDV 重叠感染时，常表现为血清 HBV 和 HDV 标志物同时出现或抗 -HBc IgM 阳性，抗 -HD IgM 和抗 -HBc IgG 阳性。血清或肝组织 HDV RNA 阳性是诊断 HDV 感染最直接的证据。

5. 戊型肝炎　常用 ELISA 法检测抗 -HEV IgM 或抗 -HEV IgG。由于两种抗体持续时间不超过 1 年，故均可作为近期感染的标志。

（六）其他检查

1. 影像学检查　可对肝脏、胆囊、脾脏进行 B 超、CT、MRI 等检查，排除肝脏占位性病变如 HCC 等疾病。

2. 病理学检查　是明确诊断、衡量炎症活动度、纤维化程度及评估疗效的金标准。还可在肝组织检测出病毒，判断病毒复制状态。

【并发症】

肝内并发症多发生在 HBV、HCV 感染，主要有肝硬化、HCC、脂肪肝；肝外并发症包括胆道炎症、胰腺炎、甲状腺功能亢进症、糖尿病、再生障碍性贫血、溶血性贫血、肾小球肾炎、心肌炎等。重型肝炎均可发生肝性脑病、上消化道出血、肝肾综合征、感染等严重并发症。

【诊断与鉴别诊断】

（一）诊断

依据流行病学资料和临床表现并结合病原学、生化检测及影像学检查可明确诊断。疑难病例可行肝活体组织检查。

1. 流行病学资料　夏秋、秋冬出现肝炎流行高峰，或出现食物和水型暴发流行，有助于甲型和戊型肝炎的诊断。有与乙型、丙型肝炎密切接触史，特别是 HBV 感染的母亲所生婴儿或有输血或血制品病史、静脉吸毒、多个性伴侣，对乙型、丙型肝炎的诊断有参考价值。

2. 临床表现

（1）急性肝炎：常有畏寒、发热、乏力、全身不适、头痛、畏食、恶心等急性感染症状，并出现腹胀、肝区痛等。部分出现黄疸、肝大。血清 ALT 显著升高，A/G 比值正常，黄疸型肝炎时血清总胆红素增高。病程不超过 6 个月。

（2）慢性肝炎：病程超过半年或发病日期不明确而有慢性肝炎的症状、体征、实验室检查改变。常有乏力、厌油、肝区不适等症状。可有肝病面容、肝掌、蜘蛛痣、肝大质硬、脾大、黄疸等体征。血清 ALT 反复或持续升高。

（3）重型肝炎：急性肝炎病情迅速恶化，2 周内出现 Ⅱ 度以上肝性脑病者为急性肝衰竭。在 15 天至 24 周出现上述表现者为亚急性肝衰竭。在慢性肝病基础上出现急性肝功能失代偿为慢加急性（亚急性）肝衰竭。在慢性肝炎或肝硬化基础上出现的重型肝炎为慢性肝衰竭。

（4）淤胆型肝炎：起病类似急性黄疸型肝炎，但黄疸及肝大较显著，并有肝内梗阻表现。

（5）肝炎肝硬化：多有慢性乙型肝炎或丙型肝炎病史，有肝功能受损和门静脉高压症等表现。

3. 病原学检查

（1）甲型肝炎：有急性肝炎临床表现，并具备下列一项均可诊断为甲型肝炎：①抗 -HAV

IgM 阳性；②抗 -HAV IgG 急性期阴性，恢复期阳性；③在粪便检出甲型肝炎病毒颗粒、抗原或 RNA。

（2）乙型肝炎：急性乙型肝炎少见，慢性 HBV 感染可分为慢性乙型肝炎和 HBV 携带者。

1）慢性乙型肝炎：若 HBsAg、HBeAg、HBV DNA 阳性，抗 -HBe 阴性，血清 ALT 持续或反复升高，或肝组织活检有肝炎病变为 HBeAg 阳性慢性乙型肝炎；若 HBsAg、HBV DNA 阳性、HBeAg 阴性，抗 -HBe 阳性或阴性，血清 ALT 持续或反复升高，或肝组织活检有肝炎病变为 HBeAg 阴性慢性乙型肝炎。根据临床表现及生化等检查，又可将慢性乙型肝炎分为轻、中、重 3 度。

2）HBV 携带者：若血清 HBsAg、HBV DNA 阳性，HBeAg 或抗 -HBe 阴性，但 1 年内随访 3 次，ALT 均在正常范围内，肝组织活检无明显病变为慢性 HBV 携带者；若血清 HBsAg 阳性、HBeAg 阴性、抗 -HBe 阳性或阴性，HBV DNA 检测不到（PCR 法）或低于最低检测限，1 年内连续随访 3 次以上，ALT 均在正常范围，肝组织学检查显示：Knodell 肝炎活动指数（HAI）<4 或其他的半定量计分系统病变轻微为非活动性 HBsAg 携带者；血清 HBsAg 阴性，但血清和（或）肝组织、细胞内 HBVDNA 阳性并有慢性肝炎的临床表现称为隐匿性慢性乙型肝炎。

（3）丙型肝炎：抗 -HCV IgM 和（或）IgG 阳性，HCV RNA 阳性可诊断为慢性丙型肝炎。无任何症状和体征，肝功能和肝组织学正常者为无症状 HCV 携带者。

（4）丁型肝炎：有现症 HBV 感染，同时血清 HDAg 或抗 -HDV IgM 或高滴度抗 -HDV IgG 或 HDV RNA 阳性，或肝内 HDAg 或 HDV RNA 阳性，可诊断为丁型肝炎。低滴度抗 -HDV IgG 阳性为既往感染。无任何症状和体征，仅 HBeAg 和 HDV 血清学指标阳性为无症状 HDV 携带者。

（5）戊型肝炎：急性肝炎患者抗 -HEV IgG 高滴度，或由阴性转为阳性，或由低滴度到高滴度，或由高滴度到低滴度甚至阴转，或 HEV RNA 阳性，或粪便 HEV RNA 阳性或检出 HEV 颗粒，均可诊断为戊型肝炎。抗 -HEV IgM 可作为诊断参考，但需要排除假阳性。

（二）鉴别诊断

1. 感染中毒性肝病　应与各种非肝炎病毒（EB 病毒、巨细胞病毒等）、细菌（伤寒杆菌等）、原虫（溶组织阿米巴等）、蠕虫（华支睾吸虫等）等感染所引起的感染中毒性肝病进行鉴别。根据原发病不同的流行病学史、临床表现和特异性实验室、影像学等鉴别。

2. 酒精性肝损害　有长期大量饮酒史，终止酗酒后，经治疗肝损害可减轻。肝炎病毒标志物阴性。

3. 药物性肝损害　有应用肝损害药物史，停药后肝功能可恢复。肝炎病毒标志物阴性。

4. 自身免疫性肝炎　主要有原发性胆汁性肝硬化（PBC）和自身免疫性肝病。诊断主要依靠自身抗体的检测和病理组织检查。

5. 肝外梗阻性黄疸　常由胆结石、寄生虫，或肝胆、胰等处肿瘤所致。有原发病表现，肝功能损害以直接胆红素升高为主。可根据 X 线、B 超、胰胆管逆行造影或 CT、MRI 等诊断。

6. 脂肪肝及妊娠急性脂肪肝　脂肪肝大多继发于肝炎后或身体肥胖者，血液三酰甘油升高，B 超特异性表现。妊娠急性脂肪肝多以急性腹痛起病或并发急性胰腺炎、黄疸重、肝缩小、严重低血糖及低蛋白血症，尿胆红素阴性。

【预后】

（一）急性肝炎

急性肝炎多在 3 个月内康复。甲型肝炎预后良好，病死率为 0.01%。戊型肝炎病死率为 1%~5%，但妊娠后期病死率高达 10%~42%。急性乙型肝炎 60%~90% 可恢复，少数转为慢性。急性丙型肝炎约 50% 转为慢性肝炎或携带者。急性丁型肝炎合并 HBV 重叠感染约 70% 转为慢性。

（二）慢性肝炎

轻度慢性肝炎预后较好，重度慢性肝炎预后较差，约 80% 5 年内可发展为肝硬化，少数发展为肝癌。中度慢性肝炎在轻度和重度之间。慢性丙型肝炎较慢性乙型肝炎预后稍好。

（三）重型肝炎

重型肝炎病死率为 50%~70%。年龄小，治疗及时，无并发症，预后较好。急性肝衰竭存活者远期预后好，多不发展为慢性及肝硬化。亚急性肝衰竭存活者多发展为慢性及肝硬化。慢性肝衰竭病死率可达 80% 以上，存活者可有病情反复。

（四）淤胆型肝炎

急性淤胆型肝炎预后较好。慢性淤胆型肝炎可转为胆汁性肝硬化。

（五）肝硬化

静止性肝硬化可长时间维持生命，活动性肝硬化预后不良，部分可转为 HCC。

【治疗】

肝炎治疗原则以适当休息、合理营养为主，可辅以适当药物治疗。应防止过劳和精神刺激，避免饮酒和使用有肝损害的药物。应用过多肝炎治疗药物常适得其反。

（一）急性肝炎

急性肝炎多为自限性，可完全恢复，以一般治疗和对症治疗为主。急性期注意隔离。强调早期卧床休息，症状明显改善后再逐渐增加活动。症状消失、肝功能正常后，仍应休息 1~3 个月。

饮食宜给予适合患者口味的清淡食品，保证摄入足够的热量和维生素（B 族和 C 族）和适量蛋白质 1.0~2.0g/（kg·d）。食欲差者可静脉补充葡萄糖和维生素 C。辅以药物对症治疗。药物不要太多，以免加重肝脏负担。一般不需抗病毒治疗，但急性丙型肝炎例外。急性丙型肝炎易转为慢性，可早期应用干扰素治疗 24 周，同时加用利巴韦林治疗。

（二）慢性肝炎

慢性肝炎活动期应静养休息，稳定期可从事轻工作。慢性肝炎活动期临床表现消失、肝功能恢复正常 3 个月以上可恢复工作，但需定期复查，随访 1~2 年。宜进食较多蛋白质，但应避免高糖和过高热量膳食，以防诱发糖尿病和脂肪肝。

1. 改善和恢复肝功能　①非特异性护肝药：维生素类、还原型谷胱甘肽、葡醛内酯等；②降酶药：五味子、甘草提取物等；③退黄药：丹参、茵栀黄口服液、门冬氨酸钾镁、腺苷蛋氨酸、前列腺素 E_1、低分子右旋糖酐、苯巴比妥、皮质醇激素等。皮质醇激素慎用，症状较轻，肝内淤胆严重，其他退黄药无效，无禁忌证时选用。

2. 免疫增强药物　主要有胸腺素、转移因子、特异性免疫核糖核酸、中草药等。

3. 抗肝纤维化　丹参、冬虫夏草、γ- 干扰素、核仁提取物等。

4. 抗病毒治疗 目的是抑制病毒复制、减少传染性、改善肝功能、减轻组织学病变、减少和延缓肝硬化肝癌发生、提高生活质量。

（1）干扰素：包括普通干扰素和长效干扰素（PEG IFN-α）。用于慢性乙型肝炎、丙型肝炎的抗病毒治疗，主要通过诱导宿主产生细胞因子起作用，在多个环节抑制病毒复制。

1）干扰素 α（IFN-α）治疗慢性乙型肝炎。主要用于肝炎活动期；ALT 升高；女性；年轻；HBV DNA 滴度低；组织病理有活动性炎症等。IFN-α 治疗慢性乙型肝炎：普通 IFN 3～5MU/ 次，推荐 5MU/ 次，皮下或肌内注射（肌注），3 次 / 周，疗程半年至 1 年。对普通 IFN-α 治疗后复发者，再用普通 IFN 仍有效，亦可换用其他普通干扰素亚型、PEG IFN-α 或核苷（酸）类似物治疗。PEG IFN-α 1 次 / 周，皮下注射，疗程 1 年，剂量应根据患者耐受性等因素决定，效果优于普通干扰素。

下列情况不宜应用 IFN：①血清胆红素高于正常 2 倍；②失代偿期肝硬化；③自身免疫性疾病；④有重要器官改变：精神病，严重心、脑、肾疾病，甲状腺功能亢进或低下等；⑤妊娠；⑥治疗前中性粒细胞计数＜$0.75×10^9$/L 和血小板计数＜$50×10^9$/L。

干扰素的不良反应及其处理：①流感样症候群：表现为寒战、发热、头痛、肌肉酸痛和乏力等，可给予解热镇痛药对症处理，不停用干扰素。随疗程进展，症状可逐渐减轻或消失。②一过性骨髓抑制：表现为外周血中性粒细胞和血小板减少。中性粒细胞计数≤$0.75×10^9$/L，血小板≤$50×10^9$/L，应减量；1～2 周后复查，如恢复，则逐渐增加至原量。中性粒细胞计数≤$0.5×10^9$/L，血小板≤$30×10^9$/L，则应停药。对中性粒细胞明显降低者，可试用粒细胞集落刺激因子（G-CSF）或粒细胞巨噬细胞集落刺激因子（GM-CSF）治疗。③精神异常：出现抑郁、精神症状应停药。④诱导自身免疫性疾病：出现甲状腺功能亢进或减退、糖尿病、血小板减少、银屑病、白斑、类风湿关节炎、系统性红斑狼疮样综合征等，严重者应停药。⑤出现失眠、轻度皮疹、脱发可不停药，出现癫痫、肾病综合征、心律失常者应停药。

2）IFN-α 治疗慢性丙型肝炎：只要血清 HCV RNA 阳性或 HCV 非 1b 基因型应给予 IFN-α 治疗，联合利巴韦林可提高疗效。普通 IFN 3～5MU/ 次，3 次 / 周，或 PEG IFN-α，1 次 / 周，皮下注射，疗程半年至 1 年。同时服用利巴韦林 10～15mg/（kg·d）。利巴韦林可致畸胎甚至流产，孕妇禁用，用药期间或治疗结束后至少避孕 6 个月。

3）监测和随访：治疗前应检查①生化指标，包括肝肾功能。②血尿常规、甲状腺功能、血糖。③病毒学标志，包括 HBsAg、HBeAg、抗 -HBe 和 HBV DNA 水平。④中年以上，应作 B 超、心电图、测血压、查眼底。⑤排除自身免疫性疾病。⑥血 HCG、尿 HCG 检测以排除妊娠。治疗过程应检查①开始治疗后第 1 个月，每 1～2 周检查 1 次血常规，以后每月 1 次，直至治疗结束。②生化指标，包括 ALT、AST 等，治疗开始后每月 1 次，连续 3 次，以后随病情改善每 3 个月 1 次。③病毒学标志，治疗开始后每 3 个月检测 1 次 HBsAg、HBeAg、抗 -HBe 和 HBV DNA。④每 3 个月检测 1 次甲状腺功能、血糖和尿常规等；如治疗前已存在甲状腺功能异常或患糖尿病，应先用药物控制甲状腺功能异常或糖尿病，然后再开始干扰素治疗，同时每月检查甲状腺功能等。⑤定期评估精神状态，有明显抑郁症和有自杀倾向者，应立即停药并密切监护。治疗结束后，无论有无应答，停药半年内每 2 个月检测 1 次 ALT、AST、HBV 血清学标志和 HBV DNA，以后每 3～6 个月检测 1 次，病情有变化应缩短检测间隔。

（2）核苷类抗病毒药物：用于慢性乙型肝炎的抗病毒治疗。拉米夫定、阿德福韦酯、恩替卡韦、替比夫定等，是逆转录酶抑制剂，具有较强的抑制 HBV 复制的作用，可使 HBV DNA 水平下降或阴转、ALT 复常、改善肝组织病变。

HBeAg 阳性患者 HBeAg 血清转换用药至少 1 年以上。HBeAg 阴性乙肝患者用药至少 2 年以上。HBeAg 转阴但未出现抗 -HBe 者，建议继续用药，直至 HBeAg 血清学转换，经监测 2 次（每次至少间隔 6 个月），仍保持不变者可以停药，但停药后需密切监测肝功能和病毒学指标。肝硬化患者需长期用药，治疗时不能减量给药。

1）拉米夫定：每天 100mg，顿服。耐受性较好，仅有部分患者出现全身不适、乏力、头痛、腹痛、腹泻、皮肤过敏。随用药延长，耐药变异率增加，部分病情加重，甚至发生肝功能失代偿。对乙型肝炎肝移植患者，移植前用拉米夫定，移植后拉米夫定与 HBIG 联用可明显降低肝移植后 HBV 再感染，减少 HBIG 剂量。禁忌证：自身免疫性肝病，骨髓移植，明显心、脑、神经、精神疾患者和不稳定糖尿病患者，妊娠妇女。停药指征：治疗无效；发生严重不良反应；依从性差，不能按时服药。

2）阿德福韦酯：每天 10mg，顿服，剂量较大时有一定肾毒性，主要为血清肌酐升高和血磷下降。应定期监测血清肌酐和血磷。主要适用于拉米夫定、恩替卡韦等耐药变异者。

3）恩替卡韦：每天 0.5mg，顿服。对发生乙肝病毒变异株蛋白（YMDD）变异者将剂量提高至每天 1mg 能有效抑制 HBV DNA 复制。对初治患者治疗 1 年时无耐药，4～5 年的耐药率不足 1.2%。但对已发生 YMDD 变异者治疗 1 年的耐药率为 5.8%。

4）替比夫定：每天 600mg，顿服。不受进食影响，肾功能不全应减量。具有较好的安全性和耐受性。常见不良反应：头晕、头痛、疲劳、乏力、腹泻、恶心、皮疹、血淀粉酶升高、脂肪酶升高、ALT 升高和血肌酸激酶升高。无动物致畸作用。

应用核苷类抗病毒药物治疗时的监测和随访：治疗前检查：①生化指标包括 ALT、AST、胆红素、白蛋白等；②病毒学标志包括 HBeAg、抗 -HBe 和 HBV DNA 水平；③检测血常规、磷酸肌酸激酶和血清肌酐等；④在治疗前后行肝组织学检查。治疗过程定期检查相关指标，以评价疗效和提高依从性：①生化指标治疗开始后每月 1 次，连续 3 次，随病情改善每 3 个月 1 次；②病毒学标志治疗开始每 3 个月检测 1 次；③根据病情检测血常规、血清磷酸肌酸激酶和肌酐等指标。

无论治疗前 HBeAg 阳性或阴性，治疗半年时仍可检测到 HBV DNA，或 HBV DNA 下降≤2 个 log 值，应改用其他抗病毒药治疗。但对肝硬化或肝功能失代偿患者，不可轻易停药。

特殊情况下 HBV 感染的抗病毒治疗：应用化疗和免疫抑制剂治疗患者，即使 HBV DNA 阴性和 ALT 正常，也应在治疗前 1 周开始服用，化疗和免疫抑制剂治疗停止后，根据病情决定停药时间。核苷类抗病毒药物停用后可出现复发，甚至病情恶化，应注意。肝移植患者，术前 1～3 个月开始服用，术中无肝期加用 HBIG，术后长期使用核苷类抗病毒药物和小剂量 HBIG（第 1 周每天 800IU，以后每周 800IU），并根据抗 -HBs 水平调整 HBIG 剂量和用药间隔（一般抗 -HBs 浓度至少大于 100～150mIU/ml，术后半年内最好大于 500mIU/ml）。

抗病毒治疗适应证：① HBV DNA≥10^5 拷贝 /ml（HBeAg 阴性者≥10^4 拷贝 /ml）。② ALT≥2×ULN；用干扰素治疗时，ALT 应≤10×ULN，血总胆红素应≤2×ULN。③ ALT<2×ULN，但肝组织学显示 Knodell 肝炎活动指数（HAI）≥4，或≥G 2 级炎症坏死和或中度以上纤维化病变。④ HCV RNA 阳性者。具有①并有②或③的患者应进行抗病毒治疗；对达不到上述治疗标准者，应监测病情变化，如持续 HBV DNA 阳性，且 ALT 异常，也应考虑抗病毒治疗。部分肝硬化患者 AST 水平高于 ALT 时可参考 AST 水平。

抗病毒疗效判断：①完全应答：HBV DNA 或 HCV RNA 阴转，ALT 正常，HBeAg 血清学转换；②部分应答：介于完全应答与无应答之间；③无应答：HBV DNA 或 HCV RNA、ALT、HBeAg 均无应答。

5. 中医中药治疗 宜结合病情、辨证选用。

（三）重型肝炎

重型肝炎（肝衰竭）应强调早期诊断，绝对卧床休息，及时采取以护肝治疗为基础的综合治疗措施。

1. 一般支持疗法

（1）休息：绝对卧床、情绪安定是治疗的重要环节。

（2）饮食：避免油腻，宜易消化食物，减少蛋白质含量，控制肠内氨产生。食欲极差者，可补充适量葡萄糖、维生素 B、维生素 C、维生素 K、ATP、辅酶 A 等。应用新鲜血浆和白蛋白可缓解病情。注意维持水、电解质平衡，保持内环境稳定。禁用对肝肾有损害的药物。

2. 促进肝细胞再生 肝细胞生长因子、前列腺素 E 等。

3. 对症治疗

（1）防治肝性脑病：①低蛋白饮食、保持大便通畅、口服乳果糖（每天 30～60ml），酸化肠道以减少氨吸收；②定时弱酸溶液保留灌肠（不宜用肥皂水等碱性液体）；③为减少肠道细菌分解蛋白产生氨，可服喹诺酮类等抗菌药；④醋谷胺、谷氨酸钠、精氨酸、门冬氨酸钾镁等有降血氨作用；⑤有脑水肿者应及早用甘露醇、山梨醇等脱水剂。

（2）防治出血：针对凝血功能减退，可用适量止血剂及输入新鲜血浆、血液，必要时输入血小板或凝血酶原复合物等。可用奥美拉唑、西咪替丁、雷尼替丁或法莫替丁等以防止消化道出血。有上消化道出血时，可口服凝血酶、去甲肾上腺素、云南白药，用垂体后叶素、巴曲酶、卡巴克洛、生长抑素等静脉滴注（静滴）。必要时在内镜下直接止血（血管套扎、电凝止血、注射硬化剂等）。肝硬化出血还可手术治疗。抢救时应消除患者紧张情绪，吸氧。

（3）肝肾综合征：避免使用各种肾损害药物，避免引起血容量降低的各种因素。可应用前列腺素 E 和多巴胺静滴并配合使用利尿药，使 24h 尿量不低于 1000ml。多不宜透析。对难治性腹水应尽早肝移植。

（4）继发感染：加强护理、消毒隔离、尽早根据细菌培养和临床经验选择抗菌药物。胆道、腹膜感染选择头孢菌素、喹诺酮类。肺部感染选择去甲万古霉素。严重感染选择广谱抗生素或联合用药，要警惕二重感染。厌氧菌感染选择甲硝唑，真菌感染选择氟康唑。

4. 抗病毒治疗 重型肝炎 HBV 复制活跃（$>10^4$ 拷贝 /ml），应尽早给予核苷类抗病毒药物治疗，有助于长期治疗及预后。

5. 人工肝支持系统 非生物人工肝支持系统主要是清除血中毒性物质及生物活性物质。治疗后血胆红素明显下降，PTA 升高，但部分患者几天后又回到原水平。对晚期重型肝炎有助于争取时间让肝细胞再生，或为肝移植做准备。生物性人工肝治疗进展缓慢。

6. 肝移植 适应证：①中晚期肝衰竭，经积极内科治疗和人工肝治疗效果欠佳；②终末期肝硬化。绝对禁忌证：①肝外存在难以根治的恶性肿瘤；②肝胆道以外存在难以控制的感染；③难以解除的酗酒和吸毒；④有严重的心、肺、脑、肾等重要脏器病变；⑤有难以控制的精神病。相对禁忌证：①年龄≥65 岁；②肝脏恶性肿瘤伴门静脉主干栓塞或转移；③合并糖尿病、心肌病等预后不良疾病；④胆道感染所致败血症等严重感染；⑤HIV 感染；⑥明显门静脉血栓等解剖结构异常。

（四）淤胆型肝炎

淤胆型肝炎治疗同急性黄疸型肝炎。在护肝治疗的基础上，可试用泼尼松（每天 40～60mg 分次口服）或地塞米松（每天 10～20mg 静滴），2 周后如血清胆红素显著下降，可逐步减量，并于 1～2 周后停药。经 2 周治疗胆红素无明显下降者，则停药。

（五）肝炎肝硬化

肝炎肝硬化参照慢性肝炎和重型肝炎的治疗。有脾功能亢进、门静脉高压时可考虑手术等治疗。

【预防】

（一）管理传染源

1. 隔离传染源　甲型、戊型肝炎隔离至发病后 3 周。乙型、丙型、丁型肝炎及病毒携带者，可按血液和密切接触传染病由急性期隔离至病毒消失。从事食品加工、饮食服务、饮水供应、托幼保育等工作的患者和病毒携带者，应暂时调离原工作。

2. 献血员管理　各型病毒性肝炎患者及病毒携带者严禁献血，有肝炎病史及肝功能异常者亦不能献血。健康人献血前应按规定进行健康检查。

3. 接触者管理　接触甲型、戊型肝炎患者的儿童应检疫 45d。接触急性乙型、丙型肝炎者亦应检疫 45d。接触戊型肝炎者应检疫 60d。

（二）切断传播途径

1. 甲型、戊型肝炎　搞好环境卫生和个人卫生，养成良好的卫生习惯。加强水源和粪便管理，做好饮水消毒和食品卫生工作。

2. 乙型、丙型、丁型肝炎　加强托幼单位和服务行业的卫生监督和管理，严格执行餐具、用具消毒制度。儿童实行"一人一巾一杯"制。理发、美容、洗浴用具应按规定消毒处理。医疗和预防用的注射器材，实行"一人一针一管"制。各种医疗器械和患者用具实行"一人一用一消毒"制。对带脓、血、分泌物及其污染物品必须严格消毒。严防血液透析、介入性诊疗、脏器移植时感染肝炎病毒。

（三）保护易感人群

1. 主动免疫

（1）甲型肝炎：对婴幼儿、儿童和血清抗 -HAV IgG 阴性的易感人群，均可接种甲型肝炎纯化灭活疫苗或减毒活疫苗。甲型肝炎减毒活疫苗接种 1 针，每次 1.0ml，甲型肝炎灭活疫苗接种 2 针（0 个月，6 个月），每次 0.5ml。

（2）乙型肝炎：凡 HBsAg、抗 -HBs 阴性者均可接种乙型肝炎疫苗，主要是新生儿，其次为婴幼儿和高危人群〔医务人员、经常接触血液或接受输血与血制品、托幼机构人员、器官移植、免疫功能低下、易发生外伤、HBsAg 阳性的家庭成员、男性同性恋或有多个性伴侣和静脉注射（静注）毒品者等〕。普遍采用 0 个月、1 个月、6 个月的接种程序，每次注射 20μg，高危人群可适当加大剂量。接种乙型肝炎疫苗后有抗体应答者保护时间至少可持续 12 年，一般人群不需要进行抗 -HBs 监测或加强免疫。但对高危人群进行抗 -HBs 监测，抗 -HBs ＜10mIU/ml 者应加强免疫。对免疫功能低下或无应答者，应增加疫苗的接种剂量和针次；对 3 针免疫程序无应答者可再接种 3 针，并于第 2 次接种 3 针乙型肝炎疫苗后 1～2 个月检测血清抗 -HBs。

2. 被动免疫

（1）甲型肝炎：对近期与甲型肝炎患者有密切接触的易感儿童可用免疫球蛋白肌内注射，注射时间越早越好，不应迟于接触后 7～14d，免疫期 2～3 个月。

（2）乙型肝炎：HBV 慢性感染母亲的新生儿出生时立刻注射 HBIG 100～200IU，3 天后注射乙型肝炎疫苗 20μg，生后 1 个月和 6 个月再分别注射 1 次，保护率可达 95% 以上。

意外暴露 HBV 后预防：意外接触 HBV 感染者的血液和体液后的处理方法①血清学检测：立即检测 HBsAg、抗 -HBs、ALT 等，并在 3 个月和 6 个月内复查。②主动和被动免疫：已接种过乙型肝炎疫苗，且抗 -HBs≥10mIU/ml，可不进行特殊处理。未接种过乙型肝炎疫苗，或虽接种过乙型肝炎疫苗，但抗 -HBs<10mIU/ml 或抗 -HBs 水平不清，应立即注射 HBIG 200～400IU，并同时在不同部位接种第 1 针乙型肝炎疫苗，于 1 个月和 6 个月后分别接种第 2 针和第 3 针乙型肝炎疫苗。

（3）目前丙型、丁型、戊型肝炎尚缺乏特异性免疫预防措施。

第二节 脊髓灰质炎

● 案例 2-2 ---

患儿，女，2 岁。突然发热，体温 39℃，咽痛，轻咳，稀便，每天 2～3 次，无黏液脓血，3d 后热退，4d 后再次发热伴头痛、恶心呕吐、多汗，全身肌肉疼痛、拒抱，四肢活动尚可，脑膜刺激征阳性，后体温降至正常，症状消失。详细询问病史，患儿未口服脊髓灰质炎减毒活疫苗，且近期当地有脊髓灰质炎流行。

问题：患儿目前最可能的诊断是什么？为确诊需要进一步做哪些检查？写出其诊断依据。需要与哪些疾病鉴别？如何进行治疗？

脊髓灰质炎（poliomyelitis）是由脊髓灰质炎病毒引起的急性消化道传染病，临床表现以发热、上呼吸道症状、肢体疼痛为主，部分可出现弛缓性肢体麻痹并留下瘫痪后遗症。脊髓灰质炎多感染 5 岁以下小儿，俗称"小儿麻痹症"。

【病原学】

脊髓灰质炎病毒属于小核糖核酸病毒科肠道病毒属。病毒颗粒中心为单股正链 RNA，外围形成核衣壳，无包膜。按抗原性不同可分为 I、II、III 血清型，各型间很少交叉免疫。病毒抵抗力很强，在冰冻环境可保存数年，4℃冰箱内存活数周，室温可存活数天。在酸性环境较稳定，对胃液有抵抗力。但对高温及干燥敏感，煮沸立即死亡，加温 56℃ 30min、紫外线 1h、各种氧化剂（漂白粉、过氧化氢、高锰酸钾）、2% 碘酊、甲醛等均可使其灭活。

【流行病学】

（一）传染源

隐性感染者为本病主要传染源，轻型瘫痪型患者为次要传染源。感染后从咽部检出病毒的时间为 10～14d，从粪便检出病毒的时间为 2～4 周。病后 7～10d 传染性最强。

（二）传播途径

本病以粪 - 口感染为主要传播途径。早期经鼻咽部排出病毒，短暂以飞沫形式通过呼吸道传播。随后从粪便排出病毒，且持续时间长，通过污染水、食物等传播。减毒活疫苗经粪便排出后，在外界有可能恢复毒力，感染其他易感者。

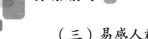

（三）易感人群

本病普遍易感，以 1～5 岁儿童居多，感染后可产生较持久的免疫力并具有型特异性。特异性抗体可通过胎盘（IgG）及母乳（含分泌型 IgA）自母体传给新生儿，在出生 6 个月后逐渐消失，6 个月内儿童发病率很低，随年龄增长发病率逐渐增高。年长儿大多经过隐性感染获得免疫力，发病率再次降低，成人多具有一定免疫力，抗体可保存终身。

【发病机制与病理解剖】

（一）发病机制

病毒自口咽或肠黏膜侵入人体，1d 内到达扁桃体、咽壁、肠壁等局部淋巴组织生长繁殖，向局部排出。机体保护性抗体多时可将病毒控制在局部形成隐性感染；否则病毒进一步侵入血流，在第 3d 到达呼吸道、肠道、心、肝、肾、肾上腺、胰、皮肤黏膜等处非神经组织，尤其是全身淋巴组织繁殖，于第 4～7d 再次大量入血，若此时特异性抗体足够将病毒中和，则疾病不再发展，形成顿挫型，仅有上呼吸道及肠道症状，而不出现神经系统病变。少数因病毒毒力强或抗体不能将其中和，可随血流经血－脑屏障侵犯中枢神经系统，在细胞内复制直接导致细胞损害或破坏，以脊髓前角、脑干等处最严重，引起下运动神经元瘫痪或无菌性脑膜炎。受凉、劳累、局部刺激、损伤、手术、妊娠、免疫力低下等均可促使瘫痪发生。

（二）病理解剖

脊髓灰质炎病毒具嗜神经毒性，最突出的病理变化在中枢神经系统，可涉及大脑、中脑、延髓、小脑及脊髓，以脊髓损害为主，脑干次之，以运动神经细胞病变最显著。脊髓以颈段及腰段的前角细胞损害为多，可见四肢瘫痪。大部分脑干及脑神经运动神经核受损，以网状结构、前庭核及小脑盖核的病变多见，大脑皮质很少受累，偶见交感神经节及周围神经节病变。神经系统基本病变为神经细胞受损，尼氏体消失，出现嗜酸性包涵体伴周围组织充血、水肿、血管周围单核细胞浸润。严重者细胞核萎缩，细胞坏死，被吞噬细胞吞噬。疾病早期神经系统改变可逆，后期可致持久性瘫痪。尚有淋巴结和肠道淋巴组织增生和炎症病变。

【临床表现】

本病潜伏期为 5～35d，一般为 9～12d，可分为：无症状型、顿挫型、无瘫痪型、瘫痪型。

（一）无症状型

无症状型（隐性感染）占全部感染的 90% 以上，不出现症状，仅可从鼻咽分泌物及粪便分离出病毒，2～4 周后可检测到特异性抗体有 4 倍以上升高可确诊。

（二）顿挫型

顿挫型占 4%～8%，无特异表现，仅有发热、乏力、头痛、咽喉肿痛、胃纳差、恶心、呕吐、腹痛等症状，不伴有神经系统症状体征。早期可从咽部、粪便、血液分离出脊髓灰质炎病毒，恢复期可检出特异性抗体。

（三）无瘫痪型

无瘫痪型较顿挫型重，热度较高，剧烈头痛，烦躁不安，背、颈、四肢疼痛，婴幼儿表现为拒抱。同时具有脑膜刺激征，锥体外系症状，腹壁反射等浅反射初期可亢进，后逐渐减弱或消失。可有短暂的意识障碍或嗜睡、尿潴留等。脑脊液呈病毒性脑膜炎改变。整个病程无神经肌肉功能改变。与其他肠道病毒引起的脑膜炎难以鉴别，须经病毒学及血清学检查才能确诊。

（四）瘫痪型

按瘫痪患者的病情发展过程，瘫痪型临床分期如下：

1. 前驱期　主要表现为发热，乏力，伴有咽痛、咳嗽等上呼吸道症状，或有胃纳差、恶心、呕吐、腹痛等消化道症状。神经系统无明显异常。儿童以上呼吸道炎为主，约1/3有双峰热；成人以全身肌肉酸痛和皮肤感觉过敏为主，少见双峰热，持续时间较长。

2. 瘫痪前期　在前驱期后出现，或二期之间有短暂间歇（1～6d），亦可无前驱期直接发病。体温再次上升，出现头痛，颈、背、四肢肌痛，感觉过敏，烦躁或嗜睡，恶心呕吐。患儿面颊潮红，多汗，括约肌障碍。拒抚抱，动之即哭，坐起时因颈背强直不能前俯，不能屈曲，以上肢向后支撑，呈特殊三角架体态。亦不能以下颏抵膝（吻膝征）。颈抵抗及凯尔尼格、布鲁津斯基征阳性，腱反射后期减弱至消失。脑脊液多有改变。经3～4d后热退，症状消失而愈，即为无瘫痪型。少数可进入瘫痪期。

3. 瘫痪期　于起病后3～10d出现肢体瘫痪，多在体温开始下降时出现，以后逐渐加重，体温下降后瘫痪就不再发展，但大约有10%患者退热后瘫痪仍可继续至1周左右。瘫痪前可有肌力减弱，伴腱反射减弱或消失，并逐渐加重。无感觉障碍。早期可伴发热和肌痛。部分患者可出现突发瘫痪。临床上分以下几型：

（1）脊髓型：最常见。呈分布不规则、不对称的弛缓性瘫痪，肌张力低下，腱反射消失。病变大多在颈、腰部脊髓，常出现四肢瘫痪，尤以下肢为主。近端大肌群如三角肌、前胫肌等较远端手足小肌群受累为重，且出现早。躯干肌群瘫痪时头不能竖直，颈背乏力，不能坐起和翻身等。颈胸部脊髓病变严重时肋间肌和膈肌瘫痪时表现为呼吸困难、呼吸浅表、咳嗽无力、讲话断续等。体检可见胸廓扩张受限及吸气时上腹内凹的反常动作。膈肌瘫痪时X线透视下可见吸气时横膈上抬的反常运动。腹肌瘫痪时腹壁局部隆起，啼哭、咳嗽时明显。偶见尿潴留或失禁、便秘。

（2）延髓型（脑干型麻痹或球麻痹）：占瘫痪型6%～25%，病情严重，常与脊髓麻痹同时存在，表现为：①脑神经麻痹：最常见第7、10对脑神经受损，第3、4、6、9、11、12对脑神经也可波及。脑神经瘫痪多呈单侧性。第7对脑神经麻痹常单独引起面瘫，表现为口角歪斜、眼睑下垂等；第9、10、12对脑神经病变导致软腭、咽部及声带瘫痪，出现吞咽困难、饮水呛咳、声音嘶哑、咽反射消失。第3、6对脑神经受损引起眼肌瘫痪和眼睑下垂。第11对脑神经受损除吞咽困难外，尚有颈无力、肩下垂、头后倾等。②呼吸中枢损害：以延髓网状组织外侧病变为主，出现呼吸浅弱而不规则，双吸气，叹息样呼吸，呼吸间歇逐渐延长，甚至呼吸停顿，严重者有缺氧及呼吸衰竭。③血管舒缩中枢损害：以延髓网状组织内侧病变为主。开始面颊潮红，心动过速或过缓，而后血压下降、循环衰竭，患者由极度烦躁不安转入昏迷。

（3）脑型：较少见，呈弥漫性或局灶性脑炎，表现为高热、烦躁不安、惊厥、失眠或嗜睡，可有神志改变。恢复期可出现阅读不能症、阵挛、癫痫大发作等。

（4）混合型：同时存在上述两型。以脊髓型和脑干型同时存在多见。

4. 恢复期　急性期过后1～2周开始恢复。瘫痪肢体大多以远端开始，下肢常从趾到达胫部及股部。腱反射也逐渐复常。最初1～2个月恢复较快，6个月后恢复较慢，轻者1～3个月，重者12～18个月，甚至更长时间。

5. 后遗症期　因运动神经元严重受损而发生的瘫痪肌肉萎缩，经1～2年后仍不恢复者为后遗症。如不积极治疗，长期瘫痪的肢体可发生肌肉痉挛、萎缩和变形，如足内翻或外翻、脊柱畸形等，导致跛行，不能站立行走，影响小儿生长发育。

脊髓灰质炎后综合征：约40%瘫痪型患者在瘫痪完全恢复或部分恢复后，于急性期已过去数年后又重新出现原瘫痪肌群极度疲劳、肌痛、运动时肌肉耐力降低并有萎缩现象，其他肌群也可受累。大多发生在急性期后15～40年。进展缓慢，部分可发生潜在的呼吸及吞咽困难。目前无特效的治疗办法，主要是注意休息、减轻运动。

疫苗相关麻痹性脊髓灰质炎：少见，发生在服用减毒活疫苗或与其密切接触的易感者。服疫苗后6～40d或与服疫苗者密切接触后6～60d发生迟缓性麻痹，无明显感觉丧失，临床诊断符合脊髓灰质炎，麻痹后未再服用减毒活疫苗，粪便只分离出疫苗株者可确诊。免疫缺陷者特别是B淋巴细胞功能紊乱者易发病。

【并发症】

本病多见于延髓型呼吸麻痹患者，可继发肺炎、肺不张、急性肺水肿等。部分有心肌病变。可有消化道出血，胃肠道麻痹并发急性胃扩张、胃溃疡。尿潴留易并发尿路感染。长期严重瘫痪者，并发压疮及氮、钙负平衡，表现为骨质疏松、尿路结石及肾衰竭。

【实验室检查】

（一）血常规检查
本病白细胞多数正常，在早期及继发感染时可增高，以中性粒细胞为主。急性期血沉增快。

（二）脑脊液检查
顿挫型脑脊液正常，无瘫痪型和瘫痪型脑脊液改变类似其他病毒性脑膜炎，瘫痪型脑脊液改变于瘫痪前出现。颅内压略高，细胞数稍增，早期以中性粒细胞为主，后期以淋巴细胞为主，热退后降至正常。蛋白质稍增加。在瘫痪第2周细胞数迅速降低，第3周恢复正常，但蛋白继续升高，4～10周后才恢复，呈蛋白细胞分离现象。糖和氯化物正常。极少数瘫痪患者脑脊液可始终正常。

（三）病毒分离
起病1周内，可从鼻咽部、粪便、血液或脑脊液分离出病毒，多次送检阳性率升高。虽粪便病毒持续时间长，但粪便及鼻咽部分泌物阴性不能排除病毒携带者，而血及脑脊液阳性诊断意义大。

（四）血清学检查
特异性IgM阳性或IgG双份血清效价有4倍以上升高可确诊。

（五）核酸检测
逆转录PCR法诊断本病，快速、敏感、特异、简便。既可作为临床检测手段，也可作为病毒培养后病毒鉴定的方法。

【诊断】

当地有本病发生，未服用疫苗者接触患者后发生多汗、烦躁、感觉过敏、颈背疼痛、强直、腱反射消失、弛缓性瘫痪等现象，应怀疑本病。病毒分离和血清特异性抗体检测可确诊。

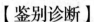

【鉴别诊断】

顿挫型应与流行性感冒和其他病毒引起的上呼吸道感染鉴别。无瘫痪型应与其他中枢神经系统感染性疾病鉴别。瘫痪型前期鉴别同无瘫痪型,同时应与感染性多发性神经根炎、家族性周期性瘫痪、白喉后瘫痪、假性瘫痪等鉴别。

【治疗】

本病目前无特效抗病毒治疗。处理原则是对症治疗、预防及处理并发症、康复治疗。

（一）前驱期及瘫痪前期治疗

1. 一般治疗 卧床至热退后1周,避免各种引起瘫痪发生的因素,如剧烈运动、肌内注射、手术等。保证补液量及热量的供应。

2. 对症治疗 必要时使用退热药物及镇静剂,局部温湿敷,以增进血循环,减轻疼痛和减少肌痉挛。适量被动运动可减少肌肉萎缩、畸形的发生。

（二）瘫痪期治疗

1. 保持功能体位 卧床时保持身体成一直线,膝部略弯曲,髋部及脊柱用板或重物使之挺直,踝关节成直角,疼痛消失后应积极主动或被动锻炼,以防止骨骼肌肉萎缩、畸形。

2. 营养补充 补充足够水分与营养,维持水电解质平衡。

3. 药物促进功能恢复 在急性期后使用维生素 B_1、维生素 B_{12} 等神经营养药物,或加兰他敏等增进肌肉张力药物。

4. 延髓型瘫痪 ①患者头部放低,体位引流,加强吸痰,保持呼吸道通畅,纠正缺氧;②声带麻痹、呼吸肌瘫痪需行气管切开术,必要时用人工呼吸器辅助呼吸;③检测血气、电解质、血压等。

（三）恢复期及后遗症期治疗

恢复期及后遗症期积极康复治疗,如畸形较严重,可行外科矫形治疗。可通过针灸、按摩、康复训练等措施促进功能逐渐恢复。

【预防】

（一）管理传染源

自发病起至少隔离40d,密切观察接触者20d,最初1周应加强呼吸道和消化道隔离,1周后单独采用消化道隔离。病毒携带者应按患者要求隔离。患者的粪便、便盆、食具、居住环境按规定的消毒方法消毒。

（二）切断传播途径

急性期患者粪便用20%含氯石灰乳剂浸泡1～2h或用含氯消毒剂浸泡。沾有粪便的衣裤等应煮沸消毒。被褥应日晒。搞好环境和个人卫生,注意粪便、水源和食品卫生管理。

（三）保护易感人群

1. 主动免疫

（1）减毒活疫苗（OPV）:自2月龄开始,分3次口服,间隔4～6周,4岁时再免疫1次。冷水吞服,半小时内不能饮热水。活疫苗对免疫功能缺陷及免疫抑制剂治疗者禁用。

（2）灭活疫苗：用甲醛处理使其失去传染性而保留抗原性。肌注后保护易感者的效果肯定，且因不含活疫苗，对免疫缺陷者和接受免疫抑制剂治疗者也安全。但灭活疫苗价格昂贵，引起的免疫力维持时间短，需反复注射。

2. 被动免疫　未服过疫苗的婴幼儿、孕妇、医务人员、免疫低下者、扁桃体摘除等局部手术后，与患者密切接触后应及早肌内注射丙种球蛋白，剂量为（0.3～0.5）ml/(kg·次)，每月2次，注射1周内发病者可减轻症状，2～5周仍不发病已获得免疫力，免疫维持2个月。

第三节　轮状病毒感染

●案例2-3

患儿，女，1岁。因发热、呕吐、腹泻3d于冬季入院。每天腹泻10次左右，大便呈蛋花汤样，无腥臭，尿少1d，无尿10h。查体：T38℃，眼窝、前囟深陷，皮肤干燥，弹性极差，肢端凉。大便镜检偶见白细胞，血钠130mmol/L，血钾3.0mmol/L。

问题：患儿目前最可能的诊断是什么？为确诊需要进一步做哪些检查？写出其诊断依据。需要与哪些疾病鉴别？如何治疗？

轮状病毒（rotavirus，RV）能引起哺乳类和禽类动物的胃肠道感染。引起人类感染的RV称人轮状病毒，主要分A组和B组，分别引起婴幼儿腹泻和成人腹泻，是非细菌性腹泻的重要病原，主要表现为急性发热、呕吐、腹泻等症状。病程较短，散发，也可暴发流行。

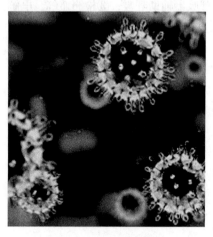

图2-3　轮状病毒形态

【病原学】

人类RV属呼肠病毒科，呈球形，核心被12面壳体包裹，形成双层核衣壳，包裹着中心的核心蛋白。内壳的壳粒沿着病毒体边缘呈放射状排列，犹如车轮状辐条，称为轮状病毒（图2-3）。具有双层衣壳结构的完整病毒颗粒具有传染性，只有内壳的不完整颗粒无传染性。

病毒的核心为双股RNA。根据病毒基因的结构和抗原性不同，将RV分为A～G7个组和两个亚群（Ⅰ和Ⅱ）。引起人感染的主要为A组和B组，A组主要引起婴幼儿腹泻，又称典型轮状病毒，是人类的主要感染病毒。B组主要引起成人腹泻，又称成人轮状病毒（ADRV），只限于我国内地流行。B组与A组RV有差异，但形态上基本一致。Ⅱ群比Ⅰ群多见。

病毒耐酸、碱和乙醚，对外界有较强的抵抗力，在室温下可存活7个月，在粪便可存活数天或数周。55℃ 30min、甲醛可灭活。

【流行病学】

（一）传染源

传染源为被感染的人和动物。患者急性期粪便有大量病毒颗粒，腹泻第3～4d仍可从粪便

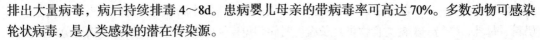

排出大量病毒，病后持续排毒4~8d。患病婴儿母亲的带病毒率可高达70%。多数动物可感染轮状病毒，是人类感染的潜在传染源。

（二）传播途径

本病主要通过粪-口途径传播，也可通过水源污染和呼吸道传播。生活密切接触可以导致散发感染。水污染可导致ADRV感染的暴发流行。

（三）易感人群

A组RV感染主要见于2岁以下儿童，6个月以下婴儿较少发病。新生儿和成人也可感染，但成人感染后多无明显症状或仅有轻症表现；B组主要感染20~40岁青壮年。轮状病毒感染后可产生抗体，特异性IgG持续时间较长，但保护性尚无肯定，已有再次感染者。

（四）流行特征

A组轮状病毒感染见于世界各地，以发展中国家为主，是发展中国家婴幼儿秋冬季腹泻的主要原因，也是发达国家婴幼儿急性感染性腹泻的主要原因，全球每年约有100万儿童死于轮状病毒感染。温带地区以秋冬季节多见，流行高峰多在10~12月份，热带地区无明显季节性；B组轮状病毒感染仅见于我国内地，全年均可发生，多发生于4~7月份。

【发病机制与病理解剖】

轮状病毒进入人体内是否致病取决于病毒的数量、机体免疫功能等。机体肠上皮刷状缘的乳糖酶是轮状病毒的受体，当含量较多时，如在婴儿时期，则容易感染轮状病毒。随年龄增长，对轮状病毒的易感性下降。

病毒进入胃肠道，通过黏附蛋白与肠黏膜绒毛上皮细胞上的受体结合进入上皮细胞质内增殖，引起小肠绒毛上皮细胞破坏脱落，绒毛功能障碍，正常肠黏膜上皮的绒毛酶如乳糖酶、麦芽糖酶等减少，同时减少双糖向单糖转化，未消化的双糖在肠道内形成高渗透压，使水分移入肠腔，引起渗透性腹泻和呕吐。当绒毛上皮细胞破坏后，取而代之的是原位于隐窝底部的具有分泌功能的细胞，但其不具备原细胞的吸收功能，致使分泌增加而重吸收减少引起腹泻。大量吐泻使水和电解质丢失，导致脱水、酸中毒、电解质紊乱。病理改变为可逆性，黏膜上皮常保持完整，主要受损部位在小肠，其绒毛缩短而钝，固有层单核细胞浸润，上皮细胞不规则，呈立方状，有空泡或坏死。

【临床表现】

潜伏期：婴幼儿轮状病毒胃肠炎1~3d，成人轮状病毒胃肠炎2~3d。

本病临床表现多样，从亚临床感染和轻型腹泻至严重脱水，甚至死亡。6个月至1岁小儿症状重，较大儿童或成人多为轻型或亚临床感染。典型表现以腹泻为主，儿童多为黄色水样便，成人为米汤样大便，无黏液和脓血，无里急后重，伴恶心、呕吐及腹痛等。可伴肌痛、头痛、发冷发热，儿童体温可达39℃，成人体温多正常或低热。半数患儿腹泻前可有流涕咳嗽等呼吸道症状，严重者可有支气管炎或肺炎。大便量多，5~10次/天，严重者20次/天，肠鸣音增强，可发生脱水、酸中毒和电解质紊乱。病程较短，多为2~6d。患者初发症状可有发热、咳嗽、咽痛等感冒症状，有的患者每天大便数次，伴有呕吐、腹痛，易误诊为胃肠型感冒。患儿大量失水，出现精神萎靡，表情淡漠，嗜睡，面色灰白，前囟和眼窝下陷，皮肤松弛，弹性差，尿少，皮肤黏膜干燥等症状，脱水严重可导致死亡。普通患者症状轻微，呕吐和发热持续2d左右，腹泻持续 3~5d，病程约 1 周，少数 1~2 周或数月。因小肠绒毛修复时间为 1 周，患儿喝奶粉、母乳、牛奶、蔗糖类食物可延长腹泻时间。免疫缺陷者可有慢性腹泻，接受免疫抑制剂治疗、体弱及老年人症状较重，少数可发生新生儿坏死性小肠炎、婴儿肠套叠、肺炎、脑炎、脑膜炎。多为自限性疾病，预后良好。

【实验室检查】

（一）常规检查

1. 血常规　血白细胞总数多正常，少数可稍增多，分类可见淋巴细胞增多。

2. 粪便常规　外观呈黄色水样便，镜检多无异常，无脓细胞及红细胞，少数有少量白细胞。

（二）病原学检查

1. 电镜或免疫电镜　根据病毒的生物学特征和排毒时间从粪便提取液可检出病毒颗粒。

2. 免疫学检查　应用特异性单克隆抗体检测病毒抗原。常用乳胶凝集试验、ELISA 和酶免疫斑点试验检测粪便病毒抗原。

3. 分子生物学检测　可用特异性核酸探针杂交或 RT-PCR 检测粪便病毒核酸。特异性与敏感性较高，多用于分子流行病学研究。

4. 凝胶电泳分析　可应用病毒核酸电泳图分析区分 A 组 RV 和 ADRV。

5. 大便培养　无致病菌。

（三）血清抗体检查

应用 ELISA 等方法检测患者发病初期和恢复期双份血清的特异性抗体，若抗体效价呈 4 倍以上增高具有诊断意义。特异性抗体通常在感染后第 3 周达到峰值，持续至第 5 周，然后抗体滴度出现下降。以 IgA 抗体检测意义较大。

【诊断与鉴别诊断】

根据流行病学资料、临床表现及实验室检查进行临床诊断。腹泻患者，起病急，呈黄色水样大便，无脓血，尤其对秋冬季的婴幼儿腹泻应考虑本病的可能。血常规白细胞总数正常或稍增多，大便常规无异常或可见少量白细胞，应怀疑病毒性腹泻。确诊有赖于病原学检查，如免疫电镜发现 RV，病毒抗原或核酸阳性或特异性抗体呈 4 倍以上增高。

轮状病毒腹泻与其他原因引起的腹泻的鉴别主要是通过病原学检查。必须与沙门菌、大肠埃希菌等引起的细菌感染性腹泻，以及隐孢子虫感染等寄生虫性腹泻相鉴别，同时也必须与其他病毒如诺沃克病毒、肠腺病毒引起的腹泻相鉴别。确诊有赖于病原学和免疫学检查。

【治疗】

本病目前尚无特效抗病毒药物，以对症和支持疗法为主。腹泻可使用口服补液盐（ORS）或静脉补液防治脱水。吐泻较重可给予止吐剂及镇静剂。饮食宜清淡，富含水分，吐泻频繁宜禁食 8~12h，后逐渐恢复饮食，可适当用胃黏膜保护剂，蒙脱石散效果较好，1 岁以下患儿 1g，1~3 岁 1.5g，3 岁以上及成人为 3g，50ml 温水冲服，3 次 / 天，疗程 3d。有明显痉挛性腹痛，可给予山莨菪碱或次水杨酸铋制剂以缓解症状。重症者在静脉补液的同时应注意纠正酸中毒和电解质紊乱。缺钾时补充钾离子，酸中毒补充碳酸氢钠。抗菌治疗无效。

轻度失水口服补液，ORS 推荐配方：氯化钠 3.5g，碳酸氢钠 2.5g，氯化钾 1.5g，葡萄糖 20g 或蔗糖 40g，加水至 1000ml。补液量按照排出 1 份补充 1.5 份计算，速度不宜太快，5～10min 内饮 200～300ml。呕吐患者口服补液速度宜慢。米汤加 ORS 液体治疗对婴儿脱水有效，但意识障碍者不宜口服补液，以免引起液体吸入气道，应尽快静脉补液。慢性病毒性腹泻，特别是轮状病毒引起的婴儿腹泻时，可喂以含轮状病毒抗体的牛奶或母奶。

中度及重度失水可先静脉补液，后口服补液，静脉与口服补液配合效果更好。补液原则：早期、迅速、足量、先盐后糖、先快后慢、纠酸补钙、见尿补钾。静脉补液量根据年龄、体重、脱水程度等判断，大部分累计丢失、继续丢失、生理需要可通过口服补充。静脉不能伴用口服补液时，静脉补液的成分用乳酸盐林格液。静脉配合口服补液，静脉补液的成分用 3：2：1 液（3 份 5% 葡萄糖，2 份生理盐水，1 份 1.4% 碳酸氢钠），5：4：1 液（1000ml 的液体内含氯化钠 5g，碳酸氢钠 4g，氯化钾 1g）。

【预防】

（一）管理传染源
加强饮食卫生，早期发现、隔离、治疗患者。对密切接触者及疑诊患者实行严密观察。

（二）切断传播途径
切断传播途径是预防本病最重要的措施。重视食品、饮水和个人卫生，防止水源和食物被带病毒的粪便污染。不吃生冷变质食物，加强对水产品的卫生监督及海关检疫，保证水产品的安全。医院严格做好婴儿区和新生儿室的消毒，对大便不能自控小儿，应限制日托和上学。

（三）保护易感人群
本病有效的预防手段是口服轮状病毒疫苗主动免疫。新一代 4 价基因重组轮状病毒疫苗（RRV-TV）含有目前流行的主要血清型，是较理想的减毒活疫苗。适用于 6～12 个月龄的婴幼儿，最佳接种方式是在 2 个月、4 个月、6 个月龄时口服，最迟 1 岁内完成，保护率达 80% 以上。免疫功能低下及急性胃肠炎者为接种禁忌证。对高危人群采用被动免疫预防。人乳、经牛轮状病毒免疫后的牦牛牛奶对保护严重的轮状病毒性腹泻患儿有一定作用。

第四节　手　足　口　病

● 案例 2-4

患儿，男，2 岁。无明显诱因出现精神差，食欲下降，数小时后出现发热，体温最高 39.6℃，同时手足出现皮疹，为红色丘疹，触之有沙粒感，无明显疱疹，无腹泻。查体：T 39.5℃，P 140 次/分，R 36 次/分，BP 80/42mmHg，精神萎靡，双手足可见散在红色小丘疹，色较淡，未见疱疹，四肢温暖，口腔内可见数个小溃疡病变，余正常。血常规：WBC $11×10^9$/L，N 0.72，L 0.28。血生化正常。

问题：患儿目前最可能的诊断是什么？为确诊需要进一步做哪些检查？写出其诊断依据。需要与哪些疾病鉴别？如何进行治疗？

【概述】

手足口病（hand-foot-mouth disease，HFMD）是由肠道病毒引起的传染病，引发手足口病的肠道病毒有 20 多种（型），以柯萨奇 A 组 16 型（CoxA16）、肠道病毒 71 型（EV71）最为常见。手足口病多见于 5 岁以下儿童，主要表现为发热、手、足、口腔等部位的斑丘疹、疱疹，少数重症患者可出现脑膜炎、脑炎、脑脊髓炎、肺水肿、循环障碍等。严重者可导致死亡。

【病原学】

引起手足口病的病原体主要为小核糖核酸病毒科肠道病毒属柯萨奇病毒（Coxsackie virus）A 组 16、4、5、7、9、10 型，B 组 2、5、13 型；埃可病毒（ECHO virus）和肠道病毒 71 型（EV71），以 CoxA16 型及 EV71 最为常见。病毒耐热、耐酸，适合在湿、热的环境下生存与传播，对乙醚不敏感，75% 乙醇亦不能将其灭活，但对紫外线及干燥敏感。各种氧化剂（高锰酸钾、漂白粉等）、甲醛、碘酊都能将其灭活。病毒在 50℃可被迅速灭活，在 4℃可存活 1 年，在 -20℃可长期保存，在外界环境中病毒可长期存活。

【流行病学】

（一）传染源

本病传染源为患者、隐性感染者和无症状病毒携带者。流行期间患者是主要传染源。急性期在发病 1~2 周自咽部排出病毒，3~5 周从粪便排出病毒，疱疹液含有大量病毒，破溃时病毒即溢出。散发期间隐性感染者和无症状携带病毒者是主要传染源。

（二）传播途径

本病主要经粪-口传播为主，其次是经呼吸道飞沫传播。病毒也可通过唾液、疱疹液、粪便等污染的手、毛巾、手绢、口杯、玩具、食具、奶具及床上用品、内衣等引起间接接触传播。

（三）易感人群

本病普遍易感，感染后可获得特异性免疫力。不同病原型之间无交叉免疫，人群可反复感染，成人大多通过隐性感染获得免疫力，主要为学龄前儿童，以 5 岁以下发病率最高。

（四）流行特征

本病常呈暴发流行后散发，无明显地区性。全年均可发病，以夏秋季多见。流行期间可发生幼儿园和托儿所集体感染和家庭聚集现象。传染性强，隐性感染者多。

【发病机制与病理解剖】

（一）发病机制

病毒从上呼吸道或消化道侵入，在局部黏膜或淋巴组织增殖，从呼吸道和消化道排出，同时进入血循环引起第 1 次病毒血症，病毒从血循环侵入单核-吞噬细胞系统大量增殖引起第 2 次病毒血症，经中枢神经系统、心肺、肝脾、肌肉、皮肤黏膜等处，进一步增殖引起病变。

（二）病理解剖

皮疹或疱疹是手足口病的特征性组织学改变。光镜下表现为表皮内水疱，内有中性粒细胞和嗜酸性粒细胞碎片，周围上皮有细胞间和细胞内水肿，真皮有多种白细胞浸润。电镜下可见上皮细胞内有嗜酸性包涵体。脑膜脑炎、心肌炎、肺炎是手足口病的三个严重并发症。脑膜脑炎表现为淋巴细胞性软脑膜炎，脑灰质和白质血管周围淋巴细胞和浆细胞浸润、局灶性出血、神经细胞坏死及胶质反应性增生。心肌炎主要表现为局灶性心肌细胞坏死。肺炎表现为弥漫性间质淋巴细胞浸润、肺泡损伤、肺泡内出血和透明膜形成，可见肺细胞脱落和增生，有片状肺不张。

【临床表现】

本病潜伏期3～7d。多见于学龄前儿童，以5岁以下常见。发疹前可有不同程度低热、头痛、食欲缺乏等前驱症状，1～3d后手、足、口部出现皮损，初为红色斑疹，很快发展为2～4mm大小的水疱，疱壁薄，内液清亮，周围绕以红晕，水疱溃破后形成灰白色糜烂面或浅溃疡。皮损可同时发生于手、足和口腔，也可呈不全表现，以口腔受累最多见，可达90%以上。病程1周左右，痊愈后极少复发。

1. 轻症患者 急性起病，发热，口腔黏膜出现散在疱疹，手、足和臀部出现斑丘疹、疱疹，疱疹周围可有炎性红晕，疱内液体较少（图2-4）。可伴有咳嗽、流涕、口痛、食欲缺乏等症状。部分仅表现为皮疹或疱疹性咽峡炎。预后良好。

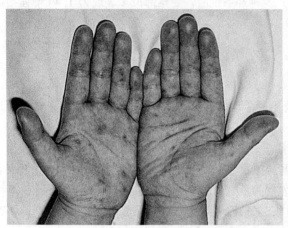
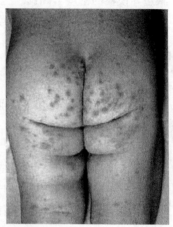

图2-4 手足口病手部皮疹、臀部皮疹

2. 重症患者 少数（1岁以下患儿）在发病1～5d可出现脑膜炎、脑炎、脑脊髓炎、肺水肿、循环障碍等，可致死亡或留有后遗症。各系统表现：①神经系统：精神差、嗜睡、易惊；头痛、呕吐；肢体肌阵挛、眼震、共济失调、眼球运动障碍；无力或急性弛缓性麻痹；脑膜刺激征、病理反射阳性、腱反射减弱或消失；危重者可表现为惊厥、昏迷、脑水肿、脑疝。②呼吸系统：呼吸浅促、呼吸困难或节律改变，口唇发绀，咳白色、粉红色或血性泡沫痰等肺水肿表现；肺部可闻及湿啰音或痰鸣音。③循环系统：面色苍灰、皮肤花纹、四肢发凉，指（趾）发绀；出冷汗；心率增快或减慢，脉搏细速或减弱甚至消失；血压升高或下降。

3. 并发症 病毒可侵犯心、脑、肾等器官，出现高热、白细胞不明原因增高而查不出其他感染灶时，要警惕暴发性心肌炎发生。伴无菌性脑膜炎时，可表现为发热、头痛、颈部僵硬、呕吐、易烦躁、睡眠不安等；合并有中枢神经系统症状者以2岁以内多见。根据神经系统受累程度可分为3种神经综合征：无菌性脑膜炎、急性肌肉麻痹、脑干脑炎，以脑干脑炎最多见。

【实验室及其他检查】

1. 一般检查 ①血常规：轻症患者白细胞正常或轻度升高，以淋巴细胞升高为主；

重症患者白细胞可明显升高或显著降低。②血生化：可有轻度 ALT、AST、CK-MB 升高，重症可有肌钙蛋白（cTnI）、血糖升高。C 反应蛋白不升高。并发多器官功能损害可出现肾功能异常。③脑脊液：神经系统受累时脑脊液外观清亮，压力增高，白细胞增多，蛋白质正常或轻度增多，糖和氯化物正常。脑脊液中和抗体滴度升高有助于明确诊断。④血气分析：重症患儿并发肺炎、肺水肿，在呼吸频率增快时表现为呼吸性碱中毒，随病情加重出现低氧血症、代谢性酸中毒。并发脑炎和脑水肿引起中枢性呼吸功能不全时出现呼吸性或代谢性酸中毒。

2. 病原学检查　肠道病毒（CoxA16、EV71 等）特异性核酸阳性或分离到肠道病毒。咽及气道分泌物、疱疹液、粪便阳性率较高。

3. 血清学检查　急性期与恢复期血清 EV71、CoxA16 或其他肠道病毒中和抗体有 4 倍以上升高。

4. 影像学检查　早期胸部 X 线检查可无异常或仅有双肺纹理增粗模糊，中晚期出现双肺大片浸润影及胸腔积液，发展为神经源性肺水肿时肺部 CT 表现为弥漫而无规律的斑片、团絮状或片状边界模糊的密度增高影。当累及神经系统时，受累部位多表现为 T_1WI 增强扫描显示强化，而 T_2WI 序列可无明显强化信号。

【诊断】

（一）临床诊断

1. 流行病学资料　常见于学龄前儿童，婴幼儿多见，好发于 4～7 个月；常在婴幼儿集中场所发生，有接触史。

2. 临床表现　轻症患者：口痛、厌食、低热、手足口皮疹、黏膜疹、疱疹性咽峡炎。重症患者：脑炎、无菌性脑膜炎、弛缓性瘫痪、肺水肿或肺出血、心肌炎、心律失常。年龄小于 3 岁，具有以下临床特征可能在短期内发展为危重症患者：持续高热不退；精神萎靡，呕吐，肌阵挛，肌无力，抽搐；呼吸、心率增快；末梢循环不良；高血压或低血压；高血糖；外周血白细胞明显增高。

（二）实验室确诊

临床诊断患者符合下列条件之一，即为实验室确诊。

1. 病毒分离　自咽拭子或咽喉洗液、粪便或肛拭子、脑脊液、疱疹液或血清及脑、肺、脾、淋巴结等组织标本分离到肠道病毒。

2. 血清学检测　血清特异性 IgM 抗体阳性，或急性期与恢复期血清 IgG 抗体 4 倍以上升高。

3. 核酸检测　自咽拭子或咽喉洗液、粪便或肛拭子、脑脊液、疱疹液或血清及脑、肺、脾、淋巴结等组织标本检测到病毒核酸。

【鉴别诊断】

1. 轻症患者　与出疹性传染病如水痘、不典型麻疹、幼儿急疹、风疹等鉴别。主要根据流行病学特点、皮疹形态、部位、出疹时间、有无淋巴结肿大等鉴别。

2. 重症患者 与中毒性痢疾、中枢神经系统感染、急性呼吸窘迫综合征（ARDS）、肺炎、感染性休克等鉴别。

3. 不典型患者 与疱疹性口炎、脓疱疹等鉴别。

【治疗】

本病主要以对症、支持治疗为主。应加强护理，以流质及半流质饮食等为宜。

1. 轻症患者

（1）一般治疗：注意隔离，避免交叉感染。适当休息，清淡饮食，做好口腔和皮肤护理。口咽部疱疹者，每次餐后应用温水漱口，口腔有糜烂涂敷金霉素、鱼肝油、冰硼散、西瓜霜、珠黄散等。手足皮肤有疱疹者，衣服、被褥保持清洁干燥。勤剪指甲，必要时包裹双手，防止抓破皮疹，破溃感染。选冰硼散、金黄散、青黛散等用蒸馏水稀释溶化后涂患处，每天3～4次。疱疹破裂者局部涂1%甲紫或抗生素软膏。

（2）对症治疗：发热采用物理、药物降温。呕吐、腹泻应补液。咳嗽、咳痰应镇咳祛痰。

（3）病原治疗 可选用利巴韦林抗病毒治疗，疗程3～7d。

2. 重症患者

（1）神经系统受累治疗：①用20%甘露醇脱水，0.5～1.0g/（kg·次），20～30min静滴，每4～8h 1次，根据病情调整给药间隔时间及剂量，控制颅内高压；必要时限制入液量，加用呋塞米。②静注免疫球蛋白，总量2g/kg，分2～5d给予。③应用糖皮质激素，甲泼尼松龙1～2mg/（kg·d）；氢化可的松3～5mg/（kg·d）；地塞米松0.2～0.5mg/（kg·d），病情稳定后，尽早减量或停用。病情进展快、凶险者可考虑加大剂量，在2～3d给予甲泼尼松龙10～20mg/（kg·d）或地塞米松0.5～1.0mg/（kg·d）。④降温、镇静、止惊厥等对症处理。⑤严密观察病情，注意并发症。

（2）呼吸、循环衰竭治疗：①确保两条静脉通畅，监测呼吸、心率、血压和血氧饱和度。②保持呼吸道通畅，吸氧。呼吸功能障碍时，及时气管插管，使用正压机械通气。③在维持血压稳定的情况下，限制液体入量（有条件者根据中心静脉压测定调整液体量）。④头肩抬高15°～30°，留置胃管、导尿管。⑤根据血压、循环的变化选用米力农、多巴胺、多巴酚丁胺等药物；酌情应用利尿剂。⑥应用有效抗生素防治继发肺部细菌感染。

（3）其他治疗：保护重要脏器功能，维持内环境稳定；监测血糖变化，严重高血糖时可应用胰岛素；抑制胃酸分泌：可应用西咪替丁、奥美拉唑等。

（4）恢复期治疗：避免继发呼吸道等感染；促进脏器功能恢复；康复或中西医结合治疗。

【预防】

本病流行时尽可能少带小儿到公共场所，平日教育小儿要养成良好的卫生习惯，饭前、便后洗手；玩具、餐具要定期消毒。在托幼机构流行时，首先应将患儿与健康儿童隔离，将玩具消毒。一旦确诊为手足口病，患者勿到公共场所，对未住院患者应做好口腔护理、皮肤护理和饮食调整，对易感人群可予板蓝根冲剂口服、抗病毒冲剂等预防感染。

第五节 麻 疹

●案例 2-5

患儿，男，2 岁。发热、咳嗽、流涕、畏光、食欲差 5～6d，近 2d 出皮疹。查体：T 39.8℃，双侧眼结膜充血，有分泌物，眼睑水肿，全身皮肤密布有红色斑丘疹，疹间皮肤正常。心肺腹检查正常。血常规：WBC 5×10^9/L，N 0.3，L 0.7。

问题：患儿目前最可能的诊断是什么？为确诊需要进一步做哪些检查？写出其诊断依据。需要与哪些疾病鉴别？如何治疗？

麻疹（measles，rubeola）是麻疹病毒引起的急性呼吸道传染病。其主要症状为发热、流涕、咳嗽、眼结膜充血，特征性表现为口腔麻疹黏膜斑（Koplik 斑）及皮肤斑丘疹，可引起肺炎、喉炎、脑炎等并发症。

【病原学】

麻疹病毒属副黏液病毒科、麻疹病毒属，只有一个血清型，与其他副黏液病毒不同的是无特殊的神经氨酸酶，呈球状或丝状，直径 150～200nm，核心由单链 RNA 和核壳体组成，外层有脂蛋白包膜，膜上有血凝素。病毒可在人、猴、犬、鸡的组织细胞生长繁殖，经细胞培养连续传代后，无致病性，有抗原性，常用人羊膜或鸡胚细胞培养传代制备减毒活疫苗。

麻疹病毒在外界生活力弱，对日光和一般消毒剂敏感，过酸或过碱均易被灭活。在空气飞沫保持传染性不超过 2h，在 56℃ 30min 即可灭活，但耐寒、耐干燥，在 0℃可保存 1 个月，-70～-15℃可保存数月至数年。感染麻疹病毒后可产生补体结合抗体 IgM、血凝抑制抗体及中和抗体 IgG，IgM 阳性为新近感染标志，IgG 阳性提示人体对麻疹有免疫力。

【流行病学】

（一）传染源

患者是本病唯一的传染源，从潜伏期最后 2d 至出疹后 5d 均有传染性。患者口、鼻、咽、眼结膜分泌物，痰、尿、血液都有麻疹病毒，恢复期不带病毒。

（二）传播途径

本病主要通过飞沫传播，传染性很强，间接接触传播很少见。

（三）易感人群

本病普遍易感，易感者接触麻疹后 90% 以上发病，病后有持久免疫力。儿童发病率高，特别是 6 个月至 5 岁小儿，6 个月内婴儿很少发病。

（四）流行特征

本病全年均可发生，以冬春季为高峰。无性别和种族差异。自麻疹疫苗接种以来，发病率已显著下降，近年来青少年及成人发病率相对上升。

【发病机制与病理解剖】

（一）发病机制

本病病毒从上呼吸道和眼结膜侵入，在局部上皮细胞内增殖引起感染，1～2d 内病毒入侵局部淋巴组织，进入血液形成第 1 次病毒血症。病毒被单核－巨噬细胞系统吞噬并广泛增殖，5～7d 后大量病毒再次入血，形成第 2 次病毒血症，出现全身性麻疹病毒感染。少数发生麻疹病毒性肺炎。麻疹的发病机制除与病毒直接侵入细胞，在细胞内繁殖引起病变外，还与迟发超敏性细胞免疫反应导致受染细胞破坏，释放各种淋巴因子，形成组织坏死和炎症反应有关。

（二）病理解剖

麻疹特征性病理变化为广泛的细胞融合形成多核巨细胞，存在于全身淋巴组织，特别是扁桃体、脾及阑尾等处。皮疹真皮内毛细血管内皮细胞肿胀、增生，单核细胞浸润，毛细血管扩张，红细胞和血浆渗出，表皮细胞变性坏死。口腔黏膜斑的病变与皮疹相似。麻疹病毒性肺炎可有透明膜形成和多核巨细胞浸润，见于免疫功能低下者，常伴有细菌性支气管肺炎；并发脑炎时脑组织充血水肿、点状出血及脱髓鞘病变。

【临床表现】

本病潜伏期 6～21d，平均 10d 左右，曾接受主动或被动免疫者可延长至 3～4 周。

（一）典型麻疹

1. 前驱期 从发热到出疹持续 3～4d，主要表现为上呼吸道炎症和眼结膜炎症，有发热、咳嗽、流涕、流泪、喷嚏、畏光、结膜充血、眼睑水肿，可有头痛、全身乏力、食欲减退、呕吐、腹泻，婴幼儿偶有惊厥。于发热 2～3d，约 90% 患者在口腔两侧颊黏膜靠近第一磨牙处，可见 0.5～1mm 大小细砂样灰白色小点，周围有红晕，称麻疹黏膜斑（Koplik 斑）。黏膜斑亦可见于唇内、牙龈等处。黏膜斑出现 2～3d 即可消失，对早期诊断有重要价值。

2. 出疹期 发热 3～4d 后，开始出现典型皮疹，从耳后发际开始，渐及前额、面、颈、躯干及四肢，最后达手掌及足底，2～3d 遍及全身。皮疹初为淡红色斑丘疹，直径 2～5mm，稀疏分明，皮疹间皮肤正常。皮疹呈充血性，压之褪色。出疹高峰时部分皮疹可融合，呈暗红色（图 2-5）。部分患者出现出血性皮疹，压之不褪色。皮疹高峰时，全身中毒症状加重，严重者体温高达 40℃左右，精神萎靡、嗜睡或烦躁不安，咳嗽加重，结膜充血，面部水肿，全身表浅淋巴结及肝脾大，可有谵妄，婴幼儿常出现惊厥。肺部有细湿啰音，X 线胸片可见弥漫性肺部浸润病变。可出现心力衰竭。

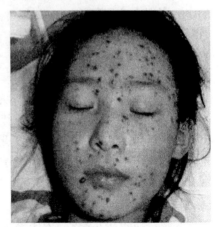

图 2-5 麻疹皮疹

3. 恢复期 皮疹出齐后，病情缓解，体温 12～24h 内降至正常，上呼吸道症状减轻，皮疹按出疹顺序隐退，初留浅褐色色素斑，经 1～2 周消失，伴有糠麸样脱屑，2～3 周内退尽。无并发症者病程 10～14d。

成人麻疹较小儿重，上呼吸道症状轻，全身中毒症状较重，体温高，皮疹密集、粗大、成片，出疹顺序不同，从四肢向躯干蔓延，四肢密集者多脱屑严重且瘙痒，出退疹较缓慢，并发症少。孕妇患麻疹可发生死胎。

（二）非典型麻疹

1. 轻型麻疹 潜伏期 21～28d，呼吸道症状轻，轻中度发热，无麻疹黏膜斑或不典型，皮疹少而色淡，病程 3～5d，并发症少。多见于接受过疫苗或婴儿体内保留母体免疫力者。

2. 重型麻疹 多见于全身情况差、免疫力低或继发严重细菌感染者。病情重，死亡率高。

（1）中毒性麻疹：中毒症状重，体温高达 40℃以上，早期出现大量紫蓝色融合性皮疹，伴有气促、发绀、心率快，甚至谵妄、抽搐及昏迷。

（2）休克性麻疹：除中毒症状外，出现循环衰竭表现。皮疹稀少、色淡而迟迟不能透发或皮疹刚出现又突然隐退。

（3）出血性麻疹：皮疹为出血性，常伴有黏膜、内脏出血和严重中毒症状。

（4）疱疹性麻疹：疱疹内含澄清液，周围有红晕，可融合成大疱。发热高，中毒症状严重。

【实验室检查】

（一）血常规检查
白细胞总数初期正常或稍高，出疹期白细胞减少，淋巴细胞增多。

（二）多核巨细胞检查
取初期患者的鼻咽分泌物、痰和尿沉渣涂片可见多核巨细胞，出疹前 2d 至出疹后 1d 阳性率最高，有助于早期诊断。

（三）血清学检查
用直接荧光抗体检测剥脱细胞麻疹病毒抗原。取初期与恢复期血清，用红细胞凝集抑制试验、中和试验或补体结合试验检测血清抗体，效价增高 4 倍以上为阳性。目前用 ELISA 法检测血清特异性 IgM 和 IgG 抗体。

（四）病毒分离与核酸检测
取前驱期或出疹早期患者的鼻咽部及眼结膜分泌物进行病毒分离，但阳性率较低。采用 RT-PCR 法检测麻疹病毒 RNA，特异性和敏感性高，对免疫力低下不能产生抗体者更有价值。

【并发症】

（一）肺炎
肺炎为最常见并发症，发生率为 12%～15%，出疹 1 周内出现，多见于 5 岁以下，占患儿死因 90% 以上。麻疹病毒性肺炎临床表现多不严重，并发细菌性肺炎则病情加重，有高热、咳嗽、脓痰、气急、鼻翼扇动、口唇发绀、肺部啰音等表现。血白细胞增多，痰培养有病原菌生长，常见细菌为金黄色葡萄球菌、肺炎球菌及流感杆菌，也可为多种细菌混合感染。

（二）喉炎
喉炎 2～3 岁小儿多见，发生率为 1%～4%。麻疹继发细菌感染可发生严重的喉炎及支气管炎，表现为声嘶、犬吠样咳嗽、呼吸困难、缺氧等呼吸道梗阻表现。

（三）心肌炎
心肌炎多见于婴幼儿。主要表现为气急、烦躁不安、面色苍白、发绀、四肢厥冷、脉细速而弱、心率>160 次 /min、心音低钝、肝大等心力衰竭表现，皮疹不能透发或突然隐退。

（四）脑炎
脑炎多见于儿童，多发生在出疹后 2～6d，少数在出疹后 3 周内。临床表现与其他病毒性脑炎相似，常有高热、头痛、呕吐、嗜睡、神志不清、惊厥及强直性瘫痪等，多在 1～5 周后恢复，病死率为 12%～15%，可留有智力障碍、瘫痪、失明、耳聋等后遗症。

（五）亚急性硬化性全脑炎
亚急性硬化性全脑炎为麻疹罕见远期并发症。潜伏期 2～17 年，起病缓慢，先有智力减退、行为异常、烦躁、睡眠障碍，数月后出现持续性肌阵挛、智力异常、视听障碍、语言不清、共济失调，最后死于昏迷、强直性瘫痪。血清麻疹抗体持续强阳性。脑脊液可查出麻疹抗原、分离出麻疹病毒。

【诊断与鉴别诊断】

（一）诊断

典型麻疹诊断不难。在麻疹流行期间，接触过麻疹的易感者出现急起发热、咳嗽、流涕、流泪、畏光、结膜充血，有典型的麻疹黏膜斑即可诊断，出现典型皮疹、疹退后糠麸样脱屑、色素沉着等可确诊。非典型麻疹临床难以诊断，须借血清抗体测定或病毒分离来确诊。

（二）鉴别诊断

（1）几种常见出疹性疾病临床鉴别要点见表2-3。

表2-3　常见出疹性疾病临床鉴别要点

鉴别要点	麻疹	风疹	猩红热	幼儿急疹
病原体	麻疹病毒	风疹病毒	A组β型溶血性链球菌	人疱疹病毒6型
潜伏期	6～21d	14～21d	2～5d	1～2周
全身症状	重，高热，呼吸道症状明显	轻，低热，呼吸道症状轻	明显，高热，咽痛	轻，高热
口腔黏膜	麻疹黏膜斑	软腭、咽部可有黏膜疹	杨梅舌	软腭有红色小点疹
淋巴结	全身表浅淋巴结肿大	耳后、枕后淋巴结肿大	颌下颈部淋巴结肿大	颈枕部淋巴结肿大
皮疹与发热关系及特点	发热3～4d出红色斑丘疹，热退疹渐消，有色素沉着	发热当天出淡红色斑丘疹，2～3d消退，无色素沉着	发热1～2d出疹，普遍充血，皮肤弥漫密集大头针帽大小丘疹	退热时出疹，为不规则红色斑丘疹，无色素沉着
病程	10～14d	2～3d	1～2周	4～6d

（2）药物疹：近期有用药史，皮疹呈多样性，瘙痒，低热或无热，停药后皮疹不发展而逐渐消退。病程无呼吸道炎症及黏膜斑等。

（3）肠道病毒感染：常有多样性皮疹，为斑丘疹、疱疹、瘀点、荨麻疹或猩红热样皮疹，疹退不脱屑，不留痕，常伴咽痛、肌痛、腹泻及无菌性脑膜炎，血常规无异常。

【预后】

单纯麻疹预后好，有并发症及重型麻疹预后较差。

【治疗】

单纯麻疹重点在加强护理、对症治疗和预防并发症发生。

（一）一般治疗与对症治疗

本病应卧床休息，注意室内清洁、温暖、通风，保持空气新鲜。眼、鼻、口腔及皮肤保持清洁，给富营养易消化饮食，多饮水。高热者输液，可酌用小剂量解热药，咳嗽用祛痰止咳剂，烦躁不安者用镇静剂。

（二）中医中药治疗

本病根据不同病期进行辨证施治。前驱期以透疹解表为主，宜用宣毒发表汤或葛根升麻汤加减；出疹期以清热解毒为主，用银翘散加减；疹出不透用三黄石膏汤或犀角地黄汤；皮疹色白不红、虚弱肢冷者，用人参败毒饮。恢复期宜养阴清肺，用沙参麦冬汤或竹叶石膏汤。

（三）并发症治疗

1. 肺炎　继发细菌感染，最好根据致病菌药敏结果选用抗菌药物。常用青霉素、氨苄西林、红霉素等，疗程1～2周，或体温正常后5d停药。高热、中毒症状严重者，酌用小剂量氢化可的松静滴。进食少者可适当补液，加强支持疗法。

2. 喉炎　保持室内湿度，吸入蒸汽，止咳祛痰剂口服。选用1～2种抗菌药物。重症者可用泼尼松或地塞米松静滴。呼吸道梗阻缺氧者吸氧，用镇静剂保持安静，喉梗阻严重者应及早考虑气管切开。

3. 心肌炎　严重心肌炎应用激素治疗。有心力衰竭者宜早期用快速洋地黄制剂，如毛花苷丙或毒毛旋花子苷K，必要时2～4h后重复1次。

4. 脑炎　主要为对症及支持疗法。

【预防】

本病采用预防接种为主的综合性预防措施。

（一）管理传染源

对麻疹患者应早诊断、早隔离、早治疗。患儿应隔离至出疹后5d，有并发症者延长至10d。流行期间，集体托幼机构儿童应暂停接送，加强晨间检查，对接触者中的易感儿童应隔离检疫3周，已作被动免疫者应隔离4周。

（二）切断传播途径

流行期间避免易感儿童到公共场所或探亲访友。无并发症应在家中隔离，患儿的病室每天应开窗通风1～2h。医护人员接触患者，应穿隔离衣和洗手。

（三）保护易感人群

1. 主动免疫　是保护易感人群预防麻疹的最好办法。接种对象为未患麻疹的小儿和成人，最佳年龄发达国家为15个月左右，发展中国家为8个月。剂量为0.2ml，皮下注射。接种后12d左右，血中出现血凝抑制抗体，1个月达高峰，阳性率可达95%～98%，2～6个月逐渐下降，4～6年后部分儿童抗体消失。复种年龄应在初种后4～5年。

2. 被动免疫　年幼体弱者接触麻疹后，可用被动免疫预防。接触后5d内注射，可有保护作用。6d后注射可减轻症状。免疫有效期3～8周。目前常用人血丙种球蛋白3ml（或0.25ml/kg）肌注或胎盘球蛋白3～6ml肌注。

附：风疹

风疹（rubella，German measles）是风疹病毒引起的急性呼吸道传染病，临床表现以轻度上呼吸道炎症、低热、皮疹和耳后、枕后及颈淋巴结肿大为特征。孕妇早期感染风疹后可造成胎儿发育迟缓和畸形等损害。

【病原学】

风疹病毒属披盖病毒科，为RNA病毒，呈球形，核心为单股正链RNA，外有由脂蛋白等组成的包膜，只有一种血清型，只对人和猴有致病力。风疹病毒在体外生活力弱，紫外线、乙醚、氯仿、甲醛、酸性（pH<3）能灭活，耐寒不耐热，在-70℃可保持活力3个月，干燥冰冻

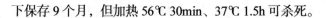

下保存 9 个月，但加热 56℃ 30min、37℃ 1.5h 可杀死。

【流行病学】

（一）传染源
风疹患者、无症状带病毒者是传染源，出疹前 7d 至出疹后 5d 传染性最强，患者鼻咽部分泌物、血、尿及粪便均含有病毒。

（二）传播途径
本病主要经空气飞沫传播。

（三）易感人群
本病多见于 1～5 岁儿童，成人多数有抗体，但偶可发病，育龄妇女对风疹较易感，病后有较持久的免疫力。

（四）流行特征
本病呈世界性流行，全年均可发生，以冬春季发病较高，6～10 年出现 1 次周期性流行。

【发病机制与病理解剖】

风疹病毒主要侵犯上呼吸道黏膜引起炎症。继之侵入耳后、枕部、颈部等浅表淋巴结，可发展为病毒血症引起全身淋巴结肿大。抗原抗体复合物引起毛细血管炎症发生皮疹。当孕妇在妊娠早期感染风疹病毒时，病毒可经胎盘感染胎儿，在胎儿各器官均可发现大量病毒，直接影响胎儿生长发育，引起宫内发育迟缓和先天畸形。风疹病情轻，病变少，真皮上层毛细血管充血及有少量渗出液。淋巴结呈非特异性炎症。风疹病毒脑炎时脑组织水肿、血管周围炎性细胞浸润、神经细胞变性等。

【临床表现】

本病潜伏期 14～21d，平均 18d。病初有低热、全身不适、乏力、喷嚏、流涕及轻咳等。发热 1～2d 出皮疹，开始于面部，1d 内波及全身，面部和四肢较少，躯干、背部皮疹较多，手掌和足底无皮疹。皮疹初为淡红色斑疹，继以丘疹或斑丘疹，直径 2～3mm，部分可融合似麻疹，部分躯干背部皮疹较密，融合成片，类似猩红热样皮疹。出疹时有低热与轻度上呼吸道感染症状。可出现全身淋巴结肿大，以耳后、枕后及颈部淋巴结肿大明显，脾轻度肿大。皮疹持续 2～3d 消退，疹退后不留色素沉着，其他症状消失，肿大的淋巴结亦逐渐缩小。部分患者只有发热、上呼吸道炎症、淋巴结肿大而无皮疹，诊断困难。

孕妇患风疹，特别是发生在孕期前 3～4 个月内，风疹病毒可经胎盘传染给胎儿，引起先天性风疹。胎儿感染风疹病毒后，胎儿细胞分化受抑制，出现发育迟缓、多种脏器损害与畸形，表现为白内障、视网膜病变、听力损害、心脏及大血管畸形，亦可出现活动性肝炎、贫血、紫癜、脑膜炎及进展性脑炎等并发症，长期影响还包括精神发育障碍、糖尿病等严重疾病，总称为先天性风疹综合征。出生后婴儿病死率高，重者导致死胎、流产或早产。

【诊断与鉴别诊断】

典型风疹可依据流行病学资料与临床表现诊断。不典型患者用初期及恢复期血清做血凝抑制试验检查抗体，或进行病毒分离方能诊断。用 ELISA 检测风疹 IgM 抗体，出疹后 5～14d 阳性率最高，对风疹早期诊断及患风疹的孕妇是否终止妊娠非常重要。对疑似风疹孕妇所产的婴儿，均应作风疹病毒分离和血清抗体测定确诊。风疹应与轻型麻疹、猩红热等鉴别。

【治疗与预防】

本病目前尚无特效疗法，主要是对症和支持治疗。预后良好。

重点是预防先天性风疹。风疹患者应隔离至出疹后 5d，孕妇在孕期前 3 个月应尽量避免与风疹患者接触，已接触者应于 5d 内肌注丙种球蛋白，有一定保护作用。对确有风疹病毒感染的早期孕妇，一般应终止妊娠。对儿童及易感育龄妇女，可接种风疹减毒活疫苗。风疹减毒活疫苗能通过胎盘感染胎儿，孕妇不能接种。

第六节 水 痘

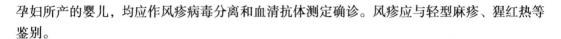

●案例 2-6

患儿，男，8 岁。因发热、头痛、皮疹 2 天就诊。查体：T 38.8℃，急性病容，皮疹出现于躯干、头面部、四肢近端，可见红斑疹、丘疹、疱疹、脓疱疹等，部分皮疹已经结痂。心肺腹检查正常。血常规：WBC $10.8×10^9$/L，N 0.36，L 0.64。同学中有类似病例。

问题：患儿目前最可能的诊断是什么？为确诊需要进一步做哪些检查？写出其诊断依据。需要与哪些疾病鉴别？如何进行治疗？

水痘（varicella, chickenpox）及带状疱疹（herpes zoster）是由同一病毒即水痘-带状疱疹病毒（varicella-zoster virus, VZV）感染所引起的两种不同表现的感染性疾病。原发感染为水痘，多见于儿童，临床特征是分批出现的皮肤黏膜斑疹、丘疹、疱疹及结痂，全身症状轻微。潜伏再发为带状疱疹，多见于成人，其特征为沿身体单侧感觉神经支配相应皮肤节段出现成簇的疱疹，常伴局部神经痛。

【病原学】

水痘-带状疱疹病毒属疱疹病毒科，仅一个血清型，呈球形，核心为双链 DNA，由对称 20 面体的核衣壳包裹，外层为脂蛋白膜。能在人胚成纤维细胞和上皮细胞繁殖，产生局灶性细胞病变。受感染的细胞形成多核巨细胞，核内有嗜酸性包涵体。人是唯一宿主。病毒体外抵抗力弱，不耐酸和热，不能在痂皮中存活，能被乙醚灭活，但在疱疹液中 -65℃ 可存活 8 年。

【流行病学】

（一）传染源

患者为本病唯一传染源，病毒存在于皮肤黏膜、疱液及血液，由鼻咽分泌物排出体外，出疹前 1～2d 至疱疹完全结痂均具有传染性。

（二）传播途径

本病主要经空气飞沫和直接接触传播，也可通过接触污染的用具传播，孕妇分娩前 6d 患水痘，可感染胎儿，出生后 10～13d 发病。

（三）易感人群

本病普遍易感，多见于儿童，6 个月以下婴儿及大于 20 岁较少发病。病后免疫力持久，一般不再发生水痘，但体内高效价抗体不能清除潜伏的病毒，以后可发生带状疱疹。

（四）流行特征

本病呈全球性分布。全年均可发生，以冬春季多见。多为散发，偶可暴发，城市每2～3年可发生周期性流行。

【发病机制与病理解剖】

本病病毒经直接接触或经上呼吸道侵入人体，在皮肤黏膜细胞及淋巴结内增殖，进入血流和淋巴液，在单核-吞噬细胞系统内再次增殖后入血，形成病毒血症，病毒散布全身各组织器官引起病变，主要损害皮肤，偶可累及内脏。皮疹分批出现与间歇性病毒播散有关。皮疹出现1～4d后，产生特异性抗体，病毒血症消失，症状好转。部分水痘患者，病后病毒潜伏在神经节内，形成潜伏性感染，当免疫力下降或某些诱因病毒被激活后发生带状疱疹。

水痘的皮肤病变主要在表皮棘细胞，细胞水肿变性，形成单房性透明水疱，内含大量病毒。病灶周边及基底部有充血、单核细胞、多核细胞浸润形成红晕，多核巨细胞内含有嗜酸性包涵体。随后疱液变浊，有炎性细胞和脱落上皮细胞，病毒量减少，最后结痂，因病变表浅，痂脱落后一般不留痕迹。免疫缺陷者可发生播散型水痘，食管、肺、肝、心、肠、胰、肾、肾上腺等有局灶性坏死、出血、多核巨细胞。并发脑炎者有脑水肿、点状出血、脑血管周围有淋巴细胞套状浸润，神经细胞变性坏死。

【临床表现】

本病潜伏期为10～24d。婴幼儿常无前驱症状或症状轻微，年长儿童及成人有发热、头痛、乏力、咽痛、食欲减退、咳嗽等表现，持续1～2d。起病后数小时或1～2d出现皮疹。皮疹首先见于躯干和头部，以后延及面部及四肢。初为红斑疹，数小时后变为丘疹，再经数小时发展为疱疹。水疱表浅壁薄易破，呈椭圆形，直径3～5mm，周围有红晕。疱疹为单房性，形如露水珠滴，疱液透明，数小时后变混浊，疱疹处常伴有瘙痒。1～2d后疱疹中心干枯，形成脐征，红晕消失并结痂，1～3周后脱痂，继发感染者可持续数周，不留痕迹。皮疹分批出现，出疹2～3d后，同一部位可见斑、丘、疱疹和结痂同时存在，俗称"四世同堂"，但最后一批皮疹可在斑丘疹期停止发展而隐退。皮疹呈向心性分布，以躯干为多，其次为头面部，四肢远端较少，手掌及足底更少（图2-6）。部分可在鼻、口腔、咽喉、结膜及外阴等处出现疱疹，破裂形成浅溃疡，疼痛，愈后不结痂。

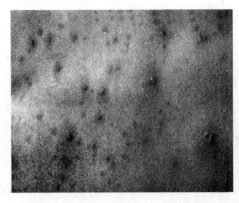
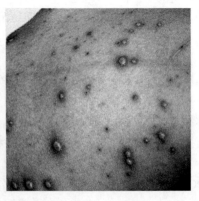

图2-6 水痘皮疹

水痘为自限性疾病，10d 左右自愈。儿童患者全身症状及皮疹均较轻，成人及婴儿病情较重，皮疹多而密集，病程可长达数周。免疫缺陷及婴儿患者症状较重，易形成播散性水痘，并发水痘肺炎，表现为皮疹融合，迅速扩大成大疱，或呈出血性水痘。继发细菌感染可导致坏疽型水痘，患者有高热、严重毒血症状，甚至发生败血症而死亡。妊娠期感染水痘，可引起胎儿畸形、早产或死胎。母亲在产前数天内患病可发生新生儿水痘，病情较危重。

【并发症】

（一）继发细菌感染
继发细菌感染包括皮肤化脓性感染、丹毒、蜂窝织炎、败血症等。

（二）水痘肺炎
水痘肺炎儿童多为继发细菌感染，成人为原发性水痘肺炎，常发生于出疹后 1~6d，有高热、咳嗽、咯血、气促、胸痛、呼吸困难、发绀等，但肺部体征少，X 线显示肺部弥散性结节浸润，以肺门和肺底为重。可持续 1~2 周，严重者于 24~48h 因急性呼吸衰竭而死亡。

（三）水痘脑炎
水痘脑炎发生极少，儿童多于成人。临床表现与其他病毒性脑炎相似，可出现惊厥、躁动、昏迷，部分小儿可有小脑功能障碍等。病死率约为 5%，少数可留有偏瘫、精神异常等后遗症。

（四）水痘肝炎
水痘肝炎多表现为血清 ALT 增高，免疫障碍患者可出现黄疸。儿童可于水痘后发生肝脂肪变性，伴肝性脑病，称为 Reye 综合征，病情严重，预后差，约 80% 死亡。

（五）其他
其他可有心肌炎、肾炎、睾丸炎、关节炎、出血性疾病等；眼部可并发角膜炎、视网膜炎、视神经炎、白内障等；妊娠早期患水痘可导致先天性水痘综合征，表现为出生时体重轻、瘢痕性皮肤、肢体萎缩、视神经萎缩、白内障、智力低下等。

【实验室检查】

（一）血常规检查
白细胞总数正常或稍高，淋巴细胞增多。

（二）疱疹刮片
刮取新鲜疱疹基底组织涂片，用瑞氏染色可见多核巨细胞，用苏木素－伊红染色可见核内包涵体。

（三）病毒分离
将疱疹液直接接种于人胚成纤维细胞，分离出病毒再作鉴定。

（四）血清学检查
补体结合抗体高滴度或双份血清抗体滴度升高 4 倍以上有诊断价值。取疱疹基底刮片或疱疹液，直接荧光抗体染色查病毒抗原简捷有效。

（五）病毒 DNA 检测
用 PCR 检测患者呼吸道上皮细胞和外周血白细胞中的病毒 DNA，比病毒分离简便、快速。

【诊断与鉴别诊断】

典型水痘根据临床表现及流行病学史即可诊断，非典型水痘需靠实验室检测做出病原学诊断。水痘应与带状疱疹、丘疹样荨麻疹、脓疱疹等鉴别。

【治疗】

（一）一般治疗和对症治疗

本病急性期应卧床休息，补充足够水分和营养，加强皮肤护理，避免抓伤继发感染。皮肤瘙痒者用 0.25% 苯酚炉甘石洗剂涂擦或口服抗组胺药。疱疹破裂后可涂甲紫或新霉素软膏等。维生素 B_{12} 500～1000μg 肌注，1 次 / 天，连用 3d 可促进皮疹干燥结痂。

（二）抗病毒治疗

对免疫缺陷及免疫抑制者，应尽早使用抗病毒药物治疗。阿昔洛韦为首选药物，也可用阿糖腺苷或泛昔洛韦等。早期使用干扰素能较快抑制皮疹发展，加速病情恢复。

（三）防治并发症

继发细菌感染可用抗生素，脑炎脑水肿脱水治疗。一般禁用肾上腺皮质激素，若患水痘前因其他疾病长期使用激素者，应尽快减量或停止使用。在病程后期，水痘已结痂，合并重症肺炎或脑炎时，可在采取相应措施的同时酌情使用激素。

【预防】

患者应隔离至疱疹全部结痂或出疹后 7d；避免接触急性期患者，其呼吸道分泌物、污染物应消毒；接触者早期用丙种球蛋白 0.4～0.6ml/kg 肌注，可减轻症状，也可用带状疱疹免疫球蛋白 5ml 肌注，降低发病率或减轻症状。水痘病毒减毒活疫苗有较好的预防效果。

附：带状疱疹

【流行病学】

（一）传染源

水痘和带状疱疹患者是传染源，易感者接触带状疱疹患者引起水痘而不发生带状疱疹。

（二）传播途径

带状疱疹病毒主要不是通过外源性感染，而是患水痘后潜伏性感染的病毒再激活所致。

（三）易感人群

本病普遍易感。带状疱疹痊愈后很少复发。

（四）流行特征

本病常年散发，发病率随年龄增长而增加，免疫功能低下者易发生带状疱疹。

【发病机制与病理解剖】

水痘－带状疱疹病毒侵入易感者体内后，先引起原发感染水痘，病毒沿神经纤维进入感觉神经节，呈潜伏性感染。当免疫功能下降时，如恶性肿瘤、用免疫抑制剂、创伤、HIV 感染等，潜伏病毒被激活而复制，并沿感觉神经离心传播至该神经支配的皮肤细胞内增殖，引起相应皮肤节段发生疱疹，同时引起神经节炎，使神经分布区域发生疼痛。主要病变部位在神经和皮肤，主要是受累神经节炎症。局部有单核细胞浸润、神经细胞变性，核内有包涵体。

【临床表现】

本病潜伏期长短不一且难以确定。发疹前数天患者沿病变神经节段的局部皮肤常有灼痒、疼痛、感觉异常或过敏等，部分有低热和全身不适，局部淋巴结可有肿痛。1～3d后沿周围神经分布区域皮肤出现成簇的红色斑丘疹，很快发展为水疱，数个水疱集成簇状，数簇连接成片，沿神经支配的皮肤成带状排列。疱疹多限于身体一侧，皮损很少超过躯干中线，伴有显著的神经痛为本病突出特征。水疱成批发生，簇间皮肤正常。疱液2～3d后呈混浊或变成脓性，1周左右干涸，10～12d结痂，2～3周脱痂，疼痛消失，不留瘢痕。病程2～4周。

带状疱疹发生于任何感觉神经分布区，以脊神经胸段最常见。三叉神经第1支亦常受累。轻型不出现皮肤损害，仅有节段性神经痛，需靠实验室检测诊断。重型常见于免疫缺损或恶性肿瘤患者，可发生播散性带状疱疹，除皮肤损害外，常伴有高热和毒血症，可发生带状疱疹肺炎和脑膜脑炎，病死率高。50岁以上15%～75%可见带状疱疹后神经痛，持续1年以上。

【实验室检查】

本病与水痘相同。

【诊断与鉴别诊断】

本病典型患者根据单侧性、沿周围神经分布、排列呈带状的疱疹和伴有神经痛的症状，诊断多不困难，非典型患者需靠实验室检测做出病原学诊断。

带状疱疹出疹前应与胸膜炎、肋软骨炎相鉴别，出疹后应与单纯疱疹、脓疱疮、丘疹样荨麻疹相鉴别。

【治疗】

本病为自限性，治疗原则为止痛、抗病毒和预防继发感染。

（一）抗病毒治疗

本病患者免疫功能正常，不需抗病毒治疗。免疫缺陷或应用免疫抑制剂患者，侵犯三叉神经第1支有可能播散至眼球及播散性带状疱疹患者应及早使用抗病毒药。首选阿昔洛韦400～800mg，口服，每4h1次，疗程7～10d；或阿糖腺苷15mg/（kg·d），静滴，疗程10d。

（二）对症治疗

患者休息，保护患处，避免摩擦。用炉甘石洗剂或5%碳酸氢钠局部涂擦止痒，疱疹破裂可涂抗生素软膏，防止继发细菌感染。疱疹局部可用阿昔洛韦溶液涂抹，可缩短疗程。神经疼痛剧烈者，可给予镇痛剂，如罗通定、布洛芬、吲哚美辛等。

（三）防治并发症

眼部带状疱疹除应用抗病毒治疗外，亦可用阿昔洛韦眼药水滴眼，并用阿托品扩瞳，以防虹膜粘连。

【预防】

带状疱疹患者不必隔离，但应避免与易感儿及孕妇接触。主要是预防水痘，现在无有效方法直接预防带状疱疹。

第七节　流行性腮腺炎

●案例2-7

患者，女，15岁，学生。3天前无明显诱因出现发热，体温波动于38～39℃，无畏寒、寒战，时有前额头痛，呈阵发性钝痛，活动加重，休息稍缓解，无恶心呕吐。2d前出现左耳下部肿大、疼痛，呈持续性胀痛，进食酸性食物时加重，遂就诊。查体：T 38.7℃、P 96次/分、R 20次/分、BP 124/72mmHg，精神欠佳，急性病容，颈软，左侧腮腺肿大，轻压痛，以耳垂为中心，向前、后、下发展，右侧未波及，病理反射征阴性。

问题：患者目前最可能的诊断是什么？为明确诊断需进一步做哪些检查？写出其诊断依据。需要与哪些疾病鉴别？如何治疗？

流行性腮腺炎是由腮腺炎病毒引起的急性呼吸道传染病，临床上以腮腺非化脓性肿胀、疼痛，发热伴咀嚼受限为特征。儿童可并发脑膜脑炎，成人多并发睾丸炎或卵巢炎。

【病原学】

腮腺炎病毒属副黏病毒科，单股RNA病毒，呈球形，直径100～200nm，有脂蛋白包膜，表面含血凝素和神经氨酸酶糖蛋白（HN）。糖蛋白又称V抗原，刺激机体2～3周后产生V抗体，具有保护作用。可溶性抗原核蛋白（NP）又称S抗原，刺激机体1周后产生S抗体，无保护作用，可用于诊断。本病毒仅一个血清型，人是唯一宿主。病毒抵抗力不强，紫外线照射、甲醛可迅速灭活，室温下2～3d传染性即消失，加热55℃ 10～12min即失去活力。在病程早期，可从唾液、血液、脑脊液、尿液、甲状腺分离出病毒。

【流行病学】

（一）传染源

早期患者及隐性感染者为本病传染源。腮腺肿大前7d至肿大后9d均能从唾液分离病毒。有脑膜炎者可从脑脊液分离病毒，无腮腺肿大的其他器官感染者亦能从唾液和尿液检出病毒。

（二）传播途径

本病主要经空气飞沫传播，密切接触亦可传播。

（三）易感人群

本病普遍易感。病后可获得持久免疫力。80%成人曾患过显性或隐性感染而获得一定免疫力，发病率较低。1岁以内婴儿由于体内尚有从母体获得的特异性抗体，发病者较少。

（四）流行特征

本病呈全球性分布，全年均可发病，以冬春季为发病高峰。大多数发生于5～15岁，无免疫力的成人亦可发生。多呈散发，在托幼机构或小学常引起暴发流行。

【发病机制与病理解剖】

（一）发病机制

腮腺炎病毒经鼻或口腔黏膜侵入，在局部上皮细胞和淋巴结大量复制引起炎症，并进入血液形成第1次病毒血症。病毒经血流播散侵入腮腺引起病变，亦可进入中枢神经系统引起脑膜脑炎。腮腺炎病毒在腮腺及中枢神经系进一步复制后，再次进入血循环形成第2次病毒血症，侵犯第1次未受波及的器官，如睾丸、卵巢、胰腺等，出现不同器官继发性病变。

（二）病理解剖

腮腺炎的病理特征是腮腺的非化脓性炎症。腺体组织充血、肿胀，被膜上有点状出血。腺泡细胞呈混浊肿胀或坏死崩解，间质组织水肿，淋巴细胞、单核细胞、少量白细胞浸润。腮腺导管壁细胞肿胀、坏死，管腔充满坏死细胞及渗出物，造成腺导管阻塞、扩张，淀粉酶潴留。淀粉酶经淋巴管进入血流，血淀粉酶、尿淀粉酶增高。颌下腺、舌下腺、睾丸、卵巢、胰腺也有相似的病变。脑膜脑炎的病理变化有神经细胞变性坏死、炎性浸润、星状细胞增生，血管周围急性脱髓鞘改变。

【临床表现】

本病潜伏期为14～25d，平均18d。多数以耳下部肿胀为首发症状。部分有畏寒、发热、头痛、咽痛、乏力、食欲缺乏等前驱症状。发病数小时至1～2d出现颧弓或耳部疼痛，腮腺逐渐肿大，体温可达39～40℃。通常一侧腮腺先肿大，1～4d后累及对侧，双侧腮腺肿大约占75%。腮腺肿大以耳垂为中心，向前、后、下发展，上缘可达颧骨弓，后缘达胸锁乳突肌，下缘延至

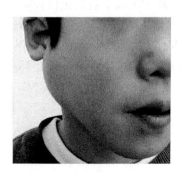

图2-7 流行性腮炎典型表现

颌骨下而达颈部，伴有周围组织水肿。局部皮肤紧张发亮但不发红，呈梨形，边缘不清，触之有弹性、疼痛，表面发热但不化脓（图2-7）。可影响张口、咀嚼、吞咽等，腮腺因其导管发炎阻塞，进食酸性食物时因腺体分泌增加而疼痛加重。腮腺管口（位于上颌第二白齿旁颊黏膜上）早期红肿呈脐形，挤压无脓性分泌物。腮腺肿大2～3d达高峰，持续4～5d后逐渐消退，病程10～14d。颌下腺或舌下腺可同时受累，颌下腺肿大时颈前、下颌部明显肿胀，可触及椭圆形腺体。舌下腺肿大，可出现舌下及颈前肿胀、吞咽困难。不典型患者可始终无腮腺肿胀，仅表现为颌下腺或舌下腺肿胀。

【并发症】

（一）神经系统

脑膜炎、脑膜脑炎、脑炎为儿童腮腺炎最常见的并发症，发生率为15%。多发生在腮腺炎发病后4～5d，也可发生在腮腺炎发病前1～2周或发病后2～3周，也可同时发生。临床表现和脑脊液变化与其他病毒性脑炎相同，预后良好，多在10d内恢复。还可并发多发神经根炎、面神经炎、脑室管膜炎、小脑共济失调、耳聋等。

（二）生殖系统

病毒多侵犯成熟生殖腺，好发于青春期。睾丸炎发生率为14%～35%，多在腮腺肿大后1

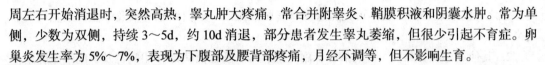

周左右开始消退时，突然高热，睾丸肿大疼痛，常合并附睾炎、鞘膜积液和阴囊水肿。常为单侧，少数为双侧，持续 3～5d，约 10d 消退，部分患者发生睾丸萎缩，但很少引起不育症。卵巢炎发生率为 5%～7%，表现为下腹部及腰背部疼痛，月经不调等，但不影响生育。

（三）急性胰腺炎

急性胰腺炎多在腮腺肿大后 3～7d 发生，发生率低于 10%。主要症状为体温骤升、恶心、呕吐、中上腹部剧痛和触痛。由于单纯腮腺炎即可引起血尿淀粉酶增高，因此需作脂肪酶检查，若升高则有助于胰腺炎的诊断。1 周左右恢复。

（四）其他

本病可并发心肌炎、肾炎、乳腺炎、甲状腺炎、前列腺炎等。

【实验室检查】

（一）血尿常规检查

本病血白细胞总数大多正常，淋巴细胞增高，有睾丸炎者白细胞增高。尿常规多正常，有肾损害时可出现蛋白尿和管型尿。

（二）血清和尿液淀粉酶测定

90% 患者发病早期血清和尿淀粉酶增高，其增高幅度与腮腺肿胀程度成正比，但也可能与胰腺受累有关。无腮腺肿大的脑膜炎患者，血和尿中淀粉酶也可增高。测定淀粉酶可与其他原因引起的腮腺肿大或其他病毒性脑膜炎相鉴别。血脂肪酶增高，有助于胰腺炎的诊断。

（三）脑脊液检查

约 50% 无脑膜炎并发症患者脑脊液白细胞数轻度增加，且能从脑脊液分离出腮腺炎病毒。并发脑膜炎时脑脊液变化同其他病毒性脑膜炎。

（四）血清学检查

1. 抗体检查 用补体结合试验分别检测 S 及 V 抗体。S 抗体出现早消失快，S/V 高者提示急性感染，其效价高于 1∶200 或双份血清效价上升 4 倍可诊断为腮腺炎。采用 ELISA 或间接免疫荧光法检测血清中 NP 的 IgM 抗体，可作近期感染的诊断；用患者唾液检查阳性率亦很高。

2. 抗原检查 应用特异性抗体或单克隆抗体检测腮腺炎抗原，可作早期诊断。

（五）病原学检查

1. 病毒分离 取早期患者的唾液、血、尿、脑脊液等，接种于鸡胚、猴肾等组织中，可分离病毒。

2. 病毒 RNA 检测 应用 PCR 技术检测腮腺炎病毒 RNA，可提高可疑患者的诊断率。

【诊断与鉴别诊断】

（一）诊断

1. 流行病学资料 当地有流行性腮腺炎流行，发病前 2～3 周有接触史，既往未患过腮腺炎，近期无预防接种史，以及患者年龄、发病季节等资料对诊断有参考价值。

2. 临床特点 起病较急，发热，以耳垂为中心的腮腺肿大、疼痛，非化脓性炎症，张口咀嚼困难，食酸性食物时疼痛加重。对典型患者根据临床特点结合流行病学资料不难确诊。

3. 实验室检查 对不典型患者可用实验室检查方法确诊。

（二）鉴别诊断

1. 化脓性腮腺炎 腮腺肿大常单侧，局部皮肤明显红肿，质硬，界限清楚。脓肿形成后，触之有波动感，挤压腺体可见腮腺管口有脓液流出。血白细胞总数及中性粒细胞均明显增高。

2. 其他病毒性腮腺炎　流感病毒、副流感病毒、肠道柯萨奇 A 组病毒及淋巴细胞脉络丛脑膜炎病毒等均可引起腮腺炎，需根据血清学检查和病毒分离进行鉴别。

3. 其他原因引起的腮腺肿大　糖尿病、慢性肝炎、营养不良、腮腺导管阻塞等均可引起腮腺肿大，一般不伴有急性感染症状，局部也无明显疼痛和压痛。服用碘化物、保泰松、硫氧嘧啶等也可引起腮腺肿大，呈对称性，质软，无疼痛感。

4. 急性淋巴结炎　主要与耳前、耳后、颌下、颈部淋巴结炎相鉴别。以边缘清楚、压痛明显、实质坚硬、不以耳垂为中心为临床特点，血白细胞总数及中性粒细胞明显增高。

【预后】

本病为自限性疾病，预后良好，极少引起死亡。但合并心肌炎、重症脑膜脑炎者预后欠佳。

【治疗】

本病尚无特效治疗方法，主要为对症治疗、并发症治疗。

（一）一般治疗

本病应隔离、卧床休息至腮腺肿大消退，给予流质或半流质饮食，避免酸性、辛辣食物摄入。保持口腔清洁卫生，餐后用生理盐水漱口。

（二）抗病毒治疗

本病发病早期可试用利巴韦林，成人 1g/d，儿童 15mg/（kg·d），静注，疗程 5～7d。应用干扰素治疗成人腮腺炎合并睾丸炎患者能使腮腺炎和睾丸炎症状较快消失。

（三）中医治疗

板蓝根注射液 2～4ml/ 次，2 次 / 天，肌注，疗程 5～7d。普济消毒饮加减、板蓝根 60～90g水煎服或板蓝根冲剂口服。紫金锭、醋调如意金黄散、青黛散外敷。

（四）对症治疗

对腮腺肿胀较重患者，可适当应用镇痛剂。体温过高者给予药物、物理降温。

（五）并发症治疗

1. 睾丸炎　用丁字带托起阴囊，局部冷湿敷。口服泼尼松 15～30mg/d，分 3 次口服，用2～3d；男性成年患者，为预防睾丸炎发生，早期可应用乙烯雌酚 1mg，3 次 / 天，口服。

2. 脑膜脑炎　剧烈头痛、呕吐，可静滴 20% 甘露醇 1～2g/kg，每 4～6h 1 次，直至症状好转。重症患者可应用地塞米松，5～10mg/d，静滴，疗程 5～7d。

【预防】

（一）管理传染源

患者按呼吸道传染病隔离，隔离至临床症状消失。集体机构儿童接触后医学观察 21d。

（二）切断传播途径

病室内要注意通风，对被污染的用具进行消毒或暴晒处理。

（三）保护易感人群

1. 主动免疫　应用腮腺炎减毒活疫苗皮内、皮下注射，或采用喷鼻或气雾法，90% 以上可产生抗体，免疫期 1 年。腮腺炎减毒活疫苗有致畸作用，孕妇禁用。

2. 被动免疫　应用恢复期血清或高价免疫球蛋白，免疫力可保持 2～3 周。

第八节　流行性感冒

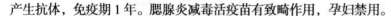

●案例 2-8

患者，男，21 岁，大学生，冬季就诊。2 天前无明显诱因出现发热、流涕、咽干及头痛、全身酸痛。查体：T 39.5℃，R 26 次 / 分，P 100 次 / 分，急性面容，精神差，心肺检查未发现异常。血 WBC 4.6×10^9/L，N 0.55。同宿舍同学有类似表现。

问题：患者目前最可能的诊断是什么？为明确诊断需进一步做哪些检查？写出其诊断依据。需要与哪些疾病鉴别？如何进行治疗？

流行性感冒（influenza）简称流感，是由流感病毒所引起的急性呼吸道传染病。具有起病急、传播快、常引起流行，甚至世界性大流行等特点。临床以急起高热、头痛、全身肌肉酸痛、疲乏无力等全身中毒症状为主要表现，而呼吸道感染症状较轻。

【病原学】

流感病毒属正黏病毒科，RNA 病毒，呈球形或丝状，由包膜、基质蛋白及核心组成，病毒包囊由两种糖蛋白即血凝素（hemagglutinin，HA）和神经氨酸酶（neuraminidase，NA）组成，基质蛋白构成病毒的外壳骨架，能保护病毒核心和维系病毒空间结构，核心包含病毒单股负链 RNA，具有特异性（图 2-8）。根据病毒核蛋白和基质蛋白不同，流感病毒可分为甲、乙、丙三型。根据 HA 和 NA 抗原性差异，同型病毒又分为若干亚型。甲型与乙型流感病毒的 HA 和 NA 常发生变异，丙型流感病毒一般不发生变异。甲型流感病毒变异有 3 种类型：HA 和 NA 均发生大变异为大组变异，

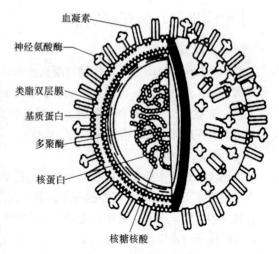

图 2-8　流感病毒结构

又称抗原转换，其产生的新亚型每 30～40 年发生一次世界性大流行；HA 发生大变异，NA 不变异或仅小变异为亚型变异，每 10 年发生 1 次流行；HA 和 NA 均小变异为变种（株）变异，又称抗原漂移，多引起小流行。

流感病毒不耐热，56℃ 30min、65℃ 5min、100℃ 1min 即可灭活；不耐酸和乙醚，对紫外线、甲醛、乙醇和常用消毒剂均敏感。在低温环境较稳定，在 4℃环境可存活月余，在真空干燥或 −20℃以下可长期保存。

【流行病学】

（一）传染源

患者和隐性感染者为本病主要传染源。甲型流感还有动物传染源，以猪为主，马、牛与鸟类亦有可能。从潜伏期末即有病毒随鼻涕及痰液排出，发病初期 2～3d 传染性最强，传染期为 5～7d。

（二）传播途径

本病主要经空气飞沫传播，也可经接触毛巾、食具、玩具等日常物品传播。

（三）易感人群

本病普遍易感。5～20 岁发病率较高。新型流感病毒对各年龄组发病率无显著差异。病后有一定免疫力。各型及不同亚型流感病毒之间均无交叉免疫，同一亚型的变种间有一定的交叉免疫力，但免疫力维持时间不长，由于流感病毒不断变异，人一生可多次患流感。

（四）流行特征

甲型流感除散发外，尚可暴发、流行、大流行。小流行每 2～3 年 1 次，大流行每 10～15 年 1 次。常突然发生，迅速蔓延，流行期短。强度与人群密度有关，常沿交通线传播；先城市后农村，先集体后散居发病。乙型流感呈暴发或小流行。丙型流感多为散发。一年四季均可流行，以冬春季较多。以小儿与青年多见。

【发病机制与病理解剖】

（一）发病机制

流感病毒侵入呼吸道后，借助血凝素侵入纤毛柱状上皮细胞并复制，复制的病毒颗粒借神经氨酸酶的作用而释出，再侵入其他柱状上皮细胞增殖，引起细胞变性、坏死与脱落，黏膜充血水肿，炎症渗出。病毒在呼吸道上皮细胞增殖时产生多种细胞因子，与全身中毒症状有关。病毒一般仅在局部增殖，很少发生病毒血症。

（二）病理解剖

单纯流感病变主要在上中呼吸道黏膜。感染早期纤毛柱状上皮细胞变性、坏死、脱落，但基底细胞正常。第 5d 后基底细胞再生，形成未分化的"过渡性"上皮细胞，2 周后生成新的纤毛柱状细胞，完全康复。老年、婴幼儿、体弱者易发生流感病毒性肺炎，肺呈暗红色，水肿严重，有纤维蛋白渗出物，常有出血，气管和支气管含有血性分泌物，黏膜充血。如继发性细菌感染，病情更重。

【临床表现】

本病潜伏期一般为 1～3d，可短至数小时，长至 4d。

（一）典型流感

典型流感又称单纯流感。全身中毒症状重，呼吸道症状相对轻微。主要表现为急起畏寒发热，体温可达 39～40℃，头痛，眼痛，全身肌肉酸痛，显著乏力，食欲减退，胸骨后烧灼感等。大部分患者开始不出现上呼吸道症状，2～3d 后才出现鼻塞、流涕、喷嚏、干咳、咽痛等上呼吸道感染症状。查体可见急性病容，颜面红，结膜充血，扁桃体红肿，但无渗出物，肺部可闻及干啰音。发热多于 1～2d 内达高峰，3～4d 内退热，但乏力与咳嗽可持续 2

周以上。

（二）轻型流感

轻型患者呈中轻度发热，体温在39℃以下，全身与呼吸道症状都较轻，病程2～3d。

（三）肺炎型流感

肺炎型流感又称原发性流感病毒性肺炎。轻型者起病如典型流感，1～2d后咳嗽加剧，有淡灰色黏痰，无明显呼吸困难，肺部有干湿啰音。X线检查肺部有炎性阴影，1～2周后症状渐减，炎症消散。多见于成人。重型者起病同典型流感，1～2d后病情急剧加重；高热不退、全身衰竭、剧烈咳嗽、血性痰液，呼吸急促、发绀。双肺满布湿啰音，但无肺实变体征。X线检查可见双肺弥漫性结节性阴影，由肺门向周围扩散，边缘区阴影较少。痰培养无致病菌生长。重型多发于老年、孕妇、幼儿或原有较重慢性疾病与久用免疫抑制剂治疗者。重型者病情严重，抗生素治疗无效，常在1～2周内发生呼吸与循环衰竭而死亡。

（四）胃肠型流感

胃肠型流感除发热外，以恶心、呕吐、腹泻为主。

【并发症】

流感常见并发症有细菌性呼吸道感染，如支气管炎和细菌性肺炎等。流感的肺外并发症较少见，主要有脑病－肝脂肪变综合征（Reye综合征）、中毒性休克、心肌炎及心包炎等。

【实验室检查】

（一）血常规检查

白细胞总数正常或稍低，淋巴细胞相对增多。如继发细菌感染，白细胞总数及中性粒细胞均明显增高。

（二）血清学检查

1. 抗体检测　取起病3d内和2～4周双份血清作血凝抑制试验或补体结合试验，恢复期抗体效价升高4倍以上有诊断价值。主要用于回顾性诊断和流行病学调查。

2. 抗原检测　取患者鼻洗液黏膜上皮细胞涂片，用免疫荧光染色法检测抗原，具有迅速、灵敏度高的优点，阳性率90%以上，有助于早期诊断。

（三）病毒分离及基因检测

病毒分离及基因检测是流感确诊的主要依据。起病3d内取咽部含漱液或咽拭子作鸡胚接种或组织培养进行病毒分离，阳性率高。可用RT-PCR法检测流感病毒亚型特异性基因。

【诊断与鉴别诊断】

（一）诊断

近期本地或邻近地区有流感流行，根据典型临床表现，全身中毒症状重，呼吸道症状较轻，可作出临床诊断。伴有严重呼吸道症状应考虑流感肺炎。散发及轻型患者诊断较困难。确诊依靠从患者分泌物检出流感抗原、血清抗体反应阳性或分离到病毒。

（二）鉴别诊断

本病应与普通感冒、上呼吸道感染、细菌性肺炎、传染性非典型肺炎、肾综合征出血热及钩端螺旋体病等相鉴别。

【治疗】

（一）一般治疗与对症治疗

本病应卧床休息，多饮水，注意营养。高热者主要用解热镇痛剂（儿童勿用阿司匹林，防止 Reye 综合征的发生）与防治继发细菌性感染等治疗。肺炎型流感应及时采取控制呼吸与循环衰竭的治疗。

（二）抗病毒治疗

神经氨酸酶抑制剂奥司他韦能特异性抑制甲、乙型流感病毒 NA，抑制病毒释放，减少病毒传播，应作为首选药物，并及早服用，剂量为：成人 75mg/次，2 次/天，连用 5d；儿童体重 15kg 者为 30mg，15～23kg 者为 45mg，24～40kg 者为 60mg，大于 40kg 者为 75mg，1 岁以下儿童不推荐使用。对甲型流感患者，在发病 48h 内，还可用离子通道阻滞剂盐酸金刚烷胺，能减轻症状，缩短病程。成人剂量为 100～200mg/d，分 2 次服；1～9 岁儿童剂量为 5mg/（kg·d），分 2 次服，疗程 5～7d，肾功能不全和老年患者慎用。主要不良反应是头晕、眩晕、失眠、共济失调等，服药期间应避免高空作业和驾驶汽车。

（三）中医中药治疗

中医将本病分为风热和风寒感冒两型。

1. 风热感冒　发热较高，微恶风寒，自汗，头痛，咽痛，鼻塞无涕或少涕。咳嗽，痰黄稠，口渴，小便短赤。舌质红，舌苔黄白或微黄，脉浮数。治则宜辛凉解表，宣肺清热。可选用银翘解毒丸，羚羊解毒片或桑菊感冒片等治疗。亦可用银翘散或桑菊饮加减。

2. 风寒感冒　明显发热，恶寒，头痛。无汗，鼻塞重，清涕，喷嚏，咳嗽，小便清长。舌质淡，舌苔薄白，脉浮紧。治则宜辛温解表，宣肺散寒，可选用葱豉汤或荆防败毒饮。

【预防】

（一）管理传染源

早发现、早诊断、早隔离患者。病后 1 周或退热后 2d 解除隔离。

（二）切断传播途径

在流行期间应减少大型集体活动。公共场所、居室应注意通风换气，空气消毒，可用漂白粉或其他消毒液消毒，室内可用简易蒸发法消毒（每立方米空间用食醋 5ml 蒸发消毒）。

（三）保护易感人群

1. 流感减毒活疫苗　以健康成人及少年儿童为接种对象。年老体弱、婴幼儿、严重慢性病患者及长期使用免疫抑制剂治疗者禁用。流感减毒活疫苗为单价疫苗，每次双侧鼻腔各 0.25ml 喷雾接种。面临大流行时，城市及其近郊人群，除禁忌者外，应全民接种；有中小流行危险时只在重点人群接种，如医务人员、保育员、服务人员、交通运输人员等。

2. 流感全病毒灭活疫苗　主要用于老年、婴幼儿、孕妇、患有严重慢性病和长期接受免疫抑制剂治疗者。有单价与多价疫苗两种。基础免疫在秋季进行，成人每次 1ml，间隔 6～8 周再皮下注射 1ml，以后每年秋季再加强 1 次。换用新型疫苗时，应重新基础免疫。

3. 药物预防　盐酸金刚烷胺对甲型流感有一定预防作用，但对乙型流感病毒无效。每次 100mg，2 次/天，连服 7～14d。孕妇、哺乳期妇女或有癫痫病史忌用。有动脉硬化、中枢神经系统疾病者慎用。

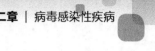

附：人感染高致病性禽流感

人禽流行性感冒（以下称人禽流感），是由甲型流感病毒某些感染禽类亚型中的一些毒株引起的急性呼吸道传染病。其中 H5N1 亚型引起的高致病性禽流感病情严重，可出现感染性休克、多脏器功能衰竭、Reye 综合征等并发症而死亡。

【病原学】

禽流感病毒属甲型流感病毒。其主要抗原亚型为 H5N1、H7N7，对禽类具有高度致病性，称为高致病性禽流感。禽甲型流感病毒 H5N1 引起的人类流感是世界上首次证实禽甲型流感病毒感染人类。之后相继有 H9N2、H7N7 亚型感染人类。目前人类对禽流感病毒普遍缺乏免疫力，人类感染 H5N1 型禽流感病毒后病死率高，可能出现病毒变异等，对人类存在潜在威胁。

禽流感病毒对热敏感，65℃加热 30min 或 100℃煮 2min 以上即可灭活。对酸性环境有一定抵抗力。常用消毒剂如氧化剂、稀酸和卤素化合物（漂白粉、碘剂）等易将其灭活。病毒在直射阳光下 40~48h 即可灭活，用紫外线照射亦可迅速破坏其传染性。在粪便可存活 1 周，在 4℃水中可存活 1 个月。对低温抵抗力较强，在有甘油的低温环境可保持 1 年以上。

【流行病学】

（一）传染源

本病传染源主要是患禽流感或携带禽流感病毒的鸡、鸭、鹅等家禽，鸡是最主要的传染源，但不排除其他野生禽类或猪等家畜成为传染源的可能。迄今尚无人与人之间传播的确切证据。

（二）传播途径

本病以呼吸道传播为主，也可经密切接触受染的禽类及其分泌物、排泄物和被污染的水等感染。

（三）易感人群

本病普遍易感，12 岁以下儿童发病率较高，病情较重。从事家禽养殖业者及其同地居住的家属，在发病前 1 周内到过家禽饲养、销售、宰杀等场所，接触禽流感病毒感染材料的实验室工作人员，与禽流感患者有密切接触的人员为高危人群。

（四）流行特征

人禽流感病毒感染与鸡禽流感流行地区一致，呈散发。禽甲型流感病毒极易发生基因变异，不断产生新的亚型而造成禽流感的暴发流行。

【临床表现】

本病潜伏期通常在 7d 以内，一般 2~4d。

不同亚型的禽流感病毒感染人类后可引起不同的临床症状。感染 H9N2 亚型的患者通常仅有轻微的上呼吸道感染症状，部分没有症状；感染 H7N7 亚型患者主要表现为结膜炎；重症患者多为 H5N1 亚型病毒感染，急性起病，早期类似普通型流感。体温多持续在 39℃以上，热程 1~7d，多为 3~4d。可伴有全身不适、肌肉酸痛、头痛、流涕、鼻塞、咳嗽、咽痛等症状。后期可出现肺部炎症，X 线检查显示肺炎及胸腔积液。部分患者可有恶心、腹痛、腹泻、稀水样便等症状，患者病情发展迅速，可伴有肺间质纤维化，广泛肺泡损伤，导致肺出血、呼吸窘迫综合征。可并发败血症、休克、肝肾功能衰竭及 Reye 综合征而死亡。

【实验室检查】

（一）血常规检查

血液白细胞总数正常或降低，淋巴细胞降低。并发细菌感染时白细胞总数升高。严重者可出现全血细胞减少。

（二）血清学检查

1. 抗原检测　取患者呼吸道标本采用免疫荧光法或酶联免疫法检测甲型流感病毒核蛋白（NP）抗原、禽流感病毒 H 亚型抗原。

2. 抗体检测　发病初期和恢复期双份血清禽流感病毒亚型毒株抗体滴度 4 倍或以上升高，有助于回顾性诊断。

（三）病毒分离及基因检测

从患者呼吸道标本（鼻咽分泌物、口腔含漱液、气管吸出物或呼吸道上皮细胞）分离禽流感病毒。可用 RT-PCR 法检测禽流感病毒亚型特异性基因。

【诊断与鉴别诊断】

（一）诊断

1. 流行病学资料　发病前 1 周内曾到过疫区。有与禽流感患者、病死禽类接触史。有与被感染的禽类或其分泌物、排泄物等密切接触史。实验室从事禽流感病毒研究者。

2. 临床表现　接触后 1 周内出现流感样典型临床表现。

3. 实验室检查　从患者呼吸道分泌物标本分离出特定病毒，或用 RT-PCR 法检测到禽流感 H 亚型病毒基因，或采用免疫荧光法（或 ELISA）检测禽流感病毒亚型特异抗原阳性，或从发病初期和恢复期双份血清检出抗禽流感病毒抗体有 4 倍以上升高者。

（二）鉴别诊断

人禽流感应与普通感冒、流行性感冒、巨细胞病毒感染、衣原体肺炎、支原体肺炎、传染性非典型肺炎和细菌性肺炎等疾病相鉴别。

【治疗】

（一）一般治疗与对症治疗

本病注意休息，多饮水、给予易消化的饮食。发热时可用适量的解热剂，但儿童忌用阿司匹林及含水杨酸制剂的药物，以避免引起儿童 Reye 综合征。

（二）抗病毒治疗

本病可在发病 48h 内，试用下列抗病毒药物：

1. 奥司他韦　为新型抗流感病毒药物，对禽流感病毒 H5N1 和 H9N2 均有抑制作用。成人 150mg/d，儿童 3mg/（kg·d），分 2 次口服，疗程 5d。

2. 金刚烷胺　对禽流感病毒有明显抑制作用，早期应用可阻止病情发展、减轻病情和改善预后。成人 100～200mg/d，儿童 5mg/（kg·d），分 2 次口服，疗程 5d。老年及肾功能不全者应酌减用量，有癫痫病史者忌用。

（三）重症患者的治疗

重症患者应送入 ICU 病房救治。低氧血症者应积极氧疗，保证患者血氧分压＞60mmHg。经氧疗后低氧血症不能纠正，应及时进行机械通气治疗，按照急性呼吸窘迫综合征（ARDS）的治疗原则，可采取低潮气量（6ml/kg）并加用适当呼气末正压（PEEP）的保护性肺通气策略。加强呼吸道管理，防止机械通气的相关合并症。出现多脏器功能衰竭时应采取相应治疗措施。机械通气过程应注意室内通风、空气流向和医护人员防护，防止交叉感染。

（四）其他治疗

抗菌药物应在有继发细菌感染时酌情使用。中医药治疗与流行性感冒相同。

【预防】

本病应加强对禽流感疫情监测，及时对疫区禽类采取严密的隔离消毒措施。及时销毁受染禽类动物，对禽舍及禽粪等垃圾进行消毒和无害化处理。邻近疫区的家禽进行禽流感疫苗接种。接触禽流感动物和人禽流感患者时，应按呼吸道隔离；穿隔离服、戴口罩、戴手套。与病禽和患者有密切接触者可口服金刚烷胺预防。正在研制预防人禽流感的 H5N1 的亚型疫苗。

【预后】

感染 H9N2、H7N7 等预后良好，感染 H5N1 预后较差，病死率超过 30%。影响预后的因素与病毒亚型、年龄、基础疾病、并发症、合并症及就医救治时机等有关。

第九节　传染性非典型肺炎

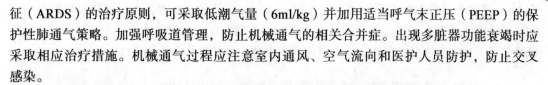

●案例 2-9

患者，女，29 岁，持续发热 1 周，伴乏力，全身肌肉酸痛，近 2d 出现咳嗽、咳少量血丝痰，气促，曾在当地肌注青霉素 3d 后病情无改善。发病前 2 周到过广东佛山出差。查体：T 39.1℃，P 120 次/分，R 30 次/分，BP 90/60mmHg，右肺可闻及湿啰音。血常规：WBC $3.9×10^9$/L，N 0.72，L 0.28，PLT $92×10^9$/L；X 线胸片：右下肺有小片状阴影。

问题：患者目前最可能的诊断是什么？为明确诊断需进一步做哪些检查？写出其诊断依据。需要与哪些疾病鉴别？如何进行治疗？

传染性非典型肺炎（infectious atypical pneumonia）又称严重急性呼吸综合征（severe acute respiratory syndrome，SARS）是由 SARS 冠状病毒（SARS-CoV）感染导致的一种具有明显传染性可累及多个脏器系统的特殊肺炎。临床上以发热、乏力、头痛、肌肉关节酸痛等全身中毒症状和干咳少痰、胸闷、呼吸困难等呼吸道症状为主要表现。严重者可出现明显的呼吸加速、气促，迅速发展为急性呼吸窘迫综合征（ARDS），抢救不及时可导致死亡。

本病是新的呼吸道传染病，2002 年 11 月首先在我国广东省发现，其临床表现与其他非典型肺炎相似，但传染性强，故将其命名为传染性非典型肺炎。

【病原学】

SARS-CoV 是单股正链 RNA 病毒，其包膜上有花瓣样或纤毛样突起，外形呈日冕状（图 2-9）。病毒基因和蛋白与已知的人类和动物冠状病毒差异较大，为新一类冠状病毒，能在 Vero 细胞和猴肾细胞培养繁殖。病毒特异性 IgM 抗体较早出现，在急性期或恢复早期达到高峰，约 3 个月后消失。IgG 抗体在 2 周左右出现，在病程第 3 周可达高峰，1 年后仍持续高效价。IgG 抗体可以中和体外分离到的病毒颗粒，可能是保护性抗体。

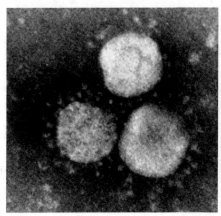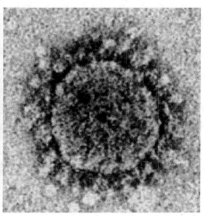

图 2-9　电镜下 SARS 冠状病毒

SARS-CoV 对外界的抵抗力和稳定性要强于其他人类冠状病毒。在干燥环境最长可活 4d，尿液 1d，粪便 4d。在 4℃培养基存活 21d，−80℃保存稳定性佳。56℃ 90min 或 75℃ 30min 可灭活病毒。对紫外线及常用灭活剂乙醚、氯仿、甲醛、过氧化氢、含氯消毒剂等敏感。

【流行病学】

（一）传染源

患者是本病最主要传染源，急性期体内病毒含量高，打喷嚏、咳嗽等症状明显，经呼吸道分泌物排出病毒。少数有腹泻，排泄物含有病毒。部分重症患者因频繁咳嗽或需要气管插管、呼吸机辅助呼吸等，呼吸道分泌物多，传染性强。潜伏期、康复期传染性低或无，作为传染源意义不大；隐性感染与慢性患者是否存在及能否作为传染源尚未肯定。从果子狸、狸猫、貉等体内可分离出与 SARS-CoV 基因高度同源的冠状病毒，可能是传染源。

（二）传播途径

1. 呼吸道传播　以近距离呼吸道飞沫传播为主。急性期患者咽拭子、痰标本可以检测到 SARS-CoV。病毒存在于患者呼吸道黏液或纤毛上皮脱落细胞，当咳嗽、打喷嚏或大声讲话时，飞沫直接被易感者吸入而感染。飞沫在空气中停留时间短，移动的距离约 2 米，仅造成近距离传播。易感者吸入悬浮在空气中含有 SARS-CoV 的气溶胶也可感染。

2. 消化道传播　患者粪便可检出 SARS 病毒 RNA，消化道传播可能是另一种传播途径。

3. 接触传播　直接接触患者呼吸道分泌物、消化道排泄物或其他体液，或间接接触污染物品均可导致感染。实验室工作人员在处理或接触含 SARS-CoV 的标本时，未遵循严格的生物安全操作规程可感染。

4. 其他　患者粪便中的病毒污染了建筑物的污水排放系统和排气系统造成环境污染，可造成局部流行。虽然患者有短暂的病毒血症，但 SARS 通过血液传播尚有争议。

（三）易感人群

本病人群普遍易感。患病后可获得一定程度的免疫力，尚无再次发病的报告。

（四）流行特征

1. 地区分布　本病呈世界性流行，以我国为主。有明显的家庭和医院聚集发病现象。主要流行于人口密集的大都市，农村地区甚少发病。

2. 时间分布　流行发生于冬末春初季节，以1~4月份为主。

3. 人群分布　以青壮年患者居多，儿童和老年少见，男性多于女性。医务人员和患者亲属是高危人群。

【发病机制与病理解剖】

（一）发病机制

本病目前尚不清楚。发病早期可出现病毒血症。SARS-CoV对肺组织细胞和淋巴细胞有直接侵犯作用，造成肺组织损害，其他脏器如心、肝、肾等也可累及。发病时淋巴细胞减少，$CD4^+$和$CD8^+$ T淋巴细胞均明显下降，应用肾上腺皮质激素可以改善肺部炎症反应，减轻临床症状，表明SARS-CoV可对患者细胞免疫功能造成严重损害。

（二）病理解剖

本病肺部的病理改变最突出，双肺明显肿胀，镜下呈弥漫性肺泡病变，肺水肿及透明膜形成。病程3周后可见肺间质纤维化，肺泡纤维闭塞。显微镜下还可见小血管内微血栓和肺出血、散在的小叶性肺炎、肺泡上皮脱落、增生等病理改变。肺门淋巴结多充血、出血及淋巴组织减少。

【临床表现】

本病潜伏期1~16d，常见3~5d。起病急，以发热为首发症状，绝大多数有发热，体温>38℃，并持续1~2周以上，偶有畏寒；可伴有头痛、关节与肌肉酸痛、乏力、腹泻等；常无上呼吸道感染的卡他症状。发病3~7d后出现胸闷、咳嗽，多为干咳、少痰，偶有血丝痰，肺部体征不明显，部分可闻及少许湿啰音，或有肺实变体征。病情于10~14d达到高峰，发热、乏力等感染中毒症状加重，并出现频繁咳嗽，气促和呼吸困难，轻微活动则气喘、心悸、胸闷，被迫卧床休息。易继发呼吸道细菌感染。病程进入2~3周后，发热渐退，其他症状体征减轻乃至消失。肺部炎症的吸收和恢复较缓慢，体温正常后仍需2周左右才能完全恢复正常。

本病轻型患者症状轻，病程短。重型患者进展快，易出现ARDS。儿童患者病情较轻。孕妇患者在妊娠早期易导致流产，妊娠晚期病死率增加。老年患者症状不典型，不伴发热或同时合并细菌性肺炎等。少数患者不以发热为首发症状，尤其有近期手术史或有基础疾病者。

【实验室及其他检查】

（一）血常规检查

本病病程初期至中期白细胞总数正常或降低，淋巴细胞绝对值常减少，部分患者血小板减少。T淋巴细胞亚群$CD3^+$，$CD4^+$及$CD8^+$ T淋巴细胞减少，尤以$CD4^+$亚群减少明显。后期多能恢复正常。晚期合并细菌性感染时，白细胞总数增高。

（二）血液生化检查

多数本病患者肝功能异常，ALT、LDH、CK等有不同程度升高，少数血清白蛋白降低。肾功能及血清电解质多正常。部分患者可出现低氧血症和呼吸性碱中毒，重者出现Ⅰ型呼吸衰竭。

（三）血清学检测

常用 ELISA 和 IFA 法检测血清 SARS-CoV 抗体。对 IgG 抗体检测的敏感性与特异性均超过 90%，IFA 法的特异性高于 ELISA 法。IgG 抗体在病后第 1 周检出率低或检测不到，第 2 周末检出率达 80% 以上，第 3 周末检出率达 95% 以上，且抗体持续升高，在病后第 6 个月仍保持高滴度。IgM 抗体发病第 1 周出现，在急性期和恢复早期达高峰，3 个月后消失。采用单克隆抗体技术检测标本中的 SARS-CoV 特异性抗原，可用以早期诊断，特异性与敏感性超过 90%。

（四）分子生物学检测

以 RT-PCR 法检测患者呼吸道分泌物、血液、大便等标本中的 SARS-CoV 的 RNA。

（五）细胞培养分离病毒

将患者呼吸道分泌物、血液等标本接种到 Vero 细胞中进行培养，分离到病毒后用 RT-PCR 或 IFA 法进行鉴定。

（六）肺部影像学检查

大多数患者早期即有胸部 X 线检查异常，肺部多呈不同程度的片状、斑片状浸润性阴影或网状样改变。肺部片状阴影常为双侧改变或单肺多叶，吸收消散较慢，肺部阴影改变程度范围与症状体征不平行。对胸片无病变而临床怀疑本病者，1～2d 内要复查胸部 X 线检查。胸部 CT 检查可见局灶性实变，毛玻璃样改变。

【并发症】

本病常见并发症包括肺部继发感染，肺间质改变，纵隔气肿、皮下气肿和气胸，胸膜病变，心肌病变，骨质缺血性改变等。

【诊断】

（一）诊断依据

1. 流行病学资料　与 SARS 患者有密切接触史，或属于被传染的群体发病者之一或有明确的传染他人的证据。发病前 2 周内曾到过或居住于有传染性非典型肺炎患者疫情的区域。

2. 临床表现　起病急，以发热为首发症状，偶有畏寒；可伴有头痛、关节酸痛、肌肉酸痛、乏力、腹泻等；常无上呼吸道感染症状；可有咳嗽、少痰，偶有血丝痰；可有胸闷，严重者出现气促或明显呼吸窘迫。肺部体征不明显，部分可闻及少许湿啰音，或有肺实变体征。

3. 血常规检查　血白细胞计数一般不升高或降低；常有淋巴细胞计数减少。

4. 肺部 X 线检查　肺部有不同程度的片状、斑片状浸润性阴影或呈网状样改变。部分呈大片状阴影，常为多叶或双侧改变，吸收消散较慢；肺部阴影与症状体征不一致。X 线检查阴性者，1～2d 后复查。胸部 CT 检查可发现早期轻微病变或与心影及大血管影重叠的病变。

5. 血清学检查　用 ELISA 或 IFA 法检测血清特异性抗体。特异性 IgM 抗体阳性，或特异性 IgG 抗体急性期和恢复期抗体滴度升高 4 倍或以上时可确诊。检测结果阴性不能排除诊断。

（二）重症传染性非典型肺炎的诊断标准

符合下列标准之一即可诊断为重症传染性非典型肺炎：①多叶病变且病变范围超过 1/3 或 X 线胸片显示 48h 内病灶进展＞50%。②呼吸困难，呼吸频率＞30 次/分。③低氧血症，在吸氧 3～5L/min 条件下，动脉血氧饱和度（SpO_2）＜93%，动脉血氧分压（PaO_2）＜70mmHg；或已诊断为急性肺损伤（ALI）或成人呼吸窘迫综合征（ARDS）。④出现休克或多器官功能障碍综合征（MODS）。⑤具有严重基础疾病，或合并其他感染性疾病，或年龄＞50 岁。

【鉴别诊断】

在临床上要注意排除上呼吸道感染、流行性感冒、细菌性或真菌性肺炎、艾滋病合并肺部感染、肺结核、肾综合征出血热、肺部肿瘤、非感染性肺间质性疾病、肺水肿、肺不张、肺栓塞、肺嗜酸性粒细胞浸润症、肺血管炎等临床表现类似的疾患。

【治疗】

目前本病无特异性治疗手段。治疗原则为早发现、早隔离、早治疗，以综合治疗为主，早期可适当抗病毒治疗，结合疾病的病理生理异常进行对症治疗。患者应集中隔离治疗，疑似患者与临床诊断患者应分开收治。重型患者应注意防治 ARDS 和 MODS。做好护理工作和心理治疗。

（一）一般治疗

（1）卧床休息，避免用力、劳累和剧烈咳嗽。

（2）患者在隔离初期有沮丧、绝望、孤立无援的感觉，影响病情恢复，应关心安慰患者，给予心理治疗。加强营养支持，注意水、电解质、酸碱平衡。

（3）密切观察病情：多数患者在病后 14d 内为进展期。必须密切监测体温、呼吸频率、SpO_2 或动脉血气分析，以及心、肝、肾功能等。定期复查胸片（早期复查间隔时间不超过 3d）、血常规。

（二）对症治疗

对症治疗为本病重要的治疗手段。

（1）发热超过 38.5℃者，可给予冰敷、酒精擦浴等物理降温措施，高热伴全身酸痛明显者可酌情使用解热镇痛药。儿童忌用阿司匹林，以避免引起 Reye 综合征。

（2）咳嗽剧烈者给予镇咳；咳痰者给予祛痰药。

（3）有心、肝、肾等器官功能损害者，应采取相应的治疗措施。

（4）出现气促或 SpO_2＜93%，PaO_2＜70mmHg 者应及早给予持续鼻导管吸氧或面罩吸氧。

（5）腹泻患者注意补液及纠正水、电解质、酸碱平衡紊乱。

（6）白细胞减少明显者可给予输血或作其他相应处理。

（三）防治继发感染

本病应用抗菌药物治疗无明显效果。应用大环内酯类、氟喹诺酮类及其他敏感抗生素主要用于防治继发细菌感染。

（四）早期抗病毒治疗

本病目前尚无特异性抗病毒药物。早期可试用蛋白酶抑制剂类药物洛匹那韦（lopinavir）及利托那韦（ritonavir）等。亦可选用干扰素。利巴韦林的疗效不肯定，不推荐常规使用。

（五）糖皮质激素的应用

本病应用指征：有严重中毒症状，高热 3d 不退；48h 内肺部阴影进展＞50%；有急性肺损伤或 ARDS。成人剂量相当于甲泼尼松 80～320mg/d，必要时可增加剂量，大剂量应用时间不宜过长。具体剂量及疗程应根据病情调整，病情缓解或胸片上阴影有所吸收后逐渐减量至停用。

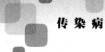

儿童慎用糖皮质激素。应用激素的目的是抑制异常免疫病理反应，减轻全身炎症反应，减轻肺的渗出、损伤，防止和减轻后期的肺纤维化。注意激素的不良反应，大剂量应用时应警惕血压、血糖升高、消化道反应和真菌感染等。

（六）增强免疫功能的药物

本病重症患者可试用已康复患者的血清治疗，亦可用胸腺素、免疫球蛋白等免疫增强药物。

（七）中医中药治疗

本病中医治疗原则按卫、气、营、血和三焦辨证论治。

（八）重症患者的治疗

本病必须严密动态观察，加强监护，及时给予呼吸支持，合理使用糖皮质激素，加强营养支持和器官功能保护，注意水、电解质和酸碱平衡，防治继发感染，及时处理并发症。

（1）加强对患者的动态监护：监测生命体征、出入液量、心电图、血糖。尽可能收入重症监护病房。

（2）使用无创正压机械通气（NPPV）：应用指征：呼吸频率>30 次 / 分；在吸氧 5L/min 条件下，SpO_2<93%。禁忌证：有危及生命情况，需要紧急气管插管；意识障碍或呕吐、上消化道出血；气道分泌物多和排痰障碍；不能配合 NPPV 治疗；血流动力学不稳定和有多器官功能损害。通常使用持续气道正压通气（CPAP）方法，常用压力水平为 4~10cmH_2O；吸入氧流量多为 5~8L/min，维持 SpO_2>93%，或用压力支持通气（PSV）＋呼吸末正压通气（PEEP），PEEP 多为 4~10cmH_2O；吸气气压水平多为 10~20cmH_2O。NPPV 应持续应用，暂停时间不超过 30min，直到病情缓解。

（3）患者不耐受 NPPV 或血氧饱和度改善不满意时，应及时考虑进行有创的正压通气治疗。插管通气的指征：经无创正压通气治疗后氧合改善不满意，仍有严重呼吸困难，PaO_2<60mmHg，吸氧 5L/min 条件下 SpO_2 仍低于 93%，或氧合指数小于 200mmHg；不能耐受无创正压通气治疗，明显气促；中毒症状明显，病情急剧恶化。

（4）对出现休克或 MODS，应及时作相应的支持治疗。

【预防】

（一）管理传染源

1. 疫情报告 2003 年 4 月我国将 SARS 列入法定传染病管理范畴。2004 年 12 月修订的传染病防治法将 SARS 列为乙类传染病，但其预防、控制措施采用甲类传染病的方法执行。发现患者和疑似患者应尽快向疾控中心报告。做到早发现、早隔离、早治疗。

2. 隔离治疗患者 对临床诊断和疑似诊断患者应在指定的医院按呼吸道传染病分别进行隔离观察和治疗。同时具备以下条件方可考虑出院：体温正常 7d 以上；呼吸系统症状明显改善；X 线胸片有明显吸收。

3. 隔离观察密切接触者 对密切接触者，应在指定地点接受隔离观察 14d。在家中接受隔离观察时应注意通风，避免与家人密切接触。

4. 加强对动物传染源的管理。

（二）切断传播途径

1. 社区综合性预防 流行期间减少大型集会，保持公共场所通风换气、空气流通；排除住宅建筑污水排放系统淤阻隐患；患者物品、住所及公共场所进行充分消毒。

2. 保持良好的个人卫生习惯 不随地吐痰，避免在人前打喷嚏、咳嗽，清洁鼻腔，且事后洗手；勤洗手；流行季节避免去人多或相对密闭的地方。有咳嗽、咽痛等呼吸道症状应及时就诊，须外出医院及其他人多的场所时戴口罩；避免与人近距离接触。

3. 严格隔离患者 医院设发热门诊，建立专门通道。病房设有清洁区、半污染区和污染区；病房、办公室等通风良好。疑似或临床诊断患者分开收治。住院患者戴口罩，不得随意离开病房，不设陪护，不得探视。病房、办公室等各种建筑空间、地面及物体表面、用过的物品、诊疗用品，以及患者的排泄物、分泌物均须严格按照要求进行消毒。医护人员等进入病区时，要做好个人防护工作。检查患者时应戴 12 层面纱口罩，穿隔离衣，戴手套、鞋套、帽子，抢救患者戴防护眼镜。接触过患者或被污染的物品后，应洗手。

4. 实验室条件要求 必须具备生物安全防护条件的实验室才能开展患者人体标本或病毒株的检测或研究工作，以防病毒泄漏。实验室研究人员必须采取足够的防护措施。

（三）保护易感人群

1. 大力开展群众性卫生运动，加强健康教育，使群众掌握预防知识。

2. 做好个人防护 医护人员等进入病区时，应注意做好个人防护工作。医务人员每次接触患者后应立即进行手消毒。可用 0.3%～0.5% 碘伏消毒液、含 70% 乙醇和 0.5% 醋酸氯己定复配的手消毒液、75% 乙醇溶液或 70% 异丙醇溶液浸泡或擦拭手部 1～3min。

3. 正在研制 SARS 灭活疫苗。

【预后】

本病大部分经综合治疗后痊愈。少数可进展至 ARDS、MODS，甚至死亡。重型患者、患有严重基础疾病患者病死率较高。少数重型患者肺部有不同程度的纤维化。

第十节　传染性单核细胞增多症

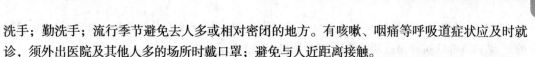

●案例 2-10

患者，男，19 岁。因间断发热，咽痛 6d 入院。查体：T 39.5℃，P 100 次 / 分，R 26 次 / 分，急性面容，精神差，咽扁桃体、腭垂充血水肿，颈部、腋窝、腹股沟淋巴结肿大如花生米大小，轻微触痛，肝脾在肋缘可触及，有压痛。血常规：WBC $16×10^9$/L，N 0.25，L 0.68，异型淋巴细胞 0.15，PLT $80×10^9$/L。

问题：患者目前最可能的诊断是什么？为明确诊断需要进一步做哪些检查？写出其诊断依据。需要与哪些疾病鉴别？如何进行治疗？

传染性单核细胞增多症（infectious mononucleosis，IM）是由 EBV 感染所引起的一种急性单核 - 吞噬细胞系统增生性疾病。主要临床表现为不规则发热，咽痛，肝、脾、淋巴结肿大，外周血液淋巴细胞及异型淋巴细胞增高。病程呈自限性，预后良好。

【病原学】

EBV 是新的人类疱疹病毒，为嗜淋巴细胞性双链 DNA 病毒，呈球形，主要侵犯 B 淋巴细胞。EBV 仅在非洲淋巴瘤细胞、IM 患者血液、白血病细胞和健康人脑细胞等培养中繁殖，分离困难。EBV 基因组编码有 5 个抗原蛋白：衣壳抗原（VCA）、膜抗原（MA）、早期抗原（EA）、核抗原（EBNA）和淋巴细胞膜抗原（LYDMA）。前 4 种均能刺激人体产生相应的抗体，

LYDMA 尚未测出相应抗体。VCA-IgM 抗体早期出现，在 1~2 个月后消失，是新近 EBV 感染的标志。EA-IgG 抗体是近期感染或 EBV 活跃增殖的标志。

【流行病学】

（一）传染源

患者及 EBV 携带者为本病传染源。病毒大量存在于唾液，可持续或间断排毒数周或数月以上。

（二）传播途径

本病主要经口密切接触（接吻）而传播（口-口传播）。少数经飞沫传播，偶经输血传播。

（三）易感人群

本病普遍易感，隐性感染率较高，无性别差异。6 岁以下多为隐性感染或轻症感染，体内出现 EBV 抗体，但无嗜异性抗体。15 岁以上多呈典型发病，EBV 抗体和嗜异性抗体均阳性。35 岁以上少见。病后可获得持久免疫力，第 2 次发病罕见。

（四）流行特征

本病呈世界性分布，多呈散发，也可流行，一年四季均可发病，以秋末至初春为多。

【发病机制与病理解剖】

EBV 经口进入咽部淋巴组织内复制，导致渗出性咽扁桃体炎，局部淋巴管受累、淋巴结肿大，随后侵入血流引起病毒血症，累及淋巴系统各组织器官，引起肝脾淋巴结肿大。病毒还可在腮腺及唾液腺上皮细胞繁殖，导致部分感染者长期向唾液排出病毒。EBV 主要侵犯 B 淋巴细胞，刺激 B 淋巴细胞亚群产生特异性 EBV 抗体，使 B 淋巴细胞表面抗原改变，诱生嗜异性抗原等新的抗原物质。嗜异性抗原刺激其他 B 淋巴细胞产生相应抗体，刺激 T 淋巴细胞增生导致血液出现异型淋巴细胞。T 淋巴细胞增生可直接清除 EBV 感染的 B 淋巴细胞，使病毒呈自限性。

本病主要病理特征为淋巴组织良性增生。淋巴结肿大，无化脓。淋巴细胞及单核-巨噬细胞高度增生，胸腺依赖副皮质区的 T 淋巴细胞增生最显著。肝、脾、肾、骨髓、中枢神经系统均可受累，主要为异常的多形性淋巴细胞浸润。

【临床表现】

本病潜伏期：儿童 9~11d，成人 4~7 周。约 40% 有全身不适、乏力、头痛、头昏、畏寒、鼻塞、食欲差、恶心、呕吐、轻度腹泻等前驱症状。典型表现如下所述。

（1）发热：大多有发热，体温 38.5~40.0℃，热型不定，热程 10~14d，少数可长达数月，热渐退或骤退，可伴有出汗、畏寒、寒战。早期可有相对缓脉。

（2）咽峡炎：约半数患者有咽喉痛，常见咽扁桃体、腭垂充血水肿，少数有溃疡或假膜形成，腭部有小出血点，肿胀严重者可出现呼吸及吞咽困难。

（3）淋巴结肿大：70% 有明显淋巴结肿大，病程第 1 周内出现，浅表淋巴结普遍累及。以颈部淋巴结肿大最常见，腋下、腹股沟次之，胸廓、纵隔、肠系膜淋巴结亦偶受累。肿大淋巴结分布不对称，直径为 1~4cm，中等硬度，分散而不粘连，不化脓，无明显触痛，常在 3 周之内消退，偶可持续数月。肠系膜淋巴结受累可引起腹痛等症状。

（4）肝脾大：约 10% 患者有轻度肝大，可伴有 ALT 升高，部分有黄疸。多为急性肝损害。

半数有轻度脾大，有疼痛和压痛，偶可发生脾破裂。

（5）皮疹：约 10% 患者出现多形性皮疹，有斑丘疹、猩红热样皮疹、结节性红斑、荨麻疹等，偶见出血性皮疹。皮疹多见于躯干，四肢较少，常在起病后 1~2 周出现，3~7d 后消退，不留痕迹，无脱屑。典型者可有黏膜疹，在软硬腭交接处有多发性针尖样瘀点。

（6）神经系统症状：极少见。表现为无菌性脑膜炎、脑膜脑炎、脑干脑炎、周围神经炎等。脑脊液蛋白质和淋巴细胞可轻至中度增多，可见异型淋巴细胞。预后大多良好。

（7）其他：偶见心包炎、心肌炎、肾炎或肺炎，腹泻。

【实验室检查】

（一）血常规检查

早期白细胞总数可正常或偏低，以后逐渐升高，多为（10~20）×10⁹/L，可高达（30~50）×10⁹/L者，分类单核细胞可高达 60% 以上，具有诊断意义的是异型淋巴细胞增多，可达 10%~30%，异型淋巴细胞超过 10% 或绝对数超过 1.0×10⁹/L，具有诊断价值。其他病毒性疾病也可出现异型淋巴细胞，但低于 10%，常有血小板减少。

（二）血清学检查

1. 嗜异性凝集试验　阳性率达 80%~90%，血清含有 IgM 型嗜异性凝集抗体。能凝集绵羊和马红细胞，为豚鼠肾部分吸收和牛红细胞完全吸收。血清经豚鼠肾吸收后，效价在 1∶64 以上具有诊断价值。逐周测定效价上升 4 倍以上意义更大。恢复期效价迅速下降。少数轻型患者嗜异性凝集试验始终阴性，以儿童多见。

2. EBV 抗体测定　可用 ELISA 和 IFA 法检测。常检测 IgM 型衣壳抗体（VCA-IgM），出现早，持续仅 4~8 周，灵敏性与特异性高，有助于嗜异性凝集试验阴性者早期诊断，是新近 EBV 感染的标志。VCA-IgG 可持续终身，常用于流行病学调查。

（三）EBV-DNA 检测

Southern 印迹法可检测整合的 EBV-DNA；原位杂交法可确定口咽上皮细胞 EBV 的存在；PCR 法检测 EBV-DNA，敏感、快速、特异，有助于诊断。

【并发症】

约 30% 本病患者可并发咽峡部溶血性链球菌感染。急性肾炎的发生率可高达 13%。脾破裂发生率约 0.2%，多见于病后 10~21d 内。约 6% 患者并发心肌炎。

【诊断与鉴别诊断】

（一）诊断

本病主要依据临床表现、血常规、嗜异性凝集试验阳性及 EBV 抗体阳性、EBV-DNA 检测进行诊断。当出现局部流行时，流行病学资料有重要参考意义。嗜异性凝集试验阴性者可查及 EBV 抗体及 EBV-DNA。

（二）鉴别诊断

有咽峡炎者应与急性扁桃体炎、疱疹性咽炎、白喉等鉴别；有淋巴结肿大应与淋巴结结核、淋巴瘤、急性淋巴细胞白血病等鉴别；有皮疹应与风疹、肠道病毒感染、血清病、药物疹相鉴别；有黄疸与肝功能异常应与巨细胞病毒感染、病毒性肝炎相鉴别。

【治疗】

本病以抗病毒治疗及对症治疗为主，呈自限性，多能自愈。急性期有并发症时应卧床休息，有肝损害按抗病毒性肝炎治疗，有心肌炎时应用营养心肌等药物。抗菌药物对本病无效，但咽扁桃体继发细菌性感染时可选用抗菌药物，常用青霉素，疗程为7～10d。也可用红霉素、阿奇霉素等大环内酯类或头孢菌素类抗菌药物。忌用氨苄西林或阿莫西林，因用后常引起多形性皮疹而加重病情。重症患者有严重咽喉水肿，或有中枢神经系统并发症、ITP、心肌炎、心包炎、溶血性贫血等，可短期使用肾上腺皮质激素。恢复期肌注血清20～30ml有一定疗效。早期应用抗病毒药物干扰素、阿昔洛韦、更昔洛韦等可能有效。应警惕脾破裂，迅速补充血容量，脾切除。

【预防】

本病目前无有效预防措施。急性期呼吸道隔离，呼吸道分泌物可用漂白粉、氯胺或煮沸消毒。目前正在开发疫苗，重点用在鼻咽癌高发区。

【预后】

本病大多良好。病程多为1～2周，可有复发。病死率为1%以下，死亡原因为脾破裂、脑膜炎、心肌炎等。有先天性免疫缺陷者感染后病情迅速恶化而死亡。

第十一节　流行性乙型脑炎

●案例2-11

患儿，男，7岁。暑期因高热4d伴昏迷抽搐1d入院。查体：T 39.8℃，R 28次/分，P 120次/分，深度昏迷，呼吸节律不整，左侧瞳孔缩小，右侧瞳孔稍大，脑膜刺激征、病理反射阳性，血WBC 20.2×10⁹/L，N 0.90，L 0.08。

问题：患儿目前最可能的诊断是什么？为明确诊断需要进一步做哪些检查？此时能做腰穿进行脑脊液检查吗？写出其诊断依据。需要与哪些疾病鉴别？如何进行治疗？

流行性乙型脑炎（epidemic encephalitis type B）简称乙脑，又称日本脑炎，是由乙脑病毒引起的以脑实质炎症为主要病变的中枢神经系统急性传染病。临床上以起病急、高热、意识障碍、抽搐、呼吸衰竭、病理反射及脑膜刺激征为特征。部分可留有神经系统后遗症。

【病原学】

乙脑病毒属虫媒病毒B组，披盖病毒科黄病毒属，呈球形，为单股正链RNA，外层为脂蛋白包膜，其表面含有血凝素刺突，能凝集雏鸡、鸽、鹅红细胞。乙脑病毒为嗜神经病毒，其抗原性稳定，较少变异。人与动物感染乙脑病毒后，可产生补体结合抗体、中和抗体及血凝抑制抗体，这些特异性抗体检测有助于临床诊断及流行病学调查。

乙脑病毒抵抗力不强，易被常用消毒剂杀灭，不耐热，100℃ 2min或56℃ 30min即可灭活，但耐低温和干燥，用冰冻干燥法在4℃冰箱中可保存数年。

【流行病学】

（一）传染源

乙脑是人畜共患的自然疫源性疾病，人和动物均可成为传染源。在流行区，家畜家禽（如猪、牛、羊、马、狗、鸭、鸡）等动物的感染率很高，其中猪，尤其是幼猪感染率高达100%，且血中病毒数量多，病毒血症时间长，是最主要的传染源。人感染后因血中病毒数量少，病毒血症期短，患者和隐性感染者不是主要的传染源。蝙蝠也可作为传染源。

（二）传播途径

本病主要通过蚊虫（库蚊、伊蚊和按蚊）叮咬而传播。温带地区以三带喙库蚊为主要传播媒介。蚊虫感染后不发病，但可携带病毒越冬或经卵传代，成为乙脑病毒的长期储存宿主。被感染的候鸟、蠛蠓、蝙蝠也是乙脑病毒的长期储存宿主。

（三）易感人群

本病普遍易感，以轻型或隐性感染为主，感染后可获得较持久的免疫力。多为10岁以下儿童，尤以2～6岁发病率最高，近年来由于儿童和青少年广泛接种乙脑疫苗，成人和老年人的发病率相对增高。

（四）流行特征

本病流行于亚洲东部的热带、亚热带及温带地区。我国除东北北部、青海、新疆维吾尔自治区、西藏自治区外均有流行，农村高于城市，有严格的季节性，以7月份、8月份、9月份多见，主要与气温、雨量和蚊虫孳生密度高峰有关。该病集中发病少，呈高度散发性，家庭成员很少有多人同时发病者。

【发病机制与病理解剖】

（一）发病机制

蚊虫叮咬人和动物后，病毒侵入机体单核－巨噬细胞内繁殖，进入血液引起病毒血症，若不侵入中枢神经系统则呈隐性或轻型感染，当机体免疫力降低，病毒量多、毒力强时，病毒通过血－脑屏障进入中枢神经系统引起脑炎。发病机制与病毒对神经组织的直接侵袭导致神经细胞变性、坏死和胶质细胞增生及炎性细胞浸润有关。亦与免疫性损伤有关。

（二）病理解剖

本病病变范围较广，脑及脊髓均可受累，以大脑皮质、丘脑、中脑最严重。肉眼可见脑实质、脑膜充血水肿和出血，严重者脑实质有大小不等的坏死软化灶。镜下可见小血管内皮细胞肿胀、坏死、脱落及血管周围坏死、脱落、出血；神经细胞肿胀变性坏死；胶质细胞增生及血管周围淋巴细胞和单核细胞浸润，形成所谓"血管套"；小胶质细胞、中性粒细胞侵入神经细胞内，形成"噬神经细胞现象"。

【临床表现】

本病潜伏期为4～21d，一般为10～14d。

（一）典型的临床经过

1. 初期　为病程第1～3d。起病急，体温在1～2d内升至39～40℃，伴有头痛、精神倦怠、食欲差、恶心呕吐和嗜睡，小儿可有上呼吸道或胃肠道症状，易误诊为上呼吸道感染。少数患者可有颈项强直、神志淡漠及抽搐。

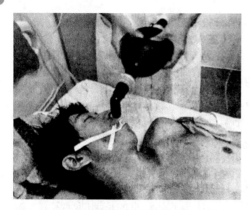

图 2-10　乙脑患者昏迷、呼吸衰竭

2. 极期　为病程第 4～10d，初期症状加重，主要表现为脑实质受损症状。

（1）持续高热：体温高达 39～40℃，多呈稽留热型，一般持续 7～10d，轻者 3～4d，重者可达 3 周以上。发热越高，热程越长，病情越重。

（2）意识障碍：为主要表现，多发生于病程第 3～8d，表现为嗜睡、谵妄、定向力障碍、昏睡或昏迷等。多持续 1 周，重者长达 4 周以上。嗜睡具有早期诊断意义，昏迷为意识障碍最严重阶段，昏迷越早越深，时间越长，则病情越重、预后越差（图 2-10）。

（3）惊厥或抽搐：发生率为 40%～60%，是病情严重的表现，主要由高热、脑实质炎症、脑水肿、呼吸道分泌物堵塞所致。表现为先出现面部、眼肌、口唇的局部小抽搐，随后肢体抽搐、强直性痉挛，重型者可发生全身强直性抽搐，持续数分钟至数十分钟，均伴有意识障碍。长时间或频繁抽搐可加重脑缺氧和脑实质损伤导致发绀、呼吸暂停。

（4）呼吸衰竭：多见重症患者，主要表现为中枢性呼吸衰竭，由脑实质炎症、脑水肿、脑疝、颅内高压和低血钠脑病所致，以脑实质病变尤其是延脑呼吸中枢病变为主要原因。表现为呼吸节律不规则及幅度不均匀，如呼吸表浅、节律不齐、双吸气、叹息样呼吸、潮式呼吸、抽泣样呼吸、下颌呼吸等，最后呼吸暂停，甚至呼吸停止。继发小脑幕切迹疝（颞叶钩回疝）除呼吸变化外，可表现为患侧瞳孔先变小，后逐渐散大，患侧上睑下垂、眼球外斜，病变对侧肢体的肌力减弱或麻痹，病理征阳性，昏迷等；继发枕骨大孔疝（小脑扁桃体疝）则表现为极度烦躁、深昏迷、面色苍白、眼球固定、瞳孔散大，对光反射消失等。可因并发肺部感染、呼吸道痰液阻塞或脊髓受侵犯呼吸肌麻痹表现为周围性呼吸衰竭，出现呼吸困难、呼吸表浅、短促、呼吸先快后慢、胸式或腹式呼吸减弱、发绀明显，但呼吸节律整齐。

高热、惊厥及呼吸衰竭是乙脑极期的严重症状，三者相互影响，互为因果。

（5）颅内高压症：主要表现为剧烈头痛、频繁呕吐、血压升高和脉搏变慢、四肢肌张力增高、瞳孔忽大忽小、视神经乳头水肿等。婴儿常有前囟隆起，但脑膜刺激征大多缺如。

（6）其他神经系统表现：多在病程 10d 内出现，主要有：①神经反射：浅反射减弱或消失，深反射先亢进后消失。②锥体束受损：肢体强直性瘫痪、肌张力增强、病理反射征阳性。③脑膜刺激征阳性：以较大儿童及成人多见。④根据病变部位不同，还可出现相应的神经症状：颞叶受损可有失语、听觉障碍；自主神经受累可有膀胱和直肠麻痹（大小便失禁或尿潴留）；丘脑下部受损可有超高热等体温调节障碍；延髓麻痹可有痰鸣、吞咽困难、语言障碍；锥体外束受损可有各种震颤、不随意运动等。

（7）循环衰竭：少见，常与呼吸衰竭同时出现。

3. 恢复期　少数患者于极期因呼吸衰竭或严重并发症死亡，多数患者于病程 8～11d 后体温逐渐下降，精神神经症状体征逐渐好转，于 2 周左右完全恢复。但重症患者需 1～6 个月才能逐渐恢复，可有持续低热、多汗、失眠、神志迟钝、痴呆、失语、流涎、吞咽困难、颜面瘫痪、四肢强直性瘫痪或不自主运动、癫痫样发作等症状。

4. 后遗症期　少数重症患者半年后仍有精神神经症状，称为后遗症。主要有意识障碍、痴呆、失语、精神失常、扭转痉挛、肢体强直性瘫痪、癫痫等。经积极治疗后仍可有不同程度的恢复。癫痫后遗症可持续终身。

（二）临床分型

临床上根据发热、意识障碍、抽搐程度、病程长短、有无呼吸衰竭及后遗症等病情轻重不同，把乙脑分为轻型、普通型、重型、极重型四种类型，见表2-4。

表2-4 乙脑的临床类型及各型临床特点

型别	体温	神志	惊厥	呼吸衰竭	瘫痪	恢复期症状	后遗症	病程
轻型	38～39℃	清楚或嗜睡	–	–	–	无	–	5～7d
普通型	39～40℃	嗜睡或浅昏迷	可有	–	–	多无	–	7～14d
重型	40～41℃	昏迷或深昏迷	反复	可有	可有	有	部分有	14d以上
极重型	40～41℃以上	深昏迷	频发	常有	常有	有	大部分有	不定

（三）老年人乙脑

老年人乙脑以重型及极重型为多，并发症较多，尤以呼吸道感染、心血管疾病、败血症及消化道出血等为常见，死因以周围性呼吸衰竭为多。

【并发症】

本病发生率约10%，以支气管肺炎最常见，多因患者呼吸道分泌物咳不出或第Ⅸ、Ⅹ对脑神经受损时吞咽困难或应用人工呼吸器所致。其次为肺不张、败血症、尿路感染、压疮、皮肤脓疖、口腔炎、水电解质平衡失调等，重型患者应警惕应激性溃疡所致的上消化道大出血。

【实验室检查】

（一）血常规检查

本病白细胞总数增高，常在（10～20）×10^9/L以上。白细胞分类可见中性粒细胞达80%以上，部分患者血常规始终正常。

（二）脑脊液检查

脑脊液压力增高，外观无色透明或微混浊，白细胞多在（50～500）×10^6/L，少数可高达1000×10^6/L以上。分类早期以中性粒细胞为主，随后淋巴细胞增多。白细胞计数高低与病情轻重及预后无关。蛋白轻度增高，糖正常或偏高，氯化物正常。少数患者早期脑脊液正常。

（三）血清学检查

1. 特异性IgM抗体测定 多在病后3～4d出现，脑脊液最早在病程第2d即可阳性，2周时达到高峰，可用于早期诊断。

2. 补体结合试验 补体结合抗体属特异性IgG抗体，出现较迟，多在发病后2周出现，5～6周达高峰，可维持1年，不能用于早期诊断，主要用于回顾性诊断或流行病学调查。

3. 血凝抑制试验 血凝抑制抗体出现较早，多在病后4～5d出现，2周达到高峰，维持1年以上。其阳性率高于补体结合试验，可用于临床诊断及流行病学调查。但注意假阳性。

（四）病原学检查

1. 病毒分离 在病程1周内死亡者的脑组织中可分离出乙脑病毒。由于乙脑病毒主要存在于脑组织，脑脊液和血液不易分离出病毒。

2. 病毒抗原或核酸检测 在组织、血液或其他体液通过IFA或PCR法可检测到乙脑病毒抗原或特异性核酸。

【诊断与鉴别诊断】

（一）诊断依据

1. 流行病学资料　有严格的季节性，多在 7～9 月份发病，多见于儿童。

2. 临床特点　起病急，有高热、头痛、呕吐、惊厥、意识障碍、病理反射及脑膜刺激征阳性。

3. 实验室检查　血白细胞总数及中性粒细胞增高；脑脊液白细胞增多，压力和蛋白增高，糖、氯化物正常；血清特异性 IgM 抗体早期出现阳性。补体结合试验双份血清抗体效价呈 4 倍以上增高有助于回顾性诊断。或检测到乙脑病毒抗原或特异性核酸者均可明确诊断。

（二）鉴别诊断

1. 中毒型菌痢　多见于夏秋季，儿童多见。起病更急骤，在发病 24h 内即出现高热、抽搐与昏迷，并有感染中毒性休克表现。一般无脑膜刺激症状，脑脊液大多正常。作肛拭或生理盐水灌肠镜检可见大量脓白细胞。

2. 化脓性脑膜炎　脑膜炎球菌所致者，冬春季多见，病情发展迅速，皮肤黏膜出现瘀点，脑膜刺激征显著，脑脊液呈化脓性改变，涂片和培养可发现病原菌。对早期或不典型患者，主要靠血液及脑脊液的病菌特异抗原及抗体检查予以鉴别。其他化脓性脑膜炎可根据好发年龄、原发病灶、起病情况、症状体征、脑脊液涂片和培养发现病原菌进行鉴别。

3. 结核性脑膜炎　多有结核病史或接触史。起病慢，病程长，以脑膜刺激征为主，意识障碍较轻。脑脊液白细胞增多，以淋巴细胞为主，蛋白明显增高，糖及氯化物均降低，脑脊液薄膜涂片与培养可检出结核杆菌，结核菌素试验可阳性，X 线胸片可发现结核病灶。

【预后】

轻型和普通型患者大多顺利恢复，重型和极重型病死率可高达 20% 以上。部分存活者可留有不同程度后遗症。主要死亡原因为中枢性呼吸衰竭。

【治疗】

本病目前尚无特效抗病毒治疗药物。应积极采取对症和支持治疗，维持体内水和电解质平衡，密切观察病情变化，重点处理好高热、抽搐和呼吸衰竭等危重症状。

（一）一般治疗

本病患者应隔离于有防蚊和降温设施的病房，室温控制在 30℃ 以下。注意患者体温、神志、血压、呼吸、瞳孔及肌张力变化。注意口腔和皮肤清洁，昏迷时应定时翻身、侧卧、拍背、吸痰，以防肺部感染和压疮发生。昏迷、抽搐者应设护栏以防坠床。重型患者应静脉输液，但不宜过多，以免加重脑水肿。成人补液 1500～2000ml/d，儿童 50～80ml/（kg·d），注意补钾，纠正酸中毒。昏迷者鼻饲。

（二）对症治疗

高热、抽搐及呼吸衰竭是危及患者生命的主要症状，且互为因果，恶性循环。控制高热、抽搐和呼吸衰竭是抢救乙脑患者的关键。

1. 高热　以物理降温为主，药物降温为辅，同时降低室温，使肛温保持在 38℃ 左右。具体措施如下所述。

（1）物理降温：冰敷额部、枕部和体表大血管部位，如腋下、颈部及腹股沟等处，用

30%～50% 乙醇或温水擦浴，冷盐水灌肠等。降温不宜过快过猛，禁用冰水擦浴，以免引起寒战和虚脱。

（2）药物降温：幼儿、年老体弱者应防止退热药过量致大量出汗而引起循环衰竭；高热伴有四肢厥冷者提示有循环衰竭，应禁用酒精擦浴和冷水浴。

（3）亚冬眠疗法：适用于持续高热伴反复抽搐者，具有降温、镇静、止痉作用。以氯丙嗪和异丙嗪每次各 0.5～1mg/kg 肌注，每 4～6h 1 次，疗程 3～5d。因该药可抑制呼吸中枢及咳嗽反射，在用药过程应保持呼吸道通畅并密切观察生命体征变化。

2. 惊厥或抽搐　病因治疗：

（1）脑水肿所致者以脱水为主，可用 20% 甘露醇每次 1～2g/kg，静滴或静注（20～30min），每 4～6h 1 次，必要时可加用呋塞米、肾上腺糖皮质激素等静注。

（2）高热所致者以降温为主。

（3）呼吸道痰阻者，应及时吸痰、吸氧，保持呼吸道通畅，必要时行气管切开。

（4）低血钠性脑病及低血钙者，应纠正电解质紊乱及代谢性酸中毒。

（5）脑实质炎症所致者应及时给予镇静止痉剂。首选地西泮，成人每次 10～20mg，小儿每次 0.1～0.3mg/kg（每次不超过 10mg），肌注或缓慢静注；还可用水合氯醛鼻饲或保留灌肠，成人 1.0～2.0g/次，儿童每次 60～80mg/kg（每次不超过 1g）；亦可采用亚冬眠疗法。必要时可用巴比妥钠预防抽搐，成人 0.1～0.2g/次，儿童每次 5～8mg/kg。

3. 呼吸衰竭　病因治疗：

（1）氧疗，可增加吸氧浓度，用鼻导管或面罩吸氧。

（2）脑水肿所致者应加强脱水，常用 20% 甘露醇静滴或静注，疗程 2～4d。并发脑疝者 20% 甘露醇首次 2～4g/kg 或更大量，注意水电解质平衡。肾上腺糖皮质激素如地塞米松，可降低毛细血管通透性和渗出，防止脑水肿和脱水反跳。还可用呋塞米静注。

（3）呼吸道分泌物阻塞应定时吸痰、翻身拍背、体位引流等，必要时用化痰药物和糖皮质激素雾化吸入，并适当加入抗生素防治细菌感染；有严重排痰障碍者可考虑用纤维支气管镜吸痰。经上述处理无效，可用气管插管或气管切开建立人工气道，以减少后遗症，必要时适当放宽气管切开指征。

（4）中枢性呼吸衰竭可用呼吸中枢兴奋剂。首选洛贝林，成人 3～6mg/次，儿童每次 0.15～0.20mg/kg；亦可用尼可刹米，成人 0.375～0.75g/次，儿童每次 5～10mg/kg，肌注或静滴；盐酸哌甲酯、二甲弗林等也可使用。

（5）可使用血管扩张剂以改善脑微循环、减轻脑水肿、解除脑血管痉挛和兴奋呼吸中枢。东莨菪碱，成人 0.3～0.5mg/次，儿童每次 0.02～0.03mg/kg；山莨菪碱，成人 20mg/次，儿童每次 0.5～1mg/kg，静注，10～30min 重复 1 次，用 1～5d；还可用阿托品、酚妥拉明等。

（6）纳洛酮对退热、止痉、神志转清、纠正呼吸衰竭等有较好作用，可早期应用。

4. 循环衰竭　补充血容量，用升压药物、强心剂、利尿剂等，注意维持水电解质平衡。

（三）中医中药治疗

乙脑相当于中医"暑温"、"伏温"等证范畴。轻型多属病有卫气，其他各型则多属病在气营。可据此进行辨证施治。常用白虎汤加减、清瘟败毒饮等。中成药如安宫牛黄丸等。

（四）其他治疗

1. 肾上腺皮质激素　有抗炎、退热、降低毛细血管通透性和渗出、保护血－脑屏障、降温、降低颅内高压等作用，但可抑制免疫功能，增加继发感染，不作常规应用，仅对重症患者早期应用氢化可的松每次 5～10mg/kg，稀释于 10% 葡萄糖液静滴，1 次 / 天，用 5～7d。

2. **免疫治疗** 可试用免疫调节药如转移因子、免疫核糖核酸、胸腺素等。

3. **抗病毒治疗** 早期应用抗病毒药如利巴韦林、干扰素等有一定疗效。

（五）恢复期及后遗症治疗

本病应注意加强营养及精心护理，防止压疮和继发感染发生；要注意进行功能训练（吞咽、语言、智力和肢体功能），可结合理疗、针灸、推拿按摩、高压氧、中药等治疗。有震颤、多汗、肢体强直者用苯海索或美多巴片。

【预防】

乙脑的预防应采取以防蚊、灭蚊及预防接种为主的综合措施。

（一）管理传染源

早期发现并及时隔离患者至体温正常为止。重点加强对易感家畜、家禽的管理，尤为幼猪，搞好牲畜饲养场所的环境卫生，人畜居住地分开。流行季节前给猪进行疫苗接种，减少猪群的病毒血症，能有效控制乙脑流行。

（二）切断传播途径

灭蚊与防蚊是预防乙脑的重要措施。搞好环境卫生，及时消灭蚊虫孳生地，早期彻底消灭幼蚊，夏秋季以灭成蚊为主，冬春季以消灭越冬蚊为主。流行季节宜用蚊帐、蚊香、纱窗等驱蚊、防蚊措施。

（三）保护易感人群

预防接种是保护易感人群的根本措施，目前普遍采用地鼠肾组织灭活和减毒活疫苗，保护率可达 60%～90%。于流行前 1～2 个月接种，第 1 年皮下注射 2 次，间隔 7～10d，剂量：6～12 个月婴儿，0.25ml / 次；1～6 岁 0.5ml / 次；7～14 岁 1ml / 次；成人 2ml / 次。注射后 2～4 周产生免疫，免疫力维持 1 年，第 2 年加强 1 次，可获得较持久免疫力。凡有过敏体质、严重心肾疾病、中枢神经系统疾病及发热患者禁用。目前国产的乙脑减毒活疫苗价格低廉，不良反应少，抗体产生率高。

第十二节　肾综合征出血热

●案例 2-12

患者，男，21 岁，农民。因发热，头痛，恶心呕吐 3d 就诊。查体：T 37.8℃，P 100 次 / 分，R 26 次 / 分，BP 60/40mmHg，脉搏细速，躯干有瘀点，双肾区叩击痛。血 WBC 30×10⁹/L，N 0.80，异常淋巴细胞 0.10，PLT 50×10⁹/L；尿蛋白（＋＋）。

问题：患者目前最可能的诊断是什么？为明确诊断需要进一步做哪些检查？写出其诊断依据。需要与哪些疾病鉴别？如何进行治疗？

病毒性出血热是由多种病毒引起的以发热和出血为突出表现的一组疾病。按传播途径不同可分为虫媒性出血热、动物源性出血热和传播途径尚未清楚的出血热。按肾脏有无损害可分为有肾损害及无肾损害两类，1982 年 WHO 将有肾损害的出血热命名为"肾综合征出血热"（hemorrhagic fever with renal syndrome，HFRS），又称为流行性出血热（EHF）。

肾综合征出血热是由汉坦病毒（Hantavirus，HV）引起，以鼠类为主要传染源的一种自然疫源性疾病。临床上以急性起病、发热、充血出血、低血压休克和肾损害等为主要表现。

【病原学】

肾综合征出血热病毒属汉坦病毒，属布尼亚病毒科，RNA病毒，呈圆形或卵圆形（图2-11）。汉坦病毒可分为至少20个以上血清型，其中Ⅰ型、Ⅱ型、Ⅲ型、Ⅳ型病毒经过WHO认定，国内流行的主要是Ⅰ型和Ⅱ型汉坦病毒，其次为Ⅲ型普马拉病毒。病毒型别不同，引起人类发病的症状轻重有所不同，Ⅰ型较重，Ⅱ型次之，Ⅲ型为轻型。汉坦病毒对乙醚、氯仿、去氧胆酸盐敏感，对酸、热的抵抗力弱，高于37℃及pH 5.0以下易被灭活，56℃30min或100℃1min可被灭活。对紫外线及乙醇、碘酊等消毒剂均敏感。

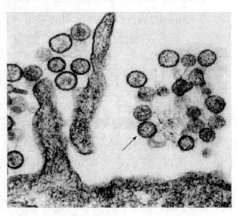

图2-11　电镜下的汉坦病毒

【流行病学】

（一）传染源

汉坦病毒主要宿主动物是啮齿类，还包括猫、猪、犬和兔等。我国以黑线姬鼠和褐家鼠为主要宿主和传染源，林区以大林姬鼠为主。肾综合征出血热患者早期的血液和尿液携带病毒，虽然有接触后发病的个别病例报告，但人不是主要传染源。

（二）传播途径

1. 接触传播　接触宿主动物的血液、排泄物、分泌物，病毒由损伤的皮肤黏膜侵入人体。

2. 呼吸道传播　鼠类携带病毒的排泄物，如尿、粪、唾液等污染尘埃形成气溶胶，可经呼吸道侵入感染人体。

3. 消化道传播　进食被鼠类排泄物污染的食物，病毒由口、咽、食管黏膜侵入人体。

4. 垂直传播　孕妇感染后病毒可经过胎盘传给胎儿。

5. 虫媒传播　寄生鼠类的革螨或恙螨可能有传播汉坦病毒的作用。

（三）易感人群

本病普遍易感，隐性感染率低，发病以男性青壮年农民和工人较高。病后有较稳固免疫力，少有第2次发病者。

（四）流行特征

根据疫区分布、宿主动物、流行特征和临床特点，可将流行疫区分为3种类型：

1. 姬鼠型　主要在农村和林区，传染源为黑线姬鼠和大林姬鼠。病原体为Ⅰ型病毒。发病高峰在11月份至次年1月份，5～7月份为小高峰。病情多较重。

2. 家鼠型　主要在城市，传染源为褐家鼠，病原体为Ⅱ型病毒。发病高峰在3～5月份。以轻、中型为多。

3. 混合型　主要在农村小城镇，黑线姬鼠和褐家鼠共存地区，Ⅰ型和Ⅱ型病毒混杂流行。

4. 实验室感染型　较少见，是由实验室饲养带病毒的大白鼠、小白鼠等引起感染。

【发病机制与病理解剖】

（一）发病机制

目前尚未清楚，多数认为主要有以下两方面。

1. 病毒的直接作用 汉坦病毒进入人体后随血液到达全身组织细胞导致感染细胞功能和结构损害。病毒主要作用于血管内皮细胞，引起血管壁通透性及脆性增加，血浆外渗，出现组织水肿、出血。

2. 免疫损伤作用 汉坦病毒侵入人体后引起机体一系列免疫应答，既清除感染的病原体，又引起机体组织损伤。变态反应、细胞免疫反应、各种细胞因子和炎症介质，如 IL-1、TNF、干扰素 -γ 等，均在发病中起作用，但Ⅲ型变态反应是引起机体血管和肾脏损害的主要原因。

（二）病理生理

1. 休克 于病程 3～7d 出现的低血压休克称为原发性休克，少尿期以后发生的休克称为继发性休克。原发性休克的原因：血管通透性增加，血浆外渗血容量下降、血液浓缩而黏稠度升高，促进 DIC 发生，导致循环淤滞血流受阻，有效血容量进一步下降。继发性休克的原因是大出血、继发感染、有效血容量不足。

2. 出血 由血管壁损伤、血小板减少和功能异常、肝素类物质增加、DIC 导致的凝血机制异常引起。

3. 急性肾衰竭 由肾血流障碍、肾小球肾小管基底膜免疫损伤、肾间质水肿出血、肾小球微血栓形成和缺血性坏死、肾素血管紧张素Ⅱ激活、肾小管管腔阻塞引起。

（三）病理解剖

本病基本病理变化是全身小血管和毛细血管广泛受损，引起各脏器病变，以小血管和肾脏病变最明显，其次为心、肝、脑等脏器。

1. 血管病变 基本病变是小血管（小动静脉和毛细血管）内皮细胞肿胀，变性坏死。全身小血管节段性或不对称性收缩扩张，纤维样坏死和崩解；毛细血管扩张和充血，管腔内有微血栓形成；血管内皮细胞肿胀，管壁肿胀疏松，严重者有坏死和崩溃。

2. 脏器病变 肾脏病变最明显，肉眼可见肾脂肪囊水肿、出血，肾皮质苍白，肾髓质极度充血、出血和水肿，镜检肾小球充血，基底膜增厚，肾小管变性坏死、受压而变窄、闭塞，肾间质充血水肿；右心房内膜下出血，心肌纤维变性坏死等；脑垂体肿大，前叶显著充血、出血和凝固性坏死，后叶无明显变化；肝大，肝细胞变性、灶性坏死、融合坏死；脾大，脾髓质充血、细胞增生、脾小体受压萎缩；脑实质水肿和出血，神经细胞变性，胶质细胞增生；肾上腺皮质髓质充血出血、坏死和微血栓。

【临床表现】

本病潜伏期为 4～46d，一般 1～2 周。

早期主要表现为发热中毒症状，出血、充血外渗征，肾脏损害三大症状。典型患者有发热期、低血压休克期、少尿期、多尿期、恢复期五期经过，非典型和轻型患者可出现越期现象，重症者可出现发热期、低血压休克期和少尿期之间的互相重叠。

（一）发热期

本病主要表现为发热、全身中毒症状、毛细血管损伤和肾损害。

1. 发热 起病急骤，畏寒发热，体温 39～40℃，以稽留热或弛张热多见，多数持续

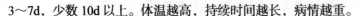

3～7d，少数 10d 以上。体温越高，持续时间越长，病情越重。

2. 全身中毒症状　表现为乏力、全身酸痛、头痛、腰痛、眼眶痛。头痛、腰痛、眼眶痛称为"三痛"，是由相应部位充血水肿所致。多数患者出现食欲减退、恶心、呕吐、腹痛、腹泻等消化道症状。腹痛剧烈时腹部有压痛、反跳痛，易误诊为急腹症。部分出现嗜睡、兴奋不安、谵妄、神志恍惚、抽搐等神经系统症状，多数发展为重型。

3. 毛细血管损害征　主要表现为充血、出血及外渗水肿。皮肤充血潮红主要见于颜面、颈部、胸部等部位（皮肤"三红"），重者呈醉酒貌；黏膜充血见于眼结膜、软腭与咽部（黏膜"三红"）；球结膜水肿；部分患者出现眼睑和脸部水肿，亦可出现腹水；皮肤出血多在腋下和胸背部，如呈搔抓样、条痕样则更具特征性；黏膜出血常见于软腭，呈针尖样出血点，眼结膜呈片状出血；少数患者内脏出血如呕血、黑便、咯血、血尿。皮肤出现大片瘀斑或腔道大出血，属于重症表现，可能存在 DIC。

4. 肾损害　表现为蛋白尿、血尿、管型尿等。有时尿中排出膜状物。肾区有叩击痛。

（二）低血压休克期

本病主要表现为低血压及休克。常发生于病程第 4～6d，多数在发热末期或热退同时出现血压下降，也可在热退后出现，多持续 1～3d。轻型患者可不发生低血压或休克，重型患者可出现顽固性休克，由于长期组织血流灌注不良，而出现发绀，并促使 DIC、出血、急性肾衰竭、脑水肿、ARDS 等发生。

（三）少尿期

本病以少尿或无尿、尿毒症、水电解质和酸碱平衡紊乱为特征，是疾病极期。多发生于病程第 5～8d，持续 2～5d，长者 10d。少数患者无明显少尿而存在氮质血症，称为无少尿型肾功能不全。少尿期的主要表现为尿毒症，可出现精神神经系统症状如头昏、头痛、嗜睡、烦躁、谵妄、昏迷和抽搐；可有不同程度的内脏出血如咯血、呕血、便血、血尿、阴道出血、颅内出血等；出现厌食、恶心、呕吐、腹胀、腹泻、顽固性呃逆等消化道症状；出现呼吸增快或 Kussmaul 深大呼吸提示代谢性酸中毒；电解质紊乱常见高血钾、低血钠和低血钙，少数可发生低血钾和高血镁；可有高血容量综合征，表现为水肿、体表静脉充盈、脉搏洪大、血压升高、脉压增大、心率增快等。

（四）多尿期

尿量增至 2000ml/d 以上即进入多尿期。多数在少尿期后转入，少数由发热期或低血压期转入。多出现在病程第 9～14d，持续时间平均 7～14d，又可分为以下 3 期：

1. 移行期　尿量 400～2000ml/d 为移行期，虽然尿量增加，但血尿素氮（BUN）、血肌酐（SCr）仍可升高，不少患者因并发症而死亡。

2. 多尿早期　尿量超过 2000ml/d 为多尿早期，此期氮质血症未见改善，症状仍重。

3. 多尿后期　尿量超过 3000ml/d，逐渐增加，可达 4000～8000ml/d，氮质血症逐步下降，精神食欲好转。应注意继发性休克、急性肾衰竭、电解质紊乱及继发感染等发生。

（五）恢复期

恢复期于多尿期后发生，尿量减少，尿量为 2000ml/d 以下，一般情况逐渐好转。持续 1～3个月。少数患者可遗留高血压、肾功能障碍、心肌劳损和垂体功能减退等。

【临床类型】

根据体温、中毒症状和出血、休克、肾功能损害程度不同，可分为 5 型（表 2-5）。

表 2-5　肾综合征出血热 5 种临床类型比较

临床类型	体温	中毒症状	出血	休克	肾功能损害	尿蛋白
轻型	39℃以下	轻	有出血点	无	无	＋～＋＋
中型	39～40℃	较重	有出血点	有	有少尿	＋＋～＋＋＋
重型	40℃以上	重	瘀斑、腔道出血	明显	少尿达 5d 或无尿 2d	＋＋＋＋
危重型	40℃以上	重	脏器出血	顽固性	少尿 5d 或无尿 2d 以上	＋＋＋＋
非典型	38℃以下	轻	散在出血点	无	无	±

【并发症】

（一）内脏出血

内脏出血以呕血、便血最常见。腹腔出血、咯血、鼻出血、阴道出血、颅内出血、肾破裂出血等较常见，大咯血可引起窒息，颅内出血引起抽搐昏迷死亡，腹腔内出血或肾破裂出血易引起休克和肾衰竭。

（二）肺水肿

1. 急性呼吸窘迫综合征（ARDS）　主要表现为呼吸急促，发绀，肺部可闻及支气管呼吸音和干湿啰音，X 线表现为双侧斑点状或片状阴影，呈毛玻璃样。血气分析 PaO_2 60mmHg 以下，常见于休克期和少尿期。

2. 心源性肺水肿　主要表现为急性左心衰竭。

（三）中枢神经系统并发症

中枢神经系统并发症由病毒侵犯中枢神经引起脑炎和脑膜炎；因休克、凝血机制异常、电解质紊乱和高血容量综合征等引起脑水肿、高血压脑病和颅内出血等，头颅 CT 检查有助于诊断。

（四）其他并发症

其他并发症包括继发感染、自发性肾破裂、心肌损害和肝损害等。

【实验室及其他检查】

（一）常规检查

1. 血常规　病程 1～2d 白细胞多正常，第 3d 后逐渐升高，多为（15～30）×10^9/L，早期以中性粒细胞增多为主，核左移，有中毒颗粒，重型患者血液呈类白血病反应。第 4～5d 后淋巴细胞增多，有较多异型淋巴细胞。红细胞和血红蛋白因血浆外渗、血液浓缩而明显升高。血小板从第 2d 开始减少，可见异型血小板。

2. 尿常规　病程第 2d 出现蛋白尿，第 4～6d 尿蛋白达＋＋＋～＋＋＋＋，突然出现大量尿蛋白对诊断有帮助。尿蛋白随病情加重而增加，至少尿期达高峰。少数患者尿液出现膜状物，镜检可见红细胞、白细胞和管型。

（二）血生化检查

血 BUN、SCr 多在低血压休克期开始上升，少数在发热后期开始升高，移行期末达高峰，多尿后期开始下降。发热期以呼吸性碱中毒多见，休克期及少尿期以代谢性酸中毒为主。血钾在发热期、休克期降低，少尿期升高，多尿期又降低，血钠、氯、钙多数降低，而磷、镁等则升高。肝功能检查异常。

（三）凝血功能检查

发热期开始血小板减少，功能降低。出现 DIC 时，开始为高凝阶段，凝血时间缩短。其后为低凝阶段，血小板减少至 $50×10^9/L$ 以下。DIC 高凝期凝血酶时间缩短，消耗性低凝期纤维蛋白原下降，PT 延长，凝血酶时间延长，纤溶亢进期纤维蛋白降解物升高。

（四）血清学检查

1. 特异性抗体检测 在第 2d 即能检出特异性 IgM 抗体，1：20 为阳性。IgG 抗体 1：40 为阳性，1 周后滴度上升 4 倍或以上有诊断价值。

2. 特异性抗原检测 常用 ELISA、IFA 法，胶体金法则更为敏感。早期患者血清及周围血中性粒细胞、单核细胞、淋巴细胞和尿沉渣细胞均可检出汉坦病毒抗原。

（五）病毒分离及分子生物学检测

将发热期患者血清、血细胞和尿液等接种于 Vero-E6 细胞或 A549 细胞可分离出汉坦病毒。应用巢式 RT-PCR 方法可以检出汉坦病毒的 RNA，敏感性较高，具有诊断价值。

（六）其他检查

心电图检查可有心律失常、心肌损害、高血钾、低血钾等。脑水肿可见视神经乳头水肿。胸部 X 线检查部分患者可出现肺水肿、胸腔积液等表现。

【诊断与鉴别诊断】

（一）诊断依据

1. 流行病学资料 在流行季节，病前 2 个月有疫区野外作业及留宿者，或有与鼠类或其他宿主动物接触史。

2. 临床表现 临床出现发热及全身中毒症状、"三红征"、"三痛征"、皮肤搔抓样或条痕样出血、肾脏损害。患者热退后症状反而加重。典型患者出现发热期、低血压休克期、少尿期、多尿期和恢复期五期经过。

3. 实验室检查 血液 RBC、Hb、WBC 增高，PLT 减少，出现异型淋巴细胞；尿常规有显著蛋白尿和尿液带膜状物有助于诊断；血清、血细胞和尿液检出病毒抗原和血清检出特异性 IgM 抗体可确诊。特异性 IgG 抗体双份血清效价升高 4 倍以上有诊断意义。RT-PCR 检出汉坦病毒 RNA 有助于早期和非典型患者的诊断。

（二）鉴别诊断

1. 流感 病程短，无出血倾向，无低血压休克，无肾损害，血白细胞偏低，尿常规正常，病毒分离阳性。

2. 流行性脑脊髓膜炎 以 15 岁以下儿童多见。发病早期全身散在瘀点、瘀斑，有脑膜刺激征。脑脊液呈化脓性改变，皮肤瘀点及脑脊液涂片可见脑膜炎球菌。无皮肤黏膜充血、外渗现象、无明显肾损害。

3. 败血症 可有原发病灶，而无结膜水肿等外渗体征，出血倾向和肾损害不明显。病情无阶段性经过，血白细胞数升高以中性粒细胞为主，无异型淋巴细胞，血培养阳性。

4. 急性肾小球肾炎 多见于儿童。尿液检查有异常改变，常伴有水肿、高血压，但无发热等中毒症状及出血倾向。

5. 血小板减少性紫癜 除皮肤瘀点、瘀斑外，无发热等症状，骨髓检查有特征性改变。

【治疗】

"三早一就"为本病治疗原则，即早发现、早休息、及早就近治疗，减少搬运。应针对各期病理生理变化采取综合性、预防性治疗。早期宜及早应用抗病毒治疗，中晚期则针对病理生理异常对症治疗。应注意把好休克、出血和肾衰竭与感染"四关"。

（一）发热期治疗

发热期治疗原则为抗病毒治疗，减轻外渗，改善中毒症状，补充耗损体液，预防休克、DIC。

1. 抗病毒治疗　发热期患者，可用利巴韦林，每天 1g，加入 500ml 液体静滴，连用 3～5d，能抑制病毒，减轻病情和缩短病程。也可用 IFN-α 肌注。必要时可用高效价免疫球蛋白肌注或用高效价恢复期血浆静滴。

2. 减轻外渗　应及早卧床休息，为降低血管通透性可给予芦丁、维生素 C 等，每天输注平衡盐液或葡萄糖盐水 1000ml 左右。高热、大汗，或呕吐、腹泻者可适当增加。

3. 改善中毒症状　高热以物理降温为主，忌用强烈发汗退热药，以防进一步丧失血容量。中毒症状严重可用地塞米松静滴，热退即停。呕吐频繁者可用甲氧氯普胺肌注。

4. 预防 DIC　DIC 高凝阶段多发生于发热晚期至休克、少尿初期。发热晚期凝血时间（试管法）在 3min 以内，而类肝素物质不见增高，可给予小量肝素有助于阻止 DIC 发展，减轻少尿和出血。但高凝状态为时短暂，应抓住时机，谨慎治疗。抗凝治疗亦可用丹参注射液或低分子右旋糖酐静滴。

（二）低血压休克期治疗

低血压休克期治疗原则为积极补充血容量，调整酸碱平衡，减轻肾损害，预防多脏器功能衰竭。

1. 补充血容量　以早期、快速、适量为原则。据观察和计算，血浆渗出 600～800ml 时出现低血压，渗出 800～1200ml 时发生休克。在休克抢救过程中血浆仍继续渗出，抢救休克时的快速扩容量应为休克时血浆渗出量的 1.5～2 倍。先以 800～1200ml/h 的速度加压快速输液，在 30min 内血压可回升至 100/70mmHg。继续扩容，输入余量，同时复查血红蛋白和血细胞比容，视血液浓缩情况，调节输液速度及量。血压稳定 12～24h 后，改为常规速度补液。扩容以晶胶结合为原则，晶体以平衡盐液为主，切忌单纯输入葡萄糖液；胶体可用低分子右旋糖酐、20% 甘露醇、血浆或白蛋白等，10% 低分子右旋糖酐每天输入量不宜超过 1000ml，否则易引起出血。因休克期血液浓缩不宜输用全血。年老或原有心肺疾患输液时应密切观察心肺体征，掌握输注速度和液量。

2. 调整酸碱平衡　酸中毒主要用 5% 碳酸氢钠 5ml/kg 静滴或静注。应以动态血气检测结果作为纠酸的依据，避免盲目纠酸。

3. 强心剂的应用　血容量基本补足，心率在 140 次 / 分以上者，可静脉给予毛花苷丙或毒毛旋花子苷 K。

4. 血管活性药与肾上腺皮质激素的应用　经以上处理血压仍不稳定时，可选用血管活性药，如多巴胺、间羟胺等静滴。山莨菪碱具有扩张微血管、解除血管痉挛作用，可酌情应用。也可同时应用地塞米松 10～20mg 静滴。

（三）少尿期治疗

少尿期治疗原则为"稳、促、导、透"，即稳定机体内环境，促进利尿，导泻和透析治疗。

1. 稳定机体内环境

（1）控制氮质血症：给高糖、高维生素、低蛋白饮食。不能进食者，静注葡萄糖不少于200g/d，并加入适量胰岛素。

（2）维持水电解质和酸碱平衡：少尿早期需与休克所致的肾前性少尿相鉴别。可快速输注电解质溶液 500～1000ml，同时用 20% 甘露醇 100～125ml 静注，观察 3h 看利尿效果（有高血容量综合征者不宜作利尿试验）。尿量不超过 100ml，则为肾实质损害所致少尿，应严格控制输入量，可按前 1d 尿量和吐泻量加 500～700ml 作为输液量。应限制钠盐摄入。可根据血钾及心电图变化，限制或适量补充钾盐。纠正酸中毒应根据 CO_2CP 检测结果，给予 5% 碳酸氢钠静滴。

2. 促进利尿 少尿初期可用 20% 甘露醇 125ml 静注，以减轻肾间质水肿，用后利尿效果明显者可重复应用 1 次，效果不明显者应停止应用。常用利尿剂为呋塞米，用量为 40～100mg/次，静注，如尿量不增可加大剂量至 100～300mg/次，4～6h 重复 1 次。亦可用血管扩张剂酚妥拉明 10mg 或山莨菪碱 10～20mg 静滴，2～3 次／天。

3. 导泻和放血疗法 为预防高血容量综合征和高血钾，可以导泻，但必须无消化道出血。可选用甘露醇 25g、50% 硫酸镁 40ml、大黄 10～30g 煎水等口服导泻。

4. 透析疗法 可行血液透析或腹膜透析。适应证：显著氮质血症，血 BUN ＞ 28.56mmol/L，有严重尿毒症表现；高分解型肾功能不全，每天血 BUN 升高 ＞7.14mmol/L；高血钾 ＞6mmol/L，ECG 有高尖 T 波表现；不易纠正的重度酸中毒；高血容量综合征；极度烦躁不安或伴脑水肿者，以及无尿 24h 以上或持续少尿 4d 以上。

（四）多尿期治疗

多尿期治疗原则：移行期和多尿早期的治疗与少尿期相同，多尿后期主要是维持水和电解质平衡，防治继发感染。

1. 维持水和电解质平衡 给予半流质和含钾食物，补液要适量，过多可使多尿期延长，过少可导致水电解质失调，引起二次肾衰竭。补液应以口服为主，适当补充钠、钾。

2. 防治继发感染 防治继发呼吸道和泌尿系感染。忌用对肾脏有毒性的抗菌药物。

（五）恢复期治疗

恢复期治疗原则为补充营养，逐渐恢复工作。出院后应休息 1～3 个月，定期复查肾功能、血压和垂体功能，发现异常应及时治疗。

（六）并发症治疗

1. 消化道或内脏大出血 病因治疗，输新鲜血；血小板明显减少输新鲜血小板。可用云南白药、去甲肾上腺素 4～5mg 加水 100ml 或凝血酶 4000U 加生理盐水 100ml 口服。DIC 消耗性低凝血期，宜补充凝血因子和血小板，继发性纤溶亢进，用 6- 氨基己酸或氨甲苯酸静滴，肝素类物质增高者用鱼精蛋白或甲苯胺蓝静注。肾破裂出血手术治疗。

2. 中枢神经系统并发症 出现抽搐、痉挛时可用地西泮、异戊巴比妥钠等镇静剂；脑水肿或颅内出血所致颅内高压可用 20% 甘露醇静注，或通过导泻、透析等脱水。

3. ARDS 可用大剂量肾上腺皮质激素如地塞米松 20～30mg 每 8h 1 次静注，限制入水量，进行高频通气，及时用呼吸机进行呼气末正压通气，积极治疗肺水肿。

4. 心力衰竭、肺水肿 停止或控制输液，吸氧，半卧位，以扩血管药物酚妥拉明 10mg 缓慢静滴。用毛花苷丙或毒毛旋花子苷 K、氨茶碱、呋塞米强心利尿。可用降压、导泻、放血、透析等疗法。

5. **防止继发感染** 并发细菌感染时，应选用对肾无损害的抗菌药物。

【预防】

（一）管理传染源

灭鼠防鼠最关键。可用器械和药物灭鼠；防止鼠排泄物污染食物及食具；野外住宿应选择地势较高处，睡铺离地 0.6m 以上，周围挖沟防鼠。

（二）切断传播途径

1. **皮肤伤口处理** 及时包扎，避免被鼠类排泄物污染。

2. **搞好环境卫生** 避免被鼠的排泄物污染环境。食品加盖，防止鼠类排泄物污染食品，不用手接触鼠类及其排泄物，不吃被鼠类排泄物污染的食物。疫区野外工作时衣裤口要扎紧。清扫贮粮仓库时宜戴多层口罩。动物实验时要防止被实验鼠咬伤。

3. **灭螨** 流行区屋内每 7～10d 用 1‰ 乐果或 2‰ 敌敌畏灭螨 1 次。稻草应晒干。

（三）保护易感人群

目前我国流行区应用的汉坦病毒灭活疫苗有沙鼠肾细胞灭活疫苗（Ⅰ型）、金地鼠肾细胞灭活疫苗（Ⅱ型）、乳鼠脑纯化汉滩病毒灭活疫苗（Ⅰ型），有 88%～94% 接种者能产生中和抗体，但持续 3～6 个月后明显下降，1 年后需加强注射。有发热、严重疾病和过敏者禁用。正在研究重组疫苗、沙鼠肾原代细胞培养的 HFRS 双价疫苗、减毒活疫苗、重组痘苗疫苗（VACV）、基因工程疫苗和 DNA 疫苗等。

第十三节　登革热

● 案例2-13

患者，男，38 岁，广西果农。因急起寒战发热伴头痛、全身肌肉关节疼痛 4d 入院。有蚊虫叮咬史。体检：T 40℃，皮肤有散在分布的斑丘疹和皮下出血点，以躯干四肢为多，腹股沟可触及黄豆大小浅表淋巴结。血常规：WBC $3.5×10^9$/L，RBC $5.2×10^{12}$/L，PLT $39×10^9$/L。单份血清补体结合试验效价 1：32。

问题：患者目前最可能的诊断是什么？为明确诊断需要进一步做哪些检查？写出其诊断依据。需要与哪些疾病鉴别？如何进行治疗？

登革热（Dengue fever）是由登革病毒（Dengue virus）引起的由伊蚊传播的急性传染病。临床上以突起高热，剧烈头痛，全身肌肉、骨骼、关节酸痛，皮疹，淋巴结肿大及白细胞减少为特征。严重者可发生出血、休克，称为"登革出血热"、"登革休克综合征"。

【病原学】

登革病毒属于黄病毒科黄病毒属。病毒颗粒呈哑铃状、棒状或球状，核心为单股正链RNA，外层包膜含有型和群特异性抗原。根据抗原特性不同，将登革病毒分为 4 个血清型。各型之间及与乙型脑炎病毒之间有部分交叉免疫反应。可用中和试验、补体结合试验、血凝抑制试验鉴定其型别。登革病毒耐低温及干燥，但不耐热，60℃ 30min 或 100℃ 2min 即可灭活。登革病毒对酸、乙醚、紫外线、0.65% 的甲醛液均敏感。

【流行病学】

（一）传染源

患者和隐性感染者是本病主要传染源。自发病前 1d 至发病后 5d 传染性最强。在流行期间，轻型和隐性感染者占大多数，是更重要的传染源。尚未发现慢性患者和慢性病毒携带者。

（二）传播途径

埃及伊蚊和白纹伊蚊是本病主要传播媒介。东南亚和我国海南省以埃及伊蚊为主；太平洋岛屿和我国广东、广西壮族自治区，以白纹伊蚊为主。伊蚊叮咬吸血后，病毒在唾液腺和神经细胞内复制，8～12d 后即有传染性，传染期可达 174d。在非流行期间，伊蚊是病毒的储存宿主。

（三）易感人群

在新流行区，人群普遍易感，以青壮年发病率高。在地方性流行区，当地成年居民血清几乎可检出抗登革病毒的中和抗体，发病以儿童为主。感染后对同型病毒有免疫力，可维持多年，对异型病毒也有 1 年以上的免疫力。对乙型脑炎病毒有一定的交叉免疫力。

（四）流行特征

1. 地方性　主要为热带和亚热带，特别是东南亚、太平洋岛屿和加勒比海地区。我国主要流行于广东、广西壮族自治区、福建、海南、台湾及澳门等地。

2. 季节性　与伊蚊密度有关。在热带地区，蚊虫常年繁殖，全年均可发病。在我国广东、广西壮族自治区，发病高峰期为 5～10 月份，海南省 3～11 月份。

3. 周期性　在地方性流行区有隔年发病率升高趋势，但近年来流行的周期性不明显。

【发病机制与病理解剖】

（一）发病机制

登革病毒经伊蚊叮咬进入人体，在毛细血管内皮细胞和单核 - 吞噬细胞系统增殖后进入血液，形成第 1 次病毒血症。然后定位于单核 - 吞噬细胞系统和淋巴细胞复制，再次释放入血流形成第 2 次病毒血症，引起临床症状。机体产生的抗登革病毒抗体与登革病毒形成免疫复合物，激活补体系统，导致血管壁通透性增加，同时抑制骨髓白细胞和血小板系统，导致白细胞、血小板减少和出血倾向。

（二）病理解剖

肝、肾、心、脑有退行性变；心内膜、心包、胸膜、腹膜、胃肠黏膜、肌肉、皮肤及中枢神经系统不同程度的出血；皮疹活检见小血管内皮肿胀，血管周围水肿及单核细胞浸润；瘀斑中有广泛血管外溢血。重症患者可见肝小叶中央灶性坏死及淤胆，小叶性肺炎，肺小脓肿形成等；出血性脑膜脑炎者可见蛛网膜下腔和脑实质灶性出血、脑水肿及脑实质软化。

【临床表现】

本病潜伏期为 3～15d，通常为 5～8d。登革病毒感染后，可导致隐性感染、登革热、登革出血热。临床上将登革热分为典型、轻型和重型。

（一）典型登革热

1. 发热　患者均有发热。起病急，先有寒战，随后体温迅速升高，24h 内可达 40℃。热程为 5～7d，然后骤降至正常，热型多数不规则；少数于第 3～5d 体温降至正常，1d 后又再升高，称为双峰热或马鞍热。

2. 全身中毒症状 发热时伴头痛、腰痛、眼眶痛，尤其骨、关节疼痛剧烈，似骨折样或碎骨样，曾称为"断骨热"。消化道症状可有食欲下降、恶心、呕吐、腹泻或便秘等。严重者极度乏力呈衰竭状态。查体可有颜面潮红，眼结合膜充血及浅表淋巴结肿大。脉搏早期加快，后期相对缓脉多见。儿童起病较慢，体温较低，毒血症状较轻，恢复较快。

3. 皮疹 于病程第 3～6d 出现，多为斑丘疹或麻疹样皮疹，少数呈猩红热样皮疹、红斑疹及出血疹等，可同时有两种以上皮疹。可遍及全身，以胸背部多见，颜面较少；可有痒感；持续 1～5d 后消失。皮疹消退后无脱屑及色素沉着。

4. 出血 25%～50% 患者有不同程度的出血现象。多发生在病程第 5～8d。常见皮肤、牙龈、鼻腔、消化道、阴道出血及咯血、血尿等。

5. 其他 约 1/4 有轻度肝大及 ALT 升高，个别可有黄疸，脾大少见。

（二）轻型登革热

轻型登革热发热低，全身疼痛较轻，皮疹稀少或无疹，无出血倾向，但浅表淋巴结常肿大。病程 1～4d。在流行期间较多见。

（三）重型登革热

重型登革热罕见，死亡率高。早期临床表现类似典型登革热，发病 3～5d 后突然加重，表现为脑膜脑炎，出现剧烈头痛、呕吐、谵妄、狂躁、昏迷、抽搐、颈强直、瞳孔缩小等。部分表现为消化道大出血和失血性休克。病情凶险，进展迅速，多于 24h 内死于中枢性呼吸衰竭或失血性休克。其不符合登革出血热的诊断标准，故命名为重型登革热。

【并发症】

本病以急性血管内溶血最常见，发生率约 1%，多发生于 G6PD 缺乏患者。其他并发症包括精神异常、心肌炎、尿毒症、肝肾综合征、急性脊髓炎等。

【诊断与鉴别诊断】

（一）诊断依据

1. 流行病学资料 在登革热流行区或到过流行区，在流行季节发生高热时，应想到本病的可能性。

2. 临床特征 急性起病，高热、骨关节和肌肉剧痛、明显乏力、皮疹、出血、淋巴结肿大、束臂试验阳性等。

3. 实验室检查 血清学检查和病毒分离是确诊的主要依据。

（1）一般检查：血白细胞总数减少，中性粒细胞下降；部分患者血小板减少。部分可见尿蛋白和红细胞、白细胞。约 50% 患者有轻度 ALT 升高。脑型患者脑脊液压力升高，白细胞和蛋白质正常或稍增加，糖和氯化物正常。

（2）血清学检查：单份血清补体结合试验滴度＞1∶32，血凝抑制试验滴度＞1∶1280 有诊断意义；双份血清，恢复期抗体滴度比急性期呈 4 倍以上增高者可确诊。此外，ELISA 法检测特异性 IgM 抗体有助于登革热的早期诊断。

（3）病毒分离：将急性期患者的血清接种于乳鼠脑内或 C6/36 细胞系可分离病毒。其阳性率为 20%～65%。

（4）RT-PCR：用于检测急性期血清登革病毒核酸，其敏感性高于病毒分离，可用于早期快速诊断及血清型鉴定。但技术要求高，仅在少数实验室开展。

（二）鉴别诊断

1. 流行性感冒　无皮疹，无浅表淋巴结肿大，束臂试验阴性，血小板正常。

2. 麻疹　有前驱期卡他症状，有 Koplik 斑，皮疹从面部开始且数量较多，浅表淋巴结和肝大少见。

3. 猩红热　有明显扁桃体炎表现，起病第 2d 出疹，血白细胞增多。

4. 其他　还应与登革出血热、登革休克综合征、钩端螺旋体病、药物疹等疾病鉴别。

【治疗】

本病无特殊治疗药物，主要采取一般治疗及对症治疗。

（一）一般治疗

本病急性期应卧床休息，恢复期不应过早活动。给予流质或半流质饮食，防蚊隔离至完全退热。重型患者应加强护理，注意口腔和皮肤清洁，保持大便通畅。

（二）对症治疗

1. 高热时物理降温，慎用阿司匹林等解热止痛药物，以防 G6PD 缺乏症患者诱发急性血管内溶血。高热不退及毒血症状明显者，可短期使用小剂量肾上腺皮质激素，口服泼尼松 5mg，3 次 / 天。

2. 出汗多，呕吐或腹泻者，应及时口服补液，不滥用静脉补液，以免诱发脑水肿。

3. 有出血倾向，可用卡巴克络、酚磺乙胺、维生素 C、维生素 K 等止血药物；出血量大可输新鲜全血或血小板；严重上消化道出血者，可口服冰盐水或去甲肾上腺素，静滴奥美拉唑等。

4. 有脑水肿者，应及早使用地塞米松及甘露醇静滴以脱水。呼吸中枢受抑制者及时使用人工呼吸器。

5. 有休克表现者，应及时补充血容量。

【预防】

（一）管理传染源

地方性流行区或可能流行地区要做好登革热疫情监测及预报工作，早发现，早诊断，及时隔离治疗。尽快进行特异性实验室检查，以识别轻型患者。加强国境卫生检疫。

（二）切断传播途径

防蚊灭蚊是预防本病最根本的措施。应改善环境卫生，铲除伊蚊滋生地，喷洒灭蚊剂。

（三）保护易感人群

登革热的预防接种疫苗正在研究与开发，目前尚无推广应用的疫苗。

附：登革出血热

登革出血热（Dengue hemorrhagic fever）是登革热的一种严重类型，临床特征为发热 2～5d

后病情突然加重，肝大，多器官发生出血和（或）休克，血液浓缩，血小板减少，白细胞增加。多发生于儿童，病死率高。

【病原学】

4 型登革热病毒均可引起登革出血热，以第 2 型最常见。1985 年在我国海南省发生的登革出血热也是由第 2 型登革病毒所引起。

【流行病学】

1950 年首先在泰国发现登革出血热，以后在东南亚、太平洋岛屿及加勒比海相继流行。1985 年在我国海南省开始流行。多发生于登革热流行区域，新入疫区者很少发病。可能与当地居民血液存在促进性抗体有关。在东南亚 1~4 岁儿童多见，海南省 15~30 岁多见。

【发病机制与病理解剖】

本病发病机制尚不清楚。登革病毒感染机体后可产生特异性促进性抗体，促进登革病毒与单核细胞或吞噬细胞结合，释放炎症活性因子，导致血管壁通透性增加，血浆外渗、血液浓缩和休克。活性因子还能使凝血系统被激活而产生 DIC，加重休克与出血。病理变化主要是全身毛细血管内皮损伤，引起出血和血浆外渗。微血管周围出血、水肿及淋巴细胞浸润，单核－吞噬细胞系统增生。

【临床表现】

本病潜伏期同登革热。临床上分为病情较轻的登革出血热及病情较重的登革休克综合征两型。

病程第 2~5d，呈典型登革热表现。在退热前后 24h，病情突然加重，表现为皮肤湿冷、脉搏加快、昏迷或烦躁、皮肤瘀斑等。严重者脏器及腔道出血，肝大，束臂试验阳性。部分患者血压进行性下降，不及时治疗即进入休克，可于 4~24h 内死亡。仅有出血者为登革出血热，病死率为 1%~5%，同时有休克者为登革休克综合征，其预后不良。

【实验室检查】

血液白细胞总数和中性粒细胞均增加，血小板减少。血细胞容积增加。凝血因子减少，补体下降，凝血酶原时间延长等。部分患者 ALT 升高。血清学检查和病毒分离阳性。

【诊断与鉴别诊断】

登革出血热的诊断标准：①有登革热的典型临床表现；②多器官较大量出血；③肝大；④血小板 $<100\times10^9$/L，血细胞容积增加 $>20\%$。符合上述条件即可诊断为登革出血热。同时伴休克者，诊断为登革休克综合征。

登革出血热应与黄疸出血型钩端螺旋体病、败血症、肾综合征出血热等疾病相鉴别。

【治疗与预防】

本病以对症支持疗法为主，注意水、电解质平衡，纠正酸中毒。休克者应快速输液以扩张血容量，加用血浆或血浆代用品，但不宜输全血，以免加重血液浓缩。严重出血者，除用止血药外，可输鲜血或血小板并加用肾上腺皮质激素以减轻中毒症状。合并 DIC 者按 DIC 治疗。登革出血热的预防措施同登革热。

第十四节 狂 犬 病

●案例2-14

患者，男，35 岁。因乏力、发热伴头晕、头痛 3d，恐惧不安、恐水怕风、呼吸困难 1d 入院。伴有全身肌肉阵发性抽搐，发绀、多汗、流涎。1 个月前被家猫咬伤过而未行特殊处理。3d 前已愈合的伤口有麻木、痒、痛等异常感觉。体检：神清，T 37.8℃，呼吸、脉搏、血压正常，心肺腹无异常，脑膜刺激征与病理反射阴性。血 WBC 10.8×10^9/L，N 0.78，L 0.22。

问题：患者目前最可能的诊断是什么？诊断依据是什么？被动物咬伤后伤口如何处理？如何预防？

狂犬病（rabies）又名恐水症（hydrophobia），是由狂犬病毒引起的一种累及中枢神经系统为主的人兽共患急性传染病。人主要通过被犬、狼、猫等动物咬伤或抓伤而感染发病。临床表现为特有的高度兴奋、恐水、怕风、流涎、咽肌痉挛、进行性瘫痪。病死率几乎为 100%。

【病原学】

狂犬病毒属弹状病毒科拉沙病毒属。外形似子弹壳，中心为单股负链 RNA，外面为核衣壳和含脂蛋白及糖蛋白的包膜（图 2-12）。狂犬病毒包含 5 种蛋白质，即糖蛋白（G）、核蛋白（N）、多聚酶（L）、磷蛋白（NS）、膜蛋白（M）。糖蛋白抗原能与乙酰胆碱受体结合，使狂犬病毒具有神经毒性作用，并刺激机体产生具有保护作用的中和抗体，核蛋白抗原能刺激机体产生补体结合抗体，有助于临床诊断。

从狂犬病患者或患病动物体内分离出的病毒称为"野毒株"或"街毒株"，其特点为致病力强，潜伏期长（15～30d），能在唾液腺中繁殖，多种途径感染后均可发病。固定毒株是野毒株经多次兔脑组织传代而获得的毒株，其特点为毒力减弱，不侵犯唾液腺，对人和动物失去致病力，但仍保留其抗原性，可供制备狂犬病减毒活疫苗。

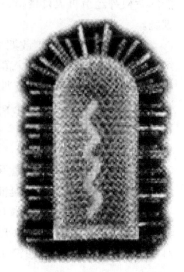

图 2-12 狂犬病毒示意图

病毒存在于患者及病兽的唾液和神经组织中，对外界环境抵抗力不强，易被紫外线、苯扎溴铵（新洁尔灭）、碘酊、高锰酸钾、乙醇、甲醛等灭活，加热 100℃ 2min 或 60℃ 30min 即失去活力。但对苯酚类化合物则有高度抵抗力。

【流行病学】

（一）传染源

本病传染源主要是病犬，其次为猫、猪、牛、马等家畜。狼、狐狸、蝙蝠及浣熊等野生动物也能传播狂犬病毒。某些携带狂犬病毒的"健康"动物也能传播导致人类感染发病。狂犬病患者不是传染源，不形成人与人之间的传染，因患者唾液病毒含量很少。

（二）传播途径

本病病毒主要通过病兽咬伤、抓伤的皮肤伤口侵入人体，也可由染毒的唾液经各种创口或黏膜而感染，少数可在宰杀病兽、剥皮、切割等过程被感染。偶见因进食染毒肉类或接触病兽皮毛、血、尿、乳汁或吸入含有病毒的气溶胶感染。

（三）易感人群

本病普遍易感，兽医、动物饲养员及野外工作人员受感染机会较多。人被犬咬伤后发病率为15%～20%，被病狼咬伤后发病率为50%～60%。被病兽咬伤后影响发病的因素有咬伤部位、衣着厚薄、咬伤程度、局部伤口处理、有无全程注射狂犬病疫苗、被咬伤者免疫功能等。

【发病机制与病理解剖】

（一）发病机制

病毒自皮肤黏膜破损进入人体后，对神经组织有强大的亲和力，致病过程分为3个阶段：

1. 伤口局部组织病毒繁殖期　病毒侵入人体后，首先在伤口附近的肌细胞内繁殖，在局部停留3d或更久后侵入周围神经，处于潜伏期。

2. 病毒侵入中枢神经期　病毒沿周围神经的轴索向中枢神经系统作向心性扩散，至脊髓的背根神经节再大量繁殖，入侵脊髓并很快到达脑部，主要侵犯脑干和小脑等处的神经细胞。

3. 病毒向各器官扩散期　中枢神经系统病毒向周围神经作离心性扩散，侵入各器官组织，以唾液腺、舌根部味蕾、嗅神经上皮等含病毒量较多。由于迷走、舌咽和舌下神经核受损，导致吞咽肌及呼吸肌痉挛，出现恐水、吞咽及呼吸困难。交感神经受损出现唾液分泌增加和多汗。迷走神经节、交感神经节和心脏神经节受损时可引起心血管功能紊乱或猝死。

（二）病理解剖

本病病理变化主要为急性弥漫性脑脊髓炎，尤以与咬伤部位相当的脊髓背根神经节和脊髓节段、大脑基底面海马回、延髓、中脑、桥脑、小脑等处病变严重。多数患者的神经细胞质可见嗜酸性包涵体，即内基小体（Negri's body），呈圆形或卵圆形，直径3～10μm，染色后呈樱桃红色，为狂犬病毒的集落，最常见于海马及小脑浦肯野细胞的细胞质中，是本病的特征性病变，对狂犬病毒的感染具有确定诊断的意义。

【临床表现】

本病潜伏期多为20～90d，5d至19年或更长，超过3个月者约15%。潜伏期长短与年龄、伤口部位与深浅、入侵病毒数量与毒力等因素相关。典型临床经过分为3期：

（一）前驱期

前驱期多数表现为低热、头痛、疲乏、全身不适、食欲缺乏、恶心、烦躁失眠、恐惧不安、对声、光、风等刺激敏感，并有咽喉紧缩感。具有诊断意义的早期表现是已愈合的伤口及其神经支配区域有麻木、痒、痛及蚁走感等异常感觉。约发生于80%患者。持续2～4d。

（二）兴奋期

兴奋期表现为高度兴奋，极度恐惧，恐水，怕风，咽肌痉挛，呼吸困难等。体温常升高。恐水为本病的特征，但不一定有，典型者表现为在饮水、见水、听到流水声音甚至听到"水"字便可引起咽肌严重痉挛，虽极口渴而不敢喝水，常导致声音嘶哑和脱水。严重者伴全身肌肉阵发性抽搐及呼吸困难及发绀。因交感神经功能亢进，常表现为多汗、流涎、心率加快、血压升高。多数神志清晰，但部分患者可有定向力障碍、幻觉、谵妄、精神失常等。持续1～3d。

（三）麻痹期

患者肌肉痉挛发作逐渐减少或停止，肢体呈弛缓性瘫痪，也可出现眼肌、颜面肌、咀嚼肌等瘫痪症状。患者由安静进入昏迷状态，最后因呼吸和循环衰竭而死亡。持续6～18h。

病程一般不超过6d。部分不典型者可表现为无兴奋期或无明显恐水，即所谓的"瘫痪型"或"静型"，也称哑狂犬病。常以高热、头痛和咬伤部位痛痒起病，继而出现肢体无力、共济失调、瘫痪、大小便失禁等症状，最终因瘫痪而死亡。

【实验室检查】

（一）血常规及脑脊液检查

外周血白细胞总数轻至中度增多，中性粒细胞达80%以上。脑脊液蛋白及细胞数稍增多，糖及氯化物正常。

（二）血清学检查

1. 抗原检查　取患者脑脊液、唾液涂片、角膜印片、咬伤部位皮肤组织或脑组织通过免疫荧光法或ELISA法检测狂犬病毒抗原，阳性率可达98%。

2. 抗体检查　用中和试验、补体结合试验或ELISA法检测血清中抗狂犬病毒抗体，主要用于流行病学调查和回顾性诊断，因该抗体产生较晚。

（三）病毒分离及核酸测定

取患者唾液、脑脊液、皮肤或脑组织，用细胞培养或用乳小白鼠接种法可分离病毒。采用RT-PCR法检测狂犬病毒RNA。

（四）内基小体检查

取死者或动物脑组织作切片染色，镜检找内基小体，阳性率为70%～80%。

【诊断与鉴别诊断】

（一）诊断依据

本病有被病犬或病兽咬伤抓伤史；出现典型恐水、怕风、咽喉痉挛，或畏光、怕声、多汗、流涎、咬伤部位麻木、感觉异常等表现；结合狂犬病毒抗原检查、病毒核酸检查及内基小体检查（＋）即可确诊。

（二）鉴别诊断

狂犬病应与破伤风、脊髓灰质炎、类狂犬病性癔症、狂犬病疫苗接种后神经系统并发症及其他病毒性脑炎等相鉴别。

【治疗】

（一）隔离患者

单室严格隔离患者，安静卧床，避免声、光、风刺激。医护人员必须穿隔离衣、戴口罩及手套。患者分泌物、排泄物及污染物品须严格消毒。加装床栏，防止痉挛发作时坠床受伤。

（二）对症及支持治疗

补充水电解质及热量；兴奋不安、痉挛发作可应用地西泮或巴比妥类镇静剂；脑水肿时给予甘露醇等脱水剂；保持呼吸道通畅，必要时气管切开，间歇正压给氧；可用 β- 受体阻滞剂、降压药及强心剂治疗患者的心动过速、心律失常及血压升高等症状；可适当使用抗生素防治继发感染。

（三）抗病毒治疗

抗病毒治疗可适当应用干扰素、阿糖腺苷等抗病毒药物。

【预防】

（一）管理传染源

本病以犬的管理为主。捕杀野犬，家犬应登记及接种动物用狂犬疫苗。狂犬及其他患病动物应立即击毙，并焚烧或深埋处理。对疑患狂犬病的犬、猫和在隔离期内死亡动物的脑组织应速送疾控中心检验狂犬病毒。加强进出口动物的检疫措施。

（二）伤口处理

及时有效处理伤口是预防本病的关键措施之一。被动物咬伤、抓伤后立即用 20% 肥皂水、清水或用 0.1% 苯扎溴铵（新洁尔灭）彻底清洗伤口（注意苯扎溴铵不可与肥皂水合用），反复冲洗伤口至少 30min，力求去除狗涎，挤出污血。冲洗后用 75% 乙醇溶液或 5% 碘酊反复消毒伤口。伤口一般不予包扎、缝合，以利排血引流。如有人高效抗狂犬病免疫球蛋白或马抗狂犬病免疫血清，则应在伤口底部或周围作浸润注射。此外，应注意选用抗生素及破伤风抗毒素或类毒素预防细菌或破伤风感染。

（三）预防接种

1. 暴露前疫苗接种　对接触动物机会较多者，可用人二倍体细胞疫苗 0.1ml 皮内注射或 1ml 肌注，分别在第 0d、7d、28d 接种 1 次。以后每 2 年再给予 0.1ml 皮内注射，作增强免疫。

2. 暴露后的疫苗接种

（1）人用浓缩狂犬病疫苗（地鼠肾疫苗）：是我国应用最多的狂犬病疫苗，免疫效果好，不良反应少。轻度咬伤者于 0d、3d、7d、14d、28d 肌注疫苗 1 支（液体疫苗 2ml/ 支；冻干疫苗 1ml 或 2ml/ 支），儿童用量相同。严重咬伤者，可全程注射 10 支疫苗，分别于咬伤的 0d、1d、2d、3d、4d、5d、10d、14d、30d、90d 肌注 1 支。

（2）人二倍体细胞疫苗：免疫效果好，不良反应少。WHO 推荐于咬伤 0d、3d、7d、14d、30d、90d 肌注疫苗 1ml，共 6 次。也可于咬伤后 0d、7d、14d、21d 肌注疫苗 1ml，共 4 次。

（3）Vero 细胞疫苗已开始在我国使用。

3. 被动免疫制剂的应用　常用制剂有精制抗狂犬病马血清与人抗狂犬病免疫球蛋白。凡被严重咬伤者（头面、颈部、手指、3 处以上部位咬伤、咬穿皮肤或舔伤黏膜），应尽快使用精制抗狂犬病马血清（100IU/ml），皮试阴性时可注射，剂量按40IU/kg计算，以一半剂量作伤口处浸润注射，另一半剂量作臀部肌注；皮试阳性时，须行脱敏注射法后才可使用。人抗狂犬病免疫球蛋白，一次剂量为20IU/kg。免疫血清与狂犬病疫苗联合应用时，应在完成末次疫苗接种后的第15d、75d，或第10d、20d、90d再各注射加强针1次。

第十五节 艾 滋 病

●案例2-15

患者，男，27岁。近3个月出现颈部、腋下淋巴结肿大，伴顽固性腹泻，每天10多次，体重下降达10kg，3年前在国外因手术输血400ml，术后无特殊不适。

问题：患者目前最可能的诊断是什么？为明确诊断需要进一步做哪些检查？写出其诊断依据。需要与哪些疾病鉴别？如何进行治疗？如病程中出现咳嗽气促，发绀，动脉血氧分压降低，又应如何诊断与治疗？

艾滋病（AIDS）是获得性免疫缺陷综合征（acquired immunodeficiency syndrome）的简称，是由人类免疫缺陷病毒（human immunodeficiency virus，HIV）引起的慢性传染病。主要经性接触、血液和母婴传播。HIV主要侵犯、破坏CD4$^+$T淋巴细胞，导致机体出现明显的获得性免疫功能受损乃至缺陷，最终并发各种严重机会性感染及恶性肿瘤。

【病原学】

HIV属逆转录病毒科慢病毒属，是单链RNA病毒，嗜淋巴细胞、嗜神经细胞，主要感染CD4$^+$T淋巴细胞，也能感染单核-吞噬细胞、B淋巴细胞、小神经胶质细胞和骨髓干细胞等。

目前HIV有两种类型：HIV-1和HIV-2。两者的氨基酸序列同源性为40%～60%。HIV-1是引起艾滋病的主要病原，是全球流行的主要毒株。HIV-2传染性和致病性均较低，主要局限于西非和西欧等。HIV为球形颗粒，由核心和包膜组成。核心包括两条正链RNA、病毒蛋白R和病毒复制所需的酶类及结构蛋白（核心蛋白p24、基质蛋白p6、p9等）；包膜为类脂层，主要嵌有gp120（外膜糖蛋白）和gp41（跨膜糖蛋白）及多种宿主蛋白（图2-13）。HIV变异性很强，其变异株在细胞亲和性、复制效率、免疫逃逸、临床表现等方面均有明显变化。及时发现并鉴定HIV各种亚型对追踪流行趋势、确诊、开发诊断试剂、新药研制和疫苗开发均有重要意义。

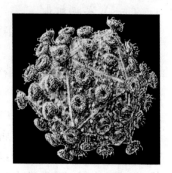

图2-13 HIV病毒拟图

HIV对外界抵抗力低。56℃ 30min能部分灭活，100℃ 20min可完全灭活。75%乙醇、0.2%次氯酸钠及漂白粉均能灭活HIV。但0.1%甲醛、紫外线和γ射线均不能灭活HIV。

【流行病学】

（一）传染源

HIV感染者和患者是本病唯一的传染源。患者传染性强，无症状HIV携带者是重要的传染

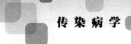

源。血清病毒阳性而 HIV 抗体阴性的窗口期（通常为 2～6 周）感染者也是重要的传染源。

（二）传播途径

HIV 存在于受感染者的血液、唾液、乳汁、泪液和生殖道分泌物中，输血或接触体液，均可感染 HIV。

1. 性接触传播　是最主要传播途径，包括同性、异性和双性性接触。性接触摩擦所致细微破损 HIV 即可侵入机体致病。性伴侣数量和性伴侣感染阶段、性交方式和性交保护措施与发病率密切相关。

2. 血液和血制品传播　通过输入染有病毒的血液及血制品、共用污染的注射器和针头（含静脉吸毒）、医源性诊疗操作等均可感染 HIV。

3. 母婴传播　感染 HIV 的孕妇可经过胎盘血循环、分娩时产道损伤和产后血性分泌物、哺乳等传给下一代。HIV 阳性孕妇 11%～60% 会发生母婴传播。

4. 其他途径传播　接受 HIV 感染者的器官移植、人工授精时感染。医务人员被染毒的针头、刀具刺伤或破损皮肤受污染也可感染 HIV。

（三）易感人群

本病普遍易感，多发生在 15～49 岁的青壮年，但儿童和妇女的感染率逐年上升。高危人群为男性同性恋者、静脉药物依赖者、性乱者、血友病、多次接受输血和血制品治疗者、父母有 HIV 感染的儿童。

（四）流行特征

艾滋病自 1981 年发现以来，呈快速上升趋势，可超越国界侵袭和威胁所有人群。HIV 感染人数逐年增加，已经在全球广泛传播。艾滋病自 1985 年传入我国，已覆盖所有省、自治区、直辖市，流行范围广，以注射吸毒和性传播为主，疫情正从高危人群向一般人群扩散。

【发病机制与病理解剖】

（一）发病机制

HIV 侵入人体直接或间接损伤破坏以 $CD4^+$ T 淋巴细胞为主的多种免疫细胞，导致机体细胞免疫缺陷。

1. $CD4^+$ T 淋巴细胞损伤　病毒侵入人体，HIV-1gp120 与 $CD4^+$ T 淋巴细胞受体结合，在 gp41 的参与下，与 $CD4^+$ T 淋巴细胞膜融合进入细胞。病毒 RNA 链在逆转录酶作用下，在细胞核形成环状单股 DNA，在胞核 DNA 多聚酶作用下复制形成双股 DNA。双股 DNA 部分存留于细胞质或作为前病毒。前病毒可被激活，转录和翻译成新的 HIV RNA 和病毒蛋白质，以芽生方式释出，再感染破坏其他细胞。HIV 导致受感染 $CD4^+$ T 淋巴细胞溶解破坏和诱导细胞凋亡，使 $CD4^+$ T 淋巴细胞数量减少和功能异常，导致机体细胞免疫缺陷，使 AIDS 患者易发生各种机会性感染和肿瘤。

2. 自然杀伤细胞（NK 细胞）损伤　NK 细胞是免疫监视对抗感染和肿瘤的细胞。HIV 感染可导致 NK 细胞减少和抑制 NK 细胞的免疫监视功能，使 HIV 感染者易发生感染和肿瘤。

3. B 淋巴细胞损伤　B 淋巴细胞表面低水平 CD4 分子表达，可被 HIV 感染。感染 HIV 的 B 淋巴细胞功能异常，表现为多克隆化、循环免疫复合物和外周血 B 淋巴细胞增多、对新抗原的刺激反应降低等。

4. 单核 - 吞噬细胞功能异常　巨噬细胞表面也有 CD4 受体分子，可被 HIV 感染。HIV 能在单核 - 吞噬细胞高水平持续复制成为病毒储存场所，使其抗感染功能减弱，可携带 HIV 透过血-脑屏障，引起中枢神经系统感染。

（二）病理解剖

艾滋病的病理改变主要见于淋巴结和胸腺等免疫器官。病理特点是组织炎症反应少而机会性感染病原体多。淋巴结病变可表现为滤泡增生性淋巴结肿、淋巴滤泡萎缩和淋巴细胞缺失等反应性病变，又可表现为肿瘤性病变，如卡波西肉瘤（Kaposi's sarcoma，KS）及非霍奇金淋巴瘤（non-Hodgkin's lymphoma）、伯基特淋巴瘤（Burkitt lymphoma）等。胸腺可萎缩、退行性或炎性病变。HIV侵犯中枢神经系统产生神经胶质细胞灶性坏死、血管周围炎性浸润及脱髓鞘病变等。

【临床表现】

本病潜伏期可从数月到15年不等，平均9年。根据我国艾滋病的诊疗标准和指南，将艾滋病分为急性期、无症状期和艾滋病期。

（一）急性期

HIV感染后2~4周，部分感染者可出现发热、盗汗、乏力、头痛、咽痛、恶心、厌食、腹泻及关节、肌肉疼痛等症状。体征有淋巴结肿大及皮疹等。多数患者症状较轻，持续1~3周后缓解。血清可检出HIV RNA及p24抗原。CD4$^+$T淋巴细胞一过性减少，淋巴细胞亚群检查可见CD4$^+$/CD8$^+$比例倒置。血常规可见血小板减少等。

（二）无症状期

无症状期可从急性期进入，或无明显的急性期症状而直接进入。持续时间为6~8年，其时间长短与感染病毒的数量、型别、感染途径、机体免疫状况等因素有关。血中能检出HIV、HIV核心蛋白和包膜蛋白抗体，CD4$^+$T淋巴细胞计数逐渐下降，虽无任何症状，但具有传染性。

（三）艾滋病期

艾滋病期主要临床表现为HIV相关症状、各种机会性感染及肿瘤。CD4$^+$T淋巴细胞计数明显下降，血浆HIV载量明显升高。

1. HIV相关症状　主要表现为持续1个月以上的发热、盗汗、腹泻，体重减轻10%以上。部分表现为精神神经症状，如记忆力减退、精神淡漠、性格改变、头痛、癫痫及痴呆等。另外还可出现持续性全身淋巴结肿大，其特点为：①除外腹股沟淋巴结，有两个或两个以上部位的淋巴结肿大；②肿大的淋巴结直径≥1cm，质地韧，移动性好，无压痛；③持续时间超过3个月；④淋巴结进行性肿大的患者有发生卡波西肉瘤和恶性淋巴瘤的可能。

2. 各种机会性感染及肿瘤

（1）呼吸系统：主要是由肺孢子虫引起的肺孢子菌肺炎（Pneumocystis carinii pneumonia，PCP），占艾滋病肺部感染的70%~80%，是艾滋病的主要致死原因之一，表现为慢性咳嗽、发热、发绀，肺部啰音很少。胸部X线检查显示间质性肺炎。痰或支气管肺泡灌洗液染色可快速检出肺孢子菌。此外，也可见由巨细胞病毒、疱疹病毒、鸟分枝杆菌、隐球菌、弓形虫等引起的肺炎。艾滋病患者还常并发肺结核和肺部卡波西肉瘤。

（2）消化系统：约70%发生消化系统病变。由白色念珠菌、疱疹病毒、巨细胞病毒等引起口腔及食管炎症和溃疡，口腔感染表现为鹅口疮、舌毛状白斑、复发性口腔溃疡、牙龈炎等；食管感染表现为吞咽疼痛、胸骨后烧灼感等。由沙门菌、痢疾杆菌、空肠弯曲菌及隐孢子虫感染引起肠炎，表现为腹泻、体重减轻、直肠炎及肛周炎等。大便和内镜检查有助于诊断。因隐孢子虫、肝炎病毒及巨细胞病毒感染可引起肝损害，导致血清ALT

升高。

（3）中枢神经系统：30%～70%患者有神经系统症状。常由隐球菌、结核菌、弓形虫、艾滋病毒和巨细胞病毒等感染引起脑炎、脑膜炎、脑膜脑炎等，表现为头晕、头痛、幻觉、癫痫、进行性痴呆、痉挛性共济失调及肢体瘫痪等，尤以播散性感染最为严重。

（4）眼部：由巨细胞病毒和弓形虫感染引起视网膜炎，表现为眼底絮状白斑，视力减退甚至失明。

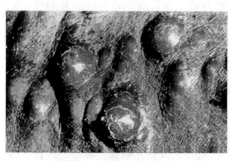

图 2-14　皮肤卡波西肉瘤

（5）皮肤：表现为带状疱疹、传染性软疣、尖锐湿疣、真菌性皮炎和甲癣等。

（6）肿瘤：以卡波西肉瘤和恶性淋巴瘤常见。卡波西肉瘤常侵犯下肢皮肤、口腔黏膜和眼部，也可侵犯淋巴结和内脏。表现为单个或多个结节，呈紫红色或深蓝色，表面凹凸不平或并溃疡，呈浸润性生长，融合成片，向周围扩散（图 2-14）。艾滋病患者伴有卡波西肉瘤后，平均生存期为 18 个月。对损害部位切片活检是最主要的诊断依据。

【实验室及其他检查】

（一）常规检查

本病血红细胞、血红蛋白、白细胞及血小板可减少。尿蛋白阳性。粪便涂片可见隐孢子虫。

（二）病原学检查

1. 病毒分离　感染者血液、脑脊液、精液及其他体液可分离 HIV，阳性率较高。但方法复杂，成本较高，主要用于实验室研究。

2. HIV 特异性核酸检测　应用 PCR 法检测 HIV DNA 以诊断 HIV 感染，也可用 RT-PCR 方法检测 HIV RNA，简便易行、特异性强、灵敏度高，但试剂价格昂贵，且操作不慎易造成污染而出现假阳性。

3. 抗体检测　检测 HIV 血清抗体是目前确定有无 HIV 感染最简便有效的方法。主要检测血清抗 -gp24 及抗 -gp120。多数 HIV 在感染后 3 个月内，血清抗体阳转。常用检测方法有 ELISA、RIA、固相放射免疫沉淀试验（SRIP）、免疫印迹法（WB）及 IFA 等。先用 ELISA 法作初筛，对连续两次阳性者，再用 WB 法或 SRIP 法确认。

4. 抗原检测　用 ELISA 法检测血清 HIVp24 抗原。也可用流式细胞技术（flow cytometry，FCM）检测血液或体液中的 HIV 特异性抗原，对 HIV 感染的诊断有一定的帮助。

5. 蛋白质芯片　近年芯片技术发展较快，能同时检测 HIV、HBV、HCV 联合感染者血中 HIV、HBV、HCV 核酸和相应的抗体，有较好的应用前景。

（三）免疫学检查

免疫学检查主要检测细胞免疫功能。T 淋巴细胞总数下降，CD4$^+$ T 淋巴细胞减少，CD4/CD8≤1.0。

（四）其他检查

其他检查可有血清 ALT 升高及肾功能异常等。痰、支气管分泌物或肺活检可找到肺孢子菌包囊、滋养体或真菌孢子。隐球菌脑膜炎脑脊液可查到隐球菌。血或分泌物培养可确诊继发细菌感染。组织活检可确诊卡波西肉瘤或淋巴瘤等。X 线检查协助了解肺部并发肺孢子菌、真菌、结核杆菌感染及卡波西肉瘤等情况。

【诊断与鉴别诊断】

（一）诊断

1. 诊断原则　结合流行病学史（不安全性生活史，共用针具静注毒品史，输入未经抗-HIV 检测的血液或血液制品、HIV 感染者所生子女及职业暴露史等）、临床表现、实验室检查进行诊断。诊断 HIV/AIDS 必须经确证试验证实 HIV 抗体阳性，HIV RNA 和 p24 抗原的检测能缩短抗体"窗口期"和帮助早期诊断新生儿 HIV 感染。

2. 诊断标准

（1）急性期：近期内有流行病学史；临床表现为原因不明发热、全身不适、关节肌肉疼痛、厌食腹泻等症状，发生红斑样皮疹及淋巴结肿大等体征；实验室检查 HIV 抗体阳性或血清检出 HIV RNA 及 p24 抗原即可诊断。

（2）无症状期：有流行病学史；无明显临床表现；实验室检查 HIV 抗体阳性或血清检出 HIV RNA 即可诊断。

（3）艾滋病期：有流行病学史；实验室检查 HIV 抗体阳性或血清检出 HIV RNA；临床上有下列表现之一者即可诊断为艾滋病。①不明原因的持续不规则发热 1 个月以上，体温高于38℃。②慢性腹泻 1 个月以上，>3 次 / 天。③6 个月内体重下降 10% 以上。④反复发作的口腔白色念珠菌感染或单纯疱疹病毒感染或带状疱疹感染。⑤反复发作的细菌性肺炎或肺孢子虫肺炎或活动性肺结核等。⑥深部真菌感染或青霉菌感染。⑦中枢神经系统占位性病变或活动性巨细胞病毒感染或弓形虫脑病。⑧反复发生败血症。⑨中青年出现痴呆。⑩皮肤黏膜或内脏的卡波西肉瘤和恶性淋巴瘤。

（二）鉴别诊断

1. 原发性 CD4$^+$ T 淋巴细胞减少症　少数原发性 CD4$^+$ T 淋巴细胞减少症患者可并发严重的机会性感染与 AIDS 相似，但无 HIV 感染流行病学资料，HIV 病原学检测阴性可与 AIDS 鉴别。

2. 继发性 CD4$^+$ T 淋巴细胞减少　多见于肿瘤及自身免疫性疾病经化学或免疫抑制剂治疗后，根据病史及病原学检查鉴别。

3. 其他　艾滋病期与各种原发的感染性疾病相鉴别。淋巴结肿大时，应与淋巴结结核、良性性病性淋巴结综合征及血液系统疾病相鉴别。

【治疗】

本病强调综合治疗，包括抗病毒、控制机会性感染、抗肿瘤和免疫治疗等。

（一）抗逆转录病毒治疗

抗逆转录病毒治疗（antiretrovirus therapy，ART）是针对病原体的特异治疗，通过抑制病毒复制，保存和恢复患者免疫功能，降低病死率，减少艾滋病传播。目前国际上有六类抗 HIV 药物（ARV），分为核苷类逆转录酶抑制剂（NRTIs）、非核苷类逆转录酶抑制剂（NNRTIs）、蛋白酶抑制剂（PIs）、融合抑制剂（FIs）、整合酶抑制剂（raltegravir）和趋化因子受体（CCR5）抑制剂（maraviroc）。目前国内抗 HIV 药物（ARV）有四类（NRTIs、NNRTIs、PIs 和整合酶抑制剂）。仅用一种抗病毒药物易诱发 HIV 变异，产生耐药性，主张联合用药。联合用药要注意成人与儿童剂量的区别，药物不良反应及相互作用，配伍禁忌等。

1. NRTIs　通过选择性抑制 HIV 逆转录酶，抑制 HIV 的复制。常用药物如下所述。

（1）齐多夫定或叠氮胸苷（zidovudine 或 azidothymidine，ZDV 或 AZT）：成人 300mg/次，2 次 / 天。儿童 160mg/m² 体表面积，3 次 / 天。新生儿和婴幼儿 2mg/kg，4 次 / 天。不良反应有骨髓抑制使患者发生巨幼红细胞性贫血、中性粒细胞和血小板减少，多数患者服药过程中可有疲乏、头痛、恶心、肌炎等表现。长期用药易出现耐药病毒株，应以联合用药为佳。

（2）司坦夫定（stavudine，d4T）：体重≥60kg 者，40mg/次，2 次 / 天；体重<60kg 者，30mg/次，2 次 / 天。不良反应有周围神经炎、肝功能轻度损害等。

（3）去羟肌苷（didanosine，DDI）：体重≥60kg 者，200mg/次，2 次 / 天；体重<60kg 者，125mg/次，2 次 / 天。不良反应有周围神经炎、腹泻、口腔炎或胰腺炎、诱发癫痫等。

（4）拉米夫定（lamivudine，3TC）：150mg/次，2 次 / 天。与 AZT 合用有协同作用。

（5）其他：齐多拉米双夫定（combivir），是 3TC（150mg）与 AZT（300mg）的复合制剂。还包括阿巴卡韦双夫定、替诺福韦酯、恩曲他滨等。

2. NNRTIs　主要作用于 HIV 逆转录某位点使其失去活性，抑制 HIV 复制。常与其他抗 HIV 联合使用。常用药物有奈韦拉平（nevirapine，NVP）：200mg/次，2 次 / 天。地拉韦定（delavirdine）：400mg/次，3 次 / 天。还包括依曲韦林、依非韦伦等。

3. PIs　通过抑制蛋白酶，阻断 HIV 复制和成熟过程中必需的蛋白质合成，抑制 HIV 复制。主要药物有利托那韦（ritonavir，RTV）：300mg/次，2 次 / 天，2 周内剂量逐渐加至 600mg/次，2 次 / 天，餐后服用。还包括沙奎那韦（saquinavir，SQV）：600mg/次，3 次 / 天，餐后服用。英地那韦（indinavir，IDV）：800mg/次，3 次 / 天，餐前服用。奈非那韦（nelfinavir，NFV）：750mg/次，3 次 / 天，进餐时服用。还包括茚地那韦、洛匹那韦、替拉那韦、地瑞那韦等。

4. 整合酶抑制剂　拉替拉韦（raltegravir，RAV），400mg/次，2 次 / 天。

5. 高效抗逆转录病毒治疗（high active antiretroviral therapy，HAART）　目前主张联合抗病毒药物治疗，称为 HAART。可以组成以 2NRTI 为骨架的联合 NNRTIs 或 PIs 的方案。

（1）CD4⁺ T 淋巴细胞计数正常或低于 0.5×10^9/L：①首次治疗首选方案 AZT 或 3TC＋PIs；②次选方案 d4T 或 DDI 或 3TC＋PIs。

（2）CD4⁺ T 淋巴细胞计数正常或下降，首次治疗失败：①首选方案 d4T＋DDI＋PIs；d4T＋3TC＋PIs；②次选方案 2NRTI＋PIs。

（3）急性 HIV 感染：可选用 AZT＋3TC＋PI 方案治疗。疗程≥2 年。

6. 治疗指征和时机

（1）成人及青少年开始抗逆转录病毒治疗的指征和时机见表 2-6。

表 2-6　成人及青少年开始抗逆转录病毒治疗的指征和时机

临床分期	CD4⁺ T 淋巴细胞计数	推荐意见
急性感染期	无论 CD4⁺ T 淋巴细胞计数为多少	建议治疗
无症状感染期	<350/μl，无论血浆病毒载量值为多少	建议治疗
	350～500/μl 之间	考虑治疗
艾滋病期	无论 CD4⁺ T 淋巴细胞计数为多少	进行治疗

（2）婴幼儿及儿童开始抗逆转录病毒治疗的指征和时机：对于小于 12 个月龄的婴幼儿，可不考虑病毒载量、$CD4^+$ T 淋巴细胞计数及是否伴有 AIDS 症状，建议治疗。对于 1 岁以上的婴幼儿及儿童：①艾滋病期或 $CD4^+$ T 淋巴细胞计数比例＜15% 时，建议治疗；②$CD4^+$ T 淋巴细胞计数比例在 15%～20%，推荐治疗；③$CD4^+$ T 淋巴细胞计数比例＞20%，建议延迟治疗、定期随访、监测临床表现、免疫学及病毒学指标变化。

（二）并发症的治疗

1. 肺孢子菌肺炎 可用喷他脒（戊烷脒）3～4mg/（kg·d），肌注或静注，或加用氨苯砜 100mg/ 次，1 次 / 天，或复方磺胺甲噁唑 3 片，3～4 次 / 天，疗程 2～3 周。

2. 真菌感染 口腔及食管真菌感染用克霉唑 1.5g 或酮康唑 0.1g，2 次 / 天；黏膜病变可用制霉菌素 2.5 万 U 涂抹患处，4 次 / 天；肺部念珠菌病可用氟康唑或伊曲康唑治疗；新型隐球菌脑膜炎可用两性霉素 B、氟胞嘧啶或氟康唑治疗等。

3. 病毒感染 全身性巨细胞病毒、单纯疱疹病毒及水痘 - 带状疱疹病毒感染，可用阿昔洛韦 7.5～10mg/kg，或更昔洛韦 5mg/ 次，静滴，2 次 / 天，疗程 2～4 周。

4. 隐孢子虫感染 可选用螺旋霉素、乙胺嘧啶、磺胺嘧啶或克林霉素等药物治疗。

5. 弓形虫感染 螺旋霉素或克林霉素 0.6～1.2g/d，常与乙胺嘧啶合用或交替使用。也可用磺胺嘧啶 1g/ 次，4 次 / 天，疗程 4 周。

6. 鸟分枝杆菌感染 可用氨苯砜 100mg/d；或阿奇霉素 500mg，1 次 / 天；或克拉霉素 500mg，2 次 / 天；或乙胺丁醇 15mg/（kg·d）；或利福平 600mg/d；或环丙沙星 0.5g，3 次 / 天。疗程与治疗结核相同。

7. 卡波西肉瘤 在加强抗病毒治疗的同时使用 IFN-α（干扰素），也可用博来霉素 10mg/m^2，长春新碱 2mg/m^2 和阿霉素 20mg/m^2 等抗肿瘤药物联合化疗。

（三）免疫重建治疗

采用基因重组 IL-2 与抗病毒药物同时应用，有助于改善患者的免疫功能。

（四）支持及对症治疗

支持及对症治疗包括输血及营养支持疗法，补充维生素 B_{12} 和叶酸，心理治疗等。

（五）预防性治疗

有下列情形之一者，应接受预防性治疗：

1. 结核菌素试验阳性者，应接受异烟肼治疗 1 个月。

2. $CD4^+$ T 淋巴细胞计数＜$0.2×10^9$/L 者，应接受肺孢子菌肺炎的预防性治疗，可用戊烷脒，或复方磺胺甲噁唑。

3. 医务人员被污染的针头刺伤或实验室的意外接触，除根据职业暴露后预防程序进行评估外，应在 2h 内接受 AZT 等治疗，疗程 4～6 周。

（六）基因治疗

基因治疗是指将某种遗传物质转移到患者细胞内，使其在体内发挥作用，达到治疗疾病的目的，包括反义技术、RNA 诱饵、RNA 干扰、细胞内抗体、显性阴性突变体、自杀基因等，可在体内外抑制 HIV 的复制。

【预防】

（一）管理传染源

艾滋病属于乙类传染病。健全监测网络，及时发现患者及 HIV 感染者，作好隔离、治疗。

对患者血液、分泌物、排泄物进行严格消毒。对献血员、性病患者和吸毒者等高危人群要进行重点监测，对接触者进行检疫。加强国境口岸的检疫工作。

（二）切断传播途径

严禁吸毒。加强禁毒、戒毒工作。加强性健康教育，取缔娼妓，禁止性乱交，高危人群用安全套。加强血液、血制品管理，严禁 HIV 感染者献血、血浆、器官、组织和精液等。推广一次性医用器材，感染者所用的医疗器械必需严格消毒。HIV 感染的育龄妇女应避免妊娠，已怀孕者可采取终止妊娠、择期剖宫产等措施加上抗病毒治疗，可用 AZT 加 NVP 方案、AZT 加 3TC 方案或 NVP 方案干预孕产妇，已分娩者不喂母乳，改人工喂养，新生儿应一次性服用 NVP 方案进行抗病毒治疗以降低 HIV 母婴传播机会。注意个人卫生，不共用毛巾、牙刷、刮脸等用具。做好美发、洗浴等服务性行业的卫生管理，避免接触感染。

（三）保护易感人群

HIV 疫苗包括核酸疫苗、基因重组疫苗、合成多肽疫苗、亚单位疫苗等的研制有进展。正在研制重组 HIV-1gp120 亚单位疫苗或重组痘苗病毒表达的 HIV 包膜疫苗。

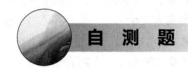

自 测 题

（一）A₁ 型题

1. 急性乙型肝炎最早出现的血清学指标是（ ）
   - A. HBsAg
   - B. 抗 HBs
   - C. HBeAg
   - D. 抗 HBe
   - E. 抗 HBc

2. 慢性病毒性肝炎的病程为（ ）
   - A. 1 年以上
   - B. 半年以上
   - C. 2 年以上
   - D. 3 个月以上
   - E. 3 年以上

3. 甲型和戊型病毒性肝炎的主要传播途径是（ ）
   - A. 经血液传播
   - B. 经体液传播
   - C. 密切接触传播
   - D. 经食物和水源传播
   - E. 虫媒传播

4. 乙型肝炎患者体内是否存在 HBV 复制，可检测（ ）
   - A. 前 S₂ 抗体
   - B. HBsAg
   - C. HBV DNA
   - D. 抗 HBe
   - E. 抗 -HBc IgG

5. 乙型肝炎免疫球蛋白可用于（ ）
   - A. 阻断母婴传播和 HBV 意外暴露者
   - B. 常规预防接种
   - C. 婴幼儿和年老体弱者的预防接种
   - D. 防止 HCV 重叠感染
   - E. 防止 HDV 重叠感染

6. Dane 颗粒核心部分不包括下列哪项（ ）
   - A. 环状双股 DNA
   - B. DNAP
   - C. HBcAg
   - D. HBeAg
   - E. HBsAg

7. 乙肝疫苗主要成分是哪种（ ）
   - A. HBsAg
   - B. HBcAg
   - C. HBeAg
   - D. HBV-DNA 聚合酶
   - E. Dane 颗粒

8. 关于抗 HBs 与抗 HBc，下列哪项是正确的（ ）
   - A. 两者均为自身抗体
   - B. 两者均为保护性抗体
   - C. 前者为自身抗体，后者为保护性抗体
   - D. 前者为保护性抗体，后者不是保护性

抗体

  E. 前者不是保护性抗体，后者为保护性
    抗体

9. 下列血清检验项目对重型肝炎诊断价值最
  小的是（ ）

  A. ALT 升高   B. CHE 活性降低

  C. CHO 降低   D. PT 及 PTA 异常

  E. 总胆红素明显升高

10. 下列哪项不是乙型肝炎病毒复制的指标
  （ ）

  A. HBeAg   B. HBcAg

  C. HBV DNA   D. 抗 -HBc IgM

  E. 抗 HBs

11. 脊髓灰质炎瘫痪前期的临床表现应除外
  （ ）

  A. 头痛、呕吐、多汗、全身皮肤潮红

  B. 肢体及颈背肌疼痛，感觉过敏

  C. 双峰热

  D. 年长儿可见三角架征，吻膝试验阳性

  E. 脑脊液常规与生化正常

12. 关于脊髓灰质炎的描述下列哪项说法不正
  确（ ）

  A. 病原体属肠道病毒，体外存活力很强

  B. 主要经粪 - 口传播

  C. 各型病毒之间有交叉免疫

  D. 无症状型、无瘫痪型、瘫痪型患者均
    是传染源

  E. 人群普遍易感，感染后可获持久免疫

13. 脊髓灰质炎患者隔离期为自发病之日起
  （ ）

  A. 5 天   B. 1 周

  C. 2 周   D. 1 个月

  E. 40 天

14. 下列哪项不是脊髓灰质炎瘫痪期常见的临
  床表现（ ）

  A. 弛缓性瘫痪

  B. 部分可有神志改变

  C. 受累肢体多有感觉障碍

  D. 瘫痪部位四肢多见，下肢为主

  E. 可累及呼吸肌

15. 脊髓灰质炎的好发年龄是（ ）

  A. 3 岁以下   B. 5 岁以下

  C. 7 岁以下   D. 10 岁以下

  E. 14 岁以下

16. 脊髓灰质炎病毒的特点是（ ）

  A. 按抗原性分为Ⅰ、Ⅱ、Ⅲ型，各型之
    间无交叉免疫，低温稳定，高温敏感

  B. 脊髓灰质炎病毒可分为Ⅰ、Ⅱ型，各
    型之间无交叉免疫

  C. 脊髓灰质炎病毒可分为Ⅰ、Ⅱ、Ⅲ型，
    各型之间有交叉免疫

  D. 脊髓灰质炎病毒可分为Ⅰ、Ⅱ、Ⅲ型，
    低温易死亡

  E. 脊髓灰质炎病毒可分为Ⅰ、Ⅱ、Ⅲ型，
    对高温有抵抗力

17. 脊髓灰质炎减毒活疫苗初服年龄为出生后
  （ ）

  A. 1 个月以上   B. 2 个月以上

  C. 4 个月以上   D. 6 个月以上

  E. 8 个月以上

18. 脊髓灰质炎最主要的传播途径是（ ）

  A. 呼吸道传播   B. 消化道传播

  C. 血液传播   D. 虫媒传播

  E. 接触传播

19. 脊髓灰质炎临床上最常见的类型是（ ）

  A. 隐性感染   B. 顿挫型

  C. 无瘫痪型   D. 脊髓型瘫痪

  E. 脑干型瘫痪

20. 脊髓灰质炎最常见的受损部位是（ ）

  A. 脑神经   B. 脊髓侧索

  C. 呼吸中枢   D. 血管运动中枢

  E. 脊髓颈段和腰段前角运动神经元

21. 关于轮状病毒及其感染的描述，下列哪项
  是错误的（ ）

  A. 引起婴幼儿腹泻和成人腹泻的轮状病
    毒形态不同

  B. 成人轮状病毒最早由我国发现

  C. 发病第 1 天即有传染性

  D. 主要通过粪 - 口传播

  E. A 组轮状病毒感染多见于 2 岁以下儿童

22. 关于成人轮状病毒感染，下列哪项是错误的（　　）
    A. 20~40 岁多见
    B. 流行和暴发多发生于 4~7 月份
    C. 病毒主要侵犯空肠绒毛上皮细胞
    D. 显性感染仅见于我国大陆
    E. 通过疫苗接种可以有效地预防

23. 人轮状病毒感染性腹泻，最重要的治疗措施是（　　）
    A. 早期抗病毒治疗
    B. 退热治疗
    C. 用轮状病毒抗体治疗
    D. 补液治疗为主
    E. 并发症治疗

24. 下列哪项不是轮状病毒的特点（　　）
    A. 为 RNA 病毒，含 11 个片段
    B. 电镜下可见车轮状形态
    C. 主要经粪 - 口途径传播
    D. 可引起急性出血性结膜炎
    E. 可引起婴幼儿腹泻

25. 以下不符合轮状病毒肠炎特点的是（　　）
    A. 夏季多见
    B. 常伴有发热
    C. 大便呈蛋花汤样
    D. 常出现脱水
    E. 多见于 6~24 个月小儿

26. 轮状病毒主要侵犯哪个部位（　　）
    A. 乙状结肠　　　　B. 直肠
    C. 回盲部　　　　　D. 小肠
    E. 降结肠

27. 以下哪项不是轮状病毒及其感染的特征（　　）
    A. 基因组是双股 RNA
    B. 起主要保护作用的是肠道局部 SIgA
    C. 主要经粪 - 口途径传播
    D. 可通过 ELISA 等方法从粪便中检出
    E. 多在热带地区感染人群，流行高峰期在秋冬季

28. 直接电镜观察具有特征性的病毒是（　　）
    A. 肠道腺病毒
    B. 人类轮状病毒
    C. 脊髓灰质炎病毒
    D. 风疹病毒
    E. 柯萨奇病毒

29. 下列符合轮状病毒肠炎特点的是（　　）
    A. >2 岁常见
    B. 夏季多见
    C. 大便呈蛋花汤样，有腥臭味
    D. 感染中毒症状重
    E. 常伴有发热

30. 产生肠毒素的病原体不包括（　　）
    A. 霍乱弧菌　　　　B. 沙门菌
    C. 空肠弯曲菌　　　D. 轮状病毒
    E. 小肠结肠炎杆菌

31. 在我国引起婴幼儿秋季流行性腹泻的病毒主要是（　　）
    A. 甲型肝炎病毒　　B. 乙型肝炎病毒
    C. 轮状病毒　　　　D. 脊髓灰质炎病毒
    E. 流行性腮腺炎病毒

32. 目前引起国内手足口病的主要病原体是（　　）
    A. EV72 和 CoxA16
    B. EV71 和 CoxA16
    C. 埃可病毒
    D. CoxA4
    E. CoxB2

33. 手足口病重症患者出现肺水肿属于以下哪种（　　）
    A. 心源性　　　　　B. 肾源性
    C. 神经源性　　　　D. 肝源性
    E. 感染性

34. 关于手足口病的临床表现，下列哪项是错误的（　　）
    A. 常伴口痛
    B. 可伴发热
    C. 皮疹为斑丘疹或疱疹
    D. 皮疹呈向心性分布
    E. 重症可发生脑膜炎

35. 手足口病可经呼吸道飞沫传播，保持室内空气卫生的首选方法应该是（　　）

A. 开窗通风换气　　B. 紫外线照射

C. 过氧乙酸喷雾　　D. 臭氧消毒

E. 食醋熏蒸

36. 手足口病好发于哪类人群（　　）

　　A. 5 岁以下儿童　　B. 成人

　　C. 学龄儿童　　　　D. 普遍易感

　　E. 青壮年

37. 手足口病的临床分类主要分为以下几类

（　　）

　　A. 疑似患者、临床诊断患者

　　B. 轻症患者、重症患者

　　C. 疑似患者、普通患者、重症患者

　　D. 普通患者、重症患者、危重患者

　　E. 疑似患者、轻症患者、重症患者

38. 关于手足口病的描述下列哪项是错误的

（　　）

　　A. 目前尚无疫苗预防

　　B. 无特效治疗药物

　　C. 支持治疗为主

　　D. 主要是抗菌治疗

　　E. 对症治疗为主

39. 手足口病患者仅见于手足部皮疹和口腔疱

疹，体温 37.8℃，无其他症状，临床分类

属于（　　）

　　A. 轻症患者　　　　B. 疑似患者

　　C. 重症患者　　　　D. 危重患者

　　E. 不典型患者

40. 关于手足口病皮疹的描述以下哪项是错误

的（　　）

　　A. 以斑丘疹和疱疹为主

　　B. 皮疹一般不结痂、不留瘢痕

　　C. 出疹部位在手、足、口、臀

　　D. 与药疹相似

　　E. 口腔黏膜可出现散在疱疹

41. 关于手足口病的描述，以下哪项是错误

的（　　）

　　A. 病原体分布广泛，但生存能力弱

　　B. 病毒型别多，没有疫苗和特效药物

　　C. 传播途径多元化

　　D. 隐性感染与轻症患者多见

E. 潜伏期 3～7d，传染期长

42. 诊断手足口病后，农村应于几小时内进行

网络直报（　　）

　　A. 6h　　　　　　　B. 12h

　　C. 24h　　　　　　D. 48h

　　E. 36h

43. 下列哪项不是手足口病的传染源（　　）

　　A. 轻症患者　　　　B. 隐性感染者

　　C. 健康携带者　　　D. 家畜家禽

　　E. 重症患者

44. 手足口病的平均潜伏期为（　　）

　　A. 1～3d　　　　　B. 3～7d

　　C. 4～5d　　　　　D. 5～6d

　　E. 7～10d

45. 麻疹出疹期典型皮疹出现的顺序是（　　）

　　A. 躯干、四肢、手掌、足底

　　B. 耳后发际、额面、颈躯干、四肢、手

掌、足底

　　C. 额面、颈、躯干、四肢

　　D. 耳后发际、躯干、四肢、手掌、足底

　　E. 面颈、耳后、躯干、四肢

46. 麻疹并发脑炎下列哪项是错误的（　　）

　　A. 多见于儿童

　　B. 病情轻重与皮疹轻重成正比

　　C. 发生于恢复期可能与免疫反应有关

　　D. 发生在早期可能为病毒直接侵犯中枢

神经所致

　　E. 可发生在病程任何时期

47. 下列哪项对麻疹的早期诊断最有价值

（　　）

　　A. 明显的上呼吸道炎症状

　　B. 结膜充血、怕光、流泪、眼睑水肿

　　C. 咳嗽和声音嘶哑

　　D. 口腔颊部黏膜可见白色点状黏膜斑

　　E. 颈部淋巴结肿大

48. 控制麻疹流行最有效，最可行的措施是

（　　）

　　A. 普遍肌注丙种球蛋白

　　B. 普遍接种麻疹活疫苗

　　C. 成人血 10～15ml 两侧臀部深层肌注

D. 隔离病儿

E. 普遍肌注胎盘球蛋白

49. 麻疹肺炎的治疗，以下哪项是不适当的（　　）

A. 足量抗生素

B. 吸氧

C. 严重呼吸困难气管切开

D. 少量输血

E. 补充液体电解质及葡萄糖

50. 风疹的主要传播途径是（　　）

A. 血液　　　　　B. 空气飞沫

C. 直接接触　　　D. 虫媒

E. 性接触

51. 麻疹最常见的并发症是（　　）

A. 喉炎　　　　　B. 肺炎

C. 脑炎　　　　　D. 肝炎

E. 心肌炎

52. 关于水痘的描述，下列哪项是错误的（　　）

A. 冬春季节多见

B. 传染性很强

C. 病后可有持久性免疫，不再发生水痘

D. 主要见于儿童

E. 与带状疱疹患者接触不会引起水痘

53. 关于水痘的治疗，下列哪项是错误的（　　）

A. 急性期应卧床休息

B. 重症水痘可早期使用肾上腺皮质激素

C. 避免抓伤继发细菌感染

D. 脑炎脑水肿应脱水治疗

E. 有免疫缺陷或应用免疫抑制者应早期抗病毒治疗

54. 水痘患者作为唯一传染源，其具有传染性的时段是（　　）

A. 潜伏期

B. 出疹期

C. 出疹前 10d 至出疹后 5d

D. 出疹前 5d 至第一批疹退

E. 出疹前 1～2d 至全部疱疹结痂

55. 水痘和带状疱疹的病原体是（　　）

A. 水痘病毒

B. 带状疱疹病毒

C. 水痘 - 带状疱疹病毒

D. 肠道病毒

E. 呼吸道病毒

56. 水痘的主要传播途径是（　　）

A. 直接接触和空气飞沫

B. 血液

C. 性接触

D. 虫媒

E. 动物源性接触

57. 水痘皮疹特点是（　　）

A. 离心性分布，头面躯干稀疏

B. 皮疹呈全身散在性分布

C. 离心性分布，躯干无皮疹

D. 向心性分布，头面部无皮疹

E. 向心性分布，头面躯干密集，四肢稀疏

58. 水痘抗病毒治疗的首选药物是（　　）

A. 重组人干扰素　　B. 白细胞介素 2

C. 利巴韦林　　　　D. 拉米夫啶

E. 阿昔洛韦

59. 带状疱疹的特点是（　　）

A. 稀疏性分布，局部灼痒、刺痛

B. 集簇性分布，局部灼痒、刺痛

C. 集簇性分布，局部瘙痒不刺痛

D. 稀疏性分布，局部无瘙痒、刺痛

E. 散在分布，局部灼痒、刺痛

60. 流行性腮腺炎的基本病理变化是（　　）

A. 受累腺体的化脓性炎症

B. 受累腺体的非化脓性炎症

C. 腮腺充血肿胀

D. 腮腺的充血、肿胀及粒细胞浸润

E. 受累腺体的充血、肿胀及粒细胞浸润

61. 流行性腮腺炎患者的隔离期限为（　　）

A. 腮腺肿大前 7d 至肿大后 9d

B. 腮腺开始肿大至肿大后 9d

C. 发病后 3 周

D. 腮腺肿大前 1d 至肿胀完全消退

E. 腮腺开始肿大至肿胀完全消退

62. 流行性腮腺炎的临床表现为（　　）

A. 腮腺非化脓性炎症，腮腺管口红肿

B. 腮腺肿大，局部红肿痛明显

C. 耳后肿大，局部皮肤发红

D. 颌下肿大压痛，局部皮肤发红

E. 腮腺肿大，挤压后腮腺管有脓性分泌物流出

63. 对流行性腮腺炎健康指导不正确的是（ ）

A. 鼓励患儿多饮水

B. 睾丸肿痛时可用丁字带托起

C. 忌酸、辣、硬而干燥的食物

D. 为自限性疾病，无特效疗法

E. 合并脑膜脑炎者应长期口服激素治疗

64. 确诊流行性腮腺炎最可靠的依据是（ ）

A. 流行病学资料

B. 临床特点

C. 血清学检查

D. 血清和尿淀粉酶

E. 病原学检查

65. 关于流感的描述，下列哪项不正确（ ）

A. 老人及儿童患者常并发肺炎

B. 患者需隔离至退热后 2d

C. 血白细胞总数正常或稍低

D. 确诊主要靠病毒分离

E. 金刚烷胺对甲、乙、丙型流感病毒均有抑制作用

66. 能抑制甲型流感病毒的药物是（ ）

A. 万古霉素　　　B. 氟康唑

C. 氧氟沙星　　　D. 红霉素

E. 金刚烷胺

67. 流行性感冒病毒最容易发生变异的型别为（ ）

A. 乙型流感　　　B. 甲型流感

C. 丙型流感　　　D. 丁型流感

E. 甲型和乙型流感

68. 流行性感冒的临床特点为（ ）

A. 上呼吸道症状较轻，发热和全身中毒症状较重

B. 上呼吸道症状、发热和全身中毒症状均较轻

C. 上呼吸道症状、发热和全身中毒症状均较重

D. 无上呼吸道症状，发热和全身中毒症状较重

E. 上呼吸道症状较轻，无发热和全身中毒症状

69. 关于流感的预防治疗措施，以下哪项是错误的（ ）

A. 发病 48h 内应用抗病毒药

B. 流行时尽可能减少公众集会

C. 儿童高热用 APC 降温

D. 多饮水，易消化富含维生素饮食

E. 儿童高热不用 APC 降温

70. 下列哪项不是传染性非典型肺炎重症患者的诊断标准（ ）

A. X 线胸片 48h 内病灶进展＞30%

B. 休克

C. 低氧血症

D. 氧合指数＜300mmHg

E. ARDS

71. 传染性非典型肺炎的首发症状是（ ）

A. 咳嗽　　　　B. 发热

C. 腹泻　　　　D. 头痛

E. 乏力

72. 关于 SARS 的治疗及护理措施不恰当的是（ ）

A. 严密呼吸道隔离

B. 氧疗

C. 抗病毒治疗

D. 用大剂量抗生素

E. 有指征的使用糖皮质激素

73. 关于 SARS 的临床表现，下列哪项是错误的（ ）

A. 潜伏期常为 3～5d

B. 以发热为首发症状

C. 可伴有头痛、关节肌肉酸痛、乏力、腹泻等

D. 常有上呼吸道卡他症状

E. 多为干咳，少痰，肺部体征不明显

74. 传染性非典型肺炎的最主要传染源是

（　　）

   A. 患者

   B. 隐性感染者

   C. 病原携带者

   D. 受感染动物

   E. 恢复期患者

75. 传染性非典型肺炎的病原体是（　　）

   A. 新的冠状病毒　　B. 新的腺病毒

   C. 肺炎衣原体　　　D. 支原体

   E. 立克次体

76. SARS 最主要的传播途径是（　　）

   A. 飞沫传播

   B. 接触传播

   C. 果子狸等野生动物

   D. 消化道传播

   E. 损伤皮肤受染

77. 传染性单核细胞增多症咽扁桃体继发细菌性感染时忌用的抗生素是（　　）

   A. 青霉素　　　　　B. 阿奇霉素

   C. 红霉素　　　　　D. 氨苄西林

   E. 先锋霉素

78. 以下哪种抗原不能刺激传染性单核细胞增多症患者产生相应抗体（　　）

   A. 衣壳抗原　　　　B. 膜抗原

   C. 早期抗原　　　　D. 核抗原

   E. 淋巴细胞膜抗原

79. 诊断传染性单核细胞增多症有重要意义的细胞是（　　）

   A. 异型淋巴细胞　　B. 单核细胞

   C. 中性粒细胞　　　D. 淋巴细胞

   E. 原始细胞

80. 关于传染性单核细胞增多症的说法下列哪项是错误的（　　）

   A. EB 病毒是新的人类疱疹病毒

   B. 主要经口密切接触传播

   C. 35 岁以上多见

   D. 患者及 EB 病毒携带者为传染源

   E. 人是 EB 病毒的储存宿主

81. 诊断传染性单核细胞增多症有重要参考意义的是（　　）

   A. 咽峡炎

   B. 血常规

   C. 嗜异性凝集试验阳性

   D. 肝脾淋巴结肿大

   E. 典型皮疹

82. 乙脑最常见的并发症是（　　）

   A. 肺不张　　　　　B. 尿路感染

   C. 压疮　　　　　　D. 支气管肺炎

   E. 应激性溃疡

83. 乙脑最主要的传染源是（　　）

   A. 患者　　　　　　B. 隐性感染者

   C. 猪　　　　　　　D. 蚊蝇

   E. 羊

84. 乙脑最主要的死亡原因是（　　）

   A. 循环衰竭　　　　B. 周围性呼吸衰竭

   C. 中枢性呼吸衰竭　D. 意识障碍

   E. 高热

85. 乙脑传染过程中最常见的表现是（　　）

   A. 病原体被消灭　　B. 隐性感染

   C. 潜伏性感染　　　D. 显性感染

   E. 病毒携带者

86. 关于乙脑的叙述，错误的是（　　）

   A. 蚊虫传播

   B. 水平传播

   C. 垂直传播

   D. 病后有持久免疫力

   E. 可进行特异性预防

87. 可通过蚊虫叮咬传播的病毒是（　　）

   A. 森林脑炎病毒

   B. 汉坦病毒

   C. 乙脑病毒

   D. 新疆出血热病毒

   E. SARS 病毒

88. 乙脑患者抢救的重点是（　　）

   A. 高热、惊厥、循环衰竭

   B. 高热、惊厥、呼吸衰竭

   C. 高热、惊厥、意识障碍

   D. 高热、昏迷、呼吸衰竭

   E. 高热、惊厥、心力衰竭

89. 乙脑发生惊厥的常见原因以下哪项是错误

的（　　）

A. 高热　　　　　　B. 颅内高压

C. 呼吸道痰阻　　　D. 脑实质炎症病变

E. 低钙血症

90. 鉴别流脑和乙脑，下列哪项价值最大
（　　）

A. 皮肤瘀点瘀斑　　B. 发热程度

C. 颅内压增高程度　D. 意识障碍程度

E. 有无病理反射

91. 下列传染病中，哪一种是人畜共患的传染
病（　　）

A. 流脑　　　　　　B. 乙型脑炎

C. 伤寒　　　　　　D. 霍乱

E. 病毒性肝炎

92. 乙脑病程中最早出现的抗体是（　　）

A. 中和抗体

B. 血凝抑制

C. 补体结合抗体

D. 特异性 IgM 抗体

E. Vi 抗体

93. 乙脑极期的临床表现特点应除外（　　）

A. 高热惊厥

B. 意识障碍如嗜睡昏睡昏迷

C. 颅内高压表现及呼吸衰竭

D. 瘫痪多不对称，肢体松弛，肌张力减
退，腱反射消失

E. 脑膜刺激征及病理征阳性

94. 肾综合征出血热最易侵犯的器官是（　　）

A. 肺脏　　　　　　B. 肾脏

C. 脑　　　　　　　D. 肝脏

E. 心脏

95. 肾综合征出血热主要死亡原因是（　　）

A. 循环衰竭　　　　B. 呼吸衰竭

C. 肝衰竭　　　　　D. 尿毒症

E. 心力衰竭

96. 肾综合征出血热最关键的预防措施是
（　　）

A. 灭鼠防鼠

B. 灭螨

C. 使用汉坦病毒灭活疫苗

D. 皮肤伤口处理

E. 搞好环境卫生

97. 肾综合征出血热的"三痛"症状是（　　）

A. 头痛，全身痛，腰痛

B. 头痛，腰痛，关节痛

C. 头痛，腰痛，眼眶痛

D. 头痛，腰痛，腹痛

E. 头痛，腰痛，腓肠肌痛

98. 肾综合征出血热移行阶段尿量为每天
（　　）

A. <300ml　　　　B. 400～2000ml

C. >3000ml　　　D. <2000ml

E. <500ml

99. 我国肾综合征出血热最主要的传染源是
（　　）

A. 家鼠

B. 黑线姬鼠与褐家鼠

C. 棕背鼠

D. 红背鼠

E. 莫氏田鼠

100. 肾综合征出血热患者处于低血压休克期早
期时最重要的处理措施是（　　）

A. 纠正酸中毒

B. 补充血容量

C. 使用血管活性药物

D. 强心利尿吸氧

E. 纠正 DIC

101. 关于肾综合征出血热患者发热与病情的关
系描述正确的是（　　）

A. 随发热好转，全身症状逐渐减轻

B. 体温逐渐好转，全身症状反而加重

C. 发热期全身症状最重

D. 发热与全身症状关系不大

E. 发热与病情无关

102. 登革热的主要传播途径是（　　）

A. 蚊虫叮咬传播

B. 粪 - 口传播

C. 呼吸道传播

D. 血液体液传播

E. 皮肤接触传播

103. 登革热发热期降温最好的措施是（　　）
    A. 口服解热镇痛药
    B. 乙醇擦拭
    C. 冰敷
    D. 肌注解热镇痛药
    E. 温水擦浴

104. 下列哪项不是登革热实验室检查的特点（　　）
    A. 血白细胞总数增加
    B. ALT 轻度增高
    C. 尿中可有红细胞、白细胞及管型
    D. 血小板减少
    E. 部分可检出特异性 IgM 抗体

105. 下列哪项是预防登革热的根本措施（　　）
    A. 预防接种疫苗
    B. 防蚊灭蚊
    C. 隔离患者
    D. 加强监测预报工作
    E. 普及疾病预防知识

106. 引起登革热的病原体是（　　）
    A. 细菌
    B. 病毒
    C. 支原体
    D. 衣原体
    E. 立克次体

107. 登革热的主要传染源是（　　）
    A. 患者和隐性感染者
    B. 病毒携带者
    C. 患者
    D. 隐性感染者
    E. 潜伏期感染者

108. 登革热的潜伏期一般为（　　）
    A. 2～5d
    B. 3～15d
    C. 8～11d
    D. 11～14d
    E. 14～17d

109. 登革热最常见的并发症是（　　）
    A. 心肌炎
    B. 尿毒症
    C. 精神异常
    D. 急性血管内溶血
    E. 消化道出血

110. 下列哪型病毒引起的登革出血热最常见（　　）

    A. 3 型
    B. 2 型
    C. 1 型
    D. 4 型
    E. 5 型

111. 关于登革热的治疗及预防，错误的是（　　）
    A. 恢复期加强锻炼
    B. 高热以物理降温为主
    C. 短期使用少量激素
    D. 加用止血药
    E. 防蚊隔离至完全热退

112. 登革热确诊的主要依据是（　　）
    A. 流行病学资料
    B. 临床特征
    C. 血清学检查和病毒分离
    D. 尿常规
    E. 血常规

113. 狂犬病毒属于以下哪种病毒（　　）
    A. DNA 病毒
    B. 肠道病毒
    C. 弹状病毒
    D. 逆转录病毒
    E. 冠状病毒

114. 被病犬咬伤后是否发病，影响最小的因素是（　　）
    A. 衣着厚薄
    B. 咬伤部位
    C. 咬伤程度
    D. 伤口处理情况
    E. 患者年龄

115. 下列哪项是狂犬病早期最有意义的临床表现（　　）
    A. 低热、头痛、全身不适
    B. 恶心、呕吐
    C. 烦躁、失眠
    D. 伤口及其神经支配区麻木感、蚁走感
    E. 对声、光、风敏感

116. 关于狂犬病的临床表现，下列哪项是错误的（　　）
    A. 极度恐怖
    B. 恐水怕风
    C. 大量流涎出汗
    D. 兴奋期大部分意识不清
    E. 部分可出现精神失常

117. 有关狂犬病的描述以下哪项是错误的

（　　）
- A. 狂犬病是由狂犬病毒引起的人兽共患病
- B. 传染源只有病犬
- C. 人对狂犬病毒普遍易感
- D. 病理变化主要为急性弥漫性脑脊髓炎
- E. 潜伏期长短不一，与多种因素有关

118. 我国应用最多的狂犬病疫苗是（　　）
- A. 人用浓缩狂犬病疫苗
- B. 人二倍体细胞疫苗
- C. Vero 细胞疫苗
- D. 精制抗狂犬病马血清
- E. 人抗狂犬病免疫球蛋白

119. 人被动物咬伤后，立即用20%肥皂水、清水或0.1%苯扎溴铵彻底清洗伤口的时间至少（　　）
- A. 10min
- B. 20min
- C. 30min
- D. 40min
- E. 50min

120. 狂犬病野毒株的特点不包括下列哪项（　　）
- A. 毒力强
- B. 潜伏期短
- C. 对人和犬有亲和力
- D. 能在唾液腺中繁殖
- E. 对70%乙醇溶液敏感

121. 关于狂犬病的流行病学，下列哪项是错误的（　　）
- A. 发展中国家主要传染源是病犬
- B. 发达国家主要传染源是野生动物
- C. 病毒主要通过咬伤的皮肤侵入体内
- D. 外观正常的动物不会引起狂犬病
- E. 狂犬病可通过呼吸道传播

122. 狂犬病的病理变化主要是（　　）
- A. 软脑膜急性炎症
- B. 硬脑膜急性炎症
- C. 脑脊髓急性弥漫性炎症
- D. 大脑半球表面及颅底软脑膜急性炎症
- E. 大脑皮质丘脑和中脑急性炎症

123. 以下哪项不是艾滋病的主要传播途径

（　　）
- A. 同性性行为
- B. 异性性行为
- C. 共餐共宿
- D. 母婴传播
- E. 静脉途径吸毒

124. 下列哪种人群不是 HIV 感染的高危人群（　　）
- A. 静脉吸毒者
- B. 医务工作者
- C. 血友病患者
- D. 野外工作者
- E. HIV 感染者所生婴儿

125. HIV 主要感染下列哪种细胞（　　）
- A. CD4$^+$T 淋巴细胞
- B. B 淋巴细胞
- C. 上皮细胞
- D. 单核 - 巨噬细胞
- E. 神经细胞

126. 高危人群存在下述情况2项或2项以上者，应考虑为艾滋病可能，但不包括下列哪项（　　）
- A. 肝脾大
- B. 慢性咳嗽或腹泻1个月以上
- C. 间歇或持续发热1个月以上
- D. 反复出现带状疱疹或慢性播散性单纯疱疹感染
- E. 口腔念珠菌感染

127. 目前确诊 HIV 感染最简便、有效的检测方法是（　　）
- A. 病毒分离
- B. PCR 检测 HIVDNA
- C. 检测血清 HIV 抗体
- D. 用 ELISA 法检测血清 HIV 抗原
- E. 测定 CD4$^+$ 与 CD8$^+$ 细胞的比例

128. 抗 HIV 的核苷类似物抗逆转录酶抑制剂不包括（　　）
- A. 齐多夫定
- B. 双脱氧胞苷和双氧肌苷
- C. 沙奎那韦
- D. 拉米夫定
- E. 司坦夫定

129. HIV 感染者的体液和分泌物哪种传染性最大（　　）

A. 血液

B. 精液和阴道分泌物

C. 羊水

D. 汗液

E. 唾液

130. 抗 HIV 感染的非核苷类似物逆转录酶抑制剂不包括（　　）

A. 奈韦拉平　　　　B. 依非韦伦

C. 地拉韦定　　　　D. 齐多夫定

E. 依曲韦林

（二）A₂ 型题

131. 护士给 HBeAg 阳性患者输液时，不慎扎破手指，下列哪项处理最合理（　　）

A. 立即酒精消毒

B. 接种乙型肝炎疫苗

C. 先肌注高效价乙型肝炎免疫球蛋白，后接种乙型肝炎疫苗

D. 定期复查肝功能和乙型肝炎病毒标志物

E. 肌注高效价乙型肝炎免疫球蛋白

132. 患者妊娠 6 个月，乏力，食欲缺乏，腹胀半个多月，黄疸进行性加深，皮肤巩膜深度黄疸，肝界不缩小，移动性浊音（＋），凝血酶原时间 29s（对照 11s），最可能的诊断是（　　）

A. 急性重型肝炎

B. 亚急性重型肝炎

C. 淤胆型肝炎

D. 急性黄疸型肝炎

E. 妊娠急性脂肪肝

133. 患儿，女，2 岁，突然发热，体温 39℃，咽痛，轻咳，稀便，每天 2～3 次，无脓血，3d 后热退，4d 后再次发热伴头痛、恶心呕吐、多汗、全身肌肉疼痛、拒抱，四肢活动尚可，脑膜刺激征可疑，后体温降至正常，症状消失。该患儿若诊断为脊髓灰质炎，应属于哪一类型（　　）

A. 隐性感染　　　　B. 顿挫型

C. 无瘫痪型　　　　D. 脊髓型

E. 脑干型

134. 患者，男，25 岁，突然出现腹泻伴恶心呕吐，腹痛，排稀水样便，每天 10 余次，下腹部轻度压痛，大便化验有少量白细胞，诊断应考虑（　　）

A. 成人轮状病毒　　B. 结肠激惹症

C. 急性菌痢　　　　D. 阿米巴痢疾

E. 食物中毒

135. 患儿，2 岁，发热 4 天，有流涕、咳嗽、流泪，今日晨起发现前额及耳后有淡红色斑、丘疹，体温 39℃，口颊黏膜充血，最可能的诊断是（　　）

A. 风疹　　　　　　B. 幼儿急疹

C. 猩红热　　　　　D. 麻疹

E. 肠道病毒感染

136. 患儿，1 岁，发热 38.6℃，伴咳嗽，皮肤可见斑丘疹及疱疹，面部、耳后、胸背部多，四肢相对较少。该患儿最可能的诊断是（　　）

A. 水痘　　　　　　B. 带状疱疹

C. 丘疹样荨麻疹　　D. 脓疱疮

E. 疱疹性湿疹

137. 患者，男，16 岁，左腮腺肿大似核桃样约 2.5cm×2.5cm 大小，有触痛，张口、咀嚼、吞咽困难，进酸性食物疼痛加重。T 38.5℃，P 86 次 / 分，R 26 次 / 分，BP 110/70mmHg，急性病容，精神差。患者最可能的诊断是（　　）

A. 流行性腮腺炎　　B. 化脓性腮腺炎

C. 其他病毒性腮腺炎

D. 面神经麻痹　　　E. 急性淋巴结炎

138. 患者，男，27 岁，农学院技术员，7d 前到越南养鸡场参观，3d 前高热，全身酸痛，咳嗽，X 线发现双肺实质炎症及左侧胸腔少量积液，患者临床诊断应考虑（　　）

A. 传染性非典型肺炎

B. 流行性感冒

C. 钩端螺旋体病

D. 人禽流感

E. 恙虫病

139. 乙脑患者，高热41.2℃，持续抽搐迅速
发生深度昏迷，瞳孔忽大忽小，呈叹息
样呼吸，应属于下列哪一类型（　　）
    A. 轻型　　　　　B. 普通型
    C. 重型　　　　　D. 极重型
    E. 不典型

140. 患儿，男，5岁。因发热、头痛、全身
不适3d，意识障碍1h于夏季入院。近
半个月内有蚊虫叮咬史。查体：T 40℃，
P 120次/分，R 30次/分。面部潮红，
呈嗜睡状，双侧瞳孔等圆等大，对光反
射存在，脑膜刺激征、病理反射阳性，
余正常。患儿应首先考虑诊断为（　　）
    A. 流脑　　　　　B. 乙脑
    C. 结核脑　　　　D. 真菌性脑炎
    E. 中毒性脑病

141. 患者，男，30岁，农民，发冷、发热、
全身肌痛5d，当地诊断为败血症休克，
经补液及氨苄西林静滴，次日血压正常，
但病情加重，呃逆，呕吐，尿少，体
检：T 37.3℃，BP 150/100mmHg，皮肤黏
膜有瘀点，球结膜充血水肿，肝肋下
1.0cm，肾区有叩击痛，血WBC
$30×10^9$/L，N 0.85，L 0.15，PLT $30×10^9$/L，
尿蛋白（＋＋＋＋），患者最可能的诊断
是（　　）
    A. 钩端螺旋体病
    B. 败血症并感染性休克
    C. 伤寒并溶血性尿毒综合征
    D. 急性粒细胞性白血病
    E. 肾综合征出血热

142. 患者，男，30岁，农民，发病4d，主要
表现为发热，出血，少尿，怀疑肾综合
征出血热，应最先做的化验项目是
（　　）
    A. 血常规　　　　B. 尿常规
    C. 大便常规　　　D. 出凝血时间
    E. 血尿常规

143. 患儿，男，8岁，不幸被家犬咬伤右手，
伤口较深，家犬外观无异常。家犬于咬

人后第7d死亡。患儿2d前出现伤口及
其神经支配区麻木感、蚁走感，临床上
应首先考虑诊断为（　　）
    A. 病毒性脑炎
    B. 流行性脑脊髓膜炎
    C. 流行性乙型脑炎
    D. 结核性脑膜炎
    E. 狂犬病

144. 患者感染HIV后出现发热、乏力、盗
汗、消瘦、咳嗽、淋巴结肿大，并发卡
氏肺孢子菌感染及卡波西肉瘤为（　　）
    A. 潜伏期
    B. 急性期
    C. 无症状期
    D. 持续性全身淋巴结大期
    E. 艾滋病期

（三）A_3型题

患者，男，50岁，慢性肝炎10年，肝硬
化2年，近5天出现畏寒发热，T 39℃，P 110
次/分，BP 68/50mmHg，精神极差，皮肤巩
膜轻度黄染，腹软，无压痛反跳痛，肝肋下未
触及，脾肋下2cm可触及，移动性浊音阳性，
血常规WBC $4.5×10^9$/L，N 0.85，L 0.15，PLT
$65×10^9$/L。腹水常规：草黄色，比重1.016，
蛋白定性试验阴性，WBC $5.0×10^9$/L，多核
0.40，单核0.60。

145. 该患者发热休克最可能的原因是（　　）
    A. 肝硬化并上消化道出血
    B. 肝硬化并革兰阳性球菌败血症
    C. 慢性重症肝炎急性发作
    D. 肝硬化并感染性休克
    E. 自发性腹膜炎

146. 进一步确诊有赖于（　　）
    A. 血培养
    B. 腹部B超
    C. 腹水培养
    D. 血培养＋腹水培养
    E. 肝功能

147. 此患者不宜选用哪种抗生素治疗（　　）
    A. 氨苄西林

B. 哌拉西林

C. 第三代头孢菌素

D. 第四代头孢菌素

E. 大环内酯类抗生素

患儿，男，6个月，于冬季入院。6d前无明显诱因发热、咳嗽，3d前皮肤又出现红色斑丘疹，曾在当地治疗，效果差。查体：T 39.5℃，P 138次/分，R 36次/分。口颊黏膜充血，全身膝关节以上皮肤可见红色斑丘疹，压之褪色，疹间皮肤正常，双肺呼吸音粗，双下肺可闻及湿啰音及少许干啰音，HR 138次/分，律齐，其余正常。

148. 患儿最可能的诊断是（　　）

A. 麻疹并发支气管炎

B. 幼儿急疹并发支气管炎

C. 猩红热并发肺炎

D. 麻疹并发肺炎

E. 风疹并发上呼吸道感染

149. 该患儿的治疗原则是（　　）

A. 抗病毒治疗

B. 对症治疗

C. 抗菌治疗

D. 抗菌抗病毒对症治疗

E. 支持疗法

患者，男，42岁，在广州居住。于2003年2月4日开始出现发热、咳嗽、痰少，于2月7日入院。查体：T 39.2℃，颌下淋巴结轻度肿大，肝肋下1.0cm，质软，脾未触及。周围血液白细胞总数3.83×10⁹/L，N 0.74，L 0.26，胸片提示双肺炎症。

150. 首先考虑诊断为（　　）

A. 流行性感冒　　B. 登革热

C. 肺结核　　　　D. 真菌性肺炎

E. 传染性非典型肺炎

151. 以下哪项检查不必要（　　）

A. 血气分析　　B. 血生化及电解质

C. 胸部MRI　　D. 血清学检查

E. 病原体分离培养

患者，男，42岁。因发热，头痛、眼眶痛、腰痛3d入院。查体：T 40.6℃，BP 70/40mmHg，P 110次/分，面潮红，眼球结膜充血水肿，软腭有网状充血出血，腋下及胸前见散在出血点，双肾区叩击痛阳性。血Hb 175g/L，WBC 22×10⁹/L，N 0.89，PLT 35×10⁹/L；尿蛋白（＋＋＋）。

152. 值班医生接诊患者后首先应做的事情是（　　）

A. 请相关科室会诊明确诊断

B. 胸部拍片排除大叶性肺炎

C. 腹部B超检查

D. 骨穿检查排除血液系统疾病

E. 静脉穿刺、补液，纠正休克

153. 医生应首先考虑的诊断是（　　）

A. 感染性休克

B. 肾综合征出血热

C. 中毒性菌痢

D. 流行性脑脊髓膜炎

E. 血液系统疾病

患者，男，24岁，农民，因畏寒、发热、全身酸痛、明显乏力、下肢疼痛不能行走7d于夏季入院。当地蚊虫较多，近期内有类似病例发生。体检：T 39℃，P 102次/分，R 26次/分，眼结膜充血，颌下淋巴结肿大，有压痛。躯干部有散在充血性斑丘疹。心肺无异常。

154. 患者诊断首先应考虑（　　）

A. 肾综合征出血热

B. 流行性感冒

C. 钩体病

D. 登革热

E. 伤寒

155. 患者于住院第2d，突然便血约300ml，皮肤湿冷，烦躁不安，呼吸急促，R 38次/分，HR 136次/分，BP 50/30mmHg，应考虑下列哪种可能性（　　）

A. 典型登革热

B. 轻型登革热

C. 登革热并心肌炎

D. 登革休克综合征

E. 登革热并急性溶血

156. 此时，正确的处理是（　　）

A. 输液治疗

B. 应用止血药物

C. 密切观察病情变化

D. 积极抗休克

E. 肾上腺皮质激素静滴

患者，男，35岁，农民，1年前被家犬咬伤过，未做特殊处理，家犬尚健在；2d前出现低热，头痛，恶心，烦躁不安，胡言乱语，不欲进食；查体：T 38.5℃，P 110次/分，BP 155/90mmHg，神志清，呈极度恐怖状，颈软，心肺无异常。血常规：WBC 12×10^9/L，N 0.84。

157. 患者最可能的诊断是（　　）

A. 病毒性脑炎

B. 精神分裂症躁狂型

C. 破伤风

D. 狂犬病

E. 高血压脑中风

158. 诊断此患者最有意义的检查是（　　）

A. 脑脊液常规　　B. 脑电图

C. 血液细菌培养　D. 心电图

E. 免疫检测特异性抗原

159. 对于患者的处理，下列哪项是不妥当的（　　）

A. 隔离于安静的单人房间

B. 维护心血管和呼吸功能

C. 禁用镇静剂

D. 适当脱水

E. 静脉补液

HIV感染的孕妇，25岁，已妊娠14周。

160. 防止母婴传播的最好方法是（　　）

A. 注射抗HIV疫苗

B. 注射抗HIV免疫球蛋白

C. 口服齐多夫定

D. 终止妊娠

E. 口服奈非雷平

161. 孕妇不愿终止妊娠，为防止母婴传播应当（　　）

A. 注射抗HIV疫苗

B. 注射抗HIV免疫球蛋白

C. 口服齐多夫定（第14～34周）

D. 口服奈非雷平

E. 加强营养，严密观察

（四）B型题

A. HBsAg　　　　B. 抗-HBs

C. 抗-HBc IgG　　D. HBeAg

E. 抗-HBe

162. 属保护性抗体，阳性表示对乙型肝炎病毒有免疫力，无传染性的是（　　）

163. 提示HBV复制活跃，传染性强，持续阳性易转为慢性的是（　　）

A. 急性肝炎　　　B. 慢性肝炎重度

C. 亚急性重症肝炎D. 淤疸型肝炎

E. 急性重症肝炎

164. 患者，女，16岁，食欲减退，黄疸进行性加深24d，腹胀半个月，既往无肝病病史。检查：皮肤巩膜明显黄疸，皮肤瘀斑，无蜘蛛痣及肝掌，腹胀，肝脾未扪及，腹水征阳性，血清总胆红素342μmol/L，ALT 560IU/L，诊断应考虑（　　）

165. 患者，女，26岁，食欲减退，乏力，黄疸进行性加深10d，尿少3d，神志不清1d。查体：嗜睡状，皮肤巩膜明显黄染，可见瘀斑。有扑翼样震颤，肝脾未扪及，血清总胆红素238μmol/L，ALT 450IU/L，血清ALP 6.4IU/L，临床上应考虑哪种类型的病毒性肝炎（　　）

A. 经空气飞沫和直接接触传播

B. 经水传播

C. 直接接触传播

D. 粪-口传播

E. 患水痘后潜伏性感染的病毒再激活所致

166. 水痘是（　　）

167. 带状疱疹是（　　）

A. 脑膜脑炎　　　B. 睾丸炎

C. 卵巢炎　　　　D. 急性胰腺炎

E. 心肌炎

168. 成年男性流行性腮腺炎患者常见的并发症是（　　）

169. 儿童流行性腮腺炎患者常见的并发症是
（   ）
A. 所致疾病的临床特征
B. 疾病的流行特征
C. 病毒的核蛋白和基质蛋白抗原性
D. 表面抗原血凝素
E. 神经氨酸酶、血凝素抗原性的差异

170. 流感病毒分为甲、乙、丙三型是依据
（   ）

171. 同型流感病毒又分为若干亚型是依据
（   ）

（五）X 型题

172. 在 HBV 血清标志物中，表示病毒复制活
跃，传染性强的有（   ）
A. HBsAg   B. 抗 -HBs
C. HBeAg   D. HBV-DNA
E. DNA 聚合酶

173. 慢性乙型肝炎抗病毒治疗药物为（   ）
A. 干扰素   B. 拉米夫定
C. 阿德福韦酯   D. 利巴韦林
E. 恩替卡韦

174. 肝炎病毒感染后易呈慢性经过，有演变
成肝硬化和肝癌危险的是（   ）
A. HAV   B. HBV
C. HCV   D. HDV
E. HEV

175. 下列肝炎病毒中经消化道传播的是
（   ）
A. HAV   B. HBV
C. HCV   D. HDV
E. HEV

176. 为减少氨在肠道内吸收，预防肝性脑病
时，患者的治疗可采取（   ）
A. 保持大便通畅
B. 口服乳果糖
C. 静滴左旋多巴
D. 口服新霉素
E. 用食醋灌肠

177. 引起慢性病毒性肝炎肝硬化出血的主要
原因有（   ）

A. 血小板减少
B. 凝血因子缺乏
C. 毛细血管通透性增加
D. 门静脉高压
E. 原发性纤溶亢进

178. 脊髓灰质炎的传播途径有（   ）
A. 血液
B. 空气
C. 通过污染食物与日常用品
D. 母婴
E. 粪 - 口

179. 脊髓灰质炎疫苗接种程序是（   ）
A. 新生儿初服
B. 2 月龄、3 月龄、4 月龄各服 1 次
C. 3 月龄、4 月龄、5 月龄各服 1 次
D. 8 月龄服 1 次
E. 4 岁加强服 1 次

180. 脊髓灰质炎的并发症有（   ）
A. 肺炎   B. 肺不张
C. 消化道出血   D. 尿路感染
E. 骨质疏松症

181. 关于轮状病毒的叙述下列哪些是正确的
（   ）
A. 轮状病毒主要分为 A～H 8 个组
B. 人是轮状病毒唯一的传染源
C. 易感者只需要 10 个轮状病毒即可被
感染
D. 轮状病毒主要侵犯回盲部
E. 大便培养无细菌生长

182. 引发手足口病的肠道病毒有 20 多种，其
中最常见的有（   ）
A. 柯萨奇病毒 A16 型
B. 肠道病毒 71 型
C. 小 RNA 病毒科
D. 轮状病毒
E. 肠道病毒 72 型

183. 手足口病危重患者是指出现下列哪些情
况（   ）
A. 频繁抽搐、昏迷、脑疝
B. 休克等循环功能不全

C. 呼吸困难、发绀、血性泡沫痰、肺部啰音

D. 发热，口腔黏膜出现散在疱疹

E. 手足和臀部出现斑丘疹、疱疹

184. 麻疹出疹的特点是（　　）

A. 手掌及足底无疹

B. 皮疹为向心性分布

C. 为红色充血性斑丘疹，可以融合，呈暗红色

D. 疹间无健康皮肤，可有痒感

E. 发病第3～4d出疹，先见于耳后，自上向下出疹

185. 风疹的临床表现有（　　）

A. 发热1～2d出疹，1d内波及全身

B. 疹退后留有色素沉着

C. 部分皮疹可融合

D. 初为淡红色斑疹，继以丘疹或斑丘疹

E. 全身淋巴结肿大，以耳后枕后及颈部明显

186. 下列哪项是麻疹确诊的依据（　　）

A. 发热伴上呼吸道卡他症状

B. 流行季节，有麻疹接触史

C. 血白细胞数减少

D. 病程第5d血清抗麻疹抗体阳性

E. 眼、鼻分泌物测定麻疹抗原阳性

187. 水痘的并发症有（　　）

A. 肺炎　　　　　B. 脑炎

C. 肝炎　　　　　D. 胃炎

E. 肾炎

188. 当水痘-带状疱疹病毒在人体感觉神经节内呈潜伏性感染时，诱发激活因素有（　　）

A. 患恶性肿瘤

B. 使用免疫抑制剂

C. 创伤

D. HIV感染

E. 体重减轻

189. 水痘和带状疱疹是（　　）

A. 临床表现不同的两种疾病

B. 临床表现相同的两种疾病

C. 病原体相同的两种疾病

D. 病原体不同的两种疾病

E. 临床表现相似的两种疾病

190. 水痘的皮疹有哪些（　　）

A. 斑疹　　　　　B. 丘疹

C. 疱疹　　　　　D. 结痂

E. 荨麻疹

191. 流行性腮腺炎腮腺肿大特点为（　　）

A. 多为双侧肿大

B. 以耳垂为中心向前、后、下蔓延

C. 边沿不清，触之有弹性并疼痛

D. 局部皮肤发亮但不发红

E. 为化脓性炎症

192. 流行性腮腺炎的治疗应选择（　　）

A. 体温过高者给予药物、物理降温

B. 局部涂敷醋调如意金黄散等

C. 首选抗生素

D. 早期可选用利巴韦林

E. 常口服泼尼松治疗

193. 流行性感冒的临床特点有（　　）

A. 全身中毒症状重

B. 呼吸道症状轻

C. 流感病毒性肺炎呼吸道症状明显

D. 可有畏光、流泪

E. 流感病毒性肺炎X线胸片呈双肺弥漫性结节性阴影

194. 在人的一生可多次患流感是由于（　　）

A. 抗原易变

B. 各型间无交叉免疫

C. 病后抗体水平维持时间不长

D. 各亚型间无交叉免疫

E. 体质弱

195. 流感的实验室检查诊断可用（　　）

A. 测血清抗体

B. 下鼻甲黏膜印片

C. 特异荧光抗体

D. 咽漱液分离病毒

E. 血常规

196. 流行性感冒的并发症有（　　）

A. 支气管炎

B. 细菌性肺炎

C. Reye 综合征

D. 中毒性休克

E. 心肌炎及心包炎

197. 下列哪项是传染性非典型肺炎重症病例的诊断标准（　　）

A. 呼吸大于 30 次 / 分

B. 低氧血症

C. 休克

D. ARDS

E. X 线胸片 48h 内病灶进展大于 30%

198. 关于传染性单核细胞增多症的治疗下列哪些是正确的（　　）

A. 干扰素　　　　B. 对症治疗

C. 抗菌药物无效　　D. 忌用氨苄西林

E. 阿昔洛韦

199. 关于乙脑的描述，以下哪些是正确的（　　）

A. 灭蚊与防蚊是预防的重要措施

B. 预防接种是根本措施

C. 治疗重点是控制高热惊厥呼吸衰竭

D. 治疗的关键是抗病毒治疗

E. 治疗重点是控制循环衰竭

200. 肾综合征出血热的并发症有（　　）

A. 内脏出血

B. 肺水肿

C. 病毒性脑炎和脑膜炎

D. 继发感染

E. 肾衰竭

201. 肾综合征出血热的治疗原则或措施有（　　）

A. 早期治疗

B. 就近治疗

C. 及早送上级医院治疗

D. 防治继发感染

E. 抗病毒治疗

202. 肾综合征出血热的主要临床表现有（　　）

A. 发热　　　　　B. 低血压休克

C. 充血出血　　　D. 呼吸衰竭

E. 肾功能损害

203. 孕妇被狗咬伤后的处理措施正确的是（　　）

A. 伤口立即包扎缝合

B. 注射狂犬疫苗

C. 彻底清洗伤口时苯扎溴铵不可与肥皂水合用

D. 不能注射狂犬疫苗

E. 清洗伤口时苯扎溴铵与肥皂水合用

204. HIV 感染的临床分期不包括（　　）

A. 潜伏期

B. 急性感染期

C. 无症状感染期

D. 持续性全身淋巴结肿大

E. 艾滋病期

205. 在 HIV 直接和间接作用下杀伤的细胞中，包括（　　）

A. 生殖道上皮细胞

B. $CD4^+T$ 淋巴细胞和 $CD8^+T$ 淋巴细胞

C. 骨髓干细胞

D. 单核 - 巨噬细胞

E. NK 细胞和 B 淋巴细胞

（杨亦德　钟　锋　周向阳）

第三章　立克次体感染性疾病

第一节　流行性斑疹伤寒

●案例 3-1

患者，男，21 岁，农民。因高热伴头痛 6d，兴奋、烦躁、皮疹 1d 入院。曾在当地按"流感"治疗无效。病后睡眠差，食欲下降。查体：T 40.5℃，P 108 次/分，R 26 次/分，BP 120/80mmHg。急性病容，结膜充血，两瞳孔等大等圆，躯干及四肢有散在红色斑丘疹，压之褪色，可见少数出血性皮疹，表浅淋巴结未触及。肝肋下可触及 2cm，质软，轻触痛，脾肋下刚可触及。血 WBC $3.9×10^9$/L，PLT $80×10^9$/L。

问题：患者最可能的诊断是什么？为确诊需要进一步做哪些检查？诊断依据是什么？需要与哪些疾病鉴别？如何进行治疗？

流行性斑疹伤寒（epidemic typhus）又称虱传斑疹伤寒（louse-borne typhus），是普氏立克次体通过人虱传播的急性传染病。临床以急性起病、持续高热、剧烈头痛、皮疹及中枢神经系统症状为主要特征。自然病程 2～3 周。

【病原学】

普氏立克次体呈多形性球杆状，革兰染色阴性，吉姆萨（Giemsa）染色呈紫色，有肽聚糖和脂多糖，脂多糖有内毒素活性，病原体裂解时释出，寄生于人体小血管内皮细胞质及体虱肠壁上皮细胞内，在立克次体血症时可附着于红细胞和血小板。普氏立克次体含有两类抗原，耐热的组特异性可溶性抗原可区分斑疹伤寒和其他立克次体病；不耐热的种特异性颗粒性抗原可区分两型斑疹伤寒。病原体与变形杆菌某些 X 株（如 OX_{19} 株）有共同的耐热性多糖类抗原，可借外斐（Weil-Felix）反应作辅助诊断。病原体不耐热，对紫外线及一般消毒剂敏感；但耐低温和干燥，在干燥虱粪中可存活数月。普氏立克次体接种雄性豚鼠腹腔可引起发热及血管病变，但无明显阴囊红肿，据此可与引起地方性斑疹伤寒的莫氏立克次体鉴别。

【流行病学】

（一）传染源

患者是主要本病传染源。潜伏期末至热退后数天均有传染性，约 3 周，但以发病第 1 周传

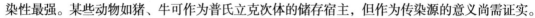

染性最强。某些动物如猪、牛可作为普氏立克次体的储存宿主，但作为传染源的意义尚需证实。

（二）传播途径

体虱是主要传播媒介，头虱、阴虱传播的意义不大。

（三）易感人群

本病普遍易感，病后可获持久免疫力。与地方性斑疹伤寒有一定的交叉免疫力。

（四）流行特征

本病呈世界性分布，冬春季多见。发病率高低与生活水平、卫生状况直接相关，自然灾害、战争爆发时可引起流行。近年来，流行性斑疹伤寒的发病已大为减少。

【发病机制与病理解剖】

本病发病机制主要为病原体引起的血管炎。立克次体通过虱叮咬及搔抓处受损皮肤或经呼吸道及眼结膜侵入人体，先在局部淋巴组织或小血管内皮细胞繁殖，侵入血流引起初次立克次体血症，继而在全身小血管内皮细胞大量繁殖，引起第 2 次立克次体血症，病原体死亡后释放内毒素样物质引起全身毒血症状；同时引起血管内皮细胞肿胀，纤维蛋白和血小板沉积，导致血管腔狭窄、堵塞，血管炎；血管周围炎症、组织坏死和毛细血管通透性增加，导致出血、血浆外渗、有效循环血容量减少，危重者出现微循环障碍、休克、DIC 等。病程第 1 周末产生特异性抗体，形成免疫复合物，免疫变态反应也参与发病。

本病基本病理变化为增生性、血栓性和坏死性血管炎。血管内皮细胞大量增生，形成血栓，血管壁有节段性或圆形坏死；血管周围有炎性细胞浸润，形成特征性粟粒状立克次体肉芽肿（斑疹伤寒结节）。小血管病变可遍及全身组织器官，常以皮肤真皮、心肌、脑及脑膜、肝、肺、肾和肾上腺等处较著，可引起各种相应表现如皮疹、心血管功能紊乱、神志改变、脑膜刺激征、肝功能损害、肺炎、休克等。

【临床表现】

本病潜伏期为 5~23d，一般为 10~14d。儿童较轻，60 岁以上较重。临床表现可分为 3 型。

（一）典型斑疹伤寒

本病常急性发病，少数患者有头痛、头晕、畏寒、乏力等前驱症状。

1. 发热　骤起高热，常有寒战，体温于 1~2d 内达 39℃以上；热型可为稽留、弛张或不规则型，高热持续 2~3 周后，常于 2~4d 内降至正常。常伴剧烈头痛、全身肌肉酸痛、乏力、兴奋、失眠；眼结膜及面部充血如酒醉貌。

2. 皮疹　为重要体征，见于 90% 以上患者。随着皮疹出现，中毒症状加重。多于病程第 4~5d 出现，初见于腋下、躯干，1~2d 内迅速波及全身，但面部、手掌、足底多无皮疹。皮疹大小形状不一，直径 1~4mm，初为浅红色充血性斑丘疹，后转为暗红色，亦见出血性皮疹，多孤立存在，持续 1~2 周后消退，遗有色素沉着。

3. 神经系统　病程早期即出现，于第 2 周达高峰。持续剧烈头痛是突出症状，伴有头晕、失眠、耳鸣及听力减退，明显兴奋甚至谵妄、狂躁、两手震颤、摸空、反应迟钝等。偶有脑膜刺激征。脑脊液除压力及蛋白轻度升高外，其余多正常。

4. 心血管系统　脉搏常随体温升高而加速，血压偏低，严重者可休克。发生中毒性心肌炎时，心音低钝、心律失常、低血压，甚至循环衰竭。

5. 其他　于病程第 3~4d 出现轻度肝脾大。还可出现消化道症状。

病程第 2 周开始退热，2～4d 内降至正常，症状好转，食欲增加，体力多在 1～2d 内恢复。

（二）轻型斑疹伤寒

我国近年来以轻型者多见。临床特点：①热度较低（39℃左右）、热程较短（1 周左右）。②全身中毒症状轻，但全身酸痛、头痛仍较明显。③皮疹数量少，主要为充血疹，1～2d 内消退，部分无皮疹。④神经系统症状不明显。⑤肝脾大少见。

（三）复发型斑疹伤寒

复发型斑疹伤寒又称布－津（Brill-Zinsser）病，我国很少见，主要见于东欧。病后可获得较牢固的免疫力。但部分患者因免疫因素或治疗不当，第 1 次发病后，立克次体长期潜伏于单核－吞噬细胞系统，于数月至数十年后，当机体免疫力下降时再度繁殖，引起复发。多散发，无季节性。病情轻，病程短，7～10d，可无皮疹，但头痛仍较明显，补体结合试验早期即阳性，且效价升高显著。外斐反应常为阴性。

【并发症】

支气管肺炎是流行性斑疹伤寒的常见并发症，其他尚有中耳炎、腮腺炎、心内膜炎、脑膜脑炎、精神病等。轻型和复发型斑疹伤寒很少有并发症。

【实验室检查】

（一）血尿常规检查

血白细胞正常，中性粒细胞增高，嗜酸细胞减少或消失，血小板减少。尿蛋白阳性。

（二）血清学检查

1. 外斐反应　最常用，早期效价在 1∶160 以上或病程中效价升高 4 倍以上，有诊断意义。病程第 5d 即阳性，第 2～3 周达高峰，阳性率达 74%～84%。曾接种过斑疹伤寒疫苗或复发型斑疹伤寒常为阴性或低效价。但不能区分斑疹伤寒型别，也不能排除变形杆菌感染。回归热、钩体病等亦可阳性。

2. 补体结合试验　用普氏立克次体与患者血清做补体结合试验，效价 1∶32 有诊断意义。第 1 周阳性率 64%，第 2 周阳性率 100%。特异性强，可与地方性斑疹伤寒鉴别。

3. 立克次体凝集反应　以普氏立克次体颗粒抗原与患者血清作凝集反应，特异性强，阳性率高。效价 1∶40 以上为阳性。病程第 5d 阳性率达 85%，第 16～20d 可达 100%；此方法虽然与莫氏立克次体有一定交叉，但后者效价较低，仍可与莫氏立克次体相鉴别。

4. 间接血凝试验　用患者血清与被红细胞致敏物质（普氏立克次体抗原成分）所致敏的绵羊红细胞进行凝集反应。阳性反应出现早。仅用于与其他群立克次体感染鉴别。但不能区别流行性和地方性斑疹伤寒。

5. 间接免疫荧光试验　检测血清特异性 IgM 抗体可早期诊断。用两种斑疹伤寒立克次体抗原进行间接免疫荧光试验检查抗体，特异性强，灵敏度高，可鉴别流行性与地方性斑疹伤寒。同时检测特异性 IgG 抗体可鉴别初次感染和复发型。

（三）病原体分离

取发热期（最好 5d 以内）患者血液 3～5ml 接种于雄性豚鼠腹腔，7～10d 豚鼠发热，阴囊发红，取其睾丸鞘膜和腹膜刮片或取脑、肾上腺、脾组织涂片染色镜检，可在细胞质内查见大量立克次体。亦可将豚鼠脑、肾上腺、脾等组织制成悬液接种鸡胚卵黄囊分离立克次体。

（四）PCR 法和免疫组化法检测

PCR 法和免疫组化法检测可分别检测病原体 DNA 和特异性抗原，特异性强、灵敏度高，可用于早期诊断。

【诊断与鉴别诊断】

(一)诊断

1. 流行病学资料 寒冷季节,居住在流行区或1个月内去过疫区,个人卫生状况差,有虱叮咬史者,要警惕本病。

2. 临床表现 突起高热,持续剧烈头痛,全身肌肉酸痛;病程第4~5d出疹,自躯干上部开始1~2d内迅速波及全身,由充血性转呈暗红色,少数发生出血疹;中枢神经系统症状较为明显,肝脾大。

3. 实验室检查 外斐反应等方法检测抗体有助于诊断。必要时取高热患者血液接种于雄性豚鼠腹腔以分离病原体或应用PCR法和免疫组化法检测病原体DNA和特异性抗原。

(二)鉴别诊断

1. 伤寒 起病较缓,体温阶梯性上升,5~7d达高峰,相对缓脉,表情淡漠,病程第6d出现玫瑰疹,数量少。血白细胞数减少,肥达反应阳性,血及骨髓培养阳性(表3-1)。

表3-1 流行性斑疹伤寒与伤寒的鉴别

鉴别要点	流行性斑疹伤寒	伤寒
病原体	普氏立克次体	伤寒杆菌
传播途径	虫媒传播	消化道传播
好发季节	冬春季	夏秋季
热型	开始为稽留热,后可为弛张热	稽留热
临床特点	剧烈头痛,全身肌肉疼痛	表情淡漠,相对缓脉
皮疹	斑丘疹,数量多	玫瑰疹,数量少
血清学检查	外斐反应阳性	肥达反应阳性
病原治疗	多西环素	第三代喹诺酮类

2. 肾综合征出血热 以发热、出血、休克及肾损害为主要表现,典型者有发热期、低血压休克期、少尿期、多尿期、恢复期五期经过,血清学检测特异性IgM抗体阳性。

3. 地方性斑疹伤寒 由莫氏立克次体通过鼠蚤传播,临床特点与轻型流行性斑疹伤寒相似,外斐反应OX_{19}也呈阳性,但滴度较低。可用补体结合试验及豚鼠阴囊反应相鉴别。

4. 恙虫病 临床表现酷似流行性斑疹伤寒,但有焦痂,淋巴结肿大,有一定地区性,血清变形杆菌OX_{19}凝集试验阴性而OX_k凝集试验阳性。

5. 其他 与钩体病、麻疹、风疹、传染性单核细胞增多症、流行性脑脊髓膜炎等相鉴别。

【预后】

本病预后与年龄大小、病情轻重、并发症及治疗早晚有关。病死率约1%。

【治疗】

(一)一般治疗

更衣灭虱,保持皮肤清洁。卧床休息,给高热量半流饮食,补充足够液体及维生素C、维生素B。

（二）对症治疗

高热予物理降温或小量退热药，慎防大汗；剧烈头痛和神经症状明显给止痛剂；心功能不全给强心剂；毒血症状重可短期用肾上腺皮质激素；急性肾衰竭可做透析治疗。

（三）病原治疗

四环素、氯霉素、多西环素有特效，服药后1~2d热退，毒血症状亦迅速改善或消失，热退后2~3d可停药。首选多西环素。多西环素成人200mg/d，分2次服，儿童剂量酌减；四环素成人2.0g/d，儿童（8岁以下小儿不用）25mg/（kg·d），分4次服；氯霉素成人1.5~2.0g/d，儿童25~40mg/（kg·d）静滴或分4次口服。四环素、氯霉素虽有特效，但不良反应较大，不作首选。大环内酯类药物亦有较好疗效，常用红霉素，成人1.0g/d，儿童20~40mg/（kg·d），分4次服，不能口服者静脉给药。氟喹诺酮类亦有效，但磺胺类药物禁用。

【预防】

灭虱是预防本病的关键措施。

（一）管理传染源

患者灭虱消毒，隔离治疗到热退后12d。对密切接触者灭虱并医学观察21d。

（二）切断传播途径

加强卫生宣教，做好个人卫生。采用多种物理、化学方法进行灭虱防虱。对流行区和易传播单位（如旅店、浴室等）尤应加强卫生管理。

（三）保护易感人群

对疫区居民、新入疫区者、军人、防疫人员、实验室人员等注射疫苗，目前应用的疫苗有灭活的鼠肺、鸡胚疫苗和减毒E株活疫苗，国内常用灭活鼠肺疫苗。灭活疫苗虽不能完全防止发病，但能使发病后病情减轻。

附：地方性斑疹伤寒

地方性斑疹伤寒（endemic typhus）又称鼠型斑疹伤寒（murine typhus），或蚤传斑疹伤寒，是由莫氏立克次体（Rickettsia Mooseri）感染引起的，由鼠蚤传播的急性传染病。其发病机制、临床表现及治疗与流行性斑疹伤寒相似，但病情轻，病程短，并发症少及病死率低。

【病原学】

莫氏立克次体的形态、染色特点、生化反应、培养条件及抵抗力均与普氏立克次体相似。但有以下不同：①多为短丝状排列，多形性不明显。②有相同的耐热可溶性抗原而有交叉反应，而不耐热颗粒抗原不同，可借补体结合试验或立克次体凝集试验区别。③接种雄性豚鼠腹腔可引起阴囊及睾丸明显肿胀，为与普氏立克次体的重要鉴别点。④莫氏立克次体除可感染豚鼠外，对大鼠、小鼠均有明显的致病性，可用于动物接种分离、繁殖及保存立克次体。

【流行病学】

（一）传染源

家鼠是本病主要传染源。患者及牛、羊、猪、马、骡等家畜亦可能作为传染源。

（二）传播途径

本病主要通过鼠蚤的叮咬传播。立克次体亦可通过进食病鼠排泄物污染的食物感染。偶可通过呼吸道或眼结膜受感染。寄生于患者的人虱可能为传播媒介。

（三）易感人群

本病普遍易感，感染后可获得持久的免疫力，与流行性斑疹伤寒有交叉免疫。

（四）流行特征

本病散发于世界各地，亦可暴发流行，我国近年来发病明显减少，但仍有流行。全年均可发生，夏秋季多发。目前不典型者多，易误诊及漏诊。

【发病机制与病理变化】

本病发病机制及病理变化与流行性斑疹伤寒相似。血管炎病变轻，毛细血管血栓形成少，脏器累及少。

【临床表现】

本病潜伏期 1~2 周。临床表现与流行性斑疹伤寒相似，但病情轻，病程短。

（一）发热

本病起病急，少数有 1~2d 乏力、胃纳差及头痛等症状。体温迅速上升，伴有寒颤，体温多为 39℃，为稽留热或弛张热，热程 9~14d，伴显著头痛，全身酸痛及结膜充血。

（二）皮疹

50%~80% 患者有皮疹，出疹时间、顺序、皮疹形态等与流行性斑疹伤寒相似，但数目较少，且多为充血性，出血性皮疹极少见。

（三）中枢神经系统症状

本病中枢神经系统症状轻，大多数患者仅有头痛、头晕、失眠、听力减退、烦躁不安等症状，而神志障碍、谵妄及脑膜刺激征等少见。

（四）其他

本病大多有便秘、恶心、呕吐、腹痛等，50% 有脾大，肝大少见，心肌很少受累。

【实验室检查】

（一）血常规检查

本病血白细胞总数多正常，中性粒细胞正常或稍高，少数于病程早期出现血小板减少。

（二）血清学检查

外斐反应可阳性，但滴度较流行性斑疹伤寒低。可通过补体结合试验、立克次体凝集试验或间接免疫荧光法，检测特异性抗体鉴别。

（三）豚鼠阴囊反应

患者血注入雄性豚鼠腹腔，5~6d 后出现发热及睾丸鞘膜炎而引起阴囊明显红肿，渗出液可检出大量立克次体。

（四）血生化检查

约 90% 患者血清 AST、ALT、ALP 和 LDH 轻度升高。

【诊断与鉴别诊断】

居住地区有本病发生或发病前 1 个月内到过疫区，有鼠蚤及虱叮咬史。临床表现与流行性斑疹伤寒相似，但症状轻，皮疹少见，热程短。诊断须做外斐反应，并做补体结合试验等与流行性斑疹伤寒鉴别。

【治疗】

本病治疗同流行性斑疹伤寒。

【预防与预后】

本病最重要的预防措施是灭鼠、灭蚤，对患者及早隔离治疗，加强个人防护。一般不做疫苗预防接种，但对从事实验室工作及灭鼠防疫人员应予疫苗接种，可用普氏立克次体株灭活疫苗。预后良好，用抗生素治疗后很少死亡。

第二节 恙 虫 病

● 案例 3-2

患者，男，30 岁，农民。因畏寒，高热伴有头痛，乏力 4d 入院，查体：T 40℃，面红，结膜充血，右腹股沟处见一椭圆形焦痂，黑色，周围有红晕，右腹股沟淋巴结肿大，皮肤有暗红色斑丘疹。血 WBC 4.0×10^9/L，N 0.88；外斐反应阳性。

问题：患者最可能的诊断是什么？为确诊需要进一步做哪些检查？写出其诊断依据。需要与哪些疾病鉴别？如何进行治疗？

恙虫病（tsutsugamushi disease）又名丛林斑疹伤寒（scrub typhus），是由恙虫病立克次体（又称东方立克次体）所引起的一种急性自然疫源性传染病。临床特征为突然起病、持续发热、焦痂或溃疡、淋巴结肿大及皮疹等。

【病原学】

本病病原体为恙虫病立克次体，呈短杆状或双球状，革兰染色阴性。病原体只能在细胞内繁殖，在胞质内近核处成堆排列，吉姆萨染色呈紫蓝色。不同地区不同株间的抗原性有较大差异，对人的致病力不同，导致各地发病率及病情轻重不同。除特异性抗原外，还具有与变形杆菌 OX_k 株相同的抗原物质，可用外斐反应做血清学检查。病原体在体外抵抗力甚弱，不易在常温下保存，对各种消毒方法很敏感，在 0.5% 苯酚溶液或加热至 56℃ 10min 即死亡；对氯霉素、四环素和红霉素极敏感。

【流行病学】

（一）传染源

鼠类是本病主要传染源。人感染后虽可出现立克次体血症，但再被恙螨叮咬机会很少，人作为传染源的意义不大。

（二）传播途径

恙螨是唯一的传播媒介。带病原体的恙螨叮咬人体是唯一的传播途径。恙螨有多种，我国最主要的是红恙螨和地理恙螨。其生活史包括卵、幼虫、稚虫、蛹和成虫。只有幼虫具有寄生

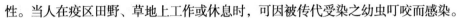

性。当人在疫区田野、草地上工作或休息时，可因被传代受染之幼虫叮咬而感染。

（三）易感人群

本病人群普遍易感，以青壮年居多。农民、野外工作者发病率较高。病后对同株病原体有持久免疫力，对异株的免疫仅维持数月，可再次感染不同株而发病。

（四）流行特征

由于鼠类及恙螨的繁殖受地理和气候影响较大，流行有明显的地区性和季节性。以东南亚为主要流行区。多为散发。我国南北流行季节有差异，南方多发生于夏秋季，见于5~11月份，以6~8月份为高峰，北方多发生于秋冬季，以9~12月份为多，10月份为高峰。

【发病机制与病理解剖】

病原体随恙螨叮咬侵入人体，先在局部繁殖，引起丘疹、焦痂或溃疡，继而直接或经淋巴系统进入血循环，产生立克次体血症，其后病原体在小血管内皮细胞和单核-吞噬细胞系统内生长繁殖，产生内毒素样物质，引起全身毒血症状和各脏器病变。基本病理变化与斑疹伤寒相似，为全身小血管炎、血管周围炎及单核-吞噬细胞系统增生。

【临床表现】

本病潜伏期为4~20d，一般为10~14d。

（一）发热及中毒症状

本病起病急，体温在1~2d内升至39~40℃以上，呈弛张热型或不规则型，持续1~3周，常伴有畏寒、寒战、剧烈头痛、全身酸痛、疲乏思睡、恶心、呕吐、食欲缺乏、颜面潮红、眼结膜充血、畏光、失眠和咳嗽等。严重者可有谵妄、重听及神志改变等。

（二）焦痂与溃疡

焦痂与溃疡为重要特征，有诊断意义。见于65%~98%患者。被受染恙螨幼虫叮咬处的皮肤先出现红色丘疹，不痛不痒，继成水疱后破裂，中央坏死、出血，随后形成褐色或黑色焦痂，其外观呈圆形或椭圆形，直径1~15mm，边缘稍隆起，周围有红晕。痂皮脱落后，形成小溃疡，其基底部为淡红色肉芽组织，起初常有血清样渗出液，以后逐渐减少，形成光洁的凹陷面。焦痂和溃疡无痛痒感，偶继发感染。焦痂多见于腹股沟、肛周、会阴、外生殖器、腋窝、腰带围束处，多数患者只有1个，部分可有2~3个甚至10个以上。

（三）淋巴结肿大

绝大多数患者焦痂附近局部的淋巴结肿大，可大如蚕豆或核桃，伴有疼痛和压痛，可移动，不化脓，消退缓慢。全身浅表淋巴结亦可轻度肿大。

（四）皮疹

皮疹多于病程第5~6d出现，发生率为35%~100%，多系暗红色充血性斑丘疹，轻症者无皮疹，重症者皮疹密集、融合，偶见出血疹，直径2~5mm，不痒，初见于躯干，向四肢发展，但面部很少，手掌、足底无疹。皮疹持续3~7d后消退，无脱屑，可有色素沉着。

（五）肝脾大

肝脾大均为轻度，质软，表面光滑，无触痛。脾大占30%~50%，肝大占10%~20%。

【并发症】

本病并发症有支气管肺炎、心肌炎、心力衰竭、中毒性肝炎、脑炎、脑膜炎、急性肾衰竭或 DIC，病死率为 1%～5%。

【实验室检查】

（一）血常规检查

血白细胞总数减少或正常，重型患者或有并发症时可增多，分类常有中性粒细胞核左移、淋巴细胞数相对增多。

（二）血清学检查

1. 外斐反应　患者单份血清变形杆菌 OX_K 凝集效价 1∶160 以上或双份血清效价呈 4 倍以上升高可诊断。最早第 4d 出现阳性，3～4 周达高峰，5 周后下降。

2. 补体结合试验　特异性强，阳性率高，但出现较晚，抗体效价 1∶10 为阳性。

3. 间接免疫荧光试验　间接免疫荧光技术检测血清特异性 IgM 抗体阳性有早期诊断价值。于起病第 1 周末出现抗体，第 2 周末达高峰，阳性率高于外斐反应。

4. 斑点免疫、ELISA、EIA 测定　检测特异性抗体 IgM、IgG，敏感性高，特异性强，可区分各种血清型。

（三）病原体分离及分子生物学检查

取发热期患者血液 0.5ml，接种于小白鼠腹腔，小白鼠 1～3 周死亡，剖检取腹膜或肝脾作涂片，吉姆萨或荧光抗体染色镜检，于单核细胞内可见立克次体。也可用 PCR 法检测恙虫病立克次体 DNA，灵敏性高、特异性强，但一般实验室难开展。

【诊断与鉴别诊断】

（一）诊断

1. 流行病学资料　流行季节，发病前 2～3 周有疫区野外活动史。
2. 临床表现　起病急，寒战、高热，特征性焦痂、溃疡，淋巴结肿大，皮疹，肝脾大等。
3. 实验室检查　外斐反应等方法检测抗体有助于诊断。必要时取高热患者血液接种于小鼠腹腔以分离病原体。

（二）鉴别诊断

本病应与流行性感冒、伤寒、斑疹伤寒、疟疾、钩体病、急性淋巴结炎、登革热等鉴别。

【治疗】

本病与流行性斑疹伤寒相似，多西环素、四环素、氯霉素有特效，多西环素成人剂量为 200mg/d，顿服，儿童剂量酌减；四环素成人量为 2g/d，儿童（8 岁以下小儿不用）25mg/（kg·d），分 3～4 次口服；氯霉素成人量为 2g/d，儿童 25～40mg/（kg·d）静滴或分 4 次服。用药 24～48h 退热，退热后剂量减半，继续用 7～10d。用罗红霉素，环丙沙星等亦有效。用青霉素、头孢菌素、氨基糖苷类无效。短程抗生素治疗易复发，不宜停药过早。复发用同样药物治疗仍有效。对重症者应及时发现处理心肌炎、心力衰竭等并发症。

【预防】

灭鼠。消除恙螨孳生地；喷洒灭虫剂，杀灭恙螨。易感者注意个人防护，在流行区野外活动时应扎紧领口、袖口、裤脚口，外露皮肤可涂避虫剂以防恙螨叮咬。目前仍无有效疫苗。灭活疫苗、减毒活疫苗、基因重组复合多价疫苗和核酸疫苗等正在研制。

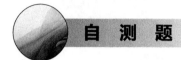

自 测 题

（一）A₁ 型题

1. 下列哪项不属于立克次体病（　　）

　　A. 流行性斑疹伤寒　　B. 伤寒

　　C. Q 热　　　　　　　D. 恙虫病

　　E. 地方性斑疹伤寒

2. 下列哪项不是立克次体的特点（　　）

　　A. 呈多形性球杆状

　　B. 革兰染色阴性

　　C. 耐低温及干燥

　　D. 与变形杆菌 OX₁₉ 有共同抗原

　　E. 光镜下无法观察，需用电镜观察

3. 流行性斑疹伤寒的皮疹下列哪项不正确

　　（　　）

　　A. 见于 90% 患者　　B. 病程 4～5d 出疹

　　C. 1d 内遍布全身　　D. 面部皮疹少见

　　E. 均为充血性

4. 流行性斑疹伤寒的热程一般为（　　）

　　A. 1 周以内　　　　　B. 1～2 周

　　C. 2～3 周　　　　　　D. 3～4 周

　　E. 4 周以上

5. 对流行性斑疹伤寒有诊断意义的变形杆菌
   OX₁₉ 凝集效价为（　　）

　　A. 1：20 以上　　　　B. 1：40 以上

　　C. 1：80 以上　　　　D. 1：160 以上

　　E. 1：320 以上

6. 对于恙虫病的描述，下列不正确的是

　　（　　）

　　A. 由西伯利亚立克次体引起

　　B. 鼠类为主要传染源

　　C. 恙螨为传播媒介

　　D. 用变形杆菌 OXₖ 凝集反应协助诊断

　　E. 病原治疗首选多西环素

7. 恙虫病的主要传染源是（　　）

　　A. 鼠类　　　　　　　B. 红恙螨

　　C. 地理恙螨　　　　　D. 恙虫病患者

　　E. 体虱

8. 恙虫病的主要传播途径是（　　）

　　A. 经鼠类传播　　　　B. 经恙螨传播

　　C. 经土壤传播　　　　D. 经食物传播

　　E. 密切接触传播

9. 焦痂是下列哪种疾病的特征性临床表现

　　（　　）

　　A. 流行性斑疹伤寒　　B. 破伤风

　　C. 布氏杆菌病　　　　D. 恙虫病

　　E. 伤寒

（二）A₂ 型题

10. 患者，男，24 岁，农民，5d 前无明显诱
　　因发热，体温高达 39.5℃，伴头痛、头
　　晕、耳鸣，睡眠差。1d 前躯干及四肢出
　　现红色斑丘疹，压之褪色，可见少量出
　　血性皮疹，血 WBC 4.2×10⁹/L，N 0.65，
　　E 0.005，PLT 80×10⁹/L。患者最可能的诊
　　断是（　　）

　　A. 麻疹

　　B. 流行性斑疹伤寒

　　C. 地方性斑疹伤寒

　　D. 钩端螺旋体病

　　E. 回归热

（三）A₃ 型题

　　患者，男，43 岁，3 周前到某地方性斑
疹伤寒疫区探亲，1 周前开始寒战、发热，T
38.5℃，头痛明显，无恶心呕吐，查体：HR110
次 / 分，面色红，胸腹部少量充血疹，心肺正
常，肝脾肋下未触及，脑膜刺激征与病理反射
阴性。血 WBC 4.5×10⁹/L，N 0.75。

11. 患者的最可能的诊断是什么（　　）

    A. 肾综合征出血热

    B. 流行性斑疹伤寒

    C. 地方性斑疹伤寒

    D. 恙虫病

    E. 败血症

12. 为明确诊断首先应考虑做哪项检查（　　）

    A. 外斐试验

    B. 补体结合试验

    C. 胸部 X 线检查

    D. 间接免疫荧光试验

    E. 血生化检查

    患者，女，20 岁，大学生，发病前 2 周曾到海南旅游并有草丛休息史，因畏寒发热伴头痛 8d 入院。查体：结膜充血，左侧腹股沟可触及一蚕豆大小淋巴结并可见一直径 4mm 圆形溃疡，肝脾未触及肿大。血常规：WBC 4.0×10^9/L，可见核左移。外斐反应阳性。

13. 患者应首先考虑的诊断是（　　）

    A. 伤寒

    B. 地方性斑疹伤寒

    C. 恙虫病

    D. 鼠疫

    E. 肾综合征出血热

14. 对患者进行治疗及预防，下列哪项措施不妥（　　）

    A. 发热给予物理降温，必要时用退热剂

    B. 皮肤溃烂处每日常规消毒

    C. 患者必须隔离

    D. 使用氯霉素须常规检查血常规

    E. 清淡饮食，多饮水

    患者，女，29 岁，农民。因高热、头痛、乏力 3d，左腹部皮肤焦痂 1d 入院，曾在当地治疗无好转。查体：T 39.7℃，R 22 次/分，P 102 次/分，BP 120/80mmHg，神清，急性病容，左腹部皮肤有一直径 8mm 大小焦痂，左侧腹股沟数个淋巴结肿大。心、肺、腹部及神经系统检查无异常。血常规：WBC 3.9×10^9/L，N 0.6，L 0.4。考虑诊断为恙虫病。

15. 为进一步明确诊断应优先选择下列哪项检查（　　）

    A. 变形杆菌 OX$_{19}$ 凝集反应

    B. 肥达反应

    C. 变形杆菌 OX$_k$ 凝集反应

    D. 取患者血液做病原体分离

    E. 血常规检查

16. 患者使用氯霉素抗感染治疗后第 3d 体温降至正常，此时应主要监测哪项指标（　　）

    A. 血常规　　　　　　B. 尿常规

    C. 血气分析　　　　　D. 电解质

    E. X 线胸片

（四）B 型题

    A. 患者　　　　　　　B. 家鼠

    C. 猪　　　　　　　　D. 牛

    E. 羊

17. 流行性斑疹伤寒的主要传染源是（　　）

18. 地方性斑疹伤寒的主要传染源是（　　）

    A. 体虱　　　　　　　B. 鼠蚤

    C. 蚊　　　　　　　　D. 白蛉

    E. 恙螨

19. 流行性斑疹伤寒的传播媒介是（　　）

20. 地方性斑疹伤寒传播媒介是（　　）

（五）X 型题

21. 在立克次体病的特点中，下列哪些是正确的（　　）

    A. 有相似的病理变化

    B. 吸血的节肢动物为传播媒介

    C. 广谱抗生素有效

    D. 均可反复发作

    E. 传染源都是鼠类

22. 关于外斐反应（变形杆菌 OX$_{19}$ 凝集试验）的描述以下哪些是正确的（　　）

    A. 可用于确诊流行性斑疹伤寒

    B. 早期效价在 1∶160 以上有意义

    C. 诊断阳性率约 100%

    D. 病程中抗体滴度 4 倍以上升高有意义

E. 可区别流行性斑疹伤寒和地方性斑疹伤寒

23. 流行性斑疹伤寒的病原治疗药物有哪些
（　　）
A. 氯霉素　　　　B. 四环素
C. 多西环素　　　D. 红霉素
E. 磺胺类

24. 恙虫病的基本病理变化为（　　　）
A. 全身小血管炎
B. 血管周围炎
C. 单核－吞噬细胞系统增生
D. 焦痂
E. 溃疡

（陈吉刚）

第四章　细菌感染性疾病

第一节　伤　　寒

●案例 4-1

　　患者，男，24岁。持续高热2周，腹泻1周，大便每天5～6次，偶有黏液，无脓血，时有右下腹隐痛，伴食欲减退、恶心、呕吐。发病前1周有不洁饮食史。查体：T 40℃，R 26次／分，P 84次／分，BP 120/76mmHg，神志清。心肺未见异常。躯干背侧隐约可见3颗米粒大小、压之褪色的淡红色皮疹。腹软，右下腹轻压痛，无反跳痛，肝肋下2cm，脾肋下1.5cm，肠鸣音12次／分。血常规：WBC $3.6×10^9$/L，N 0.5，L 0.5，肥达反应：O抗体效价≥1∶80，H抗体效价≥1∶160。

　　问题：患者目前最可能的诊断是什么？为确诊需要进一步做哪些检查？写出其诊断依据。需要与哪些疾病鉴别？如何进行治疗？

　　伤寒（typhoid fever）为由伤寒杆菌引起的急性肠道传染病。基本病理改变为全身单核－吞噬细胞系统的增生性反应。典型临床表现为持续发热、相对缓脉、神经系统中毒症状与消化道症状、玫瑰疹、肝脾大、白细胞减少。肠出血和肠穿孔为主要的严重并发症。

【病原学】

　　伤寒杆菌系沙门菌属D群，革兰染色阴性，呈短杆状，有鞭毛，能运动，不形成芽孢，无荚膜（图4-1）。在普通培养基上能生长，但在含有胆汁的培养基上生长更好。该菌只感染人类，不感染动物。不产生外毒素，菌体裂解释放的内毒素对伤寒的发病起重要作用。伤寒杆菌具有菌体"O"抗原、鞭毛"H"抗原和表面"Vi"

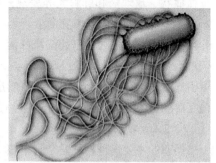

图 4-1　伤寒杆菌形态特征

抗原，三种抗原均可刺激机体产生相应的抗体。用凝集反应检测血清"O"及"H"抗体，即肥达反应，有助于伤寒的临床诊断。Vi抗体效价低，临床诊断意义不大。Vi抗体阳性，有助于发现大多数伤寒带菌者。

　　伤寒杆菌的生存力较强，在水中可生存2～3周，在粪便可生存1～2个月，在牛奶、肉类及蛋类可存活数月，可引起水源性和食物源性暴发流行。能耐低温，在 −20℃ 可长期存活。对阳光、干燥、热及消毒剂敏感，阳光直射数小时即死亡，60℃ 15min 或煮沸即可杀死，消毒饮水余氯达 0.2～0.4mg/L 时迅速死亡。

【流行病学】

（一）传染源

患者及带菌者为本病传染源。在潜伏期末即可排菌，起病 2～4 周排菌量最多，恢复期排菌减少，整个病程均有传染性，以 2～4 周传染性最强。少数可持续排菌 3 个月以上，成为慢性带菌者，以胆囊带菌为主，引起伤寒流行和传播。

（二）传播途径

本病通过粪–口途径感染。细菌通过污染的水、食物、日常生活接触、苍蝇或蟑螂媒介，经口进入人体引起感染。水源、食物污染常引起暴发流行，散发以日常生活接触传播多见。

（三）易感人群

本病普遍易感，病后可获得持久免疫力，再次发病少见。免疫力与血清中"O"、"H"、"Vi"抗体效价无关。伤寒与各型副伤寒之间无交叉免疫。

（四）流行特征

本病呈世界性流行，以温带和热带地区及发展中国家多见。终年可见，多在夏秋季。发病高峰北方较南方迟 1～2 个月。发达国家以国际旅游感染为主，发展中国家主要因水源污染而暴发流行。发病以儿童和青壮年多见，40 岁以上较少见。

【发病机制与病理解剖】

（一）发病机制

细菌随污染的水、食物进入消化道后，未被胃酸杀灭者侵入小肠黏膜，部分被巨噬细胞吞噬并在胞质内繁殖，部分经淋巴管进入回肠淋巴组织及肠系膜淋巴结生长繁殖，经胸导管进入血流引起第 1 次菌血症，无症状，相当于潜伏期。细菌随血流进入肝、脾、骨髓、肾及胆囊后继续大量繁殖，再次进入血流，引起第 2 次严重菌血症，并释放内毒素，引起发热、全身不适、毒血症状、玫瑰疹和肝脾大等表现，相当于病程第 1～2 周，血液及骨髓培养常阳性。病程第 2～3 周，细菌继续随血流散播至全身各脏器，可经胆管、肾随粪便及尿液排出，粪便及尿液培养阳性。经胆道进入肠道的伤寒杆菌，部分经肠黏膜再次侵入肠壁淋巴组织，使原已致敏的肠壁淋巴组织产生严重的炎症反应，出现坏死、脱落、溃疡形成。当坏死或溃疡病变累及血管时可引起肠出血，侵及小肠肌层与浆膜层可引起肠穿孔。病程第 4 周开始，机体免疫力增强，细菌在血液及各脏器被清除，肠壁溃疡逐渐愈合，病情缓解，进入恢复期。

（二）病理解剖

伤寒的主要病理特征是全身单核–吞噬细胞系统的增生性反应，以回肠末段的集合淋巴结和孤立淋巴结的病变最显著。病程第 1 周，肠道淋巴组织增生肿胀，呈纽扣样突起，出现以巨噬细胞为主的炎症细胞浸润，巨噬细胞吞噬能力强，胞质内含有被吞噬的淋巴细胞、红细胞、伤寒杆菌及坏死组织碎屑，称为"伤寒细胞"，多见于溃疡底部及周围，伤寒细胞聚集成团则形成伤寒肉芽肿或伤寒结节，具有病理诊断意义；病程第 2 周，肿大的淋巴结因营养障碍发生坏死；病程第 3 周，坏死组织脱落形成溃疡，波及病灶血管可引起肠出血，侵及小肠肌层与浆膜层可导致肠穿孔；病程第 4 周，溃疡逐渐愈合，不留瘢痕，亦不引起肠道狭窄。肠道病变范围与症状的严重程度不一定成正比，有的患者有严重中毒症状，但肠道病变不明显，而有的患者病情较轻，却可突然发生肠出血肠穿孔。其他脏器病变主要为肝脾大，可有伤寒结节。

【临床表现】

本病潜伏期一般为7～14d，水源型暴发流行可达30d，食物型暴发流行仅为48h。

（一）典型伤寒

1. 初期 为病程第1周，多数起病缓慢，发热是最早出现的症状，常伴有全身不适、食欲减退等。病情逐渐加重，体温呈阶梯形上升，于3～7d内升至40℃左右。发热前可有畏寒，少有寒战，退热时出汗不多。

2. 极期 为病程第2～3周。出现伤寒特征性的临床表现。

（1）高热：高热持续不退，多呈稽留热型，少数呈弛张热型或不规则热型，持续约2周。

（2）消化系统症状：食欲缺乏加重，腹部不适，腹胀，多有便秘，少数以腹泻为主。由于肠道病变以回肠末段为主，腹痛以右下腹较明显，可有轻压痛。

（3）神经系统中毒症状：表现为表情淡漠、反应迟钝、听力减退、耳鸣，重者可有谵妄、昏迷、病理反射等中毒性脑病表现。

（4）循环系统症状：在稽留热期间常有相对缓脉。相对缓脉由副交感神经兴奋性增强所致。但并发中毒性心肌炎时，相对缓脉不明显。重症患者脉细速，甚至血压下降，出现循环衰竭。

（5）肝脾大：病程第1周末起，多数患者可在肋缘下触及肿大的脾脏及肝脏，通常为肋缘下1～2cm，质软，轻度压痛。并发中毒性肝炎时，可出现肝功能异常，黄疸。

（6）玫瑰疹：病程7～14d，部分患者胸、腹、背部及四肢皮肤可分批出现淡红色斑丘疹，直径为2～4mm，压之褪色，多在10个以下，2～3d内隐退。

3. 缓解期 相当于病程第4周，体温出现波动，并逐渐下降，食欲逐渐好转，腹胀减轻，肿大的肝脾开始回缩。仍有可能出现肠出血、肠穿孔等并发症，须警惕。

4. 恢复期 为病程第5周，体温降至正常，症状体征消失，食欲恢复，通常在1个月左右完全康复。

（二）不典型伤寒

近年来不典型伤寒增多，发热可以是唯一的临床表现，少数以并发症出现。

1. 轻型 发热38℃左右，全身毒血症状轻，病程短，1～2周内痊愈。多见于儿童或发病初期已应用有效抗菌药物治疗者。临床表现不典型，容易出现漏诊或误诊。

2. 暴发型 急性起病，病情凶险，进展迅速，毒血症状严重，有畏寒、高热，常并发中毒性脑病、中毒性心肌炎、中毒性肝炎、DIC、肠麻痹等。未及时抢救常在1～2周内死亡。

3. 迁延型 起病初期与典型伤寒相似，发热持续不退，可达5周以上，甚至数月。常见于合并胆道结石、慢性乙型肝炎、慢性血吸虫或其他慢性疾病者。

4. 逍遥型 患者症状轻微，可坚持工作，部分可因突发肠出血、肠穿孔而就医。

5. 小儿伤寒 年龄越小，症状越不典型；婴幼儿伤寒常不典型，不规则热多见，起病较急，腹痛、腹泻、呕吐等胃肠道症状明显，肝脾大较常见，相对缓脉、重脉及玫瑰疹少见，并发肠出血、肠穿孔较少，血白细胞计数常增多，易并发支气管肺炎。病程短，病死率低，预后好。学龄儿童多为顿挫型和轻型，症状与成人相似。

6. 老年伤寒 症状多不典型，发热不高，常持续不退，虚弱明显。易并发支气管肺炎与心功能不全，持续胃肠功能紊乱，记忆力减退，病程迁延，恢复缓慢，病死率较高。

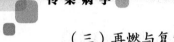

（三）再燃与复发

再燃是指部分患者进入恢复期前，体温尚未降至正常时再次升高，持续 5～7d 后才回到正常，血培养常为阳性。可能与菌血症未被完全控制有关。患者进入恢复期，在体温正常 1～3 周后，发热等症状再现，血培养再度阳性称为复发。与病灶内细菌未被完全清除，当机体免疫力降低时，伤寒杆菌再度繁殖，重新侵入血流有关。复发时症状与初次发作相似，但病情较轻，病程较短，并发症少，复发多为 1 次。

【实验室检查】

（一）常规检查

本病血白细胞可减低，多在（3～5）×10⁹/L，中性粒细胞减少，嗜酸性粒细胞减少或消失，后者对伤寒的诊断与病情的评估有参考价值，随病情好转可逐渐恢复正常，复发时再度减少或消失。血小板计数正常或稍低，如突然下降应警惕并发 DIC 或溶血尿毒综合征的可能。骨髓涂片可见伤寒细胞。高热时可有轻度蛋白尿。并发肠出血时大便隐血试验阳性。

（二）细菌学检查

1. 血培养　为最常用的确诊依据。病程第 1 周阳性率最高，可达 80%～90%，以后逐渐下降，第 3 周降为 30%～40%，第 4 周常呈阴性，复发时血培养可再度阳性。在使用抗菌药物之前及体温上升阶段采集标本，可提高血培养的阳性率。

2. 骨髓培养　由于骨髓中巨噬细胞丰富，含伤寒杆菌多，培养阳性率较血培养高。尤其适用于已用抗菌药物治疗或血培养阴性者。

3. 粪便培养　自潜伏期开始粪便培养可阳性，以病程第 3～4 周阳性率最高，可达 80%。

4. 尿培养　初期常为阴性，于病程第 3～4 周时阳性率约 25%，须排除粪便污染尿液。

5. 玫瑰疹的刮取液培养　有时也可获得阳性结果，但不作为常规检查。

（三）血清学检查

1. 肥达反应　用已知伤寒杆菌体 "O"、鞭毛 "H" 抗原，副伤寒杆菌甲、乙、丙鞭毛抗原，通过血清凝集反应检测相应抗体的效价。病程第 1 周阴性，第 2 周开始阳性，第 3 周阳性率约 50%，第 4 周约 90%。应注意：①伤寒 "O" 抗体效价在 1∶80 以上，"H" 抗体效价在 1∶160 以上才有辅助诊断意义。②须动态观察，每周检查 1 次，效价依次递增或恢复期效价增高 4 倍以上，诊断意义较大。③"O" 抗体出现早，消失快。"H" 抗体出现迟，但可持续达数年。只有 "O" 抗体上升，而 "H" 抗体不高，可能是发病早期；若 "H" 抗体上升而 "O" 抗体不高，可能曾经患过伤寒或接受过伤寒菌苗预防接种，或其他发热性疾病所致的非特异性回忆反应。④"O" 抗体效价增高，只能支持沙门菌感染，而不能区分伤寒或副伤寒。⑤少数免疫反应低下的老弱或婴幼儿伤寒患者或早期应用有效抗菌药物治疗者肥达反应始终阴性，其阴性不能排除伤寒，结核病、败血症、风湿病、溃疡性结肠炎等可出现假阳性。⑥Vi 抗体检测可用于慢性带菌者的调查，Vi 抗体效价平稳下降提示带菌状态消除。

2. 其他血清学检测　脂多糖－被动血凝试验（LSP-PHA）、对流免疫电泳（CIE）、酶联免疫吸附试验（ELISA）、免疫荧光试验（IFT）等均可用于血清伤寒特异性抗体或抗原检测。

【并发症】

（一）肠出血

肠出血为较常见的并发症，多发生于病程第 2～3 周。腹泻、饮食成分粗糙或过量进食、用

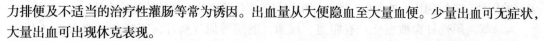

力排便及不适当的治疗性灌肠等常为诱因。出血量从大便隐血至大量血便。少量出血可无症状，大量出血可出现休克表现。

（二）肠穿孔

肠穿孔为最严重并发症，多发生于病程第 2~3 周，好发于回肠末段。常突发腹痛，以右下腹为主，伴恶心、呕吐、体温及血压下降，经 1~2h 后腹痛及其他症状暂时缓解，稍后体温再度升高并出现腹膜炎体征，表现为腹膜刺激征，肠鸣音减弱或消失，肝浊音界缩小至消失，X 线检查可见膈下游离气体，血白细胞数增高伴核左移。肠穿孔的诱因大致与肠出血相同。

（三）中毒性肝炎

中毒性肝炎常发生在病程第 1~2 周。可发现肝大，伴有压痛。血 ALT 轻至中度升高，少数患者血清胆红素轻度升高，随着病情好转，肝损害于 2~3 周恢复正常。

（四）中毒性心肌炎

中毒性心肌炎常发生于病程第 2~3 周，伴有严重的毒血症状。主要表现为心率增快，第一心音低钝、期前收缩、舒张期奔马律、血压偏低等。心电图 P-R 间期延长、T 波改变、S-T 段偏移等。

（五）支气管肺炎

支气管肺炎多发生于极期和病程后期。多数患者为继发细菌感染。

（六）溶血性尿毒综合征

溶血性尿毒综合征常见于病程第 1~3 周，以第 1 周多见。主要表现为溶血性贫血，黄疸加深，少尿、无尿，严重时出现急性肾衰竭。

（七）其他

其他包括急性胆囊炎、中毒性脑病、血栓性静脉炎及急性肾盂肾炎等。

【诊断与鉴别诊断】

（一）诊断

1. 临床诊断 ①流行病学资料：在流行地区或流行季节，不良卫生习惯，预防接种史、既往病史、密切接触史。②临床表现：持续发热 2 周以上，伴有表情淡漠、反应迟钝、听力减退、腹胀、腹痛、腹泻或便秘；相对缓脉，玫瑰疹，肝脾大等。伴肠穿孔或肠出血对诊断更有帮助。③实验室检查：血白细胞总数减少，嗜酸性粒细胞减少或消失，淋巴细胞相对增多，骨髓中有伤寒细胞。

2. 确诊标准 对疑似者，符合下列两项之一可确诊：①从血、骨髓、粪便、尿或玫瑰疹刮取物任一标本中能够分离到伤寒杆菌，早期以血培养为主，后期可考虑骨髓培养。血培养阴性者，进行骨髓培养有助于提高阳性率。粪便培养对确定排菌状态有帮助。②肥达反应"O"抗体凝集效价≥1：80，"H"抗体凝集效价≥1：160，恢复期抗体效价增高 4 倍以上。

（二）鉴别诊断

1. 病毒感染 上呼吸道和肠道病毒感染多伴有上呼吸道或肠道症状，但无相对缓脉、脾大及玫瑰疹等征象，伤寒的病原学与血清学检查均为阴性，病程在 1~2 周内自愈。

2. 流行性斑疹伤寒 多见于冬春季，有虱咬史，起病较急，脉快、寒战、高热，多有结膜充血，神经系统症状出现早，皮疹于病程 5~6d 出现，量多，分布广，鲜红色，压之褪色。血白细胞计数正常或增多，外斐反应阳性。病程 2 周左右。

3. 急性粟粒性肺结核 有结核病史，发热不规则，伴脉搏增快，盗汗，呼吸急促。结核菌素试验阳性，X线胸片可见大小一致、分布均匀的粟粒状病灶。抗结核治疗有效。

4. 革兰阴性杆菌败血症　有胆道、尿道、肠道等原发病灶，起病急，伴寒战、多汗、出血倾向，易早期出现中毒性休克，血白细胞总数虽不高，常伴核左移，血培养可找到致病菌。

5. 恶性组织细胞病　患者长期发热，热型不规则，贫血与出血显著，肝脾和淋巴结肿大，血常规见全血细胞减少。骨髓有恶性组织细胞，淋巴结活检有助于确诊，抗菌药物治疗无效。

【治疗】

（一）一般治疗

1. 隔离与休息　按消化道传染病进行隔离，排泄物应彻底消毒。发热期应严格卧床休息，退热后1周可适度增加活动量。

2. 护理与饮食　注意观察体温、脉搏、血压、腹部情况和大便等变化，注意皮肤及口腔清洁，变换体位，以防发生压疮与肺部感染。给予易消化、少纤维的营养饮食。发热期应给予流质或半流质饮食，少量多餐，必要时静脉输液。恢复期食欲明显好转，可开始进食稀饭或软饭，逐渐恢复正常饮食，切忌坚硬多渣食物及暴饮暴食，以免诱发肠出血、肠穿孔。退热后2周才恢复正常饮食。

3. 对症处理　高热可用冰敷或酒精擦浴等物理降温，不宜用大量退热药，以免体温骤降，大汗虚脱。烦躁不安可用地西泮等镇静剂。便秘禁用泻药，可用生理盐水低压灌肠或开塞露塞肛。腹痛、腹泻不宜用鸦片制剂，以免减低肠蠕动引起鼓肠。腹胀给予少糖低脂饮食，必要时肛管排气，禁用新斯的明等促进肠蠕动药物。毒血症严重者，在有效、足量抗菌治疗的同时，可用小量肾上腺皮质激素类药物。激素的使用宜慎重，以免诱发肠出血或肠穿孔。

（二）病原治疗

1. 第三代喹诺酮类　为目前治疗伤寒的首选药物。抗菌谱广，耐药率低，不良反应轻，对伤寒杆菌有强大的抗菌作用。口服吸收良好，在血液、胆汁、肠道和尿路的药物浓度高。因其可能影响骨骼发育，故孕妇、哺乳期妇女及儿童慎用。目前常用药物有左旋氧氟沙星，200～400mg/次，口服或静滴，2次/天；氧氟沙星，成人600～800mg/d，分2～3次服，或400～600mg/d，分2～3次静滴；环丙沙星，成人1.0～1.5g/d，分2～3次服，或400mg/d，分2次静滴；疗程14d。

2. 头孢菌素类　第三代头孢菌素对伤寒杆菌有强大抗菌活性，不良反应低，尤适用于孕妇、哺乳期妇女、儿童及耐氯霉素伤寒的治疗。对多重耐药或重症伤寒可用喹诺酮类与头孢菌素类联用。常用头孢噻肟、头孢哌酮、头孢他啶、头孢曲松静滴，成人2g/次，儿童每次50mg/kg，2次/天，疗程14d。

3. 氯霉素　用于氯霉素敏感菌的治疗。成人1.5～2g/d，分3～4次口服；体温正常后，剂量减半，疗程10～14d。新生儿、孕妇和肝功能明显异常者忌用；该药不良反应较大，可发生粒细胞减少，外周血白细胞低于$2.5×10^9$/L时停药，更换其他抗菌药物。

4. 其他　氨苄西林用于敏感菌株治疗，成人2～6g/d，分3～4次口服或静滴，疗程14d；阿莫西林成人2～4g/d，分3～4次口服，疗程14d。复方磺胺甲基异噁唑（SMZ-TMP）成人2片/次，2次/天；儿童40～50mg/（kg·d），2次/天，疗程14d。对磺胺类药物过敏者、孕妇及严重肝肾功能不全者慎用。用药期间应注意观察血常规。

（三）并发症的治疗

1. **肠出血** 绝对卧床休息，禁食，严密观察血压、脉搏、神志及便血情况。患者烦躁不安可用地西泮等镇静剂。禁用泻药及高压灌肠；补充血容量，维持水、电解质和酸碱平衡；应用一般止血药物，如维生素K、卡巴克洛等。大量出血经积极内科治疗无效者考虑手术治疗。

2. **肠穿孔** 禁食，胃肠减压，静脉补液。并发腹膜炎应及时手术治疗，加用足量有效的抗菌药物，以控制腹膜炎。

3. **中毒性心肌炎** 严格卧床休息，在足量有效抗菌药物治疗下，应用肾上腺皮质激素；用保护心肌药物以改善心肌营养。出现心力衰竭时给予洋地黄和利尿剂维持至症状消失。

（四）慢性带菌者的治疗

氨苄西林成人3～6g/d，阿莫西林成人4～6g/d，分3～4次口服；左氧氟沙星，500mg/次，1次/天，口服；氧氟沙星，200mg/次，2次/天，口服；环丙沙星，500mg/次，2次/天口服。疗程6周。伴有胆石症或胆囊炎的慢性带菌者可考虑胆囊切除术。

【预防】

（一）管理传染源

隔离治疗患者至体温正常后15d，或每隔5d作1次粪便培养，连续2次阴性，可解除隔离。患者大小便、食具、衣服、生活用品等均须严格消毒。对饮食从业人员要定期检查，及时发现带菌者。带菌者应调离饮食服务业。慢性带菌者要进行治疗、监督和管理。接触者要进行医学观察3周，有发热的可疑患者，应及早隔离治疗观察。

（二）切断传播途径

切断传播途径是预防的关键措施。应做好水源、粪便、饮食卫生管理，消灭苍蝇等。养成良好的卫生和饮食习惯，坚持饭前便后洗手，避免饮用生水及进食未煮熟的肉类食品等。

（三）保护易感人群

易感人群可进行伤寒与副伤寒甲、乙三联菌苗预防接种，皮下注射3次，间隔7～10d，免疫期1年。近年来可应用口服减毒活菌苗Ty21a株，保护效果达50%～96%，不良反应轻。

附：副伤寒

副伤寒（paratyphoid fever）包括副伤寒甲、乙、丙3种，是分别由副伤寒甲、乙、丙型沙门菌所引起的急性传染病。副伤寒的流行病学、发病机制、病理解剖、临床表现、诊断、治疗及预防与伤寒相似。

副伤寒甲、乙病情较轻，病程较短，病死率较低。潜伏期多为8～10d。多急骤起病，常先有呕吐、腹泻等症状，2～3d后减轻，出现发热等表现。体温波动大，发热多呈弛张热及不规则热，热程平均2～3周，全身中毒症状较轻，头痛、全身不适常见，相对缓脉及重脉较少见，玫瑰疹出现较早、较多、较大、颜色较深，副伤寒乙皮疹有时呈丘疹样。血白细胞总数多正常，少数降低或升高，嗜酸性粒细胞常减少。肠道病变较少而表浅，肠出血、肠穿孔等并发症少见，病死率较低。副伤寒甲复发率较伤寒多。副伤寒丙常表现为败血症型及急性胃肠炎型。急性胃肠炎型主要表现为恶心、呕吐、腹痛、腹泻等症状，病程2～5d即恢复。败血症型以全身化脓性、迁徙病灶为特征，表现为全身多处组织器官发生化脓性病变，以肺部、骨及关节等处形成局限性化脓灶为常见。肠出血、肠穿孔少见。副伤寒甲、乙、丙的确诊有赖于骨髓、血、粪便、脓液等病原菌培养。副伤寒甲、乙吐泻严重者，应及时补液，纠正水、电解质及酸碱平衡。副伤寒丙并发化脓性病灶者，脓肿一旦形成，可在加强抗菌治疗的同时，进行外科手术。

第二节　细菌性痢疾

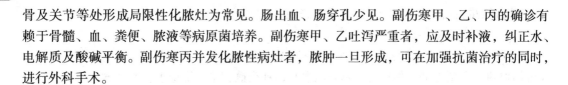

●案例 4-2

患者，女，27 岁。2d 前因饮食不洁出现发热、腹痛、呕吐，腹痛以脐上为著，呈阵发性钝痛，可忍受。今晨起出现腹泻 6 次，初为黄色水样便，后为黏液脓血样便，量不多，有里急后重。查体：T 38.5℃，P 100 次 / 分，神志清，精神萎靡，脱水貌。左下腹及脐上有压痛，无反跳痛，肠鸣音活跃。血常规：WBC 13×10^9/L，N 0.78，L 0.22；大便常规：黏液脓血便，WBC 20～30 个 /HP，偶见成堆脓球，RBC 3～5 个 /HP。

问题：患者目前最可能的诊断是什么？为确诊需要进一步做哪些检查？写出其诊断依据。需要与哪些疾病鉴别？如何进行治疗？

细菌性痢疾（bacillary dysentery）简称菌痢，是由志贺菌又称痢疾杆菌引起的肠道传染病。病理变化以直肠、乙状结肠的炎症及溃疡为主。临床特征为腹痛、腹泻、里急后重和排黏液脓血便，可伴有发热及全身毒血症症状，严重者可有感染性休克、中毒性脑病。

【病原学】

志贺菌属于肠杆菌科志贺菌属，为革兰阴性杆菌，无鞭毛及荚膜，无芽孢，有菌毛，为兼性厌氧菌，在普通培养基上生长良好。志贺菌属的抗原有菌体抗原、表面抗原和菌毛抗原。菌体抗原有群和型特异性，根据抗原结构和生化反应不同，将志贺菌属分为 4 群，即 A 群痢疾志贺菌、B 群福氏志贺菌、C 群鲍氏志贺菌、D 群宋内志贺菌，共分为 47 个血清型或亚型。各群、型之间多无交叉免疫，在流行病学调查和菌苗制备上血清分型具有重要意义。各型痢疾杆菌死亡后均能释放内毒素，可引起全身反应如发热、毒血症、休克等。A 群痢疾志贺菌还可产生外毒素，又称为志贺毒素，具有细胞毒性、肠毒性和神经毒性，A 群痢疾志贺菌引起的症状最重。目前，发达国家流行以 D 群宋内志贺菌为主，发展中国家以 B 群福氏志贺菌为主。我国大多数地区以 B 群福氏志贺菌占首位，其次为 D 群宋内志贺菌，再次为 C 群鲍氏志贺菌。了解菌群分布特点及菌型变迁情况，对制备菌苗、预防菌痢有重要意义。

痢疾杆菌在外界环境生存力较强，在水果、蔬菜及患者接触的物品能生存 1～2 周，在牛奶中存活 20d。温度越低生存时间越长。抵抗力由强至弱依次为 D 群宋内志贺菌、B 群福氏志贺菌、A 群痢疾志贺菌。痢疾杆菌对理化因素敏感，日光照射 30min 即可杀灭，加热 60℃ 15min 死亡。对新洁尔灭、过氧乙酸、氯化汞、苯酚及含氯消毒剂等均敏感。

【流行病学】

（一）传染源

急慢性菌痢患者及带菌者为本病传染源。非典型患者、慢性患者及带菌者由于症状轻或无症状而易被忽略，在流行病学上具有重要意义。

（二）传播途径

本病经粪－口途径传播。痢疾杆菌通过污染的食物、水等经口感染，可引起暴发流行；通过苍蝇、蟑螂等间接方式传播引起感染，多引起散发。

（三）易感人群

本病普遍易感，学龄前儿童发病率高，其次为青壮年。病后所产生的免疫力短暂而且不稳定，不同菌群和血清型之间无交叉免疫，易反复感染而多次发病。

（四）流行特征

本病全年均可发生，以夏秋季为多，多为散发，也可流行。以儿童及中青年较多。

【发病机制与病理解剖】

（一）发病机制

志贺菌的致病力取决于对肠黏膜上皮细胞的吸附和侵袭力。该菌进入消化道后大部分被胃酸杀死，少量进入下消化道的细菌因肠道内正常菌群拮抗作用及肠黏膜分泌型 IgA 阻止其对肠黏膜上皮的黏附而无法致病。当过度疲劳、营养不良、胃酸缺乏等因素导致抵抗力下降时，致病菌侵入结肠黏膜，通过基底膜进入固有层繁殖，产生毒素，引起肠黏膜炎症反应和固有层小血管循环障碍，导致肠黏膜炎症、坏死和溃疡，出现腹痛、腹泻和黏液脓血便。直肠括约肌受刺激可产生里急后重。志贺菌在人体内被吞噬细胞吞噬，很少侵入黏膜下层，一般不侵入血流，极少引起菌血症或败血症。

痢疾杆菌裂解时释放的内毒素进入血液后，可引起发热及毒血症症状，也可直接作用于肾上腺髓质、刺激交感神经系统及网状内皮系统，促使各种血管活性物质释放，引起急性微循环障碍，进一步引起感染性休克、DIC、重要脏器功能衰竭，表现为中毒性菌痢（休克型）；脑组织病变严重者因脑水肿、脑疝而表现为昏迷、抽搐与呼吸衰竭等中毒性菌痢（脑型）。中毒性菌痢以儿童多见，发病机制可能与患者特异性体质有关。

（二）病理解剖

菌痢的肠道病变主要见于乙状结肠和直肠，严重者可累及整个结肠，甚至回肠末段。急性菌痢的基本病变为弥漫性纤维蛋白渗出性炎症，肠黏膜表面有大量黏液脓性渗出物覆盖。严重者大片坏死的肠黏膜上皮细胞与黏液脓性渗出物共同形成灰白色假膜，脱落后形成溃疡。肠黏膜病变仅限于固有层，很少引起肠穿孔及大量肠出血。慢性菌痢可有肠黏膜水肿和肠壁增厚，黏膜溃疡反复形成和修复，引起肠壁息肉样增生及瘢痕形成，少数因肠壁纤维组织收缩引起肠腔狭窄。中毒性菌痢肠道病变轻微，很少有溃疡，仅见肠黏膜充血水肿，但全身病变重，多数脏器微血管痉挛及通透性增加；大脑及脑干水肿，可见神经细胞变性及点状出血。肾小管上皮细胞变性坏死，部分有肾上腺皮质出血和萎缩。

【临床表现】

本病潜伏期为 1～4d，短者数小时，长者可达 7d。潜伏期长短和病情轻重取决于年龄、抵抗力、细菌数量、毒力及菌型等因素。A 群感染引起的菌痢症状较重，时间较长，但预后良好；D 群感染症状较轻，非典型多；B 群感染介于两者之间，但排菌时间较长，易转为慢性。

（一）急性菌痢

1. 普通型　起病急、畏寒、高热，体温可达 39℃，可伴头痛、乏力、食欲减退，并出现腹痛、腹泻及里急后重。大便每天 10～20 次以上，初为稀便或水样便，量多，1～2d 后转为黏液或黏液脓血便，每次量少，里急后重明显。体检时可有左下腹压痛，肠鸣音亢进。自然病程为 1～2 周，部分可转为慢性。少数重症患者，每天腹泻可达数十次，以至大便失禁，常伴有脱水、酸中毒及电解质失衡。

2. 轻型（非典型）　全身毒血症状轻或无，无发热或仅有低热。急性腹泻，大便每天不超过 10 次，为黏液稀便，无脓血，轻微腹痛而无里急后重。病程 3～7d 痊愈，少数转为慢性。

3. 中毒型　多见于 2～7 岁体质较好的儿童，起病急骤，病势凶险，突起畏寒、高热，体温可达 40℃ 以上，伴精神萎靡、面色青灰、四肢厥冷、烦躁、反复惊厥、昏迷及抽搐，可迅速发生循环及呼吸衰竭。临床上主要表现为严重毒血症、休克和（或）中毒性脑病，而局部消化道症状轻，甚至无腹痛、腹泻症状，用直肠拭子或生理盐水灌肠后才能发现黏液便，显微镜下可见红细胞、白细胞。根据中毒症状的临床表现，又分为以下 3 型。

（1）休克型（周围循环衰竭型）：较多见，主要为中毒性休克的表现。早期表现为精神萎靡、面色苍白、四肢厥冷、脉细速、血压正常或稍低、脉压小、神志清楚。后期则出现皮肤花斑，血压下降或测不出，脉搏难触及，少尿或无尿，不同程度意识障碍等。

（2）脑型（呼吸衰竭型）：临床表现主要为中枢神经系统症状，可出现烦躁不安、惊厥、嗜睡、昏迷、瞳孔不等大及对光反射消失等，严重者出现中枢性呼吸衰竭，表现为呼吸节律不齐、深浅不一、双吸气、叹息样呼吸、下颌呼吸及呼吸暂停。病情较严重，病死率高。

（3）混合型：兼有以上两型的临床表现，开始表现为高热、惊厥，如抢救不及时，则迅速发展为呼吸、循环衰竭。病情最为凶险，病死率最高。

（二）慢性菌痢

慢性菌痢指急性菌痢病程超过 2 个月未愈者。慢性菌痢的发病相关因素：细菌因素，如福氏志贺菌易致慢性感染；或耐药菌株感染引起慢性化；因胃肠道慢性疾病、原有营养不良及肠道分泌性 IgA 减少而致抵抗力下降；急性期未及时诊断及抗菌治疗不彻底。根据临床表现将慢性菌痢分为 3 型，慢性迁延型最常见，急性发作型次之，慢性隐匿型少见。

（1）慢性迁延型：发生率约 10%。急性菌痢后，长期反复发作或迁延不愈，时轻时重，常有腹痛、腹泻、腹胀等症状。大便不成形或稀便，常带有黏液，偶有脓血，或者便秘与腹泻交替出现。左下腹可有压痛，部分可扪及增粗且呈条索状的乙状结肠。长期腹泻者可有乏力、贫血、营养不良及维生素缺乏等表现。

（2）急性发作型：发生率约 5%。有慢性菌痢病史，间隔一段时间又发生急性菌痢的表现。常因受凉、进食生冷食物或劳累等诱因而引起急性发作。患者有腹痛、腹泻和脓血便，而发热等毒血症状较轻。应作粪便细菌培养与再感染相鉴别。

（3）慢性隐匿型：发生率为 2%～3%。一年内有菌痢病史，临床症状消失 2 个月以上，但乙状结肠镜检查可发现肠黏膜有炎症甚至溃疡等病变，大便培养可检出痢疾杆菌。

【实验室及其他检查】

（一）血常规检查

急性期白细胞总数增高，多在（10～20）×10⁹/L，中性粒细胞增高。慢性期有轻度贫血。

（二）粪便检查

1. 便常规　急性典型菌痢粪便每次量少，常只有黏液脓血便而无粪质。镜检可见白细胞（≥15 个 / 高倍视野）及少量红细胞，查出吞噬细胞有辅助诊断价值。

2. **细菌培养** 菌痢的确诊有赖于粪便培养出痢疾杆菌，同时做药敏试验可以指导临床抗菌药物的选择。为提高细菌培养的阳性率，应在抗菌药物使用之前采集新鲜标本，取粪便脓血部分及时送检，且早期多次送检。

3. **特异性核酸检测** 采用 PCR 或核酸分子杂交可直接检测粪便痢疾杆菌核酸。PCR 法不仅能缩短检测时间，而且适用于抗菌药物使用后患者标本中死亡的痢疾杆菌 DNA，对细菌培养阴性者亦是较好的检测方法，灵敏度高、特异性强、快速简便，但检测条件要求较高。

4. **免疫学检查** 应用免疫学方法检测痢疾杆菌抗原，与细菌培养比较具有早期、快速的优点，对菌痢的早期诊断有一定帮助。但粪便中抗原成分复杂，易出现假阳性反应。

（三）乙状结肠镜检查

乙状结肠镜检查常用于慢性腹泻且病因不明者，急性菌痢不用。慢性菌痢可见结肠黏膜充血、水肿、溃疡、瘢痕及息肉，在肠镜直视下取溃疡部位渗出物作细菌培养，阳性率比粪便培养高。

（四）钡剂灌肠 X 线检查

钡剂灌肠 X 线检查常用于慢性菌痢检查，可见肠黏膜纹理紊乱、肠壁增厚、肠道痉挛及肠腔狭窄等变化。

【并发症与后遗症】

菌痢的并发症与后遗症少见。并发症包括菌血症、溶血-尿毒综合征、关节炎、瑞特（Reiter）综合征等。后遗症主要是耳聋、失语、肢体瘫痪等神经系统症状。

【诊断与鉴别诊断】

（一）诊断

1. **流行病学资料** 发病在夏秋季，有不洁饮食史、不良卫生习惯或与患者接触史。

2. **临床表现** 急性菌痢表现为发热、腹痛、腹泻、黏液脓血便及里急后重，左下腹部有明显压痛。中毒性菌痢以儿童多见，表现为高热、惊厥、意识障碍及循环、呼吸衰竭，而胃肠道症状轻微，甚至无腹痛、腹泻，常需盐水灌肠取粪便或直肠拭子采粪便送检方可诊断。慢性菌痢患者则有急性菌痢史，病程超过 2 个月而病情未痊愈。

3. **粪便镜检** 镜检可见大量白细胞、红细胞和吞噬细胞者即可诊断。但确诊有赖于粪便培养出痢疾杆菌。

4. 慢性腹泻原因不明时，可行乙状结肠镜检查以协助诊断。

（二）鉴别诊断

1. 急性菌痢

（1）急性阿米巴痢疾：鉴别要点见表 4-1。

表 4-1　急性菌痢与急性阿米巴痢疾的鉴别要点

鉴别要点	急性菌痢	急性阿米巴痢疾
病原及流行病学	痢疾杆菌，散发性，可引起流行	阿米巴原虫，散发性
潜伏期	数小时至 7d	数周至数月
全身症状	多有发热及毒血症症状	多不发热，少有毒血症症状
胃肠道症状	腹痛重，有里急后重，腹泻每天十多次或数十次，多为左下腹压痛	腹痛轻，无里急后重，腹泻每天数次，多为右下腹压痛

续表

鉴别要点	急性菌痢	急性阿米巴痢疾
粪便检查	量少，黏液脓血便，镜检有多数白细胞和红细胞，可见吞噬细胞，粪便培养有痢疾杆菌	量多，暗红色果酱样血便，有腥臭，镜检白细胞少，红细胞多，有夏科－莱登晶体，可见溶组织阿米巴滋养体，培养痢疾杆菌阴性
乙状结肠镜检查	肠黏膜弥漫性充血、水肿及浅表溃疡	肠黏膜大多正常，其中有散在溃疡，边缘隆起，周围有红晕
血白细胞	急性期白细胞总数及中性粒细胞增多	早期稍增多

（2）其他细菌所致的肠道感染：侵袭性大肠埃希菌、空肠弯曲菌及产气单胞菌等，其表现与急性菌痢类似，表现为发热、腹痛、腹泻、黏液便等。确诊有赖于粪便培养出病原菌。

（3）细菌性胃肠型食物中毒：有集体进食同一食物及在同一潜伏期内集体发病史。呕吐明显，有腹痛、腹泻，多为稀水便，黏液脓血便及里急后重少见，腹部压痛多在脐周。大便镜检WBC不超过5个/HP。确诊有赖于从呕吐物、粪便及可疑食物检出同一病原菌。

（4）急性坏死性出血性小肠炎：多见于青少年，有发热、腹痛、严重腹胀及腹泻，毒血症状严重，短期内出现休克。大便镜检主要为红细胞。大便培养无痢疾杆菌生长。

（5）其他：急性菌痢尚须与霍乱、病毒性肠炎及肠套叠相鉴别。

2．中毒性菌痢

（1）休克型：须与败血症及暴发性流行性脑脊髓膜炎等引起的感染性休克相鉴别。主要靠血及大便培养检出不同病原菌帮助鉴别。

（2）脑型：须与乙脑相鉴别。乙脑发病与病情发展相对缓慢，中枢神经系统症状常在发热数天后出现，循环衰竭少见。常有脑膜刺激征和意识障碍，脑脊液检查有蛋白及白细胞增高，粪便检查无异常。乙脑特异性抗体IgM阳性有助于鉴别。

3．慢性菌痢

（1）直肠癌与结肠癌：多发生于中老年。凡遇到慢性腹泻、久治无效伴进行性消瘦者，均应做肛门指检、钡餐X线检查、乙状结肠镜检查，有助于鉴别。

（2）慢性非特异性溃疡性结肠炎：病程长，反复发作，有腹痛、黏液脓血便等，多次大便培养无病原菌生长，抗菌治疗无效。乙状结肠镜检查见肠黏膜弥漫充血、水肿及溃疡形成，黏膜轻触易出血。晚期患者钡剂灌肠X线检查可见结肠袋形消失，肠管呈铅管状改变。

（3）慢性血吸虫病：有流行区疫水接触史，肝脾大及血嗜酸性粒细胞增多，确诊有赖于粪便孵化出血吸虫毛蚴，直肠镜黏膜活检压片检出血吸虫卵可确诊。

（4）肠结核：多继发于肺结核，可伴有乏力、盗汗、消瘦等结核毒血症状，病变部位主要位于回盲部，右下腹压痛或扪及包块，X线钡剂灌肠检查有助于诊断。

【预后】

菌痢多数在1～2周内痊愈，少数转为慢性或慢性带菌者。影响预后的因素：①A群症状较重，D群症状较轻，B群易转为慢性；②年老体弱、婴幼儿及免疫功能低下者，并发症多，预后较差；③中毒型菌痢预后差，以脑型和混合型最为严重，病死率高；④治疗及时且合理者预后好。

【治疗】

（一）急性菌痢

1. 一般治疗与对症治疗　卧床休息，忌疲劳。消化道隔离。给易消化的流质或半流质饮食，忌食油腻、生冷及不易消化食物，少进牛乳、蔗糖、豆制品等易产气和增加腹胀的食物。维持水、电解质及酸碱平衡，高热、呕吐、失水者给予口服或静脉补液。腹痛明显，可用阿托品、山莨菪碱等解痉药物，但其延缓了细菌及毒素的排泄，应慎用。高热者物理或药物降温。

2. 病原治疗　目前志贺菌属不断出现耐药株，呈多重耐药。对常用药物如氯霉素、链霉素、磺胺药、呋喃唑酮等普遍耐药，疗效降低。临床经验性用药应根据当地流行菌株耐药情况和趋势，选用敏感抗菌药物，疗程3～5d；最好先作粪便培养，根据药敏试验选药。

（1）喹诺酮类药物：对多种肠道感染有效，如志贺菌、沙门菌、弯曲菌、弧菌等均有杀菌作用。药物口服吸收好，耐药菌株相对较少，毒副作用小，可作为首选药物。常用诺氟沙星，成人200～300mg/次，2～4次/天；环丙沙星成人500mg，2次/天，疗程3～5d。其他喹诺酮类，如加替沙星、左氧氟沙星等也可酌情使用，不能口服者可静脉给药。由于药物影响骨骼发育，孕妇、儿童及哺乳期妇女不宜使用。

（2）复方磺胺甲基异噁唑（SMZ-TMP）：成人2片/次，2次/天，首剂加倍，儿童剂量酌减。对磺胺类药物过敏者、孕妇及严重肝肾功能不全者慎用。用药期间应注意观察血常规。

（3）氨基糖苷类：庆大霉素，成人16万～24万U/d或阿米卡星1～1.5g/d，分2～3次肌注或静滴，应注意观察药物不良反应。

（4）头孢菌素类：第三代头孢菌素抗菌谱广，对肠道杆菌科细菌有良好的作用，常用头孢噻肟，2g/次，2～3次/天，静滴。亦可选用头孢拉定、头孢曲松、头孢哌酮等。

（5）其他：阿奇霉素、多西环素、庆大霉素、氨苄西林、小檗碱等药物也可选用。

（二）中毒性菌痢

1. 病原治疗　应用有效的抗菌药物静滴。成人可选用环丙沙星或氧氟沙星静滴，2次/天，病情好转后改口服。儿童可选用第三代头孢菌素如头孢哌酮、头孢他啶、头孢噻肟等。

2. 对症治疗

（1）降温镇静：高热物理降温，必要时用退热药。高热惊厥可用亚冬眠疗法，氯丙嗪和异丙嗪每次各1～2mg/kg肌注。反复惊厥可用地西泮、苯巴比妥钠肌注或水合氯醛灌肠。

（2）休克型治疗：①扩充血容量，早期快速静滴低分子右旋糖酐或输注平衡盐液，尽可能在数小时内改善微循环。待休克好转后则继续静脉输液维持。补液量及成分应根据心肺功能和尿量而定。②改善微循环障碍，可应用血管活性药物，常用山莨菪碱解除微血管痉挛，成人20～60mg/次，儿童每次0.5～2mg/kg，或用阿托品，成人1～2mg/次，儿童每次0.03～0.05mg/kg静注，每5～15min静注1次，至面色红润、四肢温暖、尿量增多及血压回升后减量或停用。如血压仍不回升，可用多巴胺及间羟胺或酚妥拉明等，以改善重要脏器的血流灌注。③纠正酸中毒，可用5%碳酸氢钠3～5ml/kg静滴纠正酸中毒，以后参照血液生化结果酌情补充碱溶液。④保护重要器官功能，有心功能不全者，可用毛花苷丙，成人每次0.2～0.4mg，儿童每次10～15μg/kg，稀释后缓慢静注，必要时6～12h重复应用。⑤肾上腺皮质激素短期应用，有利于缓解毒血症状及纠正休克。

（3）脑型治疗：脑水肿时，可用20%甘露醇快速静注，每6～8h重复1次；可用血管活性药物以改善脑部微循环，同时给予肾上腺皮质激素有助于减轻脑水肿。呼吸衰竭时，保持呼吸道通畅，吸氧，给予呼吸兴奋剂，必要时行气管切开及应用人工呼吸器辅助呼吸。

（三）慢性菌痢

慢性菌痢应采取以抗菌治疗与增强机体免疫力和调节肠道功能相结合的综合性治疗措施。

1. 病原治疗　选患者未用过的或急性期有效的抗菌药物，最好根据粪便培养药敏试验选用抗生素。必要时联用两种不同类型的抗菌药物，疗程须适当延长，每疗程 10～14d，一般 2～3 个疗程。亦可用药物保留灌肠疗法，常用 0.5% 庆大霉素、阿米卡星溶液、0.3% 小檗碱、5% 大蒜素溶液、0.5%～1% 新霉素液或 2% 磺胺嘧啶银悬液等灌肠液 1 种，每次 100～200ml，每晚 1 次，疗程 10～14d，如有效可重复使用。可于灌肠液内加 0.25% 普鲁卡因以减轻症状，添加少量肾上腺皮质激素可增加药物渗透作用和减轻肠道过敏。

2. 增强机体抵抗力　避免过度劳累及情绪紧张，生活要有规律，加强锻炼，增强体质。进食易消化、富营养、少刺激性的食物，忌食生冷、油腻及刺激性食物。积极治疗胃肠道慢性疾病或肠道寄生虫病。体弱者可用免疫调节剂。

3. 肠道菌群失调和肠功能紊乱治疗　慢性菌痢由于长期使用抗菌药物，常有肠道菌群失调，出现腹胀、腹痛、不消化和腹泻与便秘交替等肠功能紊乱现象，根据情况给予调整，对肠道发酵过盛者应限制乳类及豆制品。可用微生态制剂如乳酸杆菌或双歧杆菌制剂治疗，可促进肠道菌群恢复正常。有肠功能紊乱者，可给予镇静及解痉药物。

【预防】

菌痢的预防应采取综合措施，重点是切断传播途径，同时做好传染源的管理。

（一）管理传染源

早期发现、隔离、治疗患者和带菌者，直至大便培养阴性。急性期患者应隔天做一次大便培养，连续两次阴性才能解除隔离。对从事饮食行业、托儿所和水源管理等重点行业人群，必须定期做大便培养，发现带菌者应立即调离原工作岗位并给予彻底治疗。

（二）切断传播途径

养成良好的卫生习惯。应抓好"三管一灭"，即饮水、食物、粪便的卫生管理及消灭苍蝇。饭前、便后要洗手，不喝生水，不吃生冷、变质、不洁食物，不随地大小便。

（三）保护易感人群

口服痢疾活菌苗依链株，能刺激肠黏膜产生 SIgA 及细胞免疫，可防止痢疾杆菌附着于肠黏膜，保护期 6 个月，但不同菌型之间无交叉免疫。基因工程福氏 2a 和宋内志贺菌口服双价活菌苗，对福氏 2a 和宋内志贺菌的保护率分别为 61% 和 82%，有效保护期约 1 年。

第三节　弯曲菌感染

● 案例 4-3 --

患者，男，45 岁，司机。2 年前开始出现上腹胀痛，剑突下明显，呈间歇性，疼痛较轻，能忍受，多在餐后 1h 出现，无反酸，无恶心呕吐，无腹泻与里急后重等。胃纳差，大小便正常。查体：中上腹有轻压痛，无反跳痛及肌紧张。

问题：患者目前最可能的诊断是什么？为明确诊断需进一步做哪些检查？写出其诊断依据。需要与哪些疾病鉴别？如何进行治疗？

弯曲菌感染（campylobacter infection）是由弯曲菌引起的以腹泻为主的全身性疾病。弯曲菌分为空肠弯曲菌（*Campylobacter jejuni*）、结肠弯曲菌（*C. coli*）、胎儿弯曲菌（*C. fetus*）、唾液弯曲菌（*C. sputorum*）。由于弯曲菌与螺菌属相似，将弯曲菌和螺菌属归类到螺菌科。与人类急性肠炎有关的弯曲菌主要为空肠弯曲菌和结肠弯曲菌，而胎儿弯曲菌多为机会性感染。螺菌主要为幽门螺杆菌，是消化性溃疡、慢性胃炎及胃癌等疾病的重要致病因素。

 弯曲菌肠炎

弯曲菌肠炎（campylobacter enteritis）是由弯曲菌引起的小肠结肠炎，主要表现为腹痛、腹泻、里急后重、脓血便等肠道症状及毒血症、菌血症所致的全身症状。多数可自愈。

【病原学】

弯曲菌是严格微嗜氧菌，革兰染色阴性，呈弧形、螺旋形、S形等，无荚膜、无芽孢。有鞭毛，在暗视野镜下运动活泼，常有特征性螺旋状突进运动。在含有 5%O_2、10%CO_2、85% N_2 的环境生长良好。空肠弯曲菌最适宜生长温度为 42℃，胎儿弯曲菌在 25～37℃生长良好。弯曲菌在外界环境存活力较强，在 4℃水中存活 4 周，但可被干燥、直射阳光及弱消毒剂等所杀灭。细菌抗原结构主要含有 O、H、K 抗原。O 抗原对热稳定，H、K 抗原对热不稳定。

【流行病学】

（一）传染源

空肠弯曲菌主要存在于牛、羊、狗、猪、猫、啮齿类动物及各种禽类的胃肠道及粪便，大多数感染动物是重要传染源。人感染后可暂时带菌，以儿童带菌率较高，是重要传染源。

（二）传播途径

本病由动物宿主通过多种途径传播。最常见的是进食或饮用被空肠弯曲菌污染的食物、水经口感染。还可通过母婴传播，人和动物之间接触传播。

（三）易感人群

本病普遍易感。各年龄均可患病，在发达国家，发病有两个年龄高峰，即<5 岁婴幼儿及21～30 岁青年。在发展中国家，发病随年龄增长逐渐减少。病后可产生一定的免疫力。

（四）流行特征

本病弯曲菌感染较常见，在急性肠炎患者，空肠弯曲菌检出率国外为 5%～14%，国内成人9.6%，婴幼儿为 10%～18%。全年均可感染和发病，但高峰期在夏秋季。

【发病机制与病理解剖】

弯曲菌经口感染后，经胃酸屏障到达小肠上部生长繁殖，借助其侵袭力致肠黏膜损伤。而细菌产生的肠毒素与细胞毒素与腹泻有关。细菌侵入肠黏膜上皮细胞后，分泌毒素导致细胞内质网明显肿胀，细胞脱落，肠毒素引起肠腔内液体分泌增加导致腹泻。病理变化主要在空肠、回肠及结肠，主要为非特异性炎症反应。结肠镜检查可见肠黏膜水肿、点状出血、隐窝脓肿、浅表溃疡，黏膜下层可见中性粒细胞、浆细胞和淋巴细胞浸润。

【临床表现】

本病潜伏期一般为 2～10d，平均 3～5d。轻者表现似病毒性胃肠炎，重者似菌痢或溃疡性结肠炎。多数有全身不适、头痛、乏力、寒战、发热，体温38~40℃。典型者腹痛位于脐周或上腹部，呈痉挛性绞痛。所有患者均有腹泻，多数大便每天10次以内，呈水样或黏液性，量多，有恶臭，少数可形成慢性腹泻。重症患者可有黏液血便，伴里急后重。病程数天至数周，平均10~14d。轻型患者仅排菌数天，但亦有排菌长达数月者。空肠弯曲菌感染也可出现菌血症，发生率<1%。部分可出现脑膜炎、胆囊炎、关节炎、阑尾炎、格林-巴利综合征、泌尿系统感染等。

【实验室检查】

（一）常规检查

外周血白细胞总数增多，中性粒细胞增高。大便检查可见水样或黏液血便，镜检见红细胞、白细胞及脓细胞等。

（二）病原学检查

取新鲜粪便涂片后经革兰染色，在显微镜下可见纤细的S形、螺旋形、逗点等多形性杆菌。也可取新鲜大便置于载玻片上，加生理盐水少许混匀后，覆盖玻片制成悬滴标本，在显微镜下可见迅速向前运动的螺旋形细菌，为弯曲菌所特有。细菌培养应在使用抗菌药物前采集标本，直接取粪便或用肛拭，接种到选择培养基上，42℃微氧条件下培养，病原菌可阳性。

（三）血清学检查

本病常用试管凝集法、间接荧光法、酶联免疫吸附法或被动血凝法等。采取双份血清作凝集试验，检测O、H及K抗体。恢复期血清抗体效价呈4倍以上增长有诊断价值。多数患者在病后数天即可出现抗体反应，数月后逐渐下降。

【诊断与鉴别诊断】

（一）诊断

根据与感染动物或患者接触史，或进食可疑污染的食物、水等，表现为发热、腹泻、腹痛、大便呈水样或黏液样或血样便，有恶臭，应考虑本病。为快速诊断，可取腹泻患者新鲜粪便观察弯曲菌特有的急速运动，或涂片染色镜检弯曲菌呈S形、螺旋形。由于患者临床表现及粪便常规检查与其他急性感染性腹泻无特征性区别，确诊有赖于粪便或血液细菌培养。

（二）鉴别诊断

本病应与急性菌痢、轮状病毒肠炎、肠息肉、肠套叠、溃疡性结肠炎、沙门菌肠炎及其他细菌性腹泻相鉴别。

【治疗】

本病急性期应卧床休息，给予高热量、高营养及易消化饮食。高热者物理降温，腹泻严重者给予补液及维持电解质平衡。空肠弯曲菌的肠道感染大多能自愈，轻症者不需抗菌药物治疗，中重度患者应选用抗生素治疗。首选红霉素，成人0.8~1.2g/d，小儿40~50mg/（kg·d），分3~4次口服，疗程5~7d。新的大环内酯类如罗红霉素、阿奇霉素等可减少给药次数，降低不良反应。或选用多西环素、四环素、喹诺酮类、氯霉素、磷霉素及氨基糖苷类抗生素等。可根据细菌对药物的敏感性选择抗菌药物。

【预防】

对弯曲菌感染患者按消化道传染病隔离。患者排泄物应进行消毒，患者物品应予处理、消毒。接触患者后应洗手。许多家禽、家畜均有带菌和排菌的可能，因此切断传播途径是预防的首要任务。注意食品管理和饮水卫生，防止家禽、家畜的粪便污染。

幽门螺杆菌感染

幽门螺杆菌感染（helicobacter pylori infection）是指幽门螺杆菌在胃及十二指肠球部的感染。该菌与慢性胃炎、消化性溃疡及胃癌等疾病有密切关系。

【病原学】

幽门螺杆菌（helicobacter pylori，HP）属弧菌科、螺旋菌属，是微需氧的革兰阴性菌，有鞭毛，呈 S 形或有 1～3 个螺旋。需在营养丰富的培养基上生长，并需补充一些特殊物质，如血液和血清等，最适宜温度 37℃，pH 5.5～8.5 均能生长。该菌生化反应不活泼，不能分解糖类。过氧化氢酶或氧化酶阳性。尿素酶丰富，能分解尿素，尿素酶试验强阳性，此试验已被用以幽门螺杆菌感染的筛选标志。细菌对外界环境的抵抗力不强，对干燥、热均很敏感。在 4℃ 水中至少可存活 1 年，但在室温空气中只能存活数小时。常用的消毒剂可以杀灭，对多种抗生素敏感，如呋喃唑酮、庆大霉素、红霉素等。对青霉素、链霉素敏感性稍差。

【流行病学】

HP 感染呈全球分布，不同国家、种族、地区的感染率不同，在经济不发达和卫生状况差的地区，HP 感染率较高。人可能是主要传染源。主要通过口传播或通过水与食物，由粪－口或口－口传播。人群普遍易感。HP 感染有家庭聚集现象。感染后机体可产生抗菌特异性抗体及尿素酶、抗过氧化物歧化酶等特异性抗体。

【发病机制与病理解剖】

HP 进入胃后黏附在黏液层表面，借助其螺旋状结构和鞭毛运动穿过黏液层与胃黏膜上皮细胞接触。HP 能产生尿素酶、酯酶、蛋白酶、过氧化氢酶等。尿素酶水解胃液中尿素产生 NH_3，保持细菌周围呈中性环境，有利于 HP 在酸性胃液生长繁殖。而蛋白酶、酯酶、过氧化氢酶等能破坏胃黏液层的完整性，降低黏液对上皮细胞的保护作用。约 60% HP 菌株产生细胞毒素使胃上皮细胞产生空泡样变。HP 通过直接或间接增加炎症细胞因子的分泌促进胃黏膜炎症损伤。

【临床表现】

本病潜伏期 2～7d。HP 感染多数为隐性感染，无局部及全身症状。部分以慢性胃炎或消化性溃疡的表现就诊。HP 感染引起的急性胃炎，轻者多无症状，少数表现为上腹部不适、疼痛、腹胀等。内镜所见先是胃窦炎，后发展到全胃炎。慢性胃炎临床表现无特异性，常见症状为上腹不适，疼痛，以进食后为甚，可伴有反酸、嗳气、厌食、恶心、呕吐等。可有少量消化道出血。查体上腹部有轻度压痛。消化性溃疡的表现有三大特点，即慢性病程，周期性发作，节律性疼痛。主要症状为上腹部疼痛，可呈钝痛、灼痛、胀痛或剧痛。多数患者有轻或中度剑突下持续性疼痛，进食或服用抗酸药可缓解。部分十二指肠溃疡有午夜痛。在溃疡活动期可有上腹部局限性压痛。胃癌患者可有上腹痛、食欲减退、恶心、呕吐及体重减轻等症状。

【诊断】

HP 感染可通过 HP 培养、尿素酶试验、免疫学查 HP 抗体及 PCR 方法进行诊断。传统的方法为胃黏膜组织活检和作细菌分离培养，以及胃黏膜尿素酶活性试验（^{13}C 或 ^{14}C 尿素呼吸试验、活检标本快速尿素酶试验）。可用纯化的 HP 抗原检测血清抗体。用特异性引物 PCR 法扩增尿素酶 A 或 B 部分基因片段，具有高度敏感性和特异性。我国对 HP 的临床诊断标准是下列两项任一项阳性即可诊断：① HP 涂片或组织学染色；②尿素酶试验。

【治疗与预防】

单用一种抗菌药物对 HP 疗效较差，目前主张采用三种药物联用以提高细菌清除率，即质子泵抑制剂（PPI）或胶体铋剂、H_2 受体阻滞剂加上两种抗菌药物联用。PPI 对胃酸分泌的抑制作用更强、更持久，有奥美拉唑、泮托拉唑、兰索拉唑、雷贝拉唑等。H_2 受体阻滞剂有雷尼替丁、西咪替丁、法莫替丁等。铋剂以枸橼酸铋钾（CBS）为代表，又称三钾二枸橼酸铋。抗生素有克拉霉素、阿莫西林、甲硝唑及四环素。我国推荐的 HP 治疗方案如下所述。

1. PPI ＋两种抗生素　①成人口服奥美拉唑标准剂量 20mg ＋克拉霉素 0.25g ＋阿莫西林 1.0g，2 次 / 天 ×（1～2）周；②口服奥美拉唑 20mg ＋阿莫西林 1.0g ＋甲硝唑 0.4g，2 次 / 天 ×（1～2）周；③口服奥美拉唑 20mg ＋克拉霉素 0.25g ＋甲硝唑 0.4g，2 次 / 天 ×（1～2）周。

2. 含铋剂的低剂量三联疗法　①成人口服枸橼酸铋钾 110mg ＋四环素 0.5g ＋甲硝唑 0.4g，4 次 / 天 ×2 周；②口服枸橼酸铋钾 110mg ＋阿莫西林 0.5g ＋甲硝唑 0.4g，4 次 / 天 ×2 周；③口服枸橼酸铋钾 110mg ＋克拉霉素 0.25g ＋甲硝唑 0.4g，4 次 / 天 ×2 周。

3. H_2 受体阻滞剂加两种抗生素　雷尼替丁 0.15g/ 次，2 次 / 天，加阿莫西林和克拉霉素。

4. 四联疗法　奥美拉唑 20mg 与含铋三联法，2 次 / 天 ×1 周。

预防主要为及时发现患者和 HP 携带者，并给予隔离与抗菌治疗。作好内镜等医疗器械消毒，注意环境与饮食卫生。

第四节　霍　　乱

●案例 4-4

患者，女，30 岁。1d 前开始腹泻，大便 10 余次，为黄色水样便，呕吐 2 次，为胃内容物。无发热、腹痛及里急后重，曾自服吡哌酸 4 片，效果欠佳。病前 1d 在海南旅游，曾大量进食海产品。查体：T 36.9℃，P 90 次 / 分，R 22 次 / 分，BP 78/60mmHg，神志清，皮肤弹性差，口唇干燥，眼窝凹陷，余正常。

问题：患者目前最可能的诊断是什么？为明确诊断需进一步做哪些检查？写出其诊断依据。需要与哪些疾病鉴别？如何进行治疗？

霍乱（cholera）是由霍乱弧菌所致的烈性肠道传染病，发病急，传播快，属国际检疫传染病。在我国列为甲类传染病。大多数患者以轻症多见。典型的临床表现为起病急骤，剧烈的腹泻、呕吐，以及水电解质酸碱平衡紊乱，周围循环衰竭，急性肾衰竭等。

【病原学】

霍乱弧菌革兰染色阴性，无芽孢，无荚膜，呈弧形或逗点状杆菌，菌体末端有鞭毛，为菌体 4～5 倍（图 4-2）。运动极为活泼，在暗视野悬滴镜检可见穿梭状运动。粪便直接涂片并染色可见弧菌纵列呈"鱼群"样。O_{139} 血清型霍乱弧菌形态、运动与 O_1 群霍乱弧菌相似，在电镜下可见菌体外有荚膜。霍乱弧菌有耐热的菌体（O）抗原和不耐热的鞭毛（H）抗原。H 抗原为霍乱弧菌所共有；O 抗原特异性高，有群特异性和型特异性，是分型和分群的基础。

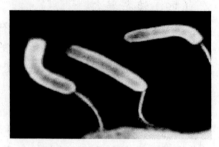

图 4-2 霍乱弧菌形态特征

根据弧菌的生化性状，O 抗原的特异性、致病性等不同将霍乱弧菌分为 3 类。①O_1 群霍乱弧菌，包括古典生物型和埃尔托生物型，是霍乱的主要致病菌。O_1 群有 3 种特异性抗原，A 抗原为 O_1 群所共有，而 B 和 C 抗原为型特异性。根据 3 种抗原不同的结合，O_1 群霍乱弧菌又分为 3 个血清型：小川型（Ogawa）含 AB 抗原；稻叶型（Inaba）含 AC 抗原；彦岛型（Hikojema）含 ABC 抗原。②非 O_1 群霍乱弧菌，其菌体（O）抗原与 O_1 群不同，但鞭毛抗原相同。不能被 O_1 群霍乱弧菌多价血清所凝集。根据（O）抗原不同，非 O_1 群霍乱弧菌已编排为 O_2～O_{220} 血清群。O_{139} 血清群具有特殊性，不被 O_1 群和非 O_1 群的 O_2～O_{138} 霍乱弧菌诊断血清所凝集，其含有与 O_1 群霍乱弧菌相同的毒素基因，能引起流行性腹泻。③不典型 O_1 群霍乱弧菌，可被多价 O_1 群血清所凝集，但在体内外不产生肠毒素，没有致病性。

霍乱弧菌在普通培养基生长良好，属兼性厌氧菌。在碱性环境生长繁殖快，在 pH 8.4～8.6 的碱性蛋白胨水或碱性琼脂平板上生长良好，可快速增菌，又可抑制其他细菌生长。最适宜温度为 37℃。O_{139} 霍乱弧菌能在无氯化钠或 3%NaCl 蛋白胨水生长。霍乱弧菌能产生 3 种毒素，Ⅰ型毒素为内毒素，引起发热、休克，是制作菌苗引起抗菌免疫的主要成分；Ⅱ型毒素为外毒素，即霍乱肠毒素或称霍乱原，是霍乱弧菌在体内繁殖的代谢产物，剧烈腹泻是由外毒素引起，具有抗原性，可激发机体产生中和抗体；Ⅲ型毒素，在发病作用上意义不大。

对外界抵抗力强，在自然环境可存活较长时间。在河水、海水或井水中埃尔托生物型能生存 1～3 周；在鱼虾或贝壳类生物中可存活 1～2 周。对干燥、热、酸和消毒剂均敏感，煮沸 1～2min 可杀灭，干燥 2h 或加热 55℃ 10min 即可死亡。0.2%～0.5% 的过氧乙酸溶液可立即杀死，自来水及深井水中加 0.5mg/L 的氯，15min 即可杀死。在正常胃酸中，霍乱弧菌能存活 5min。O_{139} 血清群霍乱弧菌在水中存活时间较 O_1 群霍乱弧菌长。

【流行病学】

（一）传染源

患者和带菌者是霍乱的主要传染源，以隐性感染者和轻型患者更为重要。霍乱感染多，发病少；轻型多，重型少。发病期间可连续排菌 5～14d，排菌量较大，污染面广，传染性强。带菌者包括潜伏期、恢复期、慢性带菌及健康带菌者等，也是重要传染源。

（二）传播途径

霍乱是经口感染的肠道传染病，常经水、食物、苍蝇及日常生活接触而传播。水型传播是最重要的途径，发病率很高，常呈暴发流行。食物传播仅次于水，也可导致暴发流行。苍蝇及日常生活接触传播也不可忽视，但传播能力弱。

（三）易感人群

本病普遍易感。隐性感染者多，显性感染者少，病后可获得一定程度的免疫力。霍乱弧菌能产生抗菌和抗毒素两种抗体，但持续时间短，可再次感染。

（四）流行特征

在热带地区全年均可暴发本病，在我国仍以夏秋季为流行季节，高峰在 7～9 月份，以沿海地区为主。O_{139} 血清群霍乱弧菌引起的霍乱，疫情来势凶猛、传播快，无家庭聚集现象，与 O_1 群及非 O_1 群其他霍乱弧菌感染无交叉免疫力。

【发病机制与病理解剖】

霍乱弧菌进入人体后发病与否主要取决于霍乱弧菌的致病力和机体胃酸分泌程度。当胃酸分泌减少或高度稀释，或侵入的霍乱弧菌数量超过 $10^8 \sim 10^9$ 可致病。霍乱弧菌通过鞭毛运动，以及弧菌产生的蛋白酶作用，穿过肠黏膜的黏液层，在毒素协同调节菌毛 A（TCPA）和黏附因子的作用下，黏附于小肠上段肠黏膜上皮细胞的刷状缘上，不侵入肠黏膜下层，在小肠碱性环境下霍乱弧菌大量繁殖，不断产生霍乱肠毒素。霍乱的发病机制并非霍乱弧菌直接侵犯肠壁引起小肠黏膜上皮细胞损伤，而是通过霍乱肠毒素的作用引起肠液过度分泌。霍乱肠毒素由 A 和 B 亚单位组成，当肠毒素与肠黏膜接触后，B 亚单位能识别结合肠黏膜上皮细胞上的表面受体神经节苷脂（GM_1）。具有酶活性的 A 亚单位进入细胞内能从烟酰胺腺嘌呤二核苷酸（NAD）转移二磷酸腺苷 - 核糖至靶蛋白磷酸鸟嘌呤核苷调节酶（GTP 酶或 G 蛋白）。G 蛋白通过二磷酸腺苷 - 核糖化后，GTP 酶的活性受到抑制，导致腺苷酸环化酶（AC）持续活化，使 ATP 不断转化为 cAMP。当细胞内 cAMP 浓度升高时，刺激肠黏膜隐窝细胞过度分泌水、氯化物及碳酸氢盐，抑制肠黏膜绒毛细胞对钠和氯离子的正常吸收，出现大量水和电解质聚集在肠腔，超过肠道的吸收功能，出现剧烈的水样腹泻及呕吐。肠毒素作用于肠道杯状细胞使腹泻的水样便含大量黏液。腹泻导致失水使胆汁分泌减少，大便呈米汤样或米泔水样。

患者剧烈腹泻、呕吐引起水和电解质大量丢失，导致脱水、电解质紊乱及酸碱失衡。严重脱水可致循环衰竭，进一步发展可引起急性肾衰竭。肌肉痉挛及低钾、低钠、低钙等是由腹泻等丢失大量电解质所致。腹泻较重，大量碳酸氢根丢失及循环衰竭等可引起代谢性酸中毒。病理特点主要是严重脱水引起的一系列改变，死者出现尸僵早，皮肤干燥、发绀，皮下组织及肌肉干瘪；心、肝、肾、脾等实质性脏器缩小；肾脏毛细血管扩张，肾小管上皮细胞肿胀变性及坏死，死于尿毒症者更明显；胃肠道浆膜层干黏，色深红，肠内充满米泔水样液体。

【临床表现】

本病潜伏期为 1～3d，短者数小时，长者可达 7d。古典生物型与 O_{139} 型霍乱弧菌引起的霍乱，症状较重；埃尔托生物型霍乱弧菌所引起的霍乱，症状较轻。

（一）典型霍乱

1. 泻吐期　大多数起病突然，第一个症状表现为无痛性剧烈腹泻，不伴里急后重。起初为稀便，含粪质，见黏液，后转为黄色水样便。腹泻严重者排"米泔水"样大便，有肠道出血者排洗肉水样便，无粪质。每天大便可数次至十数次，甚至无数次，每次量多。多数伴腓肠肌痛性痉挛，部分有腹痛。呕吐多发生在腹泻后，为喷射性，次数不多，不伴恶心，呕吐物初为食物残渣，继之为水样，与大便性质相似，轻者无呕吐。多无发热，仅少数有低热。O_{139} 血清型霍乱的主要特点为发热、腹痛，可并发菌血症等。此期持续数小时，不超过 2d。

2. **脱水期** 由于持续而频繁的腹泻和呕吐，可出现脱水、电解质紊乱、肌肉痉挛，严重者出现循环衰竭、尿毒症。轻度脱水失水约 1000ml，儿童为 70~80ml/kg；中度脱水失水为 3000~3500ml，儿童为 80~100ml/kg；重度脱水失水约 4000ml，儿童为 100~120ml/kg。失水严重可引起低血容量性休克。继而因脑供血不足，脑缺血缺氧出现意识障碍，表现为烦躁不安，表情呆滞，嗜睡，昏迷。代谢性酸中毒表现为呼吸增快，严重者可出现库斯莫尔呼吸（Kussmaul）及意识障碍；低血钾可引起全身肌张力减低，腱反射消失，肠鸣音减弱，心动过速，心律失常，心电图显示 Q-T 延长，T 波平坦或倒置，U 波出现；低血钠可引起腹直肌及腓肠肌痉挛、疼痛、肌肉强直。此期数小时至 2~3d。

3. **恢复（反应）期** 脱水纠正后病情好转，症状逐渐消失，体温、脉搏、血压恢复正常，尿量增多，体力逐渐恢复，持续 1~3d。约 1/3 有发热反应，体温波动于 38~39℃，以儿童多见。其原因与大量输液后，血循环改善，残存的肠内毒素继续吸收有关。

（二）临床类型

根据失水程度、血压、脉搏及尿量等情况，将霍乱分为轻、中、重三型（表 4-2）。目前尚有一种罕见的暴发型霍乱，又称"干性霍乱"，以休克为首发症状，而腹泻和呕吐不明显或缺如，病情急剧发展，多死于循环衰竭。小儿霍乱腹泻、呕吐较少见，主要表现为极度不安、面色青灰、皮肤及肌肉枯萎，昏迷、高热，病死率高。

表 4-2 霍乱临床类型

临床表现	轻型	中型	重型
便次及性状	10 次以下，有粪质	10~20 次，无粪质，米泔水样	20 次以上，无粪质，米泔水样
脱水程度（相当体重）	成人 2%~3%	成人 4%~8%	成人 >8%
	儿童 5% 以下	儿童 5%~10%	儿童 >10%
意识状态	正常	淡漠、不安	烦躁或昏迷
眼窝	稍凹	下陷	深陷
指纹	不皱	皱瘪	干瘪
肌肉痉挛	无	有	严重
脉搏	正常	细速	微弱而细速或无脉
收缩压（mmHg）	正常	88~70	成人 <70 儿童 <60
尿量（24h）	正常或略少	<500ml	<200ml 或无尿

【实验室检查】

（一）血常规及生化检查

血液 RBC、Hb 升高，WBC 可达（10~30）×10⁹/L 以上，中性粒细胞及单核细胞增多。血清电解质正常或异常，BUN、SCr 增高，CO_2CP 降低。

（二）尿液检查

尿液检查可见少量蛋白，镜检有少量红细胞、白细胞及管型。尿比重在 1.010~1.025。

（三）粪便检查

1. 便常规　部分患者可见黏液，镜检可见少许红细胞、白细胞。

2. 涂片染色　用粪便涂片做革兰染色，在显微镜下可见革兰阴性弧菌，呈鱼群状排列。

3. 动力试验与制动试验　急性期将新鲜粪便滴于玻片上，在暗视野显微镜下可见弧菌的穿梭样运动，凡动力试验阳性即为弧菌。当动力试验阳性时，加入 1 滴 O_1 群多价血清，细菌运动停止，证明标本有 O_1 群霍乱弧菌；如细菌仍有活动，再加入 1 滴 O_{139} 血清，细菌活动停止，证明标本含 O_{139} 霍乱弧菌。当动力试验与制动试验均为阳性时，临床即应按霍乱隔离与治疗；但若标本中细菌数少，动力试验不明显，也不能排除本病的可能。

4. 细菌培养　所有怀疑霍乱的粪便，除显微镜检查外还应作细菌培养。在 pH 8.4～8.6 的 1% 碱性蛋白胨水增菌 6～8h 后分离培养，转种到弧菌能生长的选择培养基上，如庆大霉素亚碲酸盐琼脂培养基、碱性胆盐琼脂培养基等，数小时后有菌落生长，然后再与特异性的抗血清作玻片凝集试验，以确定霍乱弧菌的型别。

（四）血清学检测

感染霍乱弧菌后可产生抗细菌抗体和抗肠毒素抗体，抗菌抗体中的抗凝集抗体在病程第 5d 出现，8～21d 达高峰，继而下降，10 个月时恢复正常。慢性带菌者可持续高水平。常用凝集试验和杀弧菌试验检测，前者效价于病程 2 周达 1∶100，后者效价达 1∶32 以上或双份血清抗体效价升高 4 倍以上，在流行病学上具有追溯性诊断价值，在粪便培养阴性的可疑患者可用于诊断。

（五）核酸检测

应用 PCR 技术检测霍乱弧菌，能快速准确对致病菌 O_1 群霍乱弧菌进行鉴定和分型，通过识别 PCR 产物的毒素基因亚单位（CTXA）和毒素协同菌毛基因（TCPA）区别霍乱菌株和非霍乱弧菌，再根据 TCPA 基因的不同 DNA 序列区别古典生物型和埃尔托生物型霍乱弧菌。

【并发症】

（一）急性肾衰竭

严重脱水，导致休克，出现少尿，甚至无尿，BUN 和 SCr 不断上升，发生急性肾衰竭。

（二）低钾综合征和代谢性酸中毒

严重腹泻、呕吐可引起低钾综合征。因碳酸氢根离子大量丢失而产生代谢性酸中毒。

（三）急性肺水肿

快速补液时输注大量不含碱性液的盐水，而又不注意纠正酸中毒，可引起急性肺水肿。

【诊断与鉴别诊断】

（一）诊断

本病诊断原则：根据流行病学资料、临床表现、实验室检查结果进行综合判断。

1. 确诊患者　具有下列情况之一者，可确诊为霍乱：①有腹泻、呕吐等症状，粪便、呕吐物或肛拭子细菌培养分离到 O_1 群和（或）O_{139} 群霍乱弧菌；②在疫源检索中，粪便培养检出 O_1 群和（或）O_{139} 群霍乱弧菌前后各 5d 内有腹泻症状者。

2. 临床诊断患者　符合下列两项之一，即为临床诊断患者：①有轻、中、重型或干性霍乱的临床表现，并在其日常生活用品或家居环境检出 O_1 群和（或）O_{139} 群霍乱弧菌；②在一起确认的霍乱暴发疫情中，暴露人群具备轻、中、重型或干性霍乱的临床表现者。

3. 带菌者　无霍乱临床表现，但粪便、呕吐物或肛拭子细菌培养分离到 O_1 群和（或）O_{139} 群霍乱弧菌者。

（二）鉴别诊断

1. 食物中毒性肠炎　以细菌性食物中毒为多见，其次有化学性及生物性食物中毒。有不洁饮食或化学品接触史，且在同一潜伏期内集体发病。细菌性食物中毒起病急，常有先吐后泻，排便前可有剧烈腹痛，粪便呈黄水样，偶有黏液脓血便，可有发热及感染中毒症状，但无米泔汤样粪便及肌肉痉挛，且循环衰竭少见。呕吐物及粪便培养可获得致病菌。

2. 急性菌痢　典型患者表现为起病急，发热，黏液脓血便，便次多，量少，有腹痛、里急后重。大便镜检有大量脓细胞，大便培养痢疾杆菌阳性。

3. 病毒性肠炎　常由人轮状病毒、诺瓦克等病毒引起。患者有发热、腹泻、呕吐，可伴有腹痛、头痛和肌痛，大便为黄色水样便。粪便培养无致病菌，但能检出病毒抗原。

4. 大肠埃希菌性肠炎　由致病性大肠埃希菌或产毒性大肠埃希菌引起。患者有发热，恶心、呕吐、腹泻及腹部绞痛，排水样或蛋花样大便。粪便培养可见大肠埃希菌生长。

【预后】

霍乱的预后与治疗是否及时正确、霍乱的临床类型密切相关。目前埃尔托生物型霍乱病死率在 1% 以下，但老年、孕妇及幼儿或伴有并发症者预后较差，病死率在 3%～6%。死亡原因主要为周围循环衰竭和急性肾衰竭。

【治疗】

本病治疗原则：严格隔离、及时补液，辅以抗菌及对症治疗。

（一）严格隔离

本病应按甲类传染病严格隔离，及时上报疫情。患者排泄物应彻底消毒。确诊与疑似患者应分别隔离，隔离至症状消失后 6d，隔天粪便培养 1 次，连续 3 次阴性方可解除隔离。慢性带菌者粪便培养连续 7d 阴性，胆汁培养每周 1 次，连续 2 次阴性者可解除隔离。

（二）补液疗法

1. 静脉补液　适用于重度脱水，不能口服的中度脱水和极少数轻度脱水患者。原则：早期，快速，足量，先盐后糖，先快后慢，纠酸补碱，见尿补钾。但对老年人、婴幼儿及心肺功能不全者，补液时应严格掌握静脉补液的量及速度。

（1）静脉补液的种类：有 541 液、腹泻治疗液、2∶1 溶液及林格乳酸钠溶液等。液体的选择很重要，通常选择与患者丧失电解质浓度相似的 541 溶液，其配方为每 1000ml 含氯化钠 5g、碳酸氢钠 4g、氯化钾 1g，另加 50% 葡萄糖 20ml。酸中毒严重者可增加碱性液成分。配方：0.9% 氯化钠 550ml，1.4% 碳酸氢钠 300ml，10% 氯化钾 10ml，以及 10% 葡萄糖 140ml。

（2）输液量：轻度失水不必静脉补液，以口服补液为主。有呕吐不能口服者可静脉补液，24h 补液量为 3000～4000ml，儿童 120～150ml/kg，含钠液量为 60～80ml/kg；中度失水 24h 补液量为 4000～8000ml，儿童 150～200ml/kg，含钠液量为 80～100ml/kg；重度失水 24h 补液量为 8000～12 000ml，儿童 200～250ml/kg，含钠液量为 100～120ml/kg。

（3）输液速度：成人轻度失水最初 1～2h 宜快速滴入，速度为 5～10ml/min。中度失水最初 2h 内快速静脉输注 2000～3000ml，待血压、脉搏恢复正常后，再减慢速度为 5～10ml/min。重度失水，以两条静脉管道输注，先按 40～80ml/min 输液，30min 后改为 20～30ml/min，直至休克纠正为止。4 岁以上儿童，最初 15min 输注速度为 20～30ml/min，婴幼儿输注速度为 10ml/min，以后视情况改善，逐渐减慢输液速度。

（4）补钾及纠正酸中毒：所有腹泻未止者即应补钾，严重腹泻导致脱水而引起休克、少尿者，也应该早期应用含钾不甚高的 541 溶液。在补钾过程中，氯化钾浓度不宜超过 0.3%，轻度低钾者可口服补钾。酸中毒者应用 5% 碳酸氢钠纠正。

2. 口服补液　不仅适用于轻、中度脱水患者，重度患者经过静脉补液情况改善，血压回升，呕吐停止后，也可以口服补液。WHO 推荐的口服补液盐（ORS）配方为每 1000ml 水中含葡萄糖 20g、氯化钠 3.5g、碳酸氢钠 2.5g、氯化钾 1.5g。配方中各电解质浓度均与患者排泄液浓度相当。对轻中度患者，ORS 用量在最初 6h，成人给 750ml/h，小儿（20kg 以下）给 250ml/h 口服，以后每 6h 的服入量为前 6h 腹泻量的 1.5 倍。

（三）应用抗菌药物及抑制肠黏膜分泌药

抗菌药物是治疗霍乱的辅助药物，不仅能控制病原菌、减少腹泻量，还可缩短吐泻期及排菌期，但不能代替补液措施。常用药物有多西环素，成人 200mg，2 次 / 天；小儿 6mg/（kg·d），分 2 次服。环丙沙星 0.25～0.5g，2 次 / 天。诺氟沙星 0.2～0.4g，3 次 / 天。复方磺胺甲基异噁唑（SMZ-TMP），成人 2 片 / 次，2 次 / 天；小儿 30mg/kg，分 2 次服。可选择一种药物连服 3d。抑制肠黏膜分泌药有小檗碱、氯丙嗪及肾上腺皮质激素等。

（四）对症治疗

重度患者经补足液体后，血压仍很低，出现顽固性休克，可用地塞米松或氢化可的松静滴，并加用多巴胺、间羟胺等血管活性药物。出现急性肺水肿及心力衰竭者，应暂停输液，给予镇静剂、利尿剂、强心剂等。补液时出现低钾综合征，轻者口服氯化钾或枸橼酸钾，严重者静滴氯化钾。急性肾衰竭应纠正酸中毒及电解质紊乱，严重者可透析治疗。

【预防】

（一）管理传染源

按甲类传染病规定，加强疫情监测，建立健全腹泻病门诊，对腹泻患者进行登记和采便培养是发现霍乱的重要方法。对霍乱患者应隔离治疗，直至症状消失后 6d，且隔天粪便培养 1 次，连续 3 次阴性才能解除隔离。对接触者应严密检疫 5d，留取粪便培养并服药预防，如多西环素或诺氟沙星，连续 2d。

（二）切断传播途径

定期对水、水产品及外环境进行监测。加强饮用水消毒和食品的管理，不饮生水，不吃生冷变质食品。积极杀蛆灭蝇，患者或带菌者的粪便与排泄物均应严格消毒。

（三）保护易感人群

全菌体死菌苗接种，保护率低，时间短，不能预防隐性感染及带菌者，病情不减轻，对 O_{139} 霍乱弧菌感染无预防作用，但在霍乱流行期间可减少急性患者，控制流行规模。当前预防接种主要是口服菌苗，包括 B 亚单位 – 全菌体菌苗（BS-WC），由纯化霍乱肠毒素 B 亚单位和灭活霍乱弧菌全菌体细胞组成，对古典生物型的预防作用优于埃尔托生物型，保护率 65%～85%。口服霍乱减毒活菌苗可明显预防 O_1 群古典生物型和埃尔托生物型感染。

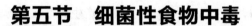

第五节　细菌性食物中毒

●案例4-5

某日下午 15 时，某厂陆续发现以腹痛、呕吐、腹泻及发热为主要症状的患者，直至次日早晨 7 时才没有新病例出现，发病人数达 70 人。大部分患者最先出现腹痛，随后发生呕吐，多为 1～3 次，个别 5 次以上，继之频繁腹泻，多为 4～8 次，个别数十次，大便为水样伴有黏液；半数有发热，体温在 38～39℃。

问题：该厂工人最可能的诊断及诊断依据是什么？为确诊需进一步做哪些检查？需要与哪些疾病鉴别？如何进行治疗及预防？

细菌性食物中毒（bacterial food poisoning）系指进食被细菌或细菌毒素污染的食物引起的急性感染中毒性疾病。根据临床表现的不同，可分为胃肠型和神经型两大类。

一　胃肠型食物中毒

胃肠型食物中毒的特征为潜伏期短，夏秋季多见，集体发病，以恶心、呕吐、腹痛、腹泻等急性胃肠炎症状为主要表现。

【病原学】

引起胃肠型食物中毒的细菌很多，常见的有以下几种：

（一）沙门菌属

沙门菌为革兰阴性菌，无芽胞，无荚膜，有鞭毛，能运动。以鼠伤寒沙门菌、肠炎沙门菌、猪霍乱沙门菌等较多见。沙门菌广泛存在于猪、牛、羊、狗、鸭、鼠类等动物肠道内。进食未煮熟受污染的肉类、内脏或蛋制品、乳类可造成感染。沙门菌对自然界的抵抗力较强，在水、牛奶、蛋制品及肉类食品和土壤能存活数月之久。在适宜温度下（22～30℃）可在食物中大量繁殖，但不耐热，60℃ 15～30min 可将其杀灭。

（二）副溶血性弧菌

副溶血性弧菌为革兰阴性多形态球杆菌，有荚膜及鞭毛。在无盐培养基不能生长，在含 3%～3.5% NaCl 培养基，37℃及 pH 7.5～8.5 条件下生长最好，主要存在于海产品及含盐量较高的腌制食品中。该菌存活能力强，在抹布和砧板上能生存 1 个多月，在海水中可存活 40d 以上。对酸和热极为敏感，食醋 3min，56℃ 5～10min 即可被杀灭。

（三）大肠埃希菌

大肠埃希菌为革兰阴性短杆菌，有鞭毛及荚膜，能运动，为肠道正常菌群，多不致病，特殊条件下可致病。主要有 4 种类型：①产肠毒素大肠埃希菌（ETEC），是旅游者及婴幼儿腹泻的主要病原菌；②致病性大肠埃希菌（EPEC），是婴幼儿腹泻的重要病原菌；③侵袭性大肠埃希菌（EIEC），不产肠毒素，但能侵入结肠上皮细胞生长繁殖，在较大儿童和成人易引起腹泻，类似菌痢的表现；④肠出血性大肠埃希菌（EHEC），可引起出血性肠炎。

（四）金黄色葡萄球菌

金黄色葡萄球菌为革兰阳性球菌，无芽胞，无荚膜。只有能产生肠毒素的金黄色葡萄球菌才能引起食物中毒。存在于人体皮肤、鼻咽部、指甲或化脓性感染灶。细菌污染淀粉类、鱼、肉、乳类及蛋品等食物后，在 37℃经 6～12h 繁殖而产生肠毒素。肠毒素对热抵抗力很强，加热煮沸 30min 仍能致病。人进食含肠毒素食品后，可引起急性胃肠炎症状。

（五）其他

蜡样芽孢杆菌、变形杆菌、产气荚膜杆菌亦可引起胃肠型食物中毒。

【流行病学】

（一）传染源

本病传染源为被致病菌感染的动物或人。

（二）传播途径

本病通过进食被细菌或其毒素污染的食物而感染。蟑螂、苍蝇等也可作为污染食物的媒介。

（三）易感人群

本病普遍易感，病后无明显免疫力，可重复感染。

（四）流行特征

本病多见于夏秋季。可散发，也可暴发流行。后者表现为发病突然，潜伏期短，时间集中，且发病者限于进食同一污染食物，未进食者不发病，停止进食污染食物后流行迅速停止。

【发病机制与病理解剖】

根据发病机制不同，将细菌性食物中毒分为感染型、毒素型及混合型。病原菌污染食物并大量繁殖，若进食含大量活菌的食物引起的中毒，则表现为发热及急性胃肠炎症状，称为感染型。细菌在食物中繁殖并产生毒素，若进食含毒素食物引起的中毒，则表现为急性胃肠炎症状，称为毒素型。由感染型和毒素型协同作用引起的食物中毒称为混合型。发病与否及病情轻重，与细菌或毒素污染程度、进食量及人体抵抗力强弱等因素有关。病原菌主要致病因素：①肠毒素激活肠上皮细胞上的腺苷酸环化酶，催化细胞质的 ATP 转化成 CAMP，其浓度增高可促进胞质内蛋白质磷酸化过程并激活细胞有关酶系统，抑制肠壁上皮细胞对钠和水的吸收，促进液体及氯离子分泌导致腹泻；②沙门菌属、副溶血性弧菌等病原菌能侵袭肠黏膜上皮细胞，引起炎症和组织破坏；③除鼠伤寒沙门菌可产生肠毒素外，沙门菌菌体裂解后释放的内毒素能引起发热并使消化道蠕动增加而发生呕吐、腹泻等症状。

【临床表现】

本病潜伏期短，金黄色葡萄球菌感染 1～5h；副溶血性弧菌 6～12h；大肠埃希菌 2～20h；沙门菌属 4～24h。超过 72h 可基本排除食物中毒。主要为急性胃肠炎症状，如恶心、呕吐、腹痛、腹泻等。起病急，上中腹部持续或阵发性绞痛伴恶心、呕吐。金黄色葡萄球菌食物中毒呕吐较明显，呕吐物含胆汁。腹泻每天数次至数十次，多为黄色稀便和水样便，无里急后重。出血性大肠埃希菌和副溶血性弧菌所致食物中毒可见血性腹泻。吐泻严重者可出现脱水、酸中毒甚至休克表现。部分可有畏寒、发热等全身中毒症状。侵袭性细菌引起的食物中毒有发热、腹部阵发性绞痛和黏液脓血便。

本病病程短，多在 1～3d 内恢复。金黄色葡萄球菌感染所致者病程 1～2d；沙门菌属引起者病程 3～5d。几种常见细菌性食物中毒的临床特点及鉴别见表 4-3。

表4-3 常见细菌性食物中毒临床特点及鉴别

鉴别要点	沙门菌属食物中毒	副溶血性弧菌食物中毒	大肠埃希菌食物中毒	金黄色葡萄球菌食物中毒
潜伏期	4~24h 至 2~3d	6~12h	2~20h，通常 4~6h	1~5h
污染食物	肉类	海产品、腌制品	隔夜剩饭菜、淀粉类及肉类	淀粉类、肉类及乳制品
起病情况	先有腹痛、呕吐，继而腹泻	先有腹痛、发热，后腹泻、呕吐	先有食欲缺乏，继而腹痛、腹泻	先有恶心、头痛，后腹痛、腹泻、呕吐
体温	多有发热	多有发热	低热至高热	多数正常
腹痛	轻	重	轻	轻
脱水	＋~＋＋	＋~＋＋＋	＋	＋
呕吐	大多数有	可有可无	少有	较剧烈，有胆汁呕出
腹泻	水样便，臭而量多	水样或血水样便，部分呈脓血便	水样便或黏液便、有恶臭	水样或黄水样便，量少，可有恶臭
大便培养	沙门菌	副溶血性弧菌	大肠埃希菌	金黄色葡萄球菌

【并发症】

胃肠型细菌性食物中毒患者可出现急性肾衰竭、肺炎、急性心肌梗死、肠系膜血管血栓形成、休克、急性血脑循环障碍等并发症。

【诊断与鉴别诊断】

（一）诊断

1. 流行病学资料 患者有进食变质食物、未煮熟肉类、腌制食品、海产品、蛋类等病史。共餐者在短期内集体发病，有重要参考价值。

2. 临床表现 潜伏期短，主要为急性胃肠炎症状，病程较短，恢复较快。

3. 实验室检查 对可疑食物、呕吐物及粪便进行细菌学培养，能分离到同一病原菌。疑似金黄色葡萄球菌食物中毒者，可进行动物试验以确定其肠毒素的存在。也可进行血清学检查或分子生物学检查以明确诊断。

（二）鉴别诊断

1. 非细菌性食物中毒 包括化学性及生物性食物中毒。有进食毒物史，潜伏期短，不发热，腹痛、腹泻较少，主要表现为多次呕吐，尚有神经系统及肝肾功能损害等表现。可疑食物、呕吐物与粪便标本分析可确定病因。

2. 急性菌痢 发热较明显，恶心、呕吐较少，腹泻为黏液脓血便，量少，伴里急后重，左下腹明显压痛。大便镜检有脓细胞、红细胞及巨噬细胞，粪便培养阳性，可确定诊断。

3. 霍乱 不发热，常先泻后吐，为无痛性腹泻，呕吐常为喷射性，呕吐物为米泔水样，有不同程度脱水、电解质紊乱，酸中毒及周围循环衰竭。粪便悬滴镜检及培养可检出病原菌。

【治疗】

本病以对症治疗为主。

（一）一般治疗

本病应卧床休息。进流质或半流质饮食，宜清淡，多饮糖盐水。重者暂禁食。沙门菌食物中毒者床旁隔离。

（二）对症治疗

呕吐、腹痛明显者可口服溴丙胺太林 15～30mg，或阿托品 0.5mg 肌注，或山莨菪碱 10mg 肌注，儿童用量酌减。高热者用物理或药物降温。吐泻频繁者，静脉补液纠正水、电解质紊乱。酸中毒者酌情补充 5% 碳酸氢钠。脱水严重甚至休克者，应积极补液及抗休克处理。

（三）病原治疗

本病一般不用抗菌治疗，可以经对症疗法治愈。重症患者，可按不同的病原菌选用有效的抗菌药物治疗。如喹诺酮类、氨基糖苷类药物，或根据细菌培养及药敏试验选择有效抗生素。

【预防】

做好饮食卫生，加强食品卫生管理是预防本病的关键措施。禁止食用病死畜禽，不进食未经煮熟的肉类食品。不吃剩菜剩饭。对屠宰场、食品加工厂和饮食行业进行卫生监督，禁止出售变质、腐败的食物。一旦发现可疑患者，立即报告，终止食用可疑食物，及时调查分析、制订措施，及早控制疫情。

 神经型食物中毒

神经型食物中毒，又称肉毒中毒（botulism），是因进食含有肉毒杆菌外毒素的食物而引起的中毒性疾病。临床上以神经系统症状如眼肌及咽肌瘫痪为主要表现。

【病原学】

肉毒杆菌是革兰阳性厌氧梭状芽孢杆菌，主要存在于牛、羊、猪等家畜及土壤中，在缺氧时，细菌大量繁殖，产生外毒素。其芽孢对热及化学消毒剂抵抗力强，干热 180℃ 15min，湿热 100℃ 5h，高压蒸汽灭菌 120℃ 20min 可杀灭。5% 苯酚或 20% 甲醛 24h 可将其杀灭。按抗原性不同可分为 8 种血清型，对人致病以 A、B、E 型为主，F 型较少见，C、D 型主要见于禽畜感染。肉毒杆菌外毒素是嗜神经毒素，毒力极强，对胃酸有抵抗力，但不耐热。A 型毒素 80℃ 5min 可破坏，B 型毒素 88℃ 15min 可破坏。外毒素经甲醛处理后注射动物体内产生抗毒素，不同型的外毒素只能被相应的抗毒素中和。

【流行病学】

（一）传染源

家禽、家畜及鱼类为本病传染源。病菌随粪便排出后，芽孢在土壤中存活时间较长，污染食品后，在缺氧条件下可大量繁殖，产生大量外毒素。

（二）传播途径

本病主要通过被肉毒杆菌外毒素污染的食物传播，如罐头、腊肉、发酵豆制品、面制品等。

（三）易感人群

本病普遍易感。患者无传染性，病后也不产生免疫力。

【发病机制与病理解剖】

外毒素主要由上消化道吸收，进入小肠和结肠后吸收缓慢。外毒素进入消化道后，胃酸及

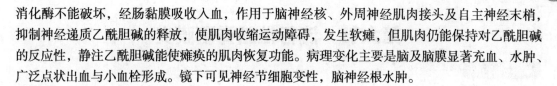

消化酶不能破坏，经肠黏膜吸收入血，作用于脑神经核、外周神经肌肉接头及自主神经末梢，抑制神经递质乙酰胆碱的释放，使肌肉收缩运动障碍，发生软瘫，但肌肉仍能保持对乙酰胆碱的反应性，静注乙酰胆碱能使瘫痪的肌肉恢复功能。病理变化主要是脑及脑膜显著充血、水肿、广泛点状出血与小血栓形成。镜下可见神经节细胞变性，脑神经根水肿。

【临床表现】

本病潜伏期 12～36h，最短 2h，长者可达 8～10d。潜伏期越短，病情越重。

本病起病突然，病初可有头痛、头晕、眩晕、乏力、恶心、呕吐等，后出现视力模糊、复视、眼睑下垂、瞳孔散大，对光反射消失。重者可出现吞咽、咀嚼、发音困难，甚至呼吸困难。肌力低下以颈部及肢体近端为主，腱反射呈对称性减弱。体温正常，神志清楚，知觉存在。常有顽固性便秘、腹胀及尿潴留。轻者 4～10d 后逐渐恢复，但全身乏力及眼肌瘫痪持续较久。重者可于 3～10d 内因呼吸中枢麻痹而危及生命。婴儿肉毒中毒，首发症状常为便秘，随后迅速出现脑神经麻痹，很快因中枢性呼吸衰竭而突然死亡。

【诊断与鉴别诊断】

（一）诊断

1. 流行病学资料　根据有进食可疑食物史，尤其是变质的罐头、腊肉等腌制食品或发酵的豆、面制品等，同食者可集体发病。

2. 临床表现　眼肌瘫痪，吞咽、咀嚼、发音困难，甚至呼吸困难等神经系统表现。

3. 实验室检查　可疑食物进行厌氧菌培养，可发现肉毒杆菌。以食物渗出液进行动物试验，观察动物有无瘫痪现象。

（二）鉴别诊断

本病应与毒蕈或河豚所致食物中毒、流行性乙型脑炎、脊髓灰质炎等鉴别。

【治疗】

（一）一般治疗与对症治疗

由于肉毒毒素在碱性溶液易被破坏，在氧化剂作用下毒力减弱。因此，在食后 4h 内用 5% 碳酸氢钠或 1∶4000 高锰酸钾液洗胃，服泻药并作清洁灌肠，以破坏胃肠道内尚未吸收的毒素。吞咽困难者宜用鼻饲及静脉输液。呼吸困难者吸氧，必要时气管切开，用人工呼吸器。

（二）抗毒素治疗

本病早期应用多价肉毒抗毒素（A、B 及 E 型）有特效，尤其是在起病后 24h 内，或肌肉出现瘫痪前注射最有效。先做皮肤过敏试验，过敏者进行脱敏处理，剂量每次 5 万～10 万 U，由静脉注射、肌内注射。必要时 6h 后重复 1 次。

【预防】

本病预防同胃肠型食物中毒。严格管理、保存与检查食品，重视腊肉、罐头、火腿及发酵豆、面制品的卫生监督检查。禁止出售变质食品。遇有同食者发生肉毒中毒时，其余人员应立即给予多价抗毒血清 1000～2000U 皮下注射，每周 1 次，共 3 次，预防发病。

第六节　流行性脑脊髓膜炎

●案例4-6

患儿，男，6岁。3d前突然高热达39℃以上，伴寒战，同时出现剧烈头痛，频繁呕吐，呈喷射性，呕出食物和胆汁，无腹痛，大小便正常。所在学校有类似患者。查体：T 39.5℃，P 120次/分，R 28次/分，BP 80/60mmHg，神志清，发热病容，皮肤可见少量出血点，颈有抵抗，克氏征（＋），布氏征（＋），巴宾斯基征（＋）。

问题： 患儿目前最可能的诊断是什么？诊断依据是什么？为确诊应进一步做哪些检查？需要与哪些疾病鉴别？如何进行治疗？

流行性脑脊髓膜炎（meningococcal meningitis）简称为流脑，是由脑膜炎奈瑟菌引起的急性化脓性脑膜炎。主要临床表现为突发高热，头痛，呕吐，皮肤黏膜瘀点、瘀斑及脑膜刺激征阳性，脑脊液呈化脓性改变，严重者可有败血症休克和脑实质损害。

【病原学】

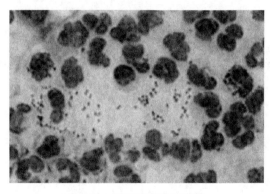

图4-3　细胞外脑膜炎球菌

脑膜炎奈瑟菌（又称脑膜炎球菌）属奈瑟菌属，革兰染色阴性，呈卵圆形，常凹面相对成对排列或四联菌排列，有荚膜，无芽胞，不活动，能产生内毒素（图4-3）。脑膜炎奈瑟菌为专性需氧菌，仅存在于人体，可从带菌者及患者鼻咽部、血液、脑脊液、皮肤瘀点中检出。细菌抵抗力很弱，对寒冷、干燥、热及一般消毒剂极敏感，温度低于30℃或高于50℃均死亡。在体外极易自溶，故采集标本应注意保温并快速送检。

根据脑膜炎球菌荚膜多糖抗原不同，可将其分为A、B、C、D等多个血清群，其中A、B、C群占90%以上。我国的流行菌群以A群为主，近年来B群和C群有增多趋势。

【流行病学】

（一）传染源

带菌者和患者是本病传染源。隐性感染率高，流行期间人群带菌率可高达50%。病原菌存在于感染者鼻咽部，大部分不出现临床症状，不易被发现，带菌者作为传染源的意义更重要。

（二）传播途径

本病病原菌主要经咳嗽、打喷嚏借飞沫经呼吸道传播。细菌在体外生活力极弱，通过间接传播的机会极少；但密切接触如亲吻、同睡、怀抱、喂乳等对2岁以下婴幼儿传播有重要意义。

（三）易感人群

本病普遍易感。6个月至2岁小儿发病率最高，以后随年龄增加，发病率逐渐降低。人感染后产生的免疫力较持久。各群之间有交叉免疫，但不持久。

（四）流行特征

流脑遍及世界各地，呈散发或流行。以冬春季发病较多。多见于15岁以下儿童。

【发病机制与病理解剖】

（一）发病机制

本病病菌自鼻咽部侵入后，免疫功能正常者病原菌被消灭；免疫力较弱，细菌在鼻咽部繁殖，成为无症状带菌者，或表现为上呼吸道感染；当机体免疫功能低下或细菌毒力较强时，病原菌自鼻咽部黏膜进入血循环，形成暂时菌血症，可无明显症状或表现为皮肤出血点而自愈；仅极少数发展为败血症。细菌可通过血-脑脊液屏障侵犯脑脊髓膜，形成化脓性脑膜炎。

暴发型流脑的发病机制主要是由于脑膜炎球菌内毒素所致的微循环障碍。脑膜炎球菌在血液和毛细血管内皮细胞迅速繁殖，释放大量内毒素，使全身小血管痉挛，内皮细胞损伤，内脏广泛出血和有效循环血量减少，引起感染性休克，继而引起DIC及继发性纤溶亢进又进一步加重微循环障碍、出血和休克，导致多器官功能衰竭，而脑膜炎症不明显。暴发脑膜脑炎型则脑部微循环障碍，导致脑血管痉挛、缺氧及酸中毒，继而发生脑水肿、颅内压增高，严重者可发生脑疝及呼吸衰竭。

（二）病理解剖

败血症期主要病变为血管内皮损害，血管壁炎症、坏死、血栓形成和血管周围出血，皮肤黏膜和浆膜有局灶出血。暴发休克型患者皮肤内脏血管损害更严重。皮肤、心、肺、胃肠道及肾上腺均有广泛出血。脑膜炎期病变主要位于大脑半球表面及颅底软脑膜，早期有充血、浆液渗出和局灶性小出血点，后期有大量纤维蛋白、中性粒细胞及细菌。颅底部由于粘连压迫及化脓性病变直接侵袭，引起视神经、展神经、动眼神经、听神经等损害。炎症可沿着血管侵入脑组织，引起充血水肿、中性粒细胞浸润及出血。暴发型流脑脑膜脑炎型以脑组织病变为主，有明显出血和水肿，颅内压明显增高，严重者可因形成脑疝而致死。

【临床表现】

本病潜伏期为1～7d，多为2～3d。临床分为普通型、暴发型、轻型和慢性败血症型四型。

（一）普通型

本病最常见，占90%以上。按病程发展分为四期：

1. 前驱期（上呼吸道感染期）　主要表现为上呼吸道感染症状，可有低热、咽痛、咳嗽等。多数患者无明显症状。此期1～2d。鼻咽拭子培养可发现脑膜炎球菌。

2. 败血症期　起病后或前驱期后出现寒战、高热、头痛、呕吐、全身乏力、肌肉及关节疼痛和神志淡漠等毒血症症状。约70%患者皮肤黏膜可见瘀点、瘀斑，直径1mm～1cm，病初色泽鲜红，后变为紫红色（图4-4）。病情严重者瘀点、瘀斑迅速扩大，中央因血栓形成而出现紫黑色坏死或形成大疱。随病情发展，多数于1～2d内发展为脑膜炎期。

3. 脑膜炎期　除败血症期高热及中毒症状外，可同时出现剧烈头痛、喷射性呕吐、烦躁不安及颈项强直等脑膜刺激征，重者抽搐、谵妄及意识障碍，

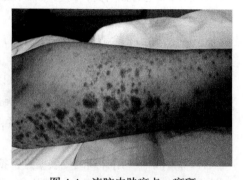

图4-4　流脑皮肤瘀点、瘀斑

血压升高而脉率减慢,常有皮肤感觉过敏。持续时间不定,重者于 1～2d 进入谵妄昏迷状态,并出现呼吸衰竭等并发症。若经合理治疗,病情停止进展,于 2～5d 内进入恢复期。

婴幼儿因颅骨缝和囟门未闭,中枢神经系统发育不成熟,临床表现不典型。除高热、呕吐和拒乳外,可有烦躁、啼哭、惊厥及囟门隆起等症状,脑膜刺激征常缺如。

4. 恢复期 经治疗后体温逐渐降至正常,意识状态逐渐好转,皮肤瘀点、瘀斑停止发展,并逐渐吸收。约 10% 患者口唇及口周可见单纯疱疹。多在 1～3 周内痊愈。

(二)暴发型

1. 休克型 除普通型败血症期表现外,短期内皮肤黏膜出现广泛的瘀点或瘀斑,且迅速扩大融合成大片,伴中央坏死。随后出现循环衰竭,表现为面色苍白、四肢厥冷、皮肤花斑、口唇及肢端发绀、脉搏细速、呼吸急促、血压下降或测不出。大多脑膜刺激征缺如,脑脊液澄清,细胞数正常或轻度增加。实验室检查有血小板减少、凝血酶原时间延长、纤维蛋白原减少等 DIC 证据存在。血培养多阳性。

2. 脑膜脑炎型 以脑实质严重损害为主。除高热、瘀斑外,迅速陷入昏迷,频繁惊厥、血压升高、锥体束征阳性。眼底可见静脉迂曲或视神经乳头水肿。严重者发展为枕骨大孔疝,表现为昏迷加深,瞳孔缩小或散大,或忽大忽小,边缘不整齐。双侧肢体肌张力增强,上肢呈内旋,下肢呈伸展性强直,很快出现呼吸衰竭,表现为呼吸节律不齐,或暂停、或抽泣样呼吸、点头样呼吸、叹息样呼吸及潮式呼吸等,常突然呼吸停止而死亡。部分出现天幕裂孔疝,表现除昏迷外,同侧瞳孔散大、对光反射消失、眼球固定或外展,对侧肢体瘫痪,最后出现呼吸衰竭。

3. 混合型 兼有上述两型的临床表现,常同时或先后出现,是最严重类型,病死率极高。

(三)轻型

轻型部分仅出现皮肤黏膜出血点而无其他症状;部分表现为上呼吸道感染症状,皮肤出血点较少,脑膜刺激征轻微,脑脊液变化不明显。咽拭子培养可见脑膜炎球菌。

(四)慢性败血症型

慢性败血症型少见。病程迁延数周甚至数月,常表现为间歇性畏寒发热。发作时出现瘀点或斑丘疹,伴有四肢关节痛。少数出现脾大。需多次血培养及瘀点涂片检查方能找到病原菌。若诊治延误,可发展为脑膜炎或心内膜炎等。

【实验室检查】

(一)血常规检查

本病白细胞总数增高,多为(10～20)×10^9/L,中性粒细胞 80% 以上,有 DIC 者血小板减少。

(二)脑脊液检查

脑脊液检查对明确诊断有重要意义。颅内压增高,脑脊液外观混浊,呈米汤样或脓样,白细胞数明显增高,达 1000×10^6/L 以上,以多核细胞为主,蛋白明显增高,糖与氯化物明显减少。腰穿易并发脑疝。有脑膜刺激征而无出血点,或症状不典型,或有中枢神经系统感染表现而不能确诊者可行腰穿。对颅内压增高者,应先静脉快速滴入甘露醇降低颅内压后才可腰穿。

(三)细菌学检查

1. 涂片检查 用针刺破皮肤瘀点,挤出少许血液或组织液,涂片染色后镜检,简便易行,阳性率达 70%～80%,有早期诊断价值。脑脊液沉淀涂片阳性率为 60%～70%,脑脊液不宜搁

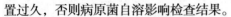

置过久，否则病原菌自溶影响检查结果。

2. 细菌培养　血培养阳性率不高，但对暴发休克型、普通败血症型和慢性败血症型的确诊有重要价值。脑脊液培养阳性率亦低。细菌培养应尽可能在使用抗菌治疗前采集标本。由于脑膜炎球菌抵抗力低，易自溶，采送标本要注意保温，并及时接种，最好在床边进行。若培养阳性，则应作生化反应，血清凝集试验分群分型及抗菌药物敏感性测定。

（四）血清学检查

用对流免疫电泳、乳胶凝集试验、反向间接血凝试验、放射免疫与酶联免疫吸附试验等，检测血液、脑脊液中特异性抗原，可用于早期诊断。方法简便、敏感、特异。

（五）RIA 法检测脑脊液 β_2- 微球蛋白

流脑患者早期脑脊液正常时即可升高，恢复期正常，有助于早期诊断、鉴别及预后判断。鲎溶解物实验（LLT）检查血清及脑脊液内毒素，协助细菌性脑膜炎或无菌性脑膜炎的鉴别。

（六）分子生物学检查

采用 DNA 探针、PCR 等方法检测血、脑脊液中微量的 DNA，阳性率可达 90% 以上。

【并发症】

本病并发症少见。可有继发感染或在败血症期播散到其他脏器而造成的化脓性病变，以及脑膜炎对脑及其周围组织造成的损害和变态反应性疾病等，如脑积水、硬膜下积液、中耳炎、鼻窦炎、心包炎、心肌炎、心内膜炎、化脓性关节炎、全眼球炎、支气管肺炎等。

【诊断与鉴别诊断】

（一）诊断

1. 疑似患者　冬春季发病，1 周内有流脑密切接触史，或当地有流脑发生或流行，既往未接种过流脑菌苗；临床表现及脑脊液检查符合化脓性脑膜炎表现。

2. 临床诊断　有流脑流行病学史。临床表现及脑脊液符合化脓性脑膜炎，伴有皮肤黏膜瘀点、瘀斑。或虽无化脓性脑膜炎表现，但有感染中毒性休克表现伴有迅速增多的皮肤黏膜瘀点、瘀斑。

3. 确诊患者　在临床诊断的基础上，细菌学或流脑特异性血清学检查阳性。

（二）鉴别诊断

1. 其他化脓性脑膜炎　主要为肺炎链球菌、流感嗜血杆菌、金黄色葡萄球菌、铜绿假单胞菌、革兰阴性杆菌等引起。均无季节性，以散发为主，无皮肤瘀点、瘀斑。确诊有赖于细菌学检查。

2. 结核性脑膜炎　有结核病史或接触史，有结核中毒症状，神经系统症状出现较晚，皮肤黏膜无瘀点、瘀斑。脑脊液外观呈无色透明或呈毛玻璃状，细胞数多在 500×10^6/L 以下，淋巴细胞为主，脑脊液沉淀涂片可检出结核菌。

3. 病毒性脑膜炎　多由肠道病毒引起，夏秋季多见。脑脊液外观多无色透明，细胞数在 500×10^6/L 以下，糖及氯化物基本正常。培养无细菌生长，确诊有赖于病毒分离及血清检查。

4. 中毒性菌痢　夏秋季多见，患儿短期内有高热、惊厥、昏迷、休克或呼吸衰竭等症状，但皮肤黏膜无瘀点，脑脊液正常。肛拭子检查粪便可见白细胞及红细胞，确诊需靠细菌培养。

5. 败血症　发病无季节性，病前可有原发感染病灶或病史。临床上有严重的毒血症状，皮肤黏膜可见瘀点，有肝脾大、心内膜炎及迁徙性病灶等。确诊需靠血及骨髓培养阳性。

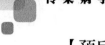

【预后】

普通型预后好，及时诊断及治疗，多能治愈，并发症及后遗症少见。暴发型病死率高，其中脑膜脑炎型及混合型预后更差。小于 1 岁的婴幼儿及老年人预后差。

【治疗】

（一）普通型的治疗

1. 一般治疗　卧床休息，病室保持安静，空气流通。饮食以流质为主，并注意补充体液及电解质。密切观察病情变化。对神志不清或昏迷者，应加强护理，防止呼吸道感染、吸入性肺炎、角膜溃疡及压疮发生。惊厥时应注意舌咬伤，呼吸困难、休克者应及时给氧。

2. 病原治疗

（1）青霉素：对脑膜炎球菌高度敏感，虽不易透过正常血－脑脊液屏障，但有脑膜炎症时仍有 10%～30% 药物透过，大剂量能达到脑脊液有效浓度，可获良好疗效。剂量：成人 800 万～1200U/d，儿童 20 万～40 万 U/（kg·d），分 3 次加入 5% 葡萄糖液静滴，疗程 5～7d。

（2）头孢菌素类：第三代头孢菌素对脑膜炎球菌抗菌活性强，易透过血－脑屏障，在脑脊液中浓度高。常用药物：头孢噻肟、头孢曲松等。剂量：成人 2～4g/d，儿童 50～150mg/（kg·d），分 2 次静滴，疗程 5～7d。

（3）氯霉素：对脑膜炎球菌亦很敏感，且较易透过血－脑脊液屏障，脑脊液浓度为血浓度的 30%～50%。剂量：成人 2～3g/d，儿童 50mg/（kg·d），口服、肌注或静滴，疗程 3～7d。应注意骨髓抑制，一般不首选。

（4）磺胺类药：现少用，仅用于对磺胺药物敏感的流行菌株，多选用复方磺胺甲噁唑。剂量：成人 2 片/次，2 次/天。

（二）暴发型流脑的治疗

1. 休克型

（1）尽早应用抗菌药物：可联合用药。

（2）迅速纠正休克：①补充血容量及纠正酸中毒：最初 1h 内成年人 1000ml，儿童 10～20ml/kg，快速静滴。液体为 5% 碳酸氢钠和低分子右旋糖酐。后酌情使用晶体液和胶体液，24h 输入量在 2000～3000ml，儿童为 50～80ml/kg，含钠液占 50% 左右，补液量应视具体情况确定。原则为"先盐后糖、先快后慢"。5% 碳酸氢钠液用量为 0.5ml/kg。②血管活性药物的应用：在扩充血容量和纠正酸中毒基础上应用。常用莨菪类药物，首选山莨菪碱，每次 0.3～0.5mg/kg，重者可用 1mg/kg，每 10～15min 静注 1 次，面色转红、四肢温暖、血压上升后减少剂量，延长给药时间而逐渐停药。

（3）DIC 的治疗：怀疑有 DIC 者宜早期使用肝素，剂量为 0.5～1mg/kg。以后 4～6h 重复 1 次。用肝素应监测凝血时间，要求维持在正常值的 2.5～3 倍为宜。多数应用 1～2 次即可见效。高凝状态纠正后，应输入新鲜血液、血浆，给予维生素，以补充消耗的凝血因子。

（4）肾上腺皮质激素应用：可减轻毒血症和稳定溶酶体膜，尚有解痉、增强心肌收缩力、控制血小板凝集等作用，对纠正休克有一定帮助。可用地塞米松，成人 10～20mg/d，儿童 0.2～0.5mg/（kg·d）。休克纠正后迅速减量或停药。疗程应少于 3d。

（5）强心药物应用：注意心功能改变，经首批快速输液后，应常规给 1 次强心剂。如中心静脉压高于正常而动脉压和休克未改善，可给予快速洋地黄类制剂。常用去乙酰毛花苷和毒毛花苷 K。去乙酰毛花苷，首剂 0.4mg，4～6h 后再用 0.2～0.4mg，加入 10% 葡萄糖 20ml 缓慢静注，儿童饱和量：2 岁以下 0.04～0.06mg/kg，2 岁以上 0.02～0.05mg/kg，首次为 1/3～1/2，余量分 2～3 次给予。毒毛花苷 K，成人 0.25～0.5mg 加入葡萄糖 20～40ml 缓慢静注，必要时 4h 后再给 1 次，儿童剂量为每次 0.007～0.01mg/kg。

2. 脑膜脑炎型的治疗 治疗重点是减轻脑水肿，防止脑疝及呼吸衰竭。

（1）抗菌治疗。

（2）脱水剂应用：以 20% 甘露醇为主，每次 1～2g/kg，依病情每 4h、6h、8h 静脉注射或快速滴入，直至呼吸、血压恢复正常，瞳孔两侧等大及其他颅内高压症状好转为止。应用脱水剂后注意补充钾盐等电解质。肾上腺皮质激素亦有降低颅内压作用，常用地塞米松。

（3）亚冬眠治疗：主要用于高热、频繁惊厥及明显脑水肿、脑疝者。用法：氯丙嗪和异丙嗪各 1～2mg/kg，肌注或静注。安静后，置冰袋于枕后、颈部、腋下及腹股沟等处，使体温降至 36℃ 左右。第 1 次注射后，每 4～6h 再肌注 1 次，共 3～4 次。

（4）呼吸衰竭的处理：以预防脑水肿为主。发生呼吸衰竭，给山梗菜碱、尼可刹米等中枢神经兴奋剂。呼吸停止应立即气管切开或气管插管给氧，进行人工呼吸或呼吸机辅助呼吸。

（三）慢性败血症型的治疗

慢性败血症型的治疗以抗菌治疗为主。

【预防】

（一）管理传染源

早期发现患者，就地进行呼吸道隔离与治疗，做好疫情报告，以防止疫情传播与扩散。患者应隔离至症状消失后 3d，或自发病后 1 周。

（二）切断传播途径

流行期间做好卫生宣教工作，搞好个人及环境卫生。室内保持清洁和通风。儿童避免到公共场所，提倡少集会，少走亲访友。

（三）保护易感人群

本病预防对象主要为 15 岁以下儿童。多应用 A 群荚膜多糖菌苗，保护率达 90% 以上，不良反应极少。近年来我国已开始接种 A＋C 结合菌苗。药物预防的重点对象为患者周围密切接触者或发病家庭密切接触的儿童。可用复方磺胺嘧啶或复方磺胺甲噁唑，成人 2g/d，分 2 次服；儿童 100mg/(kg·d)，分 2 次服，连用 3d。利福平，成人 600mg/d，儿童 5～10mg/(kg·d)，分 2 次服，连用 2d。头孢类、喹诺酮类亦有良好预防作用。

第七节 猩 红 热

● 案例 4-7

患儿，男，10 岁。畏寒、发热 1d 就诊。查体：T 39℃，P 115 次/分，咽部充血明显，扁桃体 Ⅱ 度肿大，表面覆盖有黄白色分泌物，全身皮肤充血潮红，可见有与毛囊分布一致的粟粒疹。

问题：患儿目前最可能的诊断是什么？为明确诊断需进一步做哪些检查？写出其诊断依据。需要与哪些疾病鉴别？如何进行治疗与预防？

猩红热（scarlet fever）是由 A 组 β 型溶血性链球菌引起的急性呼吸道传染病，临床表现为发热、咽峡炎、全身弥漫性猩红色皮疹和疹退后皮肤明显脱屑。少数患者可出现变态反应性心、肾、关节并发症。

【病原学】

本病主要病原体为 A 组 β 型溶血性链球菌，又称化脓性链球菌，可分为多个血清型，革兰染色阳性，呈球形或卵圆形，链状排列，有荚膜，无芽胞及鞭毛。在含血培养基生长良好。细菌的致病力与菌体及其毒素、酶类有关。菌体主要成分是 M 蛋白，主要有荚膜、脂壁酸及 M 抗原。荚膜及 M 抗原具有抗吞噬作用，是主要致病因子，脂壁酸能使细菌黏附于宿主细胞膜。细菌产生的毒素和酶主要有：①溶血素 O 和 S，可溶解红细胞、损伤白细胞和血小板，引起组织坏死；②链球菌致热外毒素，又称红疹毒素，是主要致病因素，引起发热和猩红热样皮疹。该毒素有数种不同的抗原型，其抗体之间无交叉免疫作用，易感者可数次患猩红热；③链激酶可溶解血块，阻止血浆凝固，有利于细菌扩散；④链道酶能溶解 DNA；⑤透明质酸酶能溶解细胞间的透明质酸，促使细菌扩散；⑥烟酰胺腺嘌呤二核苷酸酶可杀伤白细胞；⑦血清混浊因子可抵制机体特异性和非特异性免疫。细菌在痰、渗出物可存活数周。对热及干燥抵抗力不强，56℃ 30min 及一般消毒剂均能将其杀灭。

【流行病学】

（一）传染源

本病传染源主要是患者和带菌者。自发病前 24h 至疾病高峰期传染性最强。人群带菌率与地区、季节、年龄和是否流行等有关，学龄儿童带菌率为 15%～20%，成人相对较低。

（二）传播途径

本病主要由飞沫经呼吸道传播。也可由皮肤伤口或产道感染。

（三）易感人群

本病普通易感，感染后可获得抗菌免疫和抗毒免疫。抗菌免疫是机体针对 M 蛋白产生的特异性抗体，能消除 M 蛋白对机体的抗吞噬作用，有型特异性，各型之间无交叉免疫，对不同型链球菌无保护作用。抗毒免疫主要为致热外毒素的特异抗体，较为持久，但外毒素有 5 种血清型，各型间无交叉免疫，患猩红热后可再次感染有另一种红疹毒素的链球菌而再次发病。

（四）流行特征

本病多见于温带。冬春季为发病高峰。北方多于南方，多呈散发。主要见于 5～15 岁儿童。

【发病机制与病理解剖】

（一）化脓性病变

化脓性病变为细菌在入侵部位引起的化脓性改变。咽部及扁桃体充血、水肿，浆液性纤维蛋白渗出及白细胞浸润，形成脓性分泌物及溃疡；细菌侵犯周围组织引起扁桃体周围脓肿、鼻旁窦炎、颈淋巴结炎、蜂窝织炎等化脓性病变；细菌入血可引起败血症及迁徙性化脓性病灶。

（二）中毒性病变

中毒性病变为细菌产生的红疹毒素及其产物由局部吸收入血引起毒血症，出现高热、头痛等全身中毒症状；可使皮肤黏膜血管弥漫性充血、水肿，上皮细胞增殖和白细胞浸润，以毛囊周围最明显，形成典型的猩红热样皮疹。最后表皮细胞死亡脱落形成脱屑。肝脾、淋巴结等间质血管周围有单核细胞浸润，并有不同程度的充血及脂肪变性。心肌有混浊肿胀及变性，严重者有坏死。肾脏呈间质性炎症。中枢神经系统可发生营养不良。

（三）变态反应性病变

少数在病程第2~3周在心、肾、关节滑膜等组织出现非化脓性炎症，表现为风湿性关节炎、心包炎、心内膜炎及急性肾小球肾炎等。与病原菌某些型与被感染者心肌、肾小球基底膜或关节滑膜的抗原相似产生交叉免疫反应或抗原抗体复合物沉积引起变态反应有关。

【临床表现】

本病潜伏期为1~7d，一般为2~3d。根据病情轻重不同，可分为以下临床类型。

（一）典型猩红热

本病流行期间95%以上属此型，按病程可分3期：

1. 前驱期　起病急，呈持续性发热，体温可达39℃左右。咽痛明显，吞咽时加重。可有头痛、食欲缺乏、恶心、肌肉酸痛、全身不适等症状。婴幼儿可出现谵妄和惊厥等症状。体检可见咽部充血，扁桃体红肿、腺窝处可有点片状脓性分泌物，软腭黏膜可有充血及出血性黏膜内疹。舌被白苔、舌乳头红肿并突出于白苔之外，以舌尖及舌前部边缘明显，称为"草莓舌"。2~3d后白苔脱落，舌面光滑呈肉红色，舌乳头仍突起，称为"杨梅舌"。部分患者可伴有颈部、颌下淋巴结肿大，有压痛。

2. 出疹期　皮疹多于病程第1~2d出现，全身中毒症状明显，体温最高。皮疹从耳后、颈部及上胸部开始，24h内迅速蔓延全身。典型皮疹是在全身皮肤弥漫性充血的基础上，广泛散布着密集而均匀的与毛囊一致的针尖大小充血性丘疹（图4-5）。疹间无正常皮肤，压之褪色，严重者可有出血性皮疹。在皮肤皱褶处如腋窝、肘窝及腹股沟等处，因压迫、摩擦引起皮下出血，形成紫红色线状疹称为帕氏线（Pastia lines）。面部潮红而无皮疹，口鼻周围相对苍白，称为"口周苍白圈"。少数可出现带黄白色脓头且不易破溃的皮疹，称为"粟粒疹"。皮疹出现后48h达高峰，然后依出疹顺序消退，2~4d退尽。重者可持续1周。

3. 恢复期　皮疹消退约1周后开始脱皮。脱皮轻重与皮疹轻重一致，可呈糠屑状、片状、大片状，甚至呈手套、袜套状（图4-6）。脱皮可持续2~4周。

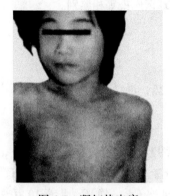

图4-5　猩红热皮疹

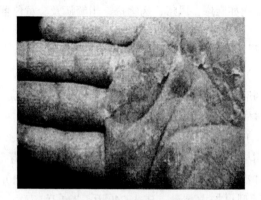

图4-6　猩红热患儿手部脱皮

（二）非典型猩红热

1. 轻型　多见。发热症状不明显，或有短暂低热；皮疹少，消退快，脱屑轻或无脱屑；全身中毒症状轻；咽峡炎症状亦轻微。但仍可发生变态反应性并发症。

2. 中毒型　少见。主要表现为严重毒血症症状，高热、头痛、呕吐，甚至神志不清。皮疹多，出血疹多见。可很快出现中毒性心肌炎及感染性休克。病死率高。

3. 脓毒型　主要表现为严重的化脓性咽峡炎，咽部渗出物多，形成脓性假膜，可有溃疡及坏死，并向周围组织扩散，引起邻近组织的化脓性炎症及败血症。皮疹可呈"粟粒疹"，体温可呈弛张热。病情重，病死率高。多见于营养及卫生条件极差的小儿。

4. 外科或产科型猩红热　病原菌从伤口或产道侵入，皮疹首先出现在伤口周围，继之波及全身，全身症状轻，常无明显咽峡炎，预后较好。

【并发症】

（一）化脓性并发症

化脓性并发症有鼻窦炎、化脓性中耳炎、乳突炎及颈部淋巴结炎和蜂窝织炎等。

（二）中毒性并发症

中毒性并发症有关节炎、中毒性肝炎和中毒性心肌炎等，多发生于病程第 1 周，预后良好。

（三）变态反应性并发症

变态反应性并发症以风湿热和急性肾小球肾炎常见。多发生于病程 2～3 周。病情较轻，很少转为慢性。

【诊断与鉴别诊断】

（一）诊断依据

1. 流行病学资料　冬春季节，当地有本病流行，或有与猩红热患者密切接触史。

2. 典型临床表现　骤起发热，咽峡炎，约在病程第 2d 出疹，全身皮肤弥漫潮红基础上的针尖大小的猩红色皮疹，疹退后脱皮。草莓舌、口周苍白圈、帕氏线等有助于诊断。

3. 实验室检查　血白细胞总数增高，多在（10～20）×10^9/L，中性粒细胞多在 80% 以上，咽拭子及病灶分泌物培养出 A 组 β 型溶血性链球菌可确诊。

（二）鉴别诊断

本病应与其他原因引起的咽峡炎如咽白喉、传染性单核细胞增多症等相鉴别。还应与其他出疹性疾病如麻疹、风疹、药物疹、川崎病及金黄色葡萄球菌感染等相鉴别。

【治疗】

（一）一般治疗

本病应休息，呼吸道隔离。进流质或半流质饮食。高热、进食少、中毒症状严重者，可给补液等对症治疗。加强护理，保持皮肤及口腔卫生。

（二）病原治疗

本病早期治疗可缩短病程，减少并发症。目前青霉素仍为首选药物，成人 80 万～120 万 U/次，3～4 次 / 天，肌注；儿童 2.5 万～5 万 U/（kg·d），分 2～3 次肌注。疗程 7～10d。对中毒型及脓毒型可加大剂量，成人 240 万～320 万 U/次，3～4 次 / 天，静滴；儿童 10 万～20 万 U/（kg·d），分次静滴。青霉素过敏可用大环内酯类药物，常用红霉素，儿童（20～40）mg/（kg·d），成人 1～2g/d，分 3～4 次口服，病重者可分次缓慢静滴，疗程 7～10d。还可选阿奇霉素及头孢菌素等。最好先做药物敏感性试验选择敏感药物。

（三）并发症治疗

本病在予以病原治疗的同时，针对相应的并发症进行治疗。

【预防】

（一）管理传染源

隔离治疗患者。隔离期 6～7d，或咽拭子培养 3 次阴性且无并发症者可解除隔离。有化脓性并发症应隔离至痊愈为止。接触者医学观察 7d，发现有扁桃体炎及咽峡炎应用青霉素治疗。儿童机构带菌者，应暂时调离工作，并予以治疗，至 3 次培养阴性方可恢复工作。

（二）切断传播途径

患者分泌物及污染物应随时消毒，流行期间尽量避免到公共场所，接触患者应戴口罩。

（三）保护易感者

对儿童机构或其他集体，可酌情采用药物预防。用苄星青霉素，成人每月肌注 120 万 U，儿童每月 60 万～90 万 U，可保护 30 天。青霉素过敏者可选用红霉素口服。

第八节 百 日 咳

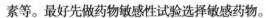

●案例 4-8

患儿，6 月龄，因阵发性咳嗽 7d 入院。病初有发热、咳嗽、流涕等症状，热退后咳嗽加剧，咳嗽呈阵发性、痉挛性，夜间明显，双肺呼吸音粗，未闻及湿啰音。查体：T 36.5℃，眼睑水肿，球结膜下出血。血常规：WBC 22.0×10^9/L，N 0.10，L 0.85。

问题：患儿目前最可能的诊断是什么？为明确诊断需进一步做哪些检查？写出其诊断依据。需要与哪些疾病鉴别？如何进行治疗？

百日咳（pertussis）是由百日咳杆菌引起的急性呼吸道传染病。临床上以阵发性痉挛性咳嗽，以及咳嗽终止时伴有"鸡鸣样"吸气性吼声为主要特征。多发于儿童。新生儿和 2～3 月龄的幼儿以阵发青紫窒息、屏气为主要表现。病程持续 2～3 个月以上，故名"百日咳"。

【病原学】

百日咳杆菌属鲍特杆菌属，是革兰染色阴性小杆菌，有荚膜，无鞭毛，需在含有鲜血的特殊培养基上才能生长。该菌存在于患者呼吸道分泌物中，对外界环境抵抗力很弱，对干燥、紫外线、常用消毒剂均很敏感，加热至 56℃ 30min 可被杀死。百日咳杆菌致病物质：外膜蛋白中的凝集抗原、黏附素。其他毒性物质有百日咳外素素、皮肤坏死毒素、不耐热毒素、内毒素、腺苷酸环化酶毒素和气管细胞毒素等。外膜蛋白中的凝集抗原、黏附素和外毒素具有诱导宿主产生保护性抗体的作用。

【流行病学】

（一）传染源

百日咳患者、隐性感染者和带菌者为本病传染源。从潜伏期末 1～2d 至病后 6 周内均有传染性，以病程最初 2～3 周传染性最强。

（二）传播途径

本病由呼吸道飞沫传播。

（三）易感人群

本病普遍易感，多见于学龄前儿童。由于母体缺乏足够的保护性抗体传递给胎儿，6 个月以下婴儿发病率较高，新生儿亦可发病。百日咳病后不能获得终生免疫，不少儿童时期的百日咳患者发生第 2 次感染，但症状较轻。保护性抗体为 IgA 和 IgG。IgA 能抵制细菌对上皮细胞表面的黏附，而 IgG 具有长期抗毒作用。

（四）流行特征

本病多见于温带和寒带。全年均可发病，但以冬春季为主。多为散发。

【发病机制与病理解剖】

百日咳杆菌首先黏附于呼吸道上皮细胞纤毛上，局部繁殖并释放外毒素和毒性物质，引起上皮细胞纤毛麻痹和细胞变性坏死及全身反应。凝集原、黏附素黏附于易感者呼吸道上皮细胞起重要致病作用，而外毒素在致细胞病变中起重要作用。由于呼吸道上皮细胞纤毛麻痹和细胞破坏，使呼吸道炎症所产生的黏稠分泌物排出障碍，潴留的分泌物不断刺激呼吸道神经末梢，兴奋咳嗽神经中枢，产生反射性剧烈连续、痉挛性咳嗽，直至分泌物排出为止。由于连续痉挛性咳嗽使吸气暂时中断，随后出现深长的吸气，当急速的气流通过痉挛状态的声门时，即发出高音调的特殊吼声。长期刺激使咳嗽中枢形成兴奋灶，以致恢复期间可因咳嗽及其他感染诱发百日咳样咳嗽。

本病病理改变主要在支气管和细支气管黏膜，鼻咽喉和气管亦有病变。黏膜上皮细胞基底部有中性粒细胞和单核细胞浸润，柱状上皮细胞坏死、脱落。支气管周围淋巴细胞和白细胞聚集形成间质性炎症，出现继发性支气管肺炎、肺不张、支气管扩张、胸腔积液等。百日咳并发脑病者，脑部可见充血、水肿、神经细胞变性或血栓形成及栓塞等。

【临床表现】

本病潜伏期为 2～21d，一般为 7～10d，典型经过分为 3 期。

（一）痉挛前期

痉挛前期（卡他期）从发病起至痉挛性咳嗽出现为止，持续 7～10d。可有发热、咳嗽、流涕及喷嚏等。3～4d 后，上呼吸道卡他症状好转，但咳嗽加重，尤以夜间为著。传染性最强，治疗效果较好。

（二）痉挛期

痉挛期特点是出现阵发性痉挛性咳嗽，每天数次至数十次，以夜间为多。每次连续短促咳嗽十余声，咳毕，接着一次深长吸气，吸气时由于声带仍处于紧张状态，空气通过狭窄的声带而发出"鸡鸣样"吼声。如此反复发作，直至吐出大量黏稠痰液和胃内容物，咳嗽才暂停止。痉咳发作时患儿表情痛苦，涕泪交流、面红耳赤，重者可有大小便失禁等，由于痉咳时舌常外伸，与门齿摩擦而易发生舌系带溃疡。因阵咳剧烈频繁，血液回流受阻，头面部的静脉压力增高，出现颈静脉怒张、眼睑水肿、两颊青紫、鼻出血、咯血、结膜下出血。咳嗽可自发，也常因进食、受寒、受累、吸入烟尘等而诱发。

婴儿百日咳常无痉咳和"鸡鸣"样吼声，而表现为严重阵发性窒息，或因脑部缺氧导致抽搐，称为窒息性发作，可以致死。婴幼儿和体弱儿可因咳嗽引起呕吐，进食不足而致营养不良。较大儿童和成人症状轻且不典型，仅出现阵发性咳嗽或轻度咳嗽。

此期轻者数天，重者长达2~3个月，无继发感染，体温正常，肺部无明显体征。

（三）恢复期

恢复期阵咳逐渐减少至停止，无并发症者时间为2~3周，有并发症可长达数月。患者有发热提示有并发症可能，肺炎最常见，还可发生肺不张、肺气肿、皮下气肿、支气管扩张等。百日咳脑病主要见于幼儿，严重痉咳使脑部缺氧、充血、水肿、脑血管痉挛或出血，可引起昏迷、惊厥及高热。百日咳脑病较少见，但常遗留失明、偏瘫、智力减退等后遗症。

预后与年龄及并发症有关。1岁以下婴儿预后较差，3个月以下婴儿预后最差。合并肺炎或脑病者预后不良。

链接

百日咳综合征

百日咳综合征为一组症状与百日咳相似，而病原体不是百日咳杆菌的疾病。这类疾病也可以出现百日咳样典型痉挛性咳嗽及鸡鸣样吼声。能够引起这类症状的病原体有腺病毒1、2、3、5型，呼吸道合胞病毒，副百日咳杆菌等，这类与百日咳症状相似又不是百日咳杆菌引起的临床症候群，称为百日咳综合征。其症状较轻，极少致死，血液淋巴细胞增高也不如百日咳明显。X线检查可见心缘两侧有不规则锯齿样阴影，可能与支气管阻塞或间质性肺炎有关。最终区别还是要依靠细菌培养、病毒分离及血清学检测等。

【实验室检查】

1. 血常规检查 发病第1周末白细胞计数和淋巴细胞分类开始升高。痉咳期白细胞多为（20~40）×10⁹/L，最高可达100×10⁹/L。淋巴细胞占60%以上，可高达90%。

2. 细菌学检查 目前常用鼻咽拭培养法。培养越早阳性率越高，卡他期培养阳性率可达90%，发病第3~4周阳性率仅50%。

3. 血清学检查 ELISA检测特异性IgM，可作早期诊断。

【并发症】

本病并发症以支气管肺炎最常见，严重者可并发肺不张、肺气肿、皮下气肿和百日咳脑病。

【诊断与鉴别诊断】

（一）诊断

本病有典型阵发性痉挛性咳嗽，结合流行病学史及实验室检查，诊断不难，但在传染性最强的卡他期与上呼吸道感染较难鉴别。参考依据：①咳嗽逐日加重且夜间为著；②有与百日咳患者接触史或当地有百日咳流行；③咳嗽虽重，肺部无阳性体征；④血WBC总数和淋巴细胞明显增高。

（二）鉴别诊断

本病应注意与腺病毒等所引起的小支气管炎、呼吸道合胞病毒，副流感病毒所引起的间质性肺炎，副百日咳杆菌等所引起的副百日咳综合征、支气管淋巴结核及支气管异物等相鉴别。

【治疗】

（一）一般治疗及对症治疗

本病按呼吸道传染病隔离治疗。轻症患儿可在家隔离治疗，重症幼儿宜住监护病房隔离治疗。病室安静、空气新鲜，避免刺激、哭泣，以免诱发痉咳。给易消化、营养丰富的饮食。

咳嗽可用镇咳祛痰剂，如氯化铵 30～60mg/（kg·d），分 3 次服。咳嗽严重者可用地西泮或苯巴比妥每次 2～3mg/kg，或水合氯醛灌肠。幼婴常有窒息发作，注意守护，发生窒息时及时做人工呼吸、吸痰、给氧。痉咳严重及重症幼婴可用泼尼松 1～2mg/（kg·d），连续 3～5d。重症者可用高效百日咳免疫球蛋白，能减少痉咳次数和缩短痉咳期。

（二）抗生素治疗

本病早期应用足量敏感的抗生素可减轻症状和缩短病程，卡他期应用可减少、阻断痉咳发生。病程超过 4 周则抗生素效果不佳，以红霉素为首选，对百日咳杆菌最敏感，用量 30～50mg/（kg·d），或复方磺胺甲基异噁唑，疗程 14～21d。也可用氨苄西林、庆大霉素肌注。

【预防】

（一）管理传染源

本病自起病后隔离 40d，或痉咳开始后 30d。接触者观察至少 3 周，出现症状隔离治疗。

（二）切断传播途径

患者的痰、口鼻分泌物应消毒处理。保持室内通风。

（三）保护易感人群

保护易感人群用百日咳、白喉、破伤风三联菌苗（百白破菌苗）。出生 2～3 个月即可接种，皮下注射，1 个月 1 次，连续 3 次，免疫力维持 2～5 年，1 年后加强注射 1 次，入幼儿园时再注射 1 次。百白破菌苗接种后极少数可发生休克和惊厥，凡出生时有外伤史、过敏史，有精神神经病家族史和急性感染时，均不宜注射。利用含有百日咳外毒素、69kD 黏附素和丝状血凝素的无细胞菌苗，不良反应少，预防效果也较满意。

第九节　白　　喉

●案例 4-9 -

患儿，男，5 岁。因高热，咽痛 2d 就诊。查体：T 39.8℃，咽充血，扁桃体Ⅱ°肿大，于扁桃体表面、周围可见灰白色膜状物，用棉签不能拭去。颈淋巴结肿大，HR 130 次/分，律齐，四肢温暖。

问题：患儿目前最可能的诊断是什么？为明确诊断需进一步做哪些检查？写出其诊断依据？需要与哪些疾病鉴别？如何进行治疗？如何进行预防？

- -

白喉（diphtheria）是由白喉杆菌引起的急性呼吸道传染病。临床特点为咽、喉或鼻等处假膜形成及全身中毒症状，重者可发生中毒性心肌炎或周围神经麻痹。

【病原学】

白喉杆菌属棒状杆菌属，革兰染色阳性，菌体内有浓染色颗粒，用奈瑟染色呈黄褐色，颗粒呈黑蓝色，借其明显的异染颗粒颜色与菌体的颜色特点与其他杆菌鉴别。根据菌落的形态、生化特性及动物致病力，可将菌株分为三型：重型、中间型及轻型。重型、中间型与流行有关，散发多由轻型引起。三型均能产生外毒素，为主要致病因素。

该菌能耐寒冷，耐干燥，在污染的玩具上可生存 1～3 个月，但不耐受湿热，60℃ 10min 可被杀死。对一般消毒剂均敏感，5% 苯酚 1min 即可灭活。

【流行病学】

（一）传染源
本病传染源为患者和带菌者。患者从潜伏期末即可向外排菌。

（二）传播途径
本病主要通过呼吸道飞沫传播。亦可通过被污染的手、玩具、食具等传播。

（三）易感人群
本病普遍易感，儿童易感性更高，近年来成人发病增多。6 个月以内婴儿有来自母体的免疫力，患病机会较少。病后可获得持久免疫。人体对白喉的免疫力可作锡克（Schick）试验加以测定，阳性反应者表示对白喉无免疫力。

（四）流行特征
本病可见于世界各地。全年均可发病，以秋冬季较多，散发为主。

【发病机制与病理解剖】

白喉杆菌侵入上呼吸道黏膜表层组织繁殖，常不侵入深部组织和血流。其外毒素可破坏细胞合成蛋白质，使细胞坏死，血管扩张，大量纤维蛋白渗出，与坏死组织细胞、白细胞和细菌等凝固成纤维蛋白膜，形成特征性假膜。在喉、气管、支气管形成的假膜与黏膜粘连不紧，易脱落，发生机械性梗阻造成窒息。假膜越广泛，毒素吸收量越多，病情越重。外毒素由局部吸收，通过淋巴进入血循环引起毒血症，与组织细胞迅速结合，导致细胞中毒坏死和退行性变，引起多脏器病理变化，以心肌、肾脏和肾上腺及周围神经等受损较为显著。

本病病理变化主要是心肌变性、心肌纤维断裂，心肌传导束病变。末梢神经受损以运动神经为主，髓鞘发生脂肪变性，神经轴断裂，以眼、腭、咽、喉及心脏等神经受损最常见。

【临床表现】

本病潜伏期 1～7d，多为 2～4d。按病变部位分以下几种类型。

（一）咽白喉
咽白喉最常见，占 80% 左右，根据病情轻重又分为以下 4 型。

1. 轻型 发热及全身症状均很轻，仅有轻度咽痛，扁桃体稍红，假膜呈点状或小片状局限于扁桃体。有时可无假膜，但白喉杆菌培养阳性。

2. 普通型 起病较缓慢，咽部红肿，咽痛症状明显，扁桃体上可见片状灰白色假膜，并可逐渐扩大，延及腭弓、腭垂和咽后壁。有发热、乏力、食欲减退、全身不适等症状。常伴有颌下淋巴结肿大及压痛。婴幼儿可出现烦躁、哭闹及流涎等症状。

3. 重型　假膜迅速扩大，延及鼻咽部及喉部。假膜厚，呈灰白色、黄色、污秽或黑色。扁桃体肿大，周围组织可有水肿。全身症状严重，有高热、明显咽痛、恶心、呕吐、脉搏细数及面色苍白等症状，严重者血压下降。

4. 极重型　假膜范围广泛，呈黑色。扁桃体和咽部高度肿胀，影响呼吸和吞咽。颈部淋巴结肿大，颈部锁骨上窝软组织明显水肿，呈所谓"牛颈"。全身中毒症状严重，高热、烦躁不安、面色苍白、口唇发绀、脉搏细数、血压下降，部分出现心脏扩大，心律失常或奔马律等。

（二）喉白喉

喉白喉大多由咽白喉向下扩散所致，但约25%为原发性。原发性喉白喉毒素吸收少，中毒症状轻。典型症状为犬吠样咳嗽，声音嘶哑，吸气性呼吸困难，且进行性加重。重者有鼻翼扇动、三凹征、口唇青紫、烦躁不安，如不及时行气管切开，可因窒息而死亡。

（三）鼻白喉

鼻白喉多继发于咽白喉，原发性鼻白喉少见，外毒素吸收较少，全身症状轻。可单独发生，也可与咽、喉白喉并存。主要表现为鼻塞，流血性浆液性鼻涕，上唇常糜烂，表皮脱落，同时可有睡眠不安、张口呼吸、低热等症状。婴幼儿多见，症状较轻，容易漏诊。

（四）其他部位白喉

其他部位白喉极少见，皮肤白喉表现为皮肤慢性溃疡，尚有眼结膜、耳、口腔、食管、外阴、宫颈和脐部白喉等，均有炎症及假膜形成，但全身症状轻。

【实验室检查】

（一）血常规检查

血白细胞总数多在（10～20）×10^9/L 以上，中性粒细胞增加。

（二）细菌学检查

取假膜与黏膜交界处标本涂片或培养，可见白喉棒状杆菌。用荧光素标记白喉抗体染色，荧光显微镜下检出白喉棒状杆菌，特异性强，阳性率高，可作为早期诊断。

（三）尿常规检查

尿常规检查可有蛋白尿，中毒症状重者可有红细胞、白细胞及管型。

【并发症】

本病并发症以中毒性心肌炎及神经麻痹（以软腭麻痹为主）较多见，其次为眼肌、颜面、四肢肌麻痹，多发生在病程2～4周，少数发生中毒性肾病、中毒性脑病、支气管肺炎等。

【预后】

本病病死率在 5% 以下，咽白喉中毒症状严重者及喉白喉引起窒息者病死率高。年龄越小，预后越差，并发心肌炎预后较差。治疗越早，预后越好，曾接受预防接种者预后较好。

【诊断与鉴别诊断】

（一）诊断依据

1. 流行病学资料　发病年龄、季节、预防接种史，白喉患者接触史等。

2. 临床表现　咽部有光滑的灰白色假膜不易擦去伴全身中毒症状，考虑咽白喉。声音嘶哑，犬吠样咳嗽或伴有进行性喉梗阻症状，喉镜检查有假膜，考虑喉白喉。婴儿有顽固性鼻塞，流浆液血性分泌物，鼻孔周围见糜烂，表皮剥脱，可能为鼻白喉。

3. 实验室检查 有典型临床表现者同时细菌培养阳性可确诊。

（二）鉴别诊断

咽白喉主要与急性扁桃体炎鉴别；喉白喉需与急性喉炎、喉头异物、喉头水肿等鉴别。

【治疗】

（一）一般治疗

本病应卧床休息，直至恢复为止，轻者卧床2～3周，重者或已有心肌炎者卧床4～6周以上。中毒症状重者可短期应用肾上腺皮质激素。

（二）病原治疗

本病应尽早使用抗毒素，同时与抗生素合用，是治疗的关键。

1. 抗毒素 应尽早给予足量抗毒素，以中和局部和血液中的游离毒素。抗毒素剂量：早期轻型患者3万～5万U，肌注；早期中型患者3万～5万U，半量肌注，半量缓慢静滴，重症或晚期患者6万～10万U，稀释于100～200ml葡萄糖液缓慢静滴，可使血清抗毒素浓度迅速升高，迅速中和血液及咽部的外毒素。但注射前应先做皮肤过敏试验，阳性者需进行脱敏治疗。出现急性变态反应，应立即注射0.1%肾上腺素0.5～1ml，并停止抗毒素注射。应用抗毒素后2～3周有时会出现血清病，可给予抗过敏药物治疗。

2. 抗生素 与抗毒素同时应用。抗生素治疗可抑制白喉杆菌生长，减少细菌分泌外毒素，缩短病程和带菌时间，首选青霉素，80万～160万U，肌注，2～4次/天，小儿酌减，连用7～10d。青霉素过敏改用红霉素，40～50mg/（kg·d），分4次服，共10d。也可用阿奇霉素或头孢菌素等治疗。

（三）并发症治疗

1. 心肌炎 应严格卧床6周以上，给予高渗葡萄糖、大量维生素B和维生素C、肾上腺皮质激素、能量合剂等。发生心力衰竭者可用去乙酰毛花苷或毒毛花苷K治疗。

2. 周围神经麻痹 肢体瘫痪者给予针刺、康复治疗；软腭麻痹吞咽困难者予以鼻饲，以免发生吸入性肺炎；呼吸肌麻痹者可用呼吸机辅助治疗。

3. 喉及气管梗阻时 应及时气管切开，保持呼吸道通畅，吸出呼吸道假膜及分泌物，并注意防止继发性肺部感染。

【预防】

（一）管理传染源

按呼吸道传染病隔离治疗患者至症状消失、假膜脱落及连续2次咽拭培养阴性方可解除隔离。密切接触者检疫7d，带菌者应给予红霉素口服7d，隔离7d。对细菌培养阳性的接触者应予隔离并予以抗生素治疗。

（二）切断传播途径

住所通风和紫外线照射，呼吸道分泌物及接触过的物品，可用煮沸或5%甲酚皂或5%苯酚液浸泡1h。

（三）保护易感人群

1. 自动免疫 用百日咳菌苗、白喉类毒素、破伤风类毒素混合制剂（简称百白破菌苗）预防接种，是预防白喉的有效措施。接种对象：3个月婴儿开始注射，第1年注射2次，每次

0.5ml，间隔时间 4～8 周，第 2 年再注射 1 次，仍为 0.5ml。7 岁时注射二联制剂加强。7 岁以上儿童首次免疫或保护流行时的易感人群时，可用吸附精制白喉和破伤风类毒素。

2. 被动免疫　白喉易感者可用抗毒素被动免疫，成人 1000～2000U，儿童 1000U，肌注，保护期 2～3 周，1 个月后再行类毒素全程免疫。

第十节　鼠　疫

● 案例 4-10

患者，男，35 岁。突发寒战、高热伴头痛、恶心 1d 入院。1 周前到过鼠疫流行区。查体：T 40℃，P 100 次 / 分，皮肤黏膜及结膜充血，腋下淋巴结肿大，肝肋下未触及，脾肋下 1cm 可触及，其余未见异常。

问题：患者目前最可能的诊断是什么？为确诊需进一步做哪些检查？写出其诊断依据。需要与哪些疾病鉴别？如何进行治疗？

鼠疫（plague）是由鼠疫耶尔森菌引起的烈性传染病，属甲类传染病，为自然疫源性疾病。自然宿主为鼠类等多种啮齿类动物，传播媒介为多种蚤类。临床主要表现为高热、淋巴结肿痛、出血倾向、肺部特殊炎症等。通常分为腺鼠疫、肺鼠疫、败血症鼠疫等类型。

【病原学】

鼠疫耶尔森菌，又称鼠疫杆菌，为革兰染色阴性。有荚膜，无鞭毛，无芽胞。在普通培养基上能生长。鼠疫杆菌能产生内毒素、外毒素和一些有致病性的抗原成分。该菌对外界抵抗力较弱，对光、热、干燥及一般消毒剂均敏感，加热 100℃ 1min，日光照射 4～5h 及 5% 苯酚、5% 甲酚皂、0.1% 升汞液等均可被迅速杀灭。但在潮湿、低温与有机物内存活时间较长，在痰液和脓液可存活 10～20d，在蚤粪可存活 1 个月，在尸体可存活数周至数月。

【流行病学】

（一）传染源

本病传染源主要是鼠类和其他啮齿类动物。黄鼠属和旱獭属是最主要的储存宿主，可以携带病菌越冬，次年再感染幼鼠，对鼠的自然疫源的形成和鼠疫杆菌的种族延续均起重要作用。黄胸鼠、褐家鼠是人间鼠疫流行的重要传染源。肺鼠疫患者痰中含有大量鼠疫杆菌，可经呼吸道传播，也为人间鼠疫流行的重要传染源。

（二）传播途径

1. 经鼠蚤叮咬传播　鼠蚤吸入病鼠血液后，鼠疫杆菌在其前胃大量繁殖，形成菌栓，使胃腔发生堵塞，当该蚤再次吸吮人血时，吸入血液遇阻反流，病菌即随之侵入人体。

2. 经皮肤传播　接触疫蚤粪便、病鼠的皮肉、内脏、血液和患者的痰液、脓血分泌物，均可经破损皮肤黏膜感染。

3. 呼吸道传播　肺鼠疫患者痰中鼠疫杆菌可借飞沫及尘埃经呼吸道感染他人，并引起人间肺鼠疫流行。

（三）易感人群

人群对鼠疫普遍易感，可形成隐性感染。患病后免疫力较持久。

（四）流行特征

1. 鼠间鼠疫与人间鼠疫的关系 人间鼠疫流行均发生在动物间鼠疫之后。首先是野鼠间鼠疫流行，再由野鼠传至家鼠，家鼠鼠疫流行时大批家鼠死亡，鼠蚤离开死鼠，人被疫蚤叮咬即可感染。也有人在猎杀旱獭等野生啮齿类动物时感染。

2. 流行季节 有一定季节性，多在7～11月份，以蚤类繁殖活力最盛的季节发病较多。在旱獭皮价值最高的季节发病率较高。肺鼠疫多流行于寒冷、人群聚集密度较大的冬季。

【发病机制与病理解剖】

鼠疫杆菌侵入人体后，经淋巴管至局部淋巴结，引起强烈的出血坏死性淋巴结炎，即腺鼠疫。病菌尚可经血循环进入肺组织，引起继发性肺鼠疫，病菌由呼吸道排出通过飞沫感染他人，则为原发性肺鼠疫。各型鼠疫均可发生全身感染、鼠疫败血症和严重中毒症状。

鼠疫的基本病理改变是血管、淋巴结和内皮细胞的损害及急性出血性、坏死性炎症。腺鼠疫表现为淋巴结的出血性炎症和凝固性坏死；肺鼠疫肺部病变以充血、水肿、出血为主；鼠疫败血症可使肺、肝、肾及神经系统充血、水肿、坏死；消化道感染可引起出血性肠炎。

【临床表现】

本病潜伏期可短至数小时，长至12d。腺鼠疫2～5d，肺鼠疫1～3d。

（一）腺鼠疫

腺鼠疫最常见，以急性淋巴结炎为特征。起病急骤，寒战高热，脉搏细速，全身乏力，肌肉疼痛，常伴恶心、呕吐。好发部位为腹股沟淋巴结，其次为腋下，颈部及颌下较少，多为单侧，局部淋巴结肿痛与变硬，1～2d后迅速加重，第2～4d最明显，多为2cm×3cm，部分3cm×7cm，淋巴结与周围组织粘连成团块，局部红肿、热、剧痛，呈被动体位。患者毒血症症状加重，言语不清，意识模糊，烦躁不安，颜面及结膜高度充血，呈醉酒状，步履蹒跚，肝脾大，皮肤黏膜有出血点及瘀斑。未经及时治疗者淋巴结迅速化脓、破溃，多数于3～5d内死于严重毒血症与心力衰竭。重症腺鼠疫易转为败血症型鼠疫，少数可转为肺鼠疫。

（二）肺鼠疫

原发型肺鼠疫是由呼吸道直接吸入鼠疫杆菌引起。起病急，除高热、寒战等严重全身毒血症症状外，尚有咳嗽、咳大量泡沫样痰、剧烈胸痛、呼吸急促等症状。病初咳嗽轻微，咳稀薄痰。随后出现泡沫样血痰，痰内含大量鼠疫杆菌。患者呼吸极为困难，明显发绀，但肺部体征不多，仅局部叩诊呈浊音，听诊可闻及散在细湿啰音或胸膜摩擦音等。多在2～3d内因心力衰竭、出血、休克而死亡。

（三）败血症鼠疫

败血症鼠疫可原发，亦可继发于腺鼠疫。原发性败血症鼠疫是鼠疫最凶险的类型，又称暴发型鼠疫。起病急剧，突发高热伴以严重败血症及中枢神经系统症状、出血倾向。患者寒战、高热、谵妄或昏迷、面色苍白、呼吸急促、脉搏细弱、血压下降、极度衰竭、皮下及黏膜广泛出血，还可有鼻出血、咯血、便血等感染性休克和DIC表现。病死率极高。多无淋巴结肿大。败血症鼠疫因循环衰竭严重，皮肤发绀及广泛发生瘀斑、坏死，呈紫黑色，曾有"黑死病"之称。

（四）轻型鼠疫

轻型鼠疫又称小鼠疫，发热轻，局部淋巴结肿大，轻度压痛。血培养可阳性。多见于流行初期、末期或预防接种者。

（五）其他少见鼠疫

依鼠疫杆菌侵袭部位不同，尚可发生：①皮肤鼠疫：皮肤局部丘疹，有压痛，迅速融合成痈，表面呈黑色炭疽样痂皮，基底为坚硬的溃疡。②肠鼠疫：急起发热、呕吐、腹泻、黏液血性便，大便含鼠疫杆菌。③眼鼠疫：结膜充血肿胀、剧痛，迅速发展为化脓性结膜炎。④咽、扁桃体鼠疫：以发热、扁桃体充血、肿大、周围脓肿、颈淋结肿大等为主要表现。

【实验室检查】

（一）血常规检查

白细胞总数明显增高，可达 30×10^9/L 以上，以中性粒细胞增多为主，有中毒颗粒。

（二）病原学检查

对淋巴结穿刺液、咽部分泌物、血、痰、脓等标本进行细菌培养或动物（豚鼠、小鼠）接种，易于检出鼠疫耶尔森菌。近年来，应用特异的 DNA 探针和 PCR 方法检测鼠疫耶尔森菌基因，具有快速、敏感、特异的优点。

（三）血清学检查

可用 ELISA 测定特异性 F1 抗体，亦可用抗鼠疫的 IgG 测定 F1 抗原，阳性率高，有快速诊断意义。尚可采用荧光抗体法检测可疑标本，亦可快速诊断。

【诊断与鉴别诊断】

（一）诊断

1. 流行病学资料　起病前 10d 内曾到过鼠疫疫区或有鼠类、旱獭等动物或鼠疫患者的接触史。

2. 临床表现　有严重的全身中毒症状、急性淋巴结炎、出血倾向、肺炎、败血症等表现。

3. 实验室检查　从淋巴结穿刺液、脓液、血液等标本中检出鼠疫杆菌，血清学、分子生物学检查结果阳性均可确诊。

（二）鉴别诊断

腺鼠疫应与其他急性淋巴结炎、钩体病、丝虫病等鉴别。肺鼠疫需与大叶性肺炎、肺炭疽等鉴别。败血症鼠疫应与炭疽败血症、钩体病、肾综合征出血热及其他败血症等鉴别。皮肤鼠疫应与皮肤炭疽鉴别。

【治疗】

（一）严密隔离

严格执行灭蚤，防鼠措施。提倡就地治疗，不宜长途转运患者，以防疾病扩散。对肺鼠疫败血症患者应住单人房间隔离，严禁外人接触，患者分泌物、排泄物须随时消毒。

出院（解除隔离）标准：患者体温正常，一般情况良好且符合下列条件者：①重症患者须咽拭子培养鼠疫杆菌阴性；②腺鼠疫在症状消失后，其淋巴结穿刺液经细菌检查 3 次阴性；③肺鼠疫在症状消失后，每隔 3d 检痰 1 次，连续 6 次检菌阴性；④败血症鼠疫在症状消失后，血培养 3 次阴性；⑤皮肤鼠疫对创面每隔 3d 检查细菌 1 次，3 次检菌阴性或创面完全愈合。

（二）一般治疗

本病应消除患者紧张心理，安静卧床休息，给予流质或半流质饮食，可静滴生理盐水、葡萄糖液及维生素 C 等。

（三）病原治疗

本病应争取早期、足量注射给药，以两种抗菌药联合应用疗效更佳。疗程 10～20d。链霉素、庆大霉素、四环素、多西环素效果最佳，氯霉素、卡那霉素、环丙沙星、磺胺类、多黏菌素、氨苄西林也有疗效，第三代头孢菌素也有效，但青霉素无效。

（四）对症治疗

烦躁及局部疼痛者予以镇静及止痛治疗。中毒症状严重者予以肾上腺皮质激素。肺鼠疫、败血症鼠疫予以吸氧。休克时及时抗休克治疗等。腺鼠疫的淋巴结炎应避免挤压以防扩散。早期可热敷。已化脓时可切开引流。皮肤鼠疫的溃疡可局部注射链霉素或外敷 0.5%～1% 链霉素软膏或 5% 磺胺软膏。眼鼠疫可用氯霉素或链霉素眼药水。

【预防】

鼠疫为甲类传染病，危害大，必须采取以灭鼠灭蚤及预防接种为主的综合性预防措施。

（一）管理传染源

1. 疫情监测　在鼠疫自然疫源地设监测机构，监测疫情。在疫源地内及可能有鼠疫传入的口岸，建立报告网，早期发现疫情，及时上报。报告内容：①报告自死鼠（獭）；②报告不明高热及急死患者；③报告高热伴有淋巴结肿大、皮肤疱疹、溃疡或胸痛、咳嗽、咯血者。

2. 广泛开展灭鼠工作。

3. 严格管理传染源　早期发现患者，紧急上报疫情，对患者和疑似者应分别进行严格隔离消毒，就地治疗。接触者检疫 9d，曾接受过预防接种者应检疫 12d。

（二）切断传播途径

患者排泄物、分泌物应严格及时消毒，可能染菌的物品应严格消毒或彻底焚毁。患者尸体在严密包裹后焚烧。死鼠和捕杀的可疑动物亦应焚毁。

（三）保护易感者

1. 加强个人防护　医务人员必须穿五紧服，戴厚棉花纱布口罩、防护眼镜、橡皮手套，穿长筒胶鞋。接触患者或死鼠后可选服四环素或磺胺嘧啶等药物预防。

2. 预防接种　自鼠间鼠疫开始流行，疫区居民应普遍预防接种。从事鼠防工作及进入疫区人员应提前 2 周预防接种，再进入疫区。鼠疫杆菌活菌苗接种方法：①皮下法：一次皮下注射。成人 1ml，7～14 岁 0.5ml，6 岁以下 0.3ml。②划痕法：成人 3 滴，7～14 岁 2 滴；6 岁以下 1 滴；在每滴处各划一"井"字痕，两"井"字间相隔 2～3cm。多于接种 10d 出现抗体，1 个月达高峰，免疫期 1 年，必要时 6 个月再接种 1 次。每年加强接种 1 次。

第十一节　炭　疽

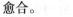案例 4-11

患者，女，35 岁，牧民。因高热、头痛、肌痛 5d 入院。查体：T 39.5℃，P 98 次 / 分，神志清，右手背皮肤破损溃疡约 2cm×3cm，溃疡表面有血性渗出物，呈焦黑色，局部稍痒，无

痛，周围组织肿胀明显，腋窝淋巴结肿大，肝脾肋下未触及。血 WBC $16.0×10^9$/L，N 0.85。

问题：患者最可能的诊断是什么？为确诊需进一步做哪些检查？写出其诊断依据？需要与哪些疾病鉴别？如何进行治疗？

炭疽（anthrax）是由炭疽杆菌引起的急性人畜共患传染病，属自然疫源性疾病，主要发生于牛、马、羊等食草动物，人因食用病畜肉或接触病畜及其产品而感染。以皮肤炭疽最常见，其次为肺炭疽和肠炭疽。皮肤炭疽表现为皮肤溃疡、焦痂和周围组织广泛水肿及全身毒血症症状。肺炭疽较罕见，但病情重，肠炭疽少见，严重者可并发败血症、中毒性休克。

【病原学】

炭疽杆菌是革兰染色阳性杆菌，在体内形成荚膜，在体外形成芽胞。能产生外毒素，引起组织水肿和出血，也可导致全身毒血症。细菌对紫外线、加热及常用消毒剂均很敏感，而芽胞抵抗力很强，在自然条件下能存活数十年，在皮毛中也能存活数年。在湿热120℃ 40min、120℃高压蒸汽消毒10min或干热140℃ 3h均可杀灭芽胞。

【流行病学】

（一）传染源

传染源主要是牛、马、羊、骆驼等草食动物和猪，动物皮、毛、肉等均可携带病菌，患者的痰液、粪便、病灶渗出物可检出病菌，但人与人之间的传播极少。

（二）传播途径

直接或间接接触病畜或其排泄物，以及染菌的动物皮毛、肉等可引起皮肤炭疽；吸入带芽胞的尘埃可引起肺炭疽；进食染菌的肉类可引起肠炭疽。

（三）易感人群

本病普遍易感，但农民、牧民、屠宰场和毛皮加工人员、兽医及实验室工作人员感染机会较多。夏季因皮肤暴露多而较易感染。病后能获得较持久免疫力。

【发病机制与病理解剖】

炭疽杆菌从皮肤伤口侵入，迅速繁殖产生外毒素，引起局部组织缺血、坏死和周围组织水肿及毒血症。该菌荚膜多肽抗原有抗吞噬作用，细菌易于扩散而引起邻近淋巴结炎和毒血症，有时细菌进入血循环形成败血症。吸入该菌后可引起严重肺炎和肺门淋巴结炎。经消化道感染可产生急性肠炎和肠系膜淋巴结炎。肺、肠感染易发生炭疽败血症，细菌播散全身则引起脑膜炎等多脏器炎症及感染性休克。

特异性病理改变为脏器、组织发生出血性浸润、坏死和周围水肿。皮肤炭疽的病理变化为血性渗出物与坏死组织在局部形成特征性的焦痂，肺炭疽的病理改变为出血性小叶性肺炎。肠炭疽的病变多发生于回盲部，肠壁发生出血性炎症，形成溃疡。病变部位可检出炭疽杆菌。

【临床表现】

本病潜伏期多为1～5d，长者2周；肺炭疽可短至12h，肠炭疽可短至12～18h。

（一）皮肤炭疽

皮肤炭疽最多见，约90%以上。多见于上肢及面部等暴露部位的皮肤，起始在皮肤破损处出现红斑，在1～2d内变成直径约1cm的丘疹，继而形成疱疹，第3～4d中心区呈出血性坏死，稍凹陷，周边有成群小疱疹，周围组织水肿范围扩大。第5～7d坏死区溃破，形成浅溃疡，直径1～5cm不等，血性渗出物在溃疡表面形成黑而硬的焦痂，痂下有肉芽组织（图4-7）。病变区除感觉微痒外，无显著疼痛与压痛。继水肿消退，焦痂在1～2周后脱落，留下肉芽创面，形成瘢痕。常伴有中等发热、全身不适、头痛、关节痛等症状，局部

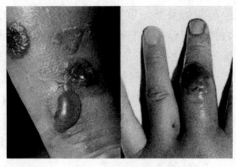

图4-7 皮肤炭疽

淋巴结常肿大，有时伴脾大。少数以高热起病，全身毒血症严重，局部无水疱而呈大面积水肿，迅速扩展成大片坏死，为恶性水肿型，预后较差，多见于眼睑、颈、手与大腿等组织疏松处。

（二）肺炭疽

肺炭疽较罕见。急性起病，干咳、低热、全身不适、乏力等。2～4d后症状加重，出现寒战、高热、咳嗽加剧，咳血性痰，伴有胸痛、呼吸困难、发绀、心率加快、肺部湿啰音及喘鸣等。胸片示纵隔增宽、支气管肺炎及胸腔积液等。常伴有败血症与感染性休克，病死率高。

（三）肠炭疽

肠炭疽少见。轻症类似食物中毒，腹痛、腹泻、呕吐、水样稀便，常在数天内恢复。重症者高热、腹痛明显，常有呕吐、腹泻、血样便及腹膜炎体征，同时伴有严重毒血症症状，常发生败血症，死于中毒性休克。

（四）炭疽败血症

炭疽败血症多继发于肠、肺炭疽。除原有表现加重外，可有高热、头痛、呕吐、出血、感染性休克等严重毒血症表现。发生脑膜炭疽时可出现谵妄、昏迷、抽搐与脑膜刺激征。

【实验室检查】

（一）血常规检查

本病白细胞数增高，多为（10～20）×10⁹/L，可达（60～80）×10⁹/L，中性粒细胞显著增高。

（二）病原学检查

患者分泌物、血液、脑脊液培养出炭疽杆菌是确诊的依据。涂片可见粗大的革兰阳性、呈竹节样排列的杆菌有助于临床诊断。

（三）血清学检查

血清学检查主要用于回顾性诊断及流行病学调查。

（四）动物接种

将有关标本接种于豚鼠或小白鼠皮下，出现局部肿胀、出血等阳性反应。

【诊断与鉴别诊断】

（一）诊断

根据与病畜或其产品的接触史，特征性的皮肤黑色焦痂，对诊断皮肤炭疽有特异性。

但肺炭疽及肠炭疽常不易诊断。病灶渗出物、痰、吐泻物、血液、脑脊液或病死动物内脏直接涂片镜检，有粗大、竹节状革兰染色阳性杆菌或取材作细菌培养、动物接种等阳性可确诊。

（二）鉴别诊断

应与皮肤炭疽鉴别的疾病有痈、蜂窝织炎、丹毒、恙虫病；肺炭疽应与大叶性肺炎、肺鼠疫、钩端螺旋体病相鉴别；肠炭疽应与菌痢、细菌性食物中毒、出血坏死性肠炎相鉴别；炭疽败血症与脑膜炎炭疽应与其他病因引起的败血症和脑与脑膜疾病相鉴别。

【治疗】

（一）局部治疗与对症治疗

皮肤炭疽严禁抚摸、挤压，不宜切开引流，以免感染扩散和发生败血症。局部可用1：2000 高锰酸钾液湿敷和消毒纱布敷盖。可将患处固定和抬高。根据病情可采取输液、吸氧、止血及抗休克等治疗。对高热等毒血症较重者，用肾上腺皮质激素缓解中毒症状，氢化可的松100～200mg/d 静滴，或地塞米松 10～20mg/d 静滴。

（二）病原治疗

炭疽杆菌对青霉素敏感，青霉素为首选。头孢菌素、氨基糖苷类、喹诺酮类也有较好疗效，多西环素、红霉素也有一定疗效。皮肤炭疽与轻型肠炭疽用青霉素，240 万～400万 U/d，分 3～4 次肌注，疗程 7～10d。亦可用多西环素或红霉素口服或静滴，环丙沙星750mg/d 分 2～3 次口服或 400mg/d 分 2 次静滴。肺炭疽、肠炭疽与炭疽杆菌脑膜炎或败血症患者用青霉素 1000 万～2000 万 U/d 静滴，并合用庆大霉素 16 万～24 万 U/d，疗程 2周以上。

【预防】

（一）管理传染源

防治牲畜炭疽是预防人间炭疽的关键。疫区牲畜进行预防接种，动物检疫。加强牲畜管理，发现病畜立即予以隔离或宰杀，尸体焚烧或深埋。及时就地隔离患者。皮肤炭疽患者隔离至创口痊愈、痂皮脱落、溃疡痊愈。其他类型应隔离至症状消失，分泌物或排泄物细菌培养每 5d 1次，连续 2 次阴性为止。接触者应观察 8d，并服用抗菌药物预防。

（二）切断传播途径

1. 封锁疫区，严禁疫区牲畜及畜产品外运。对疫区要严格消毒处理。

2. 患者衣物、用具应采取煮沸、环氧乙烷、高压蒸汽等消毒，低值物品一律焚烧处理。

3. 对染菌及可疑染菌的皮毛等畜产品应予严格消毒。

（三）保护易感人群

对畜产品收购与加工人员、疫区饲养员、放牧员、兽医等施行炭疽杆菌减毒活菌苗皮肤划痕接种，每年 1 次。方法为左臂外侧三角肌皮肤上滴菌苗 2 滴，相距 3～4cm，用针头通过菌苗划出 1～1.5cm"井"字痕，以划破表皮而不出血为度。接种后仅见局部红肿，3～4d 内消退。接种后 2d 可产生免疫力，半年后开始下降，可维持 1 年。

第十二节 布 鲁 菌 病

● 案例 4-12

患者，男，33 岁，牧民。因发热、乏力、多汗、关节痛 3 个月入院。1 年前曾确诊为布鲁菌病，规范治疗 6 周后缓解。查体：T 37.8℃，腋下淋巴结肿大无压痛，心肺腹检查未见异常。

问题：患者目前最可能的诊断是什么？为明确诊断需进一步做哪些检查？如诊断成立，其急性期有何临床表现？如何进行治疗？

布鲁菌病（brucellosis）简称布氏病，又称波状热，是由布鲁菌所引起的动物源性传染病。临床以长期发热、多汗、关节痛、睾丸炎、淋巴结与肝脾大等为特征。

【病原学】

布鲁菌是革兰染色阴性短小球杆菌，可分为羊种、牛种、猪种，犬种、绵羊附睾种及森林鼠种 6 种。对人致病力最强的是羊种，猪种次之，牛种较弱，犬种偶感染人，其余 2 种未见感染人。该菌含有 20 余种蛋白抗原和脂多糖，脂多糖有致病作用。布鲁菌在外界环境生活力较强，在干燥土壤能存活 20～100d，皮毛可存活 45～150d，冷藏乳或乳制品可存活 6～40d，冷藏黄油能存活 120d。对光、热及常用消毒剂较敏感，日光照射 10～20min、湿热 100℃ 3～5min、60℃ 10～30min、3% 甲酚皂和 3% 漂白粉澄清液数分钟即可将其杀死。

【流行病学】

（一）传染源

羊、牛、猪等病畜为本病传染源，羊是主要传染源，其次为牛和猪。病畜易早期流产或死胎，其阴道分泌物具传染性。病原菌存于病畜的皮毛、胎盘、羊水及尿液，乳汁排菌也可达数月至数年。人传人虽有可能，但极少发生。

（二）传播途径

1. 接触传播 牧民接羔、剪毛、挤奶、剥皮，兽医治疗病畜，实验室人员接触染菌动物的血、尿分泌物等标本及工人加工畜产品时，均可由破损或无破损处皮肤黏膜而感染。

2. 消化道传播 食用被病菌污染的食品、饮水及生乳、未煮熟的畜肉等均可感染。

3. 经呼吸道传播 病菌在空气中形成气溶胶，可通过呼吸道感染。

4. 其他途径 苍蝇携带、蜱叮咬也可传播。

（三）易感人群

本病普遍易感，患病后产生一定的免疫力，各菌型之间有交叉免疫。

（四）流行特征

本病呈世界性流行。国内主要流行于西北、东北、青藏高原及内蒙古自治区等牧区。主要致病菌为羊种，牛种较少，猪种仅见于广西壮族自治区等地区。全年均可发病，高峰常在 4～8 月份。牛布鲁菌病夏季较多。猪布鲁菌病无季节性。凡与牲畜或畜产品接触较多的从业者，或布鲁菌病防治、科研人员感染机会较多。

【发病机制与病理解剖】

细菌自皮肤黏膜侵入人体，首先侵入邻近的局部淋巴结繁殖，形成原发病灶。当感染的病原菌数量多、毒力较强和人体免疫功能低下时，病原菌大量繁殖形成以肉芽肿为特点的淋巴结炎。当病灶内的细菌繁殖到一定数量后，冲破淋巴屏障进入血流，引起菌血症、毒血症出现急性感染症状。病原菌易被单核－吞噬细胞吞噬，并在肝、脾、骨髓、淋巴结等处形成新的感染病灶。病灶细菌不能被完全消灭，残存细菌可反复进入血流引起临床症状反复发作，病程迁延为慢性。病原菌长期存在于体内使机体发生各种变态反应性病变。

本病病理变化以单核－吞噬细胞系统最常见。最易受损的是肝、脾、淋巴结、骨、关节、泌尿、生殖、血管和神经系统。病变先以肝、脾、淋巴结、心肌、骨骼肌、肾、肾上腺等处的渗出性增生和退行坏死性病变为主，亦有结缔组织增生性改变。在淋巴结、肝、脾内形成肉芽肿也较常见。血管炎病变和滑膜渗出性炎症也时有发生。尚可发生睾丸炎、卵巢炎。

【临床表现】

本病潜伏期为 1~3 周，平均 2 周。羊布鲁菌病较重，猪布鲁菌病次之，牛布鲁菌病较轻。

（一）亚临床感染

亚临床感染常发生于高危人群，血清学检测 30% 以上有高水平的抗布鲁菌抗体，不能追溯明确的临床感染史。

（二）急性和亚急性感染

发病 3 个月以内为急性和亚急性感染。多数起病缓慢。前驱症状有全身不适、乏力、倦怠、食欲减退、肌肉及大关节酸痛、头痛、失眠和多汗等。持续数天至数周。主要表现：①发热与多汗：以波状热为特点，但典型波状热较少见。每波发热持续 1 周至数周，间歇 3~5d 至 2 周无热之后，再次发热，反复出现 2~3 波后常自然缓解。长期不规则间歇热最多，弛张热与不规则低热也常见，伴有明显多汗。②关节炎：在发病初或发病后 1 个月出现。主要见于大关节，呈游走性。有时发生滑膜炎、腱鞘炎和下肢肌肉痉挛性疼痛。③生殖系统症状：男性发生睾丸炎、附睾炎、精索炎、前列腺炎，女性发生卵巢炎、输卵管炎或子宫内膜炎等。④神经系统症状：主要为神经痛，以腰骶神经根、肋间神经、坐骨神经受累较多。有时可见脑膜炎、脑炎、脊髓炎等中枢神经系统损害。⑤肝脾与淋巴结肿大：约见于半数患者。淋巴结肿大多见于颈部及腋下，多为单纯性淋巴结炎，少数可化脓，脓汁可分离到布鲁菌。

（三）慢性感染

病程长于 1 年者为慢性期。由急性期发展而来，也可无明显急性期，发现时已为慢性。症状有疲乏、低热、出汗、头痛、失眠、抑郁、烦躁和关节肌肉酸痛等。骨关节损害常是慢性布鲁菌病最主要的临床表现，以大关节损害为主，表现为滑膜炎、关节周围炎、关节炎等。重症患者运动受限，关节呈屈曲畸形、强直及肌肉萎缩。少数可有骨膜炎、骨髓炎等病变。慢性布鲁菌病易使心脏血管受累，尤以血管损害更为常见，如动脉炎、静脉炎、血管内膜炎，心脏受累则表现有心肌炎、心包炎、心内膜炎等。可有眼睛损害表现。

（四）局灶性感染

局灶性感染可以局限在几乎所有器官，最常局限在骨、关节、中枢神经系统，表现相应症状体征。

（五）复发

经抗菌治疗约 10% 的患者出现复发，多发生在初次治疗结束后 3~6 个月。

【实验室检查】

（一）血常规检查

血常规检查可有贫血，白细胞总数正常或偏低，淋巴细胞相对增多。部分患者有血小板减少。

（二）病原学检查

取血或骨髓培养，以骨髓培养阳性率较高。急性期在未用抗生素前取血培养，阳性率可达80%，慢性期阳性率较低。低热或无热患者可取骨髓培养，阳性率较血培养高，培养时至少要观察2～4周。

（三）血清学检查

1. 凝集试验　常用凝集试验检测布鲁菌抗体，效价在病程中有4倍以上增长，或抗体效价≥1∶160时有诊断意义。该法有较好的特异性和敏感性，常用于临床诊断，急性期阳性率80%～90%，慢性期50%～60%。接种过霍乱菌苗、卡介苗或布鲁菌素皮内试验者亦可呈阳性。

2. ELISA及固相放射免疫试验　有特异、敏感等优点，优于凝集试验。亦可采用补体结合试验、抗人球蛋白试验（Coombs试验）、免疫荧光抗体试验等协助诊断。

（四）皮内试验

皮内试验为迟发型变态反应，感染布鲁菌后可持续数年。不用于现症患者诊断，但阴性时常有助于排除本病的诊断。

【诊断与鉴别诊断】

（一）诊断

1. 流行病学资料　流行地区、职业，与羊、猪、牛接触史及饮用未经消毒的乳类等。

2. 临床表现　急性期有波状形发热，乏力，多汗，关节痛，神经痛，肝、脾、淋巴结肿大及睾丸炎等，慢性期有低热、多汗、骨关节病变等，以及实验室检查阳性，即可确定诊断。

（二）鉴别诊断

急性期应与风湿热、结核病、伤寒、败血症及早期黑热病等鉴别；慢性期应与各种原因的骨关节病和神经官能症等鉴别。

【治疗】

（一）一般治疗与对症治疗

本病卧床休息，注意营养，补充维生素和水分，高热者用物理降温，关节疼痛者予以镇痛剂，中毒症状严重者可用泼尼松、地塞米松等肾上腺皮质激素。

（二）病原治疗

本病急性期治疗应以抗菌治疗为主。要选择能够进入细胞内的抗菌药物。为防止耐药菌株产生，提高疗效，减少复发，均采用抗菌药物联合使用和多疗程治疗。

1. 利福平　疗效佳，为目前首选药，常用剂量600～900mg/d，儿童为15mg/（kg·d），分次口服，疗程6周。

2. 多西环素　常用剂量200mg/d，分2次口服，连服6周。

3. 链霉素　常用剂量1g/d，分1～2次肌注，疗程1个月。

4. 复方磺胺甲基异噁唑　4～6片/天，分2次口服，连服4～6周。

本病通常选利福平与多西环素或利福平与链霉素（或庆大霉素或阿米卡星）等联合治疗的方法。WHO推荐把利福平和多西环素联用作为首选方案。孕妇与儿童联用利福平与复方磺胺甲基异噁唑。喹诺酮类也有效。

（三）脱敏疗法

脱敏疗法适用于慢性期患者。有脱敏及增加机体抵抗力的作用，宜与抗菌药物合用。

1. 布鲁菌菌体菌苗疗法　注射剂量由小剂量开始，以后视反应情况逐日加量。

2. 水解素和溶菌素疗法　是由弱毒布鲁菌经水解或溶解制成。不良反应较菌体菌苗疗法轻，疗效略低于菌苗疗法，远期疗效不够巩固。

（四）中医中药治疗

中医中药辨证施治有一定疗效。针灸疗法对缓解局部疼痛也有较好效果。

（五）物理疗法

慢性期患者可选用热疗、透热、水浴等疗法。

【预防】

广泛开展布鲁菌病的宣传教育，加强畜间布鲁菌病的防治和预防接种是预防的主要措施。

（一）管理传染源

1. 及时检出、隔离病畜　牧区应定期检疫。购进牲畜要留检1个月，证明无病后方可合群放牧。定期对健康牲畜进行预防接种。

2. 隔离患者　急性期患者临床症状消失，血、尿培养阴性后解除隔离。

（二）切断传播途径

做好粪便、水源管理，加强畜产品卫生监督，生乳经巴氏消毒法灭菌或煮沸后出售。病畜肉应高温蒸煮处理或盐腌2个月后出售。染菌皮毛用自净法处理，牛皮存放1个月，羊毛存放4个月，带毛生皮存放3~5个月，待细菌自行死亡后出售。日晒和环氧乙烷有良好消毒作用。

（三）保护易感人群

饲养、管理、屠宰家畜者，兽医及从事畜产品收购、保管、运输、加工等人员，应穿工作服、戴口罩和手套，做好个人防护。工作时不吸烟、不进食，工作结束后更衣、洗手，对用具及环境消毒。凡密切接触疫区家畜和畜产品人员，以及其他可能遭受布鲁菌病威胁的人员，经布氏菌素皮内试验和血清学检查阴性者应列为预防接种对象。血清反应和皮内试验阳性，有严重肝肾疾病、活动性结核病、急性传染病、孕妇和哺乳期妇女禁忌接种。目前采用布氏杆菌冻干活菌苗皮肤划痕法接种，效果较好，免疫期1年。第2年复种1次。

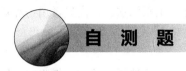

自 测 题

（一）A₁型题

1. 下列哪项为伤寒最常用的确诊依据（　　）

    A. 血培养伤寒杆菌阳性

    B. 尿培养伤寒杆菌阳性

    C. 胆汁培养伤寒杆菌阳性

    D. 肥达反应阳性

    E. 粪培养伤寒杆菌阳性

2. 对曾使用过抗生素，疑为伤寒的患者，最有价值的检查是（　　）

    A. 骨髓培养　　　B. 粪便培养

    C. 血培养　　　　D. 肥达反应

    E. 血嗜酸性粒细胞计数

3. 伤寒最严重的并发症是（ ）
   A. 肠出血　　　　B. 溶血尿毒综合征
   C. 中毒性肝炎　　D. 肠穿孔
   E. 中毒性心肌炎

4. 肥达反应阳性率最高的时期为（ ）
   A. 病后第1周　　B. 病后第2周
   C. 病前1周　　　D. 病后第5周
   E. 病后第3~4周

5. 常用于调查伤寒慢性带菌者的抗体是
   （ ）
   A. H抗体　　　　B. A抗体
   C. B抗体　　　　D. Vi抗体
   E. O抗体

6. 伤寒患者排菌量最多的时期是（ ）
   A. 起病后1周　　B. 起病前1周
   C. 起病后第2~4周 D. 起病后第5周
   E. 起病后第6周

7. 伤寒发病后，第1周阳性率最高的化验检
   查是（ ）
   A. 大便培养　　　B. 肥达反应
   C. 尿培养　　　　D. 补体结合试验
   E. 血培养

8. 伤寒出现肝脾大的主要原因为（ ）
   A. 伤寒性肝炎脾炎 B. Ⅰ型变态反应
   C. Ⅲ型变态反应　 D. 中毒性肝炎
   E. 全身网状内皮系统增生性反应

9. 伤寒杆菌的病原学特点下列哪项是正确的
   （ ）
   A. 有菌体鞭毛抗原，部分有表面抗原
   B. 属沙门菌属A群
   C. 革兰染色阴性，有芽孢夹膜
   D. Vi抗原性强，Vi抗体滴度高，持续时
      间长
   E. 我国未发现耐氯霉素的菌株

10. 伤寒杆菌的主要致病因素是（ ）
    A. 肠毒素　　　　B. 外毒素
    C. 神经毒素　　　D. 细胞毒素
    E. 内毒素

11. 引起伤寒不断流行、传播的主要传染源为
    （ ）

A. 慢性带菌者　　B. 暴发型伤寒患者
C. 普通型伤寒患者 D. 伤寒恢复期
E. 伤寒潜伏期

12. 菌痢的主要传播途径为（ ）
    A. 经食物和水　　B. 接触患者
    C. 蚊虫叮咬　　　D. 接触疫水
    E. 经体液

13. 中毒型菌痢患者行腰穿后，应嘱患者去枕
    平卧多长时间（ ）
    A. 1~2h　　　　　B. 2~4h
    C. 4~6h　　　　　D. 6~10h
    E. 10~12h

14. 下列哪项是菌痢患者的典型大便（ ）
    A. 米泔水样大便　B. 洗肉水样大便
    C. 柏油样大便　　D. 黏液脓血便
    E. 果酱样大便

15. 关于菌痢患者的治疗，下列哪项是错误的
    （ ）
    A. 腹痛时腹部放置热水袋
    B. 病原治疗
    C. 休克时抗休克
    D. 高热者物理或药物降温
    E. 腹泻频繁时早期用止泻药

16. 中毒性菌痢的发病机制可能为（ ）
    A. 细菌侵入量多
    B. 细菌毒力强
    C. 特异性体质对细菌毒素呈强烈过敏反应
    D. 细菌侵入数量多且毒力强
    E. 特异性体质对细菌的强烈过敏反应

17. 菌痢病变好发部位是（ ）
    A. 十二指肠　　　B. 空肠
    C. 回肠　　　　　D. 乙状结肠
    E. 乙状结肠、直肠

18. 在菌痢流行期间，最重要的传染源是（ ）
    A. 急性期患者
    B. 慢性患者和带菌者
    C. 重症患者
    D. 急性恢复期患者
    E. 轻症患者

19. 慢性菌痢的病程应超过（ ）

A. 1个月 B. 3个月
C. 2个月 D. 半年
E. 1年

20. 中毒性菌痢常见的临床表现是（ ）
   A. 惊厥 B. 严重脓血症
   C. 高热 D. 感染性休克
   E. 吐泻不止

21. 对菌痢确诊最可靠的依据是（ ）
   A. 典型脓血便
   B. 明显里急后重
   C. 大便镜检有大量脓细胞及吞噬细胞
   D. 免疫检查阳性
   E. 大便培养阳性

22. 肠道弯曲菌感染最常见的细菌为（ ）
   A. 海鸥弯曲菌 B. 胎儿弯曲菌
   C. 结肠弯曲菌 D. 幽门弯曲菌
   E. 空肠弯曲菌

23. 弯曲菌感染的主要传染源为（ ）
   A. 家禽和家畜 B. 带菌者
   C. 野生动物 D. 患者
   E. 污染食物

24. 肠道弯曲菌感染的治疗首选抗生素为
   （ ）
   A. 多西环素 B. 氧氟沙星
   C. 庆大霉素 D. 氯霉素
   E. 红霉素

25. 与慢性胃炎、消化性溃疡的发病关系最密切的细菌是（ ）
   A. 幽门螺杆菌 B. 大肠埃希菌
   C. α链球菌 D. 沙门氏菌
   E. 嗜血杆菌

26. 我国传染病防治法规定管理的甲类传染病是（ ）
   A. 鼠疫，霍乱 B. 鼠疫，艾滋病
   C. 霍乱，艾滋病 D. 鼠疫，炭疽病
   E. 霍乱，炭疽

27. 霍乱患者的密切接触者应严密检疫多少天
   （ ）
   A. 3d B. 5d
   C. 8d D. 10d

E. 12d

28. 典型霍乱泻吐期的临床表现，下列哪项是错误的（ ）
   A. 无痛性剧烈腹泻
   B. 里急后重明显
   C. 米泔水样或洗肉水样便
   D. 呕吐物可为米泔水样
   E. 先泻后吐，一般无发热

29. 霍乱最重要的传播途径为（ ）
   A. 消化道 B. 苍蝇
   C. 直接接触 D. 间接接触
   E. 血液传播

30. 霍乱的主要致病因素是（ ）
   A. 内毒素 B. 红疹毒素
   C. 血管渗透性因子 D. 溶血素
   E. 霍乱肠毒素

31. 在各型霍乱弧菌中，无致病性的是
   （ ）
   A. 不典型 O_1 群 B. 埃尔托生物型
   C. 古典生物型 D. 非 O_1 群
   E. O_{139} 血清型

32. 霍乱患者发生脱水休克时，补液原则是
   （ ）
   A. 迅速补糖盐水，纠正酸中毒，尿量增多后补钾
   B. 先盐后糖，先快后慢，纠酸见尿补钾
   C. 先糖后盐，先快后慢，纠酸补钾
   D. 迅速补糖盐水，加用激素及血管收缩药
   E. 口服足量液体

33. 霍乱发病时首先出现的症状是（ ）
   A. 呕吐 B. 腹痛
   C. 发热 D. 肌肉痉挛
   E. 腹泻

34. 治疗霍乱最重要的措施是（ ）
   A. 补充液体和电解质
   B. 使用抑制肠黏膜分泌药物
   C. 使用肾上腺皮质激素
   D. 抗菌治疗
   E. 使用血管活性药物

35. 对可疑霍乱患者进行粪便培养，首先使用

的培养基为（　　）

A. 巧克力色血琼脂培养基

B. 庆大霉素培养基

C. 亚碲酸盐琼脂培养基

D. 胆汁培养基

E. pH 8.4～8.6 的 1% 碱性蛋白胨水培养基

36. 霍乱患者出现"米泔水样"便主要是由于
（　　）

A. 肠液中黏液过多，胆汁过少

B. 大便含有大量红细胞

C. 缺乏胃酸，消化不良

D. 大便含大量黏膜组织

E. 大便含有大量脓细胞

37. 神经型食物中毒的病原菌是（　　）

A. 沙门菌　　　　B. 副溶血性弧菌

C. 大肠埃希菌　　D. 蜡样芽孢杆菌

E. 肉毒杆菌

38. 金黄色葡萄球菌食物中毒的致病物质是
（　　）

A. 内毒素　　　　B. 外毒素

C. 肠毒素　　　　D. 神经毒素

E. 细胞毒素

39. 关于细菌性食物中毒胃肠型错误的是
（　　）

A. 起病急，常呈暴发

B. 临床表现大致相似

C. 主要为吐泻等胃肠道症状

D. 腹泻物多为水样偶为黏血便

E. 病程长，可有脱水、休克等表现

40. 下列哪项不是胃肠型食物中毒的流行病学
特点（　　）

A. 患者有传染性

B. 有共同进食可疑食物史

C. 夏秋季多发

D. 潜伏期短，起病急

E. 集体发病

41. 神经型食物中毒治疗措施最重要的是
（　　）

A. 洗胃

B. 应用多价抗毒血清

C. 使用大剂量青霉素

D. 清洁灌肠

E. 吸氧

42. 关于肉毒毒素，下列哪项不正确（　　）

A. 主要由上消化道吸收，胃酸及消化酶
可将其破坏

B. 主要作用于颅神经核、外周神经等

C. 可导致肌肉收缩运动障碍，发生软瘫

D. 是由肉毒杆菌产生的外毒素

E. 为嗜神经毒素

43. 胃肠型食物中毒的主要治疗措施为（　　）

A. 及早使用抗菌药物

B. 及时按消化道隔离患者

C. 根据患者情况及时补充液体

D. 洗胃灌肠

E. 及早应用多价抗毒血清

44. 引起细菌性食物中毒的金黄色葡萄球菌常
存在的部位为（　　）

A. 肺脏

B. 肝脏

C. 肠道

D. 皮肤、手、鼻腔

E. 胃

45. 关于侵袭性细菌性食物中毒，下列哪项是
错误的（　　）

A. 潜伏期长

B. 致病菌常为金黄色葡萄球菌、蜡样芽
孢杆菌

C. 可有发热

D. 腹部绞痛

E. 黏液脓血便

46. 不属于细菌性食物中毒临床表现的是
（　　）

A. 可有发热　　　B. 多无里急后重

C. 多有腹痛　　　D. 多有呕吐

E. 多有脓血便

47. 流脑最具有特征性的临床表现是（　　）

A. 高热、头痛　　B. 颈项强直

C. 皮肤瘀点、瘀斑 D. 颅内高压

E. 脑脊液呈化脓性改变

48. 流脑确诊的依据是（　　　）
    A. 冬春季发病
    B. 突发高热、头痛、呕吐
    C. 皮肤瘀点、瘀斑
    D. 脑脊液呈化脓性改变
    E. 涂片或培养细菌学阳性

49. 我国流脑流行的主要菌群是（　　　）
    A. A群　　　　　B. B群
    C. C群　　　　　D. D群
    E. E群

50. 流脑流行期间最重要的传染源是（　　　）
    A. 患者　　　　　B. 猪等动物
    C. 带菌者　　　　D. 禽类
    E. 蚊虫

51. 关于脑膜炎球菌的特点不正确的是（　　　）
    A. 革兰染色阴性　　B. 体外易自溶
    C. 能产生内毒素　　D. 耐低温干燥
    E. 对青霉素敏感

52. 流脑的主要传播途径是（　　　）
    A. 经食物或污染水源
    B. 呼吸道飞沫
    C. 输血
    D. 日常生活密切接触
    E. 蚊虫叮咬

53. 脑膜炎球菌的主要致病因素是（　　　）
    A. 酶类　　　　　B. 内毒素
    C. 外毒素　　　　D. 特殊定位
    E. 侵袭力

54. 流脑的主要临床特征是（　　　）
    A. 高热、惊厥、意识障碍、呼吸衰竭、脑膜刺激征
    B. 高热、头痛、呕吐、昏迷、呼吸衰竭
    C. 高热、头痛、呕吐、昏迷、脑膜刺激征
    D. 发热不明显、头痛剧烈、无休克
    E. 高热、头痛、呕吐、皮肤黏膜瘀点瘀斑、脑膜刺激征

55. 发疹性传染病按皮疹出现先后顺序排列，正确的是（　　　）
    A. 猩红热、天花、水痘
    B. 猩红热、风疹、水痘

C. 天花、水痘、猩红热
D. 水痘、天花、猩红热
E. 水痘、猩红热、天花、麻疹

56. 引起猩红热的病原体是（　　　）
    A. 金黄色葡萄球菌
    B. 表皮葡萄球菌
    C. A组α溶血性链球菌
    D. A组β溶血性链球菌
    E. B组溶血性链球菌

57. 猩红热的主要传播途径是（　　　）
    A. 消化道传播　　B. 呼吸道传播
    C. 产道感染　　　D. 皮肤伤口感染
    E. 经血液传播

58. 下列哪项是猩红热的特征性表现（　　　）
    A. 发热等中毒症状、第3d出疹
    B. 发热、咽峡炎、第2d出疹
    C. 发热、杨梅舌、第2d出疹
    D. 发热、咽峡炎、口周苍白圈
    E. 发热、口周苍白圈、第3d出疹

59. 猩红热潜伏期一般为（　　　）
    A. 1~2d　　　　　B. 2~3d
    C. 3~4d　　　　　D. 7~9d
    E. 7~14d

60. 确诊猩红热的检查是咽拭子或脓液分离出（　　　）
    A. B组甲型溶血性链球菌
    B. A组乙型溶血性链球菌
    C. 金黄色葡萄球菌
    D. 表皮葡萄球菌
    E. 奈瑟菌属

61. 猩红热病原治疗首选药物是（　　　）
    A. 红霉素　　　　B. 头孢菌素
    C. 青霉素　　　　D. 四环素
    E. 氯霉素

62. 关于猩红热皮疹的描述错误的是（　　　）
    A. 发热第2d出疹
    B. 皮肤弥漫性充血基础上有针尖大小猩红色丘疹
    C. 耳后颈及上胸开始出疹
    D. 皮疹于48h达高峰

E. 退疹后留下色素沉着

63. 有关猩红热临床表现的描述不恰当的是
（　　）
   A. 发热多为持续性
   B. 发热程度及热程与皮疹多少及消长无关
   C. 咽峡炎明显
   D. 腭部黏膜疹或出血疹可先于皮疹出现
   E. 可见"草莓舌"或"杨梅舌"

64. 百日咳的病原治疗首选药物是（　　）
   A. 青霉素　　　　　B. 头孢曲松
   C. 左氧氟沙星　　　D. 磺胺药
   E. 红霉素

65. 百日咳的并发症以下哪种最常见（　　）
   A. 支气管肺炎　　　B. 肺不张
   C. 脐疝　　　　　　D. 百日咳脑病
   E. 肺气肿

66. 百日咳的临床表现描述正确的是（　　）
   A. 发热与肺部啰音明显
   B. 眼睑水肿
   C. 痉咳日轻夜重
   D. 痉咳日重夜轻
   E. 痉咳病初已明显

67. 百日咳最主要的治疗是（　　）
   A. 对症治疗　　　　B. 镇静止咳化痰
   C. 肾上腺皮质激素　D. 抗菌治疗
   E. 免疫球蛋白

68. 预防百日咳最有效的措施是（　　）
   A. 隔离患者
   B. 早期应用足量敏感抗生素
   C. 对患者的痰液及口鼻分泌物及时进行消毒处理
   D. 注射百白破菌苗
   E. 注射免疫球蛋白

69. 百日咳患者的血常规特点是（　　）
   A. WBC 正常或降低
   B. WBC 增高，中性粒细胞增高
   C. WBC 增高，淋巴细胞增高
   D. WBC 降低，中性粒细胞降低
   E. WBC 降低，淋巴细胞降低

70. 确诊百日咳的依据是（　　）

A. 痉挛性咳嗽
B. 吸气末"鸡鸣样"吼声
C. 咳嗽症状日轻夜重
D. 婴幼儿阵发性窒息
E. 鼻咽拭子培养出百日咳杆菌

71. 百日咳的病变部位主要在（　　）
   A. 气管
   B. 肺泡
   C. 主支气管
   D. 支气管和细支气管
   E. 胸膜腔

72. 白喉的主要致病因素为（　　）
   A. 侵袭力　　　　　B. 内毒素
   C. 外毒素　　　　　D. 链激酶
   E. 透明质酸酶

73. 白喉的特征性病变为（　　）
   A. 化脓性病变　　　B. 假膜
   C. 变态反应病变　　D. 咽峡炎
   E. 败血症

74. 白喉的并发症较多见的是（　　）
   A. 关节炎
   B. 肾小球肾炎
   C. 中毒性肝炎
   D. 中毒性心肌炎及神经麻痹
   E. 中毒性肝炎及脑病

75. 白喉最常见的类型是（　　）
   A. 喉白喉　　　　　B. 咽白喉
   C. 鼻白喉　　　　　D. 皮肤白喉
   E. 口腔白喉

76. 关于极重型咽白喉，不正确的是（　　）
   A. 起病急，假膜范围广呈黑色
   B. 扁桃体和咽部高度肿胀
   C. 呈"牛颈"
   D. 全身中毒症状重，可出现心律失常
   E. 无假膜，可出现"三凹征"

77. 关于喉白喉，不正确的是（　　）
   A. 多由咽白喉向下扩散所致
   B. 呈犬吠样咳嗽
   C. 常有"三凹征"
   D. 主要表现为鼻塞，流血性浆液性鼻涕

E. 可因窒息死亡

78. 关于鼻白喉，不正确的是（　　）

A. 多由咽白喉向下扩散所致

B. 主要表现为犬吠样咳嗽、声音嘶哑

C. 外毒素吸收少

D. 主要表现为鼻塞，流血性浆液性鼻涕

E. 全身症状轻

79. 关于白喉的预后，不正确的是（　　）

A. 与治疗早晚无关

B. 年龄越小，预后越差

C. 并发心肌炎者预后差

D. 并发肺炎者预后差

E. 喉白喉及重型咽白喉预后差

80. 关于白喉的治疗下列哪种说法是正确的（　　）

A. 用抗生素　　　　B. 用抗毒素

C. 抗生素与抗毒素合用，以抗生素为主

D. 抗生素与抗毒素合用，以抗毒素为主

E. 对症治疗为主

81. 鼠疫的病原体为（　　）

A. 鼠疫奈瑟菌　　　B. 鼠疫耶尔森菌

C. 溶血性链球菌　　D. 鼠疫棒状杆菌

E. 志贺菌

82. 关于腺鼠疫的描述不正确的是（　　）

A. 最常见

B. 多见于流行初期

C. 特征性表现为急性淋巴结炎

D. 伴有明显的毒血症症状

E. 不转变为败血症鼠疫

83. 关于肺鼠疫的描述不正确的是（　　）

A. 发热

B. 起病急骤

C. 病情重但肺部体征不多

D. 病情不重但肺部体征明显

E. 咳嗽咳泡沫样血痰

84. "黑死病"是指（　　）

A. 肠鼠疫　　　　B. 败血症鼠疫

C. 腺鼠疫　　　　D. 皮肤鼠疫

E. 扁桃体鼠疫

85. 暴发型鼠疫是指（　　）

A. 原发性败血症型鼠疫

B. 继发性败血症鼠疫

C. 肺鼠疫

D. 腺鼠疫

E. 肠鼠疫

86. 治疗鼠疫无效的药物是（　　）

A. 链霉素　　　　B. 四环素

C. 庆大霉素　　　D. 青霉素

E. 多西环素

87. 处理腺鼠疫的淋巴结炎，不正确的措施是（　　）

A. 早期热敷

B. 5%～10% 鱼石脂酒精外敷

C. 化脓时切开引流

D. 挤压以排出脓液

E. 5% 磺胺软膏外敷

88. 鼠疫患者血常规检查特点是（　　）

A. WBC 明显升高，中性粒细胞升高

B. WBC 正常

C. WBC 明显降低，中性粒细胞降低

D. WBC 明显升高，淋巴细胞升高

E. WBC 明显降低，淋巴细胞降低

89. 炭疽的主要传染源是（　　）

A. 患者　　　　　B. 带菌者

C. 食草动物和猪　D. 鼠类

E. 蚊虫

90. 炭疽最多见的临床类型是（　　）

A. 肺炭疽　　　　B. 皮肤炭疽

C. 肠炭疽　　　　D. 炭疽败血症

E. 炭疽脑膜炎

91. 肺炭疽的临床表现不包括（　　）

A. 发热咳嗽　　　B. 咳血性痰

C. 呼吸困难　　　D. 肺部有湿啰音

E. 很少发生败血症

92. 肠炭疽的临床表现不包括（　　）

A. 发热

B. 腹痛腹泻

C. 呕吐

D. 重症者可出现血样便及腹膜炎

E. 不易发生败血症

93. 关于炭疽败血症的描述不正确的是（　　）
    A. 多继发于肠炭疽
    B. 多继发于肺炭疽
    C. 可有感染性休克
    D. 毒血症症状严重
    E. 预后好

94. 对皮肤炭疽的局部处理，正确的是（　　）
    A. 挤压排脓
    B. 切开引流
    C. 局部按摩
    D. 用 1 : 2000 高锰酸钾液湿敷
    E. 局部挤压

95. 治疗炭疽首选的抗生素是（　　）
    A. 红霉素　　　　B. 多西环素
    C. 青霉素　　　　D. 庆大霉素
    E. 链霉素

96. 对于布氏杆菌的描述不正确的是（　　）
    A. 在外界生活力较强
    B. 对光、热及常用消毒剂敏感
    C. 对光、热及常用消毒剂不敏感
    D. 在干燥土壤能存活 3 个月
    E. 在皮毛中能存活 3 个月

97. 对布鲁菌病病原体存在部位的描述不正确的是（　　）
    A. 病畜的羊水和胎盘
    B. 病畜的皮毛
    C. 病畜的尿液
    D. 病畜的乳汁
    E. 病畜的血液

98. 布鲁菌病的传播途径不包括（　　）
    A. 接触传播
    B. 经破损的皮肤黏膜传播
    C. 经消化道传播
    D. 经呼吸道黏膜、眼结膜、性器官黏膜传播
    E. 经蚊虫叮咬传播

99. 布鲁菌病的临床表现不正确的是（　　）
    A. 多数起病急骤　　B. 发热、多汗明显
    C. 可有睾丸炎　　　D. 可有神经痛
    E. 可有关节炎

100. 关于布鲁菌病的慢性期正确的是（　　）
     A. 病程超过 6 个月
     B. 均由急性期发展而来
     C. 骨关节损害不明显
     D. 病程超过 1 年
     E. 血管损害极少见

101. 布鲁菌病的血常规特点是（　　）
     A. WBC 正常或偏低，淋巴细胞增多
     B. WBC 增高，中性粒细胞增多
     C. WBC 增高，淋巴细胞增多
     D. WBC 降低，淋巴细胞降低
     E. WBC 正常或偏低，淋巴细胞偏低

102. 布鲁菌病的病原体检查阳性率高的是（　　）
     A. 血培养　　　　B. 骨髓培养
     C. 尿培养　　　　D. 大便培养
     E. 痰培养

103. 通常用于诊断布鲁菌病的血清学检查是（　　）
     A. 酶联免疫吸附试验
     B. 试管凝集试验
     C. 补体结合试验
     D. 中和试验
     E. 凝溶试验

104. 布鲁菌病急性期的治疗（　　）
     A. 以抗菌治疗为主
     B. 以抗毒素治疗为主
     C. 抗菌治疗与抗毒素治疗相结合
     D. 免疫治疗为主
     E. 对症治疗为主

105. 治疗布鲁菌病首选的抗生素是（　　）
     A. 青霉素　　　　B. 链霉素
     C. 利福平　　　　D. 多西环素
     E. 庆大霉素

（二）A₂ 型题

106. 患者，女，28 岁，发热 7d，伴有食欲减退、腹胀，发病前有饮生水史。查体：T 40℃，P 80 次 / 分，肝肋下 1cm，脾肋下 2cm，血 WBC 3.5×10^9/L，N 0.52，L 0.48，患者最可能的诊断是（　　）

A. 阿米巴病　　B. 血吸虫病
C. 流行性斑疹伤寒　D. 钩端螺旋体病
E. 伤寒

107. 患者，男，32岁，反复发热30d，持续高热10d，当地曾用氯霉素治疗，5d后热退，出院后未治疗，2周后再次发热，查体：T 39.5 ℃，肝肋下1cm，脾肋下1.5cm，血 WBC $3.0×10^9$/L，N 0.5，L 0.5，肝功能：ALT 200IU/L，TBIL 16μmol/L。大便隐血（＋＋），最可能的诊断是（　　）

A. 病毒性肝炎　　B. 阿米巴病
C. 伤寒复发　　　D. 斑疹伤寒
E. 伤寒再燃

108. 患儿，男，4岁，因高热、抽搐4h入院。发病前1d有不洁饮食史。查体：T 39.6℃，神志不清、面色苍白、四肢湿冷、脉细速。血 WBC $18×10^9$/L，N 0.9。该患儿的诊断应首先考虑（　　）

A. 中毒性菌痢　　B. 败血症
C. 脑型疟疾　　　D. 流行性乙型脑炎
E. 暴发型流脑

109. 患者，男，36岁，因发热、腹痛、腹泻3d入院。半年前曾患过菌痢，未进行系统治疗，此后反复腹泻。查体：T 38℃，BP 120/75mmHg，轻度脱水，心肺正常，腹软，左下腹轻压痛，无反跳痛。血 WBC $9×10^9$/L，N 0.82，L 0.18。大便检查：WBC 16 个/HP。RBC 2 个/HP。患者最可能的诊断为（　　）

A. 中毒性菌痢　　B. 伤寒
C. 急性菌痢　　　D. 慢性菌痢
E. 急性阑尾炎

110. 患者，男，25岁，吃不洁水果后1天出现发热、腹痛、腹泻、里急后重，T 38.9℃，血 WBC $10×10^9$/L，N 0.9，L 0.1，大便常规：WBC 10 个/HP，RBC 6 个/HP，患者最可能的诊断为（　　）

A. 病毒性肠炎　　B. 急性菌痢
C. 肠伤寒　　　　D. 霍乱

E. 急性细菌性食物中毒

111. 患者，男，44岁，反复上腹痛4年，伴反酸，查体：BP 120/80mmHg，心肺正常，腹部无压痛，肝脾肋下未触及。内镜诊断为十二指肠球部溃疡（活动期），应进一步作哪种检查（　　）

A. X线钡餐透视
B. 幽门螺杆菌检测
C. 胃液分析
D. 血清促胃液素检测
E. 粪便隐血

112. 患者，男，27岁，反复上腹痛、反酸4年。胃镜检查示十二指肠球部溃疡，尿素酶试验阳性，在首选治疗方案中，除应用抑酸剂外，另外还需应用（　　）

A. 一种有效抗生素　B. 胃黏膜保护药
C. 促胃动力剂
D. 解痉剂
E. 两种有效抗生素

113. 患者，男，27岁，突然起病，表现为无痛性腹泻1d，大便20余次，开始为稀便，后转为水样便，无里急后重，伴有恶心，无呕吐，无发热，查体：T 36.8℃，轻度脱水貌，血压正常，血 WBC $12.5×10^9$/L，N 0.85，L 0.15，患者首先考虑诊断为（　　）

A. 急性菌痢　　　B. 急性阿米巴痢疾
C. 细菌性食物中毒　D. 霍乱
E. 副伤寒丙

114. 患者，男，20岁，农民。昨天进食海产品，今天出现频繁腹泻，水样便，继之呕吐，但无腹痛，无里急后重，无发热，口渴，腓肠肌疼痛，查体：T 36.5℃，脱水，心肺腹未见异常，四肢微凉。血 WBC $12.0×10^9$/L，粪便镜检：WBC 0～2 个/HP。为抢救患者，首先采取的紧急措施是（　　）

A. 用抗生素
B. 给升压药
C. 给止泻药

D. 给氢化可的松静滴

E. 大量补液

115. 患者，男，19岁，学生，因恶心、呕吐、腹痛、腹泻5h入院，呕吐物为所进食物，腹痛以上腹及脐周明显，共腹泻8次，开始为黄稀便，后为水样便。患者入院前1d晚上，曾与同学在一家小餐馆就餐，共餐者中还有3位同学出现类似情况。患者最可能的诊断为（ ）

A. 霍乱　　　　B. 细菌性食物中毒

C. 急性菌痢　　D. 病毒性肠炎

E. 急性出血性肠炎

116. 周末几位同学外出旅游，在野外进食随身携带的火腿肠、罐头、面包等食品。第2d，所有外出旅游的同学相继出现头痛、头晕、全身乏力、软弱、恶心、腹胀。但体温正常，神志清楚。患者最可能的诊断是（ ）

A. 脊髓灰质炎

B. 流行性乙型脑炎

C. 格林－巴利综合征

D. 病毒性脑炎

E. 肉毒杆菌中毒

117. 某农村一家6人，吃了自制的豆浆后，在1~2d内相继出现头晕、头痛、乏力、食欲缺乏，之后出现视力模糊、复视、咀嚼、吞咽困难或声音嘶哑，头部下垂等症状，但神志清楚，知觉存在，该食物中毒的病原最可能是（ ）

A. 肉毒杆菌

B. 金黄色葡萄球菌

C. 副溶血性弧菌

D. 沙门菌

E. 河豚毒素

118. 患儿，男，4岁，因发热、头痛、呕吐4d，烦躁不安1d入院，体检：T 39.5℃，P 128次/分，颈抵抗，上胸部可见数个出血点，克氏征（＋）。血WBC 20×10⁹/L，N 0.91。脑脊液：压力320mmH₂O，细胞数5000×10⁶/L，N

0.95，蛋白质1.6g/L，葡萄糖0.4mmol/L，氯化物91mmol/L。患儿最可能的诊断是（ ）

A. 隐球菌脑膜炎

B. 乙脑

C. 病毒性脑膜炎

D. 流脑

E. 结核性脑膜炎

119. 患儿，1岁，因阵发性咳嗽10d入院。病初有发热、咳嗽、流涕等症状，入院时已热退，咳嗽呈阵发性、痉挛性，夜间明显，双肺呼吸音稍粗。查体：T 36.5℃，眼睑水肿、结膜下出血，脐疝。血常规：WBC 15.0×10⁹/L，N 0.10，L 0.85，患儿最可能的诊断是（ ）

A. 支气管哮喘　　B. 肺结核

C. 百日咳　　　　D. 上呼吸道感染

E. 支气管肺炎

（三）A₃型题

患者，女，34岁，农民。因发热，伴腹胀、乏力2周就诊。查体：T 39.4℃，P 78次/分，肝未触及，脾肋下可触及。血WBC 3.6×10⁹/L，N 0.6，杆状细胞0.01，L 0.39。2周前有不洁饮食史。

120. 患者最可能的诊断是（ ）

A. 肺结核　　　　B. 系统性红斑狼疮

C. 伤寒　　　　　D. 布鲁菌病

E. 败血症

121. 要想进一步确诊，需做下列哪项检查（ ）

A. 胸片　　　　　B. 肥达反应

C. PPD试验　　　D. 血培养

E. 大便培养

122. 对患者进行治疗，首选的抗生素为（ ）

A. 第三代头孢菌素 B. 氨苄西林

C. 利福平　　　　D. 氯霉素

E. 第三代喹诺酮类

患者，女，14岁，发热、腹痛、腹泻、排黏液脓血便，尿少色黄，伴里急后重、精神疲倦3d。查体：心肺正常，肝脾肋下未触及，脐周压痛，肠鸣音亢进，粪便镜检发现 WBC11～15 个 /HP。

123. 患者的诊断首先应考虑（　　）
    A. 细菌性食物中毒 B. 霍乱
    C. 急性阿米巴痢疾 D. 急性菌痢
    E. 急性血吸虫病

124. 为明确诊断应进一步做下列哪项检查（　　）
    A. 血培养　　　　 B. 血吸虫毛蚴孵化
    C. 粪便找阿米巴原虫
    D. 粪便培养霍乱弧菌
    E. 粪便培养痢疾杆菌

125. 下列治疗措施，哪项不适用于患者（　　）
    A. 止泻药与镇痛药
    B. 必要时静脉补充液体
    C. 消化道隔离
    D. 卧床休息
    E. 用冰敷物理降温

患者，男，12 岁，发热 2d、腹泻 1d 就诊。发病前 2d 曾在某餐馆就餐，大便 10～15 次 / 天，为水样便，有恶臭，脐周痉挛性绞痛，呈阵发性。查体：T 39.2℃，P 106 次 / 分，脐周及右下腹有压痛。血 WBC 10×10⁹/L，大便潜血（＋＋），RBC 0～5 个 /HP，大便涂片可见螺旋形细菌。

126. 患者最可能的诊断是（　　）
    A. 急性胃肠炎
    B. 大肠埃希菌性肠炎
    C. 沙门菌性肠炎
    D. 弯曲菌性肠炎
    E. 急性菌痢

127. 患者的治疗首选抗生素为（　　）
    A. 红霉素　　　　 B. 氧氟沙星
    C. 氯霉素　　　　 D. 多西环素
    E. 庆大霉素

患者，男，40 岁。突起腹泻 6h，大便 20 余次，无黏液脓血，为水样便，无发热、呕吐、腹痛等。查体：BP 78/56mmHg，P 110 次 / 分，R 24 次 / 分，烦躁不安，神志模糊。皮肤干皱，

眼窝凹陷。舟状腹，心肺腹正常。血常规：Hb 150g/L，WBC 12×10⁹/L，N 0.75，L 0.25。

128. 患者最可能的诊断为（　　）
    A. 细菌性食物中毒 B. 肠阿米巴病
    C. 急性胃肠炎　　 D. 急性菌痢
    E. 霍乱

129. 下列哪项检查对诊断最有帮助（　　）
    A. 大便培养　　　 B. 血培养
    C. 血清学检查　　 D. 大便常规
    E. 大便涂片染色

患者，男，22 岁，学生。因恶心、呕吐、腹泻、腹痛 4h 入院。呕吐物为胃内容物，腹痛以上腹及脐周明显，共腹泻 9 次，开始为黄稀便，后为水样便。患者入院前 1d 晚上与同学在小餐馆就餐，共餐者中还有 5 位同学出现类似情况。

130. 患者最可能的诊断为（　　）
    A. 霍乱　　　　　 B. 病毒性肠炎
    C. 急性菌痢　　　 D. 急性出血性肠炎
    E. 细菌性食物中毒

131. 为明确诊断，需进一步做下列哪项检查（　　）
    A. 尿常规　　　　 B. 血常规
    C. 大便常规　　　 D. 血培养
    E. 可疑食物、粪便及呕吐物的细菌培养

患儿，2 岁，既往体健，因发热 3d，伴头痛、呕吐 1d，神志不清 2h 入院，查体：T 39℃，P 130 次 / 分，R 32 次 / 分，躁动、谵妄，颈有抵抗，心肺腹正常，左下肢及臀部可见散在的瘀点瘀斑。血常规：WBC 21×10⁹/L，N 0.98。

132. 该患儿最可能的诊断是（　　）
    A. 化脓性脑膜炎
    B. 结核性脑膜炎
    C. 乙脑
    D. 流脑
    E. 中毒性菌痢

133. 为明确诊断，首先要做的检查项目是（　　）
    A. 血培养　　　　 B. 脑脊液检查
    C. 尿常规　　　　 D. 大便常规

E. 血生化检查

134. 治疗本病首选的抗生素是（　　）
    A. 红霉素　　　　　B. 氯霉素
    C. 青霉素　　　　　D. 链霉素
    E. 利福平

10 岁儿童，因发热 3d 伴出疹 2d 入院。查体：T 39℃，P 120 次 / 分，R 24 次 / 分，神志清，发热面容，全身皮肤潮红，可见与毛囊分布一致的红色丘疹，舌苔白厚，舌乳头突出，呈草莓样，咽充血，扁桃体肿大，可见脓性分泌物。心肺腹部正常。血常规：WBC15×10^9/L，N 0.95。

135. 患儿最可能的诊断是（　　）
    A. 风疹　　　　　　B. 麻疹
    C. 川崎病　　　　　D. 猩红热
    E. 药物过敏

136. 确诊本病最主要的检查项目是（　　）
    A. 血培养　　　　　B. 大便培养
    C. 咽拭子培养　　　D. 脑脊液培养
    E. 尿培养

137. 治疗本病首选的抗生素是（　　）
    A. 红霉素　　　　　B. 氯霉素
    C. 青霉素　　　　　D. 阿奇霉素
    E. 链霉素

患儿，4 岁，因阵发性咳嗽 5d 入院。病初有发热、咳嗽、流涕等症状，入院时已热退，咳嗽呈阵发性、痉挛性，夜间明显，双肺呼吸音稍粗，幼儿园有类似患儿。

138. 患儿最有可能的诊断是（　　）
    A. 百日咳　　　　　B. 肺结核
    C. 上呼吸道感染　　D. 鼻炎
    E. 气管异物

139. 患儿要想进一步确诊，需做下列哪项检查（　　）
    A. 胸片　　　　　　B. PPD 试验
    C. 血常规
    D. 鼻咽拭子细菌培养
    E. 血清学特异性 IgM 检测

患儿，9 岁，因发热、咽痛 5d 入院。查体：T 38.5℃，P 120 次 / 分，R 24 次 / 分，咽部红肿，扁桃体、腭弓及咽后壁可见片状光滑灰白色膜状物，不易拭去。患儿双侧颌下淋巴结肿大、有压痛。血常规：WBC 20×10^9/L，N 0.90。

140. 患儿最可能的诊断是（　　）
    A. 急性扁桃体炎　　B. 鹅口疮
    C. 咽白喉　　　　　D. 猩红热
    E. AIDS

141. 患儿同时伴有犬吠样咳嗽、声音嘶哑、吸气性呼吸困难，且进行性加重，喉镜检查喉部可见同样形态的膜状物，表明患儿同时伴有（　　）
    A. 鼻息肉　　　　　B. 喉白喉
    C. 霉菌性食管炎　　D. 喉结核
    E. 声带小结

142. 治疗本病应选择以下哪种药物（　　）
    A. 氯霉素　　　　　B. 红霉素
    C. 抗毒素　　　　　D. 抗毒素加青霉素
    E. 青霉素

患者，男，30 岁，1 周前到过鼠疫疫区，昨天出现高热、寒战，伴有咳嗽，初咳稀薄痰，今天转为泡沫样血痰，量多，伴有胸痛、呼吸急促。查体：T 40℃，P 125 次 / 分，BP 115/75mmHg，肺部可闻及散在细湿啰音，心脏与腹部未见异常。血常规：WBC 32×10^9/L，N 0.98。

143. 患者最可能的诊断是（　　）
    A. 大叶性肺炎　　　B. 肺结核
    C. 腺鼠疫　　　　　D. 肺鼠疫
    E. 败血症鼠疫

144. 目前最重要的处理措施是（　　）
    A. 在家输抗生素
    B. 转上级医院积极抢救
    C. 住呼吸科普通病房治疗
    D. 住单人病房隔离，家属可以探视
    E. 住单人病房严密隔离，严禁与任何人接触，医务人员严格做好防护

145. 治疗本病应首选的抗生素是（　　）
    A. 青霉素加链霉素
    B. 青霉素加庆大霉素

C. 青霉素加多西环素

D. 青霉素加四环素

E. 多西环素加庆大霉素

患者，男，30岁，3d前接触过一批新收到的皮毛，2d前突然出现咳嗽，无痰，伴发热，T 38℃，今日出现寒战，高热，T 40℃，咳嗽加重，咳血性痰，呼吸困难，发绀，HR 126 次/分，双肺可闻及湿啰音，测BP85/50mmHg。胸片示右侧胸腔积液。血常规：WBC 30×10^9/L，N 0.90。

146. 该患者最可能的诊断是（　　）

    A. 大叶性肺炎　　B. 肺结核

    C. 肺炭疽　　　　D. 肺鼠疫

    E. 败血症鼠疫

147. 确诊本病的检查项目是（　　）

    A. 血培养　　　　B. 脑脊液培养

    C. 痰涂片直接镜检　D. 尿涂片检查

    E. 血清学检查

148. 治疗本病首选的抗生素是（　　）

    A. 红霉素　　　　B. 氯霉素

    C. 链霉素　　　　D. 青霉素

    E. 庆大霉素

患者，男，40岁，牧民，疲乏、低热、出汗多1年，同时伴有双膝关节、双手指关节僵硬及疼痛，按关节炎治疗效果差，遂就诊。查体：T 37.5℃，双手指关节、双膝关节、踝关节均肿胀，心肺正常，腹软，肝肋下2cm，剑突下3.5cm，脾肋下1.5cm。血 WBC 3.0×10^9/L，L 0.50。

149. 患者最可能的诊断是（　　）

    A. 类风湿关节炎

    B. 风湿性关节炎

    C. 关节结核

    D. 布鲁菌病慢性期

    E. 布鲁菌病急性期

150. 确诊本病的检查项目是（　　）

    A. 血培养　　　　B. 血清学检查

    C. 关节液检查　　D. 尿液检查

    E. 大便检查

151. 治疗本病的主要药物是（　　）

A. 青霉素　　　　B. 利福平

C. 链霉素　　　　D. 红霉素

E. 利福平联合应用布氏杆菌菌苗

（四）B 型题

A. 痢疾志贺菌　　B. 福氏志贺菌

C. 鲍氏志贺菌　　D. 宋氏志贺菌

E. 志贺菌属

152. 我国目前发病率最高，易转为慢性的是（　　）

153. 我国发病率有上升趋势的是（　　）

    A. 发热，脐周间歇性绞痛、水样或黏液样便

    B. 不发热，无痛性腹泻，脱水

    C. 排暗红色果浆样大便，腥臭

    D. 发热，伴腹痛、腹泻、里急后重

    E. 呕吐、腹泻，黄水样便，病程短

154. 急性菌痢特征是（　　）

155. 阿米巴痢疾（　　）

156. 弯曲菌肠炎（　　）

    A. 无痛性腹泻，排米泔水样便

    B. 腹痛腹泻，排果酱样便

    C. 发热、腹痛、腹泻，排黏液脓血便

    D. 发热、腹痛、腹泻，排血水样便

    E. 发热、腹痛、腹泻，排黄色水样便

157. 急性菌痢特点（　　）

158. 霍乱特点（　　）

159. 阿米巴痢疾特点（　　）

    A. 大量盐丢失

    B. 钾盐大量丧失

    C. 大量失水

    D. 大量碳酸氢根丢失

    E. 大量失钙

160. 霍乱引起鼓肠、心律失常的原因为（　　）

161. 引起代谢性酸中毒的是（　　）

162. 引起腓肠肌痉挛的是（　　）

163. 引起声音嘶哑的是（　　）

    A. 动物内脏、蛋品、肉类

    B. 油脂类食品

    C. 罐头食品、面酱

    D. 咸菜、咸鱼、腌肉

E. 淀粉食品、奶制品

164. 能引起副溶血性弧菌食物中毒的常见食品为（　　）

165. 能引起肉毒杆菌食物中毒的常见食品为（　　）

166. 能引起金黄色葡萄球菌食物中毒的常见食品为（　　）

167. 能引起沙门菌食物中毒的常见食品为（　　）

    A. 乙脑

    B. 流脑

    C. 中毒性痢疾

    D. 结核性脑膜炎

    E. 格林 - 巴利综合征

168. 脑脊液外观毛玻璃样，白细胞数升高，（50～1000）×10⁶/L，以淋巴细胞升高为主，蛋白显著升高，糖、氯化物明显降低，见于（　　）

169. 脑脊液外观混浊，白细胞数明显升高（>1000×10⁶/L），以中性粒细胞升高为主，蛋白升高，糖及氯化物降低，见于（　　）

170. 脑脊液外观无色透明，白细胞数升高（50～500）×10⁶/L，以中性粒细胞升高为主，蛋白稍升高，糖及氯化物正常，见于（　　）

171. 脑脊液外观无色透明，白细胞数为8×10⁶/L，蛋白正常，糖及氯化物改变不明显，见于（　　）

    A. 流行性脑脊髓膜炎

    B. 麻疹

    C. 幼儿急疹

    D. 水痘

    E. 猩红热

172. 全身症状轻微，热退疹出，见于（　　）

173. 红色斑丘疹，疹间皮肤正常，见于（　　）

174. 红斑疹、丘疹、疱疹及结痂，见于（　　）

175. 皮肤弥漫性充血基础上针尖大小猩红色丘疹，见于（　　）

176. 皮肤瘀斑、瘀点，见于（　　）

    A. 百日咳　　　　B. 大叶性肺炎

    C. 肺结核　　　　D. 上呼吸道感染

    E. 支气管炎

177. 高热，咳铁锈色痰，肺部可闻及湿啰音，胸片见右肺中叶实变。血 WBC 20×10⁹/L，N 0.9，见于（　　）

178. 咳嗽，乏力，盗汗，肺部无阳性体征，胸片可见斑片状密度增高影。痰抗酸杆菌阳性，见于（　　）

179. 病程 1 个月，阵发性痉挛性咳嗽，伴吸气末鸡鸣样吼声，肺部无阳性体征，见于（　　）

180. 低热，咽痛，流泪，打喷嚏，肺部无阳性体征，1 周痊愈，见于（　　）

    A. 咽白喉　　　　B. 鼻白喉

    C. 喉白喉　　　　D. 猩红热

    E. AIDS

181. 体温 39℃，咽部红肿，扁桃体上可见灰白色分泌物，见于（　　）

182. 体温 37℃，鼻塞，流血性浆液性鼻涕，上唇糜烂，见于（　　）

183. 犬吠样咳嗽，声音嘶哑，吸气性呼吸困难，可见三凹征，见于（　　）

184. 体温 39℃，扁桃体上可见黄色脓性分泌物，全身皮肤潮红，并可见密集的猩红色皮疹，见于（　　）

185. 长期发热，口腔内可见毛状白斑，抗 HIV 阳性，见于（　　）

    A. 伤寒　　　　B. 流脑

    C. 鼠疫　　　　D. 肾综合征出血热

    E. 败血症

186. 寒颤高热，腹股沟淋巴结红肿疼痛，皮肤有出血点，血 WBC 明显升高，中性粒细胞升高，见于（　　）

187. 发热，头痛，呕吐，皮肤有出血点，脑膜刺激征阳性，脑脊液白细胞及蛋白明显增高，血 WBC 明显升高，中性粒细胞升高，见于（　　）

188. 持续发热，肝脾大，相对缓脉，皮肤可

见玫瑰疹，血白细胞总数降低，见于（　　）

189. 发热 1 周，皮肤有出血点，昨天曾有一过性休克，目前少尿，尿蛋白阳性，血 WBC 明显升高，可见异形淋巴细胞，见于（　　）
   A. 炭疽
   B. 布鲁菌病
   C. 腺鼠疫
   D. 肺鼠疫
   E. 肾综合征出血热

190. 患者，牧民，与病牛有接触史，手上有创口，皮肤呈黑色焦痂，血白细胞总数及中性粒细胞均增高，见于（　　）

191. 患者，牧民，接触过流产的羊，波浪形发热，关节痛，肝脾大。血白细胞总数正常，淋巴细胞增高，见于（　　）

192. 患者，农民，有与死鼠接触史，高热，寒颤，腹股沟淋巴结肿大，疼痛剧烈，血白细胞总数及中性粒细胞均增高，并可见中毒颗粒，见于（　　）

193. 患者，建筑工人，有与野鼠接触史，发热，皮肤可见出血点，尿少，尿蛋白阳性，血白细胞总数增高，可见异形淋巴细胞，见于（　　）

194. 患者，男，接触过死鼠，高热，寒颤，咳嗽，咳大量泡沫样血痰，胸痛，血白细胞总数及中性粒细胞均增高，见于（　　）

（五）X 型题

195. 下列哪些是伤寒常见的肠道并发症（　　）
   A. 肠出血　　　　B. 肠粘连
   C. 肠穿孔　　　　D. 肠套叠
   E. 坏死性肠炎

196. 在伤寒极期，典型临床表现是（　　）
   A. 玫瑰疹
   B. 稽留热
   C. 表情淡漠、听力减退
   D. 腹痛、腹胀、脾大

   E. 相对缓脉

197. 典型菌痢的临床表现有（　　）
   A. 神志不清　　　　B. 里急后重
   C. 黏液脓血便　　　D. 右下腹压痛
   E. 寒战、高热

198. 能提高大便痢疾杆菌培养阳性率的是（　　）
   A. 应用抗生素前取材
   B. 早期多次培养
   C. 床边接种培养
   D. 取脓血黏液培养
   E. 取粪质培养

199. 可作为判断幽门螺杆菌是否根除的检验方法有（　　）
   A. $_{13}$C 尿素酶呼气试验
   B. 快速尿素酶试验
   C. 血清抗幽门螺杆菌抗体检测
   D. 活组织幽门螺杆菌培养
   E. 组织学检查找幽门螺杆菌

200. 霍乱采用抗菌药物治疗的目的在于（　　）
   A. 退热
   B. 改变肠毒素所致的病理过程
   C. 减少腹泻量
   D. 缩短排菌时间
   E. 代替补液治疗

201. 霍乱在流行病学上较有意义的传染源是（　　）
   A. 典型患者　　　　B. 带菌者
   C. 暴发型患者　　　D. 轻型患者
   E. 重型患者

202. 霍乱常见的并发症为（　　）
   A. 急性肺水肿
   B. 急性心力衰竭
   C. 妊娠期患霍乱易导致流产
   D. 低钾综合征和酸中毒
   E. 急性肾衰竭

203. 关于胃肠型食物中毒，其临床特征有（　　）
   A. 相互传染
   B. 常为集体发病

C. 与季节无关

D. 潜伏期短，病程短

E. 表现为急性胃肠炎

204. 肉毒杆菌中毒的治疗措施包括（　　）

A. 对症治疗

B. 早期用多价抗毒血清

C. 清洁灌肠

D. 尽早用碱性液洗胃

E. 尽早用酸性液洗胃

205. 肉毒杆菌中毒的临床表现主要有（　　）

A. 软瘫　　　　B. 颅内压升高

C. 痉挛性瘫痪

D. 突然起病，以神经系统症状为主

E. 体温正常

206. 在我国引起流脑的脑膜炎奈瑟菌的菌群有（　　）

A. A 群　　　　B. B 群

C. C 群　　　　D. D 群和 E 群

E. W139 群

207. 普通型流脑败血症期的表现包括（　　）

A. 脑膜刺激征阴性 B. 脑脊液正常

C. 皮肤黏膜瘀点瘀斑

D. 发热

E. 剧烈头痛喷射状呕吐

208. 普通型流脑脑膜脑炎期可以有的表现是（　　）

A. 脑膜刺激征阴性

B. 脑脊液呈化脓性表现

C. 皮肤黏膜瘀点瘀斑

D. 发热嗜睡

E. 剧烈头痛喷射状呕吐

209. 暴发型流脑休克型特征性的表现是（　　）

A. 剧烈头痛喷射状呕吐

B. 脑脊液呈化脓性表现

C. 脑膜刺激征阳性

D. 皮肤黏膜瘀点瘀斑

E. 休克

210. 猩红热常见的并发症有（　　）

A. 脑炎　　　　B. 肺炎

C. 关节炎　　　　D. 肾炎

E. 心肌炎

211. 猩红热的临床表现有（　　）

A. 退疹后片状脱皮

B. 退疹后有色素沉着

C. 疹间皮肤正常

D. 咽峡炎

E. 皮肤弥漫性充血潮红

212. 猩红热化脓性并发症有（　　）

A. 中耳炎　　　　B. 中毒性肝炎

C. 心肌炎　　　　D. 乳突炎

E. 鼻窦炎

213. 治疗百日咳可以选用的抗生素有（　　）

A. 复方磺胺甲唑

B. 红霉素

C. 氯霉素

D. 链霉素

E. 利福平

214. 预防白喉的措施包括（　　）

A. 隔离治疗患者

B. 住所通风及紫外线照射

C. 3 个月婴儿开始注射百白破混合制剂

D. 7 岁时注射二联制剂加强

E. 与白喉密切接触的易感者用抗毒素被动免疫

215. 鼠疫的传播途径有（　　）

A. 鼠蚤叮咬传播　　B. 皮肤传播

C. 呼吸道传播　　　D. 血液传播

E. 消化道传播

216. 预防鼠疫的措施有（　　）

A. 灭鼠监测疫源地

B. 早发现患者并紧急上报

C. 患者分泌物排泄物严格消毒

D. 加强个人防护

E. 注射鼠疫杆菌活菌苗

217. 关于鼠疫的描述正确的是（　　）

A. 属甲类传染病　　B. 属乙类传染病

C. 属自然疫源性疾病

D. 传染性强

E. 无预防菌苗

218. 炭疽的传播途径包括（　　）
　　A. 接触传播
　　B. 吸血昆虫叮咬传播
　　C. 经呼吸道传播
　　D. 经消化道传播
　　E. 输血传播

219. 皮肤炭疽的特点有（　　）
　　A. 多见于上肢及面部皮肤
　　B. 形成黑而硬的焦痂
　　C. 局部皮肤有较大范围水肿
　　D. 病变区有瘙痒感，但无显著疼痛
　　E. 多不发热

220. 关于皮肤炭疽，正确的是（　　）
　　A. 最常见　　　　B. 大部分可以痊愈

　　C. 可留下瘢痕　　　D. 大部分预后差
　　E. 少数为恶性水肿型

221. 预防炭疽的措施有（　　）
　　A. 隔离治疗患者
　　B. 病畜尸体焚烧或深埋
　　C. 患者衣物消毒或焚烧
　　D. 对疫区进行消毒处理
　　E. 皮肤划痕接种减毒菌苗

222. 布鲁菌病的临床表现有（　　）
　　A. 波浪形发热
　　B. 游走性大关节炎
　　C. 睾丸炎等生殖系统症状
　　D. 腰骶神经根、肋间神经、坐骨神经痛
　　E. 肝脾淋巴结肿大

（陈吉刚　柯邵鹏）

第五章　螺旋体感染性疾病

第一节　钩端螺旋体病

●案例 5-1

患者，男，17 岁。7d 前出现畏寒、高热、头痛、全身乏力，自服"感冒药"无效；2d 前出现尿黄、尿量减少，约 600ml/d。查体：T 39.5℃，P 120 次 / 分，R 30 次 / 分，BP 100/70mmHg，皮肤巩膜明显黄染，双眼结膜充血，双侧腹股沟淋巴结肿大、压痛，心肺未发现异常，肝肋缘下 2cm，脾肋缘下 3cm。

问题：患者目前最可能的诊断是什么？为确诊需进一步做哪些检查？写出其诊断依据。需要与哪些疾病鉴别？如何进行治疗？

钩端螺旋体病（leptospirosis）简称钩体病，是由一组致病性钩端螺旋体（简称钩体）引起的自然疫源性急性传染病。猪和鼠类是主要传染源，经皮肤黏膜接触含钩体的水而感染。临床特点为起病急骤、高热、全身酸痛、眼结膜充血、明显腓肠肌压痛、浅表淋巴结肿大、出血倾向等，重者可并发肺弥漫性出血、肝肾功能衰竭、脑膜炎、心肌炎等。

【病原学】

钩体呈细长丝状，C 形或 S 形，有 12～18 个螺旋，一端或两端有钩，呈螺旋式运动，有较强穿透力。革兰染色阴性，在光学显微镜下镀银染色易查见（图 5-1）。在暗视野显微镜下，可见钩体沿长轴旋转运动。钩体外膜具有抗原性和免疫原性，其相应抗体为保护性抗体。钩体需氧，常用含兔血清培养基培养，用幼龄豚鼠腹腔内接种分离。在水和泥土可存活 1～3 个月，在干燥环境极易死亡。易被漂白粉、0.5% 苯酚、70% 乙醇、稀盐酸、肥皂水等杀死。

钩体全球有 24 个血清群、200 多个血清型。国内有 19 个血清群和 74 个血清型，常见的有黄疸出血群、波摩那群、犬群、流感伤寒群、七日热群等。我国北方以波摩那群为主；南方以黄疸出血群较多且毒力最强，是以黑线姬鼠为主要传染源的稻田型钩体病的主要菌群。除经典血

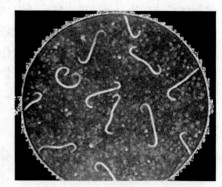

图 5-1　光学显微镜下的钩体

清分类外，应用单克隆抗体、核酸探针等技术进行分类和鉴定，快速、准确，对研究钩体致病力及发病机制有重要作用。钩体可从患者血、尿和脑脊液分离，其代谢产物和毒素具有致病作用。

【流行病学】

（一）传染源

鼠类和猪是本病主要传染源。鼠类以黑线姬鼠为主，所带钩体主要为黄疸出血群，为我国南方钩体病的主要传染源。猪所带钩体主要为波摩那群，是我国北方钩体病的主要传染源。

（二）传播途径

1. 接触疫水传播　秋收季节，野鼠，主要是黑线姬鼠在稻田活动，排出菌尿，农民收割时接触疫水，经破损的皮肤黏膜而感染发病。当暴雨冲流或洪水淹没时，钩体污染池塘、沼泽，引起雨水型或洪水型钩体病流行。

2. 接触病畜排泄物传播　屠宰工人、实验室工作人员因接触带菌的排泄物或血而感染。

3. 消化道传播　进食被鼠、猪的带菌尿液污染的食品、水而感染。

4. 母婴传播　患钩体病的孕妇可经胎盘感染胎儿。

（三）易感人群

本病普遍易感。感染或疫苗接种后，可产生同型钩体的持久免疫力，但不同型别之间无交叉免疫。新进入疫区的人群发病率极高，且病情重。

（四）流行特征

本病呈世界性流行。我国以南方和西南各省较为严重。主要流行于夏秋季。青壮年农民发病率较高，男性高于女性，亦见于儿童和野外工作者、渔民、矿工、屠宰感染等。流行形式为稻田型、洪水型及雨水型3个主要类型。我国南方以稻田型为主，北方呈洪水型暴发流行。

【发病机制与病理解剖】

（一）发病机制

钩体穿过破损的皮肤黏膜进入血液，形成钩体血症，在各组织器官生长繁殖引起严重的中毒症状及有关内脏病变。恢复期可出现免疫病理反应，引起眼及中枢神经系统等后发症。

（二）病理解剖

钩体病的基本病变是全身毛细血管中毒性损害。轻者只有全身中毒症状，重者有内脏及组织病变，以肝、肺、肾、心、脑、横纹肌、肾上腺等受损较严重。表现为肝大，肝细胞退行性变与坏死，间质水肿，有中性粒细胞浸润和星形细胞增殖，肝内胆管可有胆汁淤积。肺肿胀，弥漫性点片状出血，肺微血管广泛充血、白细胞浸润不明显。肺出血遍及全肺可发生弥漫性大出血死亡。肾小管呈退行性变与坏死或出血，间质水肿，可见钩体与单核细胞、淋巴细胞浸润和小出血灶。脑膜与脑可出现血管损伤和炎症浸润，表现为脑炎和脑膜炎。腓肠肌肿胀，横纹消失与出血。心肌纤维细胞肿胀，有灶性坏死，间质水肿、出血与单核细胞为主的炎性细胞浸润。损伤机制多为钩体毒素与组织器官相互作用或多种细胞因子参与发病过程。

【临床表现】

本病潜伏期7~14d。临床经过可分为早期、中期、后期3个时期。

（一）早期

早期（钩体败血症期）病程2~3d，为钩体血症阶段，为各型钩体病所共有。以早期中毒

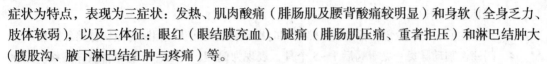

症状为特点，表现为三症状：发热、肌肉酸痛（腓肠肌及腰背酸痛较明显）和身软（全身乏力、肢体软弱），以及三体征：眼红（眼结膜充血）、腿痛（腓肠肌压痛、重者拒压）和淋巴结肿大（腹股沟、腋下淋巴结红肿与疼痛）等。

（二）中期

中期（器官损伤期）病程 3～10d，为症状明显阶段。其表现因临床类型而异。

1. 流感伤寒型（感染中毒型） 多数起病后出现早期中毒性症状群，无明显器官损害，是早期临床表现的继续，经治疗后热退或自然缓解，病程为 5～10d。流行期间最多见。但较重者，起病急骤、高热、烦躁、谵妄、昏迷、抽搐，甚至发生呼吸和循环衰竭等危象。

2. 肺出血型 是无黄疸钩体患者常见的死亡原因，肺出血症状多发生在病后 2～5d。

（1）轻度肺出血型：咳嗽伴血痰或咯血，无呼吸困难与发绀。肺部可闻少许湿啰音，X 线胸片提示肺纹理增多、点状及小片状阴影，经及时适当治疗后较易痊愈。

（2）肺弥漫性出血型：临床表现为气促、心悸与窒息感，多有不同程度咯血，呼吸、脉搏增快，出现奔马律，双肺较多湿啰音，发热及中毒症状进行性加重。X 线胸片见双肺广泛点片状阴影。危重时极度烦躁不安，昏迷，显著发绀，呼吸不规则，双肺布满湿啰音。大量咯血，继而可在口鼻涌出不凝泡沫状血液，迅速窒息死亡。

3. 黄疸出血型 曾称外耳病（Weils disease）。临床表现于病程 4～8d 后出现黄疸、出血倾向和肾损害为特征。根据病情轻重分为轻、中、重三型。

（1）轻度：食欲减退、厌油、上腹部不适，无明显出血表现。轻度黄疸，血清总胆红素<85μmol/L，ALT 升高；尿蛋白阳性，可见红细胞、白细胞与管型。

（2）中度：消化道症状明显，伴有皮肤黏膜瘀点、鼻出血等出血倾向，中度黄疸，血清胆红素在 85～170μmol/L，ALT 升高；尿蛋白阳性，可见红细胞、白细胞与管型。

（3）重度：消化道症状重，出血倾向也较重（皮下瘀斑、鼻出血、呕血与便血），尿少，重度黄疸。血清胆红素＞170μmol/L，肝功能及凝血功能检查均明显异常。尿蛋白强阳性，有较多红细胞、白细胞及管型。严重者发生酸中毒、尿毒症、肝性脑病。死亡原因有急性肝肾功能衰竭、严重出血。

4. 脑膜脑炎型 以脑膜炎或脑炎表现为特点，在起病后 2～3d 出现头痛加重，烦躁、恶心呕吐，颈有抵抗感，凯尔尼格征阳性等脑膜炎，以及嗜睡、神志不清、谵妄、瘫痪、抽搐和昏迷等脑炎表现。重者可发生脑水肿、脑疝与呼吸衰竭等。脑脊液检查：压力增高，蛋白稍增加，白细胞多在 500×10⁶/L 以下，以淋巴细胞为主，糖、氯化物正常，脑脊液钩体培养阳性率较高。以脑膜炎表现为主者，预后较好；以脑炎表现为主者，预后较差。

5. 肾衰竭型 钩体发生肾损害主要表现为蛋白尿和少量细胞和管型。仅严重者出现氮质血症，少尿和无尿，甚至肾衰竭。多数肾功能不全均并发于黄疸出血型患者，为致死的主要原因。单独肾衰竭型较少见。

（三）后期

后期（恢复期或后发症期）多数患者经 2 周左右热退后痊愈，但少数在发热消退恢复后可能出现后发症。

1. 后发热 是迟发型变态反应。发生在经治疗或病情自然缓解 1～5d 后，发热 38℃左右，持续 1～2d 消退。血嗜酸性粒细胞增多。

2. 眼后发症 于热退 1 周至 1 个月左右，表现为巩膜炎、球后神经炎或玻璃体混浊，以虹膜睫状体炎、脉络膜炎或葡萄膜炎为多见。有怕光、眼红、眼痛及视力模糊等症状，大多数预后良好，但反复发作可引起失明。

3. 反应性脑膜炎 少数患者在后发热期同时出现脑膜炎症状；但脑脊液钩体培养阴性。

4. 闭塞性脑动脉炎 见于病后 1~5 个月，表现为偏瘫、失语、反复短暂肢体瘫痪。脑血管造影表现为脑基底部多发性动脉狭窄。

【实验室检查】

（一）常规检查

1. 血常规 白细胞总数和中性粒细胞略高或正常，血沉增高。

2. 尿常规 大多数患者有轻度蛋白尿，镜检可见红细胞、白细胞或管型。

（二）病原学检查

1. 病原体检查 病程早期可从患者血、尿、脑脊液经差速离心后，用暗视野法检查钩体。也可在发病 1 周内抽血接种于柯氏培养基，培养 1~8 周阳性率 20%~70%，由于培养时间长，对急性期患者帮助不大。

2. 分子生物学检查 应用 PCR 法可特异、敏感、简便、快速检测全血、血清、脑脊液、尿液的钩体 DNA。适于钩体病发生血清转换前的早期诊断。

（三）血清学检查

1. 显微凝聚试验（MAT） 检查血清特异性抗体，多在病后 1 周阳性，逐渐增高，以超过 1∶400 效价为阳性。流行区常以 2 周间隔时间，效价增高 4 倍以上为阳性。阳性可确定诊断。

2. ELISA 特异性和敏感性均高于 MAT，用于检测钩体 IgM 抗体，对早期诊断有重要价值。

【诊断与鉴别诊断】

（一）诊断依据

1. 流行病学资料 流行地区、流行季节、易感者在近期（20d 内）有疫水接触史。

2. 临床表现 急性起病且有三症状（发热、酸痛、全身软）和三体征（眼红、腿痛、淋巴结肿大）的早期中毒症候群者；或并发肺出血、黄疸、肾损害、脑膜脑炎等。

3. 实验室检查 特异性血清学检查或病原学检查等阳性。

（二）鉴别诊断

1. 流感伤寒型应与败血症、伤寒等鉴别 败血症有局部感染灶，结膜充血和腓肠肌压痛少见，血、骨髓培养有细菌生长。伤寒体温呈阶梯状上升，血白细胞减少。血、骨髓培养有伤寒杆菌生长，肥达反应阳性。

2. 黄疸出血型应与下列疾病鉴别

（1）肾综合征出血热：流行以 10~12 月份为高峰，无疫水接触史，结膜充血伴有明显水肿，皮肤出血多位于腋下等处，早期尿蛋白显著，且有"三红""三痛"表现和五期经过。

（2）急性黄疸型病毒性肝炎：起病缓，消化道症状突出，肝区胀痛，肝功能损害显著，肝炎病毒标志物检测阳性。

（3）急性溶血性贫血：急起寒战、高热、尿呈酱油色，病前有吃蚕豆或使用某些药物的病史，血红蛋白及红细胞降低，网织红细胞增多，无出血倾向及肌肉疼痛、压痛等。

3. 肺出血型应与下列疾病鉴别

（1）肺结核和支气管扩张咯血：曾有结核病和支气管扩张病史，咳嗽和咯血，但多无急性发热等中毒症状，X线检查可见肺结核阴影和支气管扩张影像。

（2）大叶性肺炎：多发生于寒冷季节，急起畏寒、高热、胸痛、咳嗽、咳铁锈色痰。有肺实变征，血白细胞及中性粒细胞显著增多，胸部X片见大片阴影。

4. 脑膜脑炎型应与各种脑膜炎鉴别　化脓性脑膜炎、病毒性脑炎和结核性脑膜炎无疫水接触史，全身酸痛、腓肠肌压痛等不显著，无结膜充血和腹股沟淋巴结肿大。脑脊液检查、病原体分离和血清学检查对鉴别有帮助。

【治疗】

对各型钩体病强调早期发现、早期诊断、早期治疗和就地抢救为原则。

（一）病原治疗

1. 青霉素　为首选药物，有直接杀死病原体的作用。成人剂量为40万U，每6～8h肌注1次，疗程7d。但其治疗首剂后发生赫氏反应者较多。为减少赫氏反应，宜采用小剂量、分次给药方案，即青霉素首剂5万U肌注，4h后再肌注5万U，再过4h才开始给予20万～40万U肌注，每6～8h肌注1次，至热退后3d，疗程7d。

赫氏反应：是一种青霉素治疗后加重反应，多在首剂青霉素治疗后半小时至4h发生，是由大量钩体被青霉素杀灭裂解后释放钩体毒素所致，青霉素剂量较大时较易发生。表现为寒战、高热、头痛、全身痛、心率和呼吸增快，原有症状加重，部分出现体温骤降，四肢厥冷，可持续30min至1h。重危者大出血时，可先静滴氢化可的松及肌注镇静剂。等病情稳定后再给予青霉素治疗，以避免赫氏反应诱发大出血。

2. 庆大霉素　适用于对青霉素过敏者的治疗。成人8万U肌注，8h 1次，疗程7d。

3. 四环素　0.5g，每6h口服1次，疗程为5～7d。

（二）一般治疗

本病早期卧床休息，给予易消化、高热量饮食，维持水、电解质平衡，补充维生素，高热者酌情给予物理降温，并加强病情观察和护理。

（三）对症治疗

1. 赫氏反应　尽快用镇静剂及肾上腺皮质激素，HR超过140次/分，可适当使用强心剂。

2. 肺弥漫性出血型　适量镇静剂；及早用氢化可的松静滴；酌情用强心剂，如毒毛旋花子苷K；应用抗生素；止血、吸氧等。

3. 黄疸出血型　除用青霉素外，加强护肝、解毒、止血治疗，可参考急性黄疸型肝炎治疗。有肾衰竭，注意维持水、电解质、酸碱平衡，及时采用血液透析、腹膜透析治疗。

4. 脑膜脑炎型　除应用青霉素外，可参考流行性乙型脑炎的治疗。

（四）并发症治疗

1. 发热、反应性脑膜炎　采取简单对症治疗，短期即可缓解。

2. 眼并发症　使用青霉素同时扩瞳、热敷，可的松滴眼或结膜下注射氢化可的松，口服维生素及血管扩张药等。

3. 闭塞性脑动脉炎　大剂量青霉素联合肾上腺糖皮质激素治疗，辅以血管扩张药物等。如有瘫痪，可采用针灸、推拿等康复治疗。

【预防】

灭鼠、防鼠、管理好猪、犬及注射钩体疫苗是减少发病和防止流行的关键。

（一）管理传染源

1. 灭鼠　野鼠是稻田型钩体病流行的主要传染源，应因地制宜采用各种方法消灭田鼠。

2. 猪的管理　开展圈养积肥，不让猪粪、尿污染阴沟、稻田、河流、水井等水源，在流行区加强病畜检查和治疗，对猪预防接种。

3. 犬的管理　消灭野犬，栓养家犬或不养犬。

（二）切断传播途径

1. 改造疫源地　开沟排水，消除死水；防洪排涝，收割前放干田中积水。

2. 环境卫生和消毒　牲畜饲养地和屠宰场应搞好环境卫生和消毒工作。

3. 注意防护　流行地区、流行季节，避免在池塘、水沟中嬉戏、游泳、捕鱼，工作需要时，可穿长筒橡胶鞋，戴橡皮手套。

（三）保护易感人群

1. 预防接种　在钩体流行的地区可采用多价钩体疫苗接种，对易感人群在钩体流行前1个月完成疫苗接种，1个月后产生免疫力，可维持1年。

2. 药物预防　对高度怀疑已受钩体感染者，可每天肌注青霉素80万~120万U，连续2~3d，或口服多西环素200mg，每周1次。

第二节　莱　姆　病

● 案例5-2

患者，男，30岁。3周前被蜱叮咬，4d前出现发热，伴全身肌肉疼痛，小腿胀痛。查体：T 40℃，双眼睑轻度水肿，四肢游走性环形红斑，大小约2cm×2cm，逐渐扩大。躯干背侧隐约可见3颗米粒小、压之褪色的淡红色皮疹。心肺腹正常，脑膜刺激征、病理反射阴性。血常规：WBC 5.6×10⁹/L，N 0.68，L 0.28。

问题：患者目前最可能的诊断是什么？为确诊需进一步做哪些检查？写出其诊断依据。需要与哪些疾病鉴别？如何进行治疗？

莱姆病（Lyme disease）是由蜱传伯疏螺旋体引起的自然疫源性疾病，临床上表现为皮肤、神经、关节、心脏等多器官多系统的损害。

【病原学】

伯氏疏螺旋体具有稀疏的螺旋5~10个，两端较细，螺距2.1~2.4μm，菌体长，革兰染色阴性，吉姆萨染色着色良好。微需氧，在牛血清蛋白或兔血清的培养基生长良好。伯氏疏螺旋体在低温、潮湿的环境抵抗力强，但对热、干燥、一般化学消毒剂敏感。

【流行病学】

（一）传染源

鼠类是主要传染源和保存宿主。主要是黑线姬鼠、大林姬鼠、黄鼠、白足鼠等。30余种野生哺乳类动物，19种鸟类和多种家畜也可作为保存宿主。患者仅在感染早期血液存在伯氏疏螺旋体，作为传染源的意义不大。

（二）传播途径

人和易感动物主要因携带伯氏疏螺旋体的蜱类叮咬而感染发病，也可因蜱粪污染伤口而传播。患者早期血中存在伯氏疏螺旋体，输血有传播的可能性。

（三）易感人群

本病普遍易感，无性别年龄差异。人体感染后可分为显性和隐性感染，两者血清均可检出IgM和IgG抗体。血清IgG抗体可长期存在，但对人体无保护作用，可反复感染。

（四）流行特征

本病呈世界性流行。我国主要流行于东北、内蒙古自治区和西北林区。全年均可发病，6～10月份发病较多，6月份最明显。青壮年居多，发病与职业有关，室外工作人员患病的危险性较大。

链接

与蜱吸血相关的疾病

硬蜱背上有硬壳，没有硬壳的为软蜱，多藏在山岳草丛中或寄生在动物身上。蜱虫不仅在生长发育的每一阶段都要吸血，而且要长时间大量吸血。硬蜱吸血一次可达几天，软蜱也常常要吸血数分钟至1h以上，吸饱血的蜱体积可比吸血前胀大几倍至几十倍，雌硬蜱甚至可达100多倍。主要吸动物血。人进入山林草丛或接触寄生动物等偶然的情况下跳到人身上吸血，吸人血的蜱虫多为幼虫，也可是成虫。已知蜱可携带多种病原微生物，可引起森林脑炎、蜱传出血热、Q热、蜱传斑疹伤寒、野兔热、莱姆病、人粒细胞无形体病、巴尔通体感染等疾病。蜱传疾病极少发生人传人现象，但接触含有较大量病原的血液或分泌液，有可能感染发病。

【发病机制与病理解剖】

伯氏疏螺旋体随蜱类叮咬吸血而进入人体，随血液和淋巴液至体内各部位，诱发复杂的炎症反应。从皮肤红斑、血液、脑脊液、关节液及其他组织器官均可检出螺旋体。发病机制与螺旋体的直接作用及机体异常的免疫应答有关。慢性红斑组织切片仅见上皮增生，轻度角化伴单核细胞浸润及表皮层水肿，无化脓性或肉芽肿反应。关节炎者可见滑膜囊含淋巴细胞和浆细胞。神经系统和心脏受累短暂。

【临床表现】

本病潜伏期3～20d，平均9d。典型莱姆病分3期，各期症状可单独或同时出现。

（一）第一期

第一期（局部皮肤损害期）主要表现为皮肤慢性游走性红斑。游走性红斑、慢性萎缩性肢端皮炎和淋巴细胞瘤是莱姆病皮肤损害的三大特征。皮肤损害初起常见于被蜱叮咬处出现一个红色斑疹或丘疹，分布在肢体近端或躯干，如大腿、臀部、腹股沟或腋下等处。1周后逐渐扩大而形成平均直径15cm以上的环形红斑，中心稍变硬，外周红色，边界不清。局部可有灼热和痒感。病初常有寒战、发热、头痛、颈痛、恶心、呕吐、乏力等，局部或全身淋巴结肿大。皮肤病变可自行消失。

（二）第二期

第二期（播散感染期）发病数周或数月后，患者可出现中枢神经系统和心血管系统的损害。

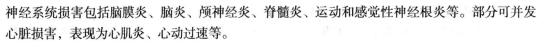

神经系统损害包括脑膜炎、脑炎、颅神经炎、脊髓炎、运动和感觉性神经根炎等。部分可并发心脏损害，表现为心肌炎、心动过速等。

（三）第三期

第三期（持续感染期）多数患者发生急性关节病，通常在皮肤损害发生后大约 4 周开始出现关节炎，表现为关节肿胀、疼痛，活动受限，常呈游走性，多侵犯大关节，如膝关节、肘关节、肩关节、髋关节等，小关节也可受累，常反复发作。慢性萎缩性肢端皮炎是莱姆病晚期的皮肤损害，好发于前臂或小腿皮肤，初为皮肤微红，数年后皮肤萎缩、硬化。主要见于老年妇女。

【实验室检查】

本病血沉增快，血清免疫吸附试验荧光抗体或酶联免疫吸附试验特异性 IgM 抗体阳性，组织、体液中分离出伯氏疏螺旋体。

【诊断】

本病可归纳为 3 项：①流行病学资料，在发病前 1 个月到过疫区并有疫区暴露史或蜱叮咬史；②临床资料，出现早期皮损（慢性游走性红斑）；③实验室检查，从感染组织或体液中检测到特异性抗原或分离到伯氏疏螺旋体，血液、脑脊液等检测出特异性 IgM 或 IgG 抗体。

本病有流行病学史，并有游走性红斑或至少有一种晚期症状并经实验室证实才能诊断为莱姆病。非疫区病例，必须具有游走性红斑或两种以上晚期表现症状并经实验室证实才可诊断。

【治疗】

（一）病原学治疗

本病早期及时给予抗生素治疗，可使典型的游走性红斑迅速消失，可防止后期主要并发症。

1. 第一期　成人：采用多西环素 0.1g，2 次 / 天，或红霉素 0.25g，4 次 / 天口服。儿童：用阿莫西林 50mg/（kg·d），分 4 次服，或用红霉素。疗程 10～21d。应注意发生赫氏反应。

2. 第二期　患者出现脑膜炎时，给予青霉素 2000 万 U/d 以上静滴，疗程 10d。

3. 第三期　晚期有严重心脏、神经、关节损害时，使用青霉素，2000 万 U/d，静滴，也可用头孢曲松钠 2g，1 次 / 天，疗程 10～21d。

（二）对症治疗

本病应卧床休息，注意补充液体，对发热、皮肤损害有疼痛者，可适当使用解热止痛剂。高热、全身症状重者，可用肾上腺皮质激素。

【预防】

防止蜱类叮咬，尤其是蜱类活动旺季和发病高峰季节进入疫区时，更应加强个人防护。蜱类叮咬后，可预防性使用抗生素，以达到预防目的。近年，重组外表脂蛋白 A 莱姆病疫苗对流行区人群进行预防注射取得良好效果。

自 测 题

（一）A₁ 型题

1. 钩体病的主要传播途径是（ ）
   - A. 接触疫水传播
   - B. 血液传播
   - C. 消化道传播
   - D. 母婴传播
   - E. 飞沫传播

2. 钩体病的主要传染源是（ ）
   - A. 鼠类和猪
   - B. 鼠类和狗
   - C. 患者
   - D. 病原携带者
   - E. 牛

3. 钩体病最常见的临床类型是（ ）
   - A. 流感伤寒型
   - B. 肺出血型
   - C. 脑膜脑炎型
   - D. 黄疸出血型
   - E. 肾衰竭型

4. 黄疸出血型钩体病的常见死亡原因是（ ）
   - A. 肝衰竭
   - B. 上消化道大出血
   - C. 肺大出血
   - D. 呼吸衰竭
   - E. 肾衰竭

5. 钩体病的易感人群是（ ）
   - A. 牧民
   - B. 渔民
   - C. 农民
   - D. 兽医
   - E. 野外工作者

6. 治疗钩体病首剂使用大剂量青霉素后可出现（ ）
   - A. 过敏性休克
   - B. 呼吸衰竭
   - C. 肾衰竭
   - D. 弥漫性肺出血
   - E. 赫氏反应

7. 莱姆病的病原体是（ ）
   - A. 回归热包柔螺旋体
   - B. 伯氏疏螺旋体
   - C. 立克次体
   - D. 钩端螺旋体
   - E. 杜通包柔螺旋体

8. 莱姆病的主要传染源是（ ）
   - A. 患者
   - B. 鼠类
   - C. 带菌者
   - D. 家禽
   - E. 鸟类

9. 莱姆病的主要临床特征（ ）
   - A. 发热，关节痛
   - B. 发热，淋巴结肿大，腓肠肌痛，充血性皮疹
   - C. 关节炎
   - D. 慢性游走性红斑，心脏神经系统及关节病变
   - E. 慢性游走性红斑，肌肉关节痛，酒醉貌

10. 关于莱姆病的流行特征的描述错误的是（ ）
    - A. 有季节高峰
    - B. 青壮年发病多见
    - C. 与职业无关
    - D. 无性别差异
    - E. 全年均可发病

（二）A₂ 型题

11. 患者，男，34 岁，农民，因畏寒、发热、全身酸痛、明显乏力、下肢疼痛不能行走 2d 入院。病前 1 周曾收割水稻。体检：T 39℃，P 105 次/分，R 26 次/分，眼结膜充血，双侧腹股沟淋巴结肿大，如蚕豆大小，有压痛。心肺无异常。诊断首先考虑（ ）
    - A. 肾综合征出血热
    - B. 流行性感冒
    - C. 钩体病
    - D. 登革热
    - E. 伤寒

12. 患者因硬蜱叮咬后 12d，发热 2d 就诊。12d 前发现头右枕部有一绿豆大小肿物，颈部肿胀，曾在当地就诊，在头部肿物处发现一硬蜱，拔除后予伤口局部清创处理，未作其他治疗。4d 前颈部肿胀持续加重，经院外输液治疗稍有好转，但 2d 前开始发热，体温达 38.3℃，头右枕部可见约 3.0cm×5.0cm 的红斑。患者最可能的诊断是（ ）
    - A. 恙虫病
    - B. 风湿病
    - C. 莱姆病
    - D. 急性淋巴结炎

E. 皮肤软组织感染

（三）A₃ 型题

患者，男，17 岁，当地为钩体病疫区，有疫水接触史。7d 前出现畏寒、高热、头痛、全身乏力。自服感冒药无效。2d 前出现尿黄、尿量减少，约 600ml/d。体检：T 39.5℃，P 120 次 / 分，R 30 次 / 分，BP 100/70mmHg，皮肤黄染，双眼结膜充血，双侧腹股沟淋巴结肿大、压痛，心肺正常，肝肋缘下 2cm，脾肋缘下 3cm。ALT 120IU/L，血清胆红素 360μmol/L，其余检查正常。

13. 患者最可能的诊断是（　　）
    A. 病毒性肝炎
    B. 钩体病黄疸出血型
    C. 肾综合征出血热
    D. 伤寒
    E. 急性溶血性贫血

14. 患者肌注青霉素 15min 后，出现寒战、高热，头痛全身痛加重，呼吸急促，T 41℃，R 40 次 / 分，HR 146 次 / 分，BP 80/60mmHg，双肺可闻及湿啰音，首先应考虑哪种可能性（　　）
    A. 青霉素过敏反应　B. 合并败血症
    C. 合并肺炎　　　　D. 赫氏反应
    E. 合并感染性休克

15. 此时，正确的处理措施是（　　）
    A. 停用青霉素
    B. 用抗生素
    C. 抗休克
    D. 用镇静剂、肾上腺皮质激素及强心剂
    E. 用止痛剂

患者，女，53 岁。3 周前曾在边境考察，有蜱虫叮咬史。10d 前出现全身乏力、发冷、发热，前臂及脚踝皮疹伴腹痛、腹泻，时轻时重，服用感冒药未能缓解。左腿脚踝处出现肿胀、瘙痒及疼痛，行走困难，全身浅表淋巴结肿大。血常规正常，未检出疟原虫及诺如病毒。

16. 患者最有可能的诊断是（　　）
    A. 血吸虫病　　　　B. 伤寒
    C. 钩端螺旋体病　　D. 肾综合征出血热
    E. 莱姆病

17. 对患者进行治疗，可选用哪种抗菌药物（　　）
    A. 链霉素　　　　　B. 多西环素
    C. 环丙沙星　　　　D. 利福平
    E. 阿米卡星

（四）B 型题

　　A. 流感伤寒型　　B. 黄疸出血型
　　C. 肾衰竭型　　　D. 脑膜脑炎型
　　E. 肺弥漫性出血型

18. 钩体病病情发展迅速，可引起窒息死亡的临床类型是（　　）

19. 并发急性肾衰竭致死的临床常见类型是（　　）

（五）X 型题

20. 钩体病早期临床表现为（　　）
    A. 高热、乏力　　　B. 恶心、呕吐
    C. 眼结膜充血　　　D. 腓肠肌压痛
    E. 淋巴结肿大

21. 钩体病的中期，根据器官损害的不同，可分为（　　）
    A. 流感伤寒型　　　B. 黄疸出血型
    C. 肾衰竭型　　　　D. 脑膜脑炎型
    E. 肺出血型

（柯邵鹏）

第六章　原虫感染性疾病

第一节　阿米巴病

●案例 6-1

患者，男，40岁，农民。因右下腹痛腹泻 20d 入院。大便 5～8 次／天，解暗红色果浆样便，量多，有腥臭味，无发热及里急后重。当地医生给予喹诺酮类药物治疗 5d 无明显好转。大便常规：暗红色，含血和黏液。WBC 1 个／HP，RBC 3 个／HP，发现夏科－莱登结晶。

问题：患者目前最可能的诊断是什么？为确诊需进一步做哪些检查？写出其诊断依据。需要与哪些疾病鉴别？如何进行治疗？

阿米巴病（amebiasis）是溶组织内阿米巴（Entamoeba histolytica）感染人体所致的一种寄生虫病。根据病变部位和临床表现不同，分为肠阿米巴病和肠外阿米巴病。肠阿米巴病的主要病变部位在结肠，表现为痢疾样症状；肠外阿米巴病的病变可发生在肝、脑和肺，表现为各脏器的脓肿。

一　肠阿米巴病

肠阿米巴病（intestinal amebiasis）是由溶组织内阿米巴感染所引起的肠道疾病，病变多见于近端结肠和盲肠，典型表现为腹痛、腹泻、黏液血便等痢疾样症状，又称阿米巴痢疾。非典型表现为无症状或阿米巴瘤、阿米巴阑尾炎等。易复发转为慢性，可导致肠外并发症。

【病原学】

溶组织内阿米巴生活史有滋养体和包囊二期。

（一）滋养体

滋养体（trophozoite）按其形态分为大滋养体和小滋养体，寄生于结肠壁内或肠腔内，以二分裂法繁殖。大滋养体直径为 20～40μm，具有侵袭与破坏组织的能力，多见于急性患者的粪便和病灶组织中，又称组织型滋养体。当宿主免疫功能良好或环境不利时可变为小滋养体，直径为 6～20μm，无明显侵袭能力，不吞噬红细胞，寄生于结肠腔，又称肠腔型滋养体。小滋养体为大滋养体和包囊的中间型，当宿主免疫功能及肠道环境恢复正常时，形成包囊。滋养体抵抗力弱，在体外极易死亡，且易被胃酸杀灭，无传播作用。

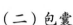
（二）包囊

包囊（cyst）呈圆球形，直径 10～16μm，外周为透明的囊壁，内含 1～4 个核，中央有核仁。成熟的 4 核包囊有感染性，起传播作用。包囊对外界抵抗力较强，粪便能存活 2 周以上，在水中能存活 5 周，普通饮水消毒的余氯浓度无杀灭作用，但加热至 50℃数分钟即可杀死。10% 苯酚、50% 乙醇可杀死包囊。

【流行病学】

（一）传染源

凡粪便中排出阿米巴包囊的宿主均为传染源，以无症状排包囊者最为重要，其次是慢性和恢复期患者。急性期患者多排出滋养体，不成为传染源。

（二）传播途径

本病主要通过被包囊污染的食物、水等经口感染，苍蝇和蟑螂也起到一定的传播作用。

（三）易感人群

本病普遍易感，感染后产生特异性抗体较少，重复感染多见。

（四）流行特征

本病遍及全球，以热带、亚热带地区多见。感染率与当地经济条件、卫生状况、生活环境和饮食习惯有关。通常以青壮年感染率高，男性多于女性，农村高于城市，夏秋季多见。

【发病机制与病理解剖】

（一）发病机制

成熟包囊被吞食后，囊壁被肠液消化，滋养体脱囊而出，分裂繁殖，随粪便下降至盲肠或结肠等部位，以细菌和食物残渣为营养。机体情况良好，滋养体变为包囊，成为无症状排包囊者。当原虫侵袭力强，机体营养不良、感染、肠道功能紊乱、肠壁受损时，小滋养体可侵入肠壁发育成大滋养体。大滋养体在黏膜下层繁殖、扩散，释放多种酶，引起组织溶解性坏死，并不断向纵深发展，形成局限性脓肿。肠组织内的滋养体可随血流进入肝、肺、脑等部位，引起栓塞和梗死，以及迁徙性感染，造成脏器液化和脓肿形成；亦可随坏死组织落入肠腔，随粪便排出体外。

（二）病理解剖

本病病变主要在结肠，也可累及盲肠、直肠、阑尾和回肠末端。病变初期为细小的散在性浅表糜烂，继而形成较多孤立而色泽较浅的小脓肿，破溃后形成边缘不整、口小底大的烧瓶样溃疡，基底为黏膜肌层，可排出棕黄色坏死物质，内含溶解的细胞碎片、黏液和阿米巴原虫，出现痢疾样症状。溃疡自针帽大小至 3～4cm，呈圆形或不规则，溃疡间黏膜大多完好。病灶周围炎症较轻，当继发细菌感染时，黏膜可广泛充血水肿。溃疡不断深入可广泛破坏黏膜下层，大片黏膜坏死脱落，进一步累及肌层及浆膜层可并发肠出血和肠穿孔。慢性期组织破坏与修复并存，肠黏膜上皮增生，肠壁肥厚，可有肠息肉、肉芽肿或呈瘢痕性狭窄。

【临床表现】

本病潜伏期 3 周，短者 4d，长者 1 年以上。

（一）无症状型

无症状型（包囊携带者）最常见，无症状，多于粪检时查到包囊。当感染者免疫力低下时，可转变为急性阿米巴痢疾。

（二）急性阿米巴痢疾

1. 轻型　临床症状较轻，表现为腹痛、腹泻，粪便中有溶组织内阿米巴滋养体和包囊。肠道病变轻微，有特异抗体形成。当机体抵抗力低下时，可发生痢疾样症状。

2. 普通型　起病缓慢，以腹痛、腹泻开始。大便每天 3～10 余次，量中等，混有黏液和脓血，呈暗红色果酱样，粪质较多，有腥臭味。病变累及直肠可有里急后重。伴有腹胀和轻度腹痛，盲肠与升结肠部位轻度压痛。全身中毒症状较轻，多无发热或仅有低热。大便镜检可发现滋养体。症状持续数天或数周后可自行缓解，但易复发或转变为慢性。

3. 暴发型（重型）　少见，多发生在感染严重、体弱、营养不良者，起病急、畏寒、高热、剧烈腹痛、腹胀，伴有恶心、呕吐及频繁腹泻，粪便为水样或洗肉水样，有奇臭，里急后重及腹部压痛明显。有不同程度的脱水与电解质紊乱，有时可出现休克，易并发肠出血和肠穿孔。若处理不当，可在 1～2 周内因毒血症或并发症而死亡。

（三）慢性阿米巴痢疾

急性阿米巴痢疾患者的临床表现持续存在 2 个月以上则转为慢性。临床症状可持续存在或反复发作。经常有腹痛、腹泻或与便秘交替出现。粪便呈黄糊状，带少量黏液及血液，有腐臭，大便每天 3～5 次。常伴有脐周及下腹部疼痛。疲劳、受寒、饮食不慎等均可诱发症状。久病者常伴有贫血、乏力、消瘦等。易并发阑尾炎和肝脓肿。

【并发症】

（一）肠道并发症

1. 肠出血　肠道病变广泛或侵袭肠壁血管时可引起便血。侵袭大血管时，可致大出血并发失血性休克。

2. 肠穿孔　多见于暴发型或有深溃疡患者。穿孔部位多在盲肠、阑尾和升结肠。以慢性穿孔多见，无剧烈腹痛，而有进行性腹胀、肠鸣音消失及局限性腹膜刺激征。X 线检查可见膈下游离气体，有肠粘连时可形成局部脓肿或内瘘。

3. 阑尾炎　临床症状与一般阑尾炎相似，但易发生穿孔。

4. 结肠病变　慢性病例常可在盲肠、乙状结肠及直肠等处引起肉芽肿及阿米巴瘤。

（二）肠外并发症

阿米巴滋养体可经肠壁静脉、淋巴管或直接蔓延至肝、肺、胸膜、心包、脑、泌尿生殖道或邻近皮肤，形成脓肿或溃疡，发生相应脏器的阿米巴病，以阿米巴肝脓肿最常见。

【实验室检查】

（一）血常规检查

暴发型和普通型阿米巴痢疾并发细菌感染时，血白细胞总数和中性粒细胞增高，轻型、慢性阿米巴痢疾白细胞总数和分类均正常。少数患者嗜酸性粒细胞增多。

（二）粪便检查

粪便呈暗红色果酱样，腥臭、粪质多，含血及黏液。粪便镜检可查到滋养体和包囊。为提高粪检阳性率，取黏液脓血部分送检。送检标本必须新鲜，勿与尿液混合，注意保温保湿，在室温下必须于 30min 内检查。

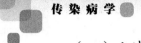

（三）血清学检查

1. 检测特异性抗体　常用 ELISA、IHA、IFTA 等，检测溶组织内阿米巴滋养体 IgG 或 IgM 抗体。IgG 抗体阴性可排除本病，IgM 抗体阳性提示近期感染或现症感染，阴性不排除本病。

2. 检测特异性抗原　单克隆抗体或多克隆抗体检测患者粪便中溶组织内阿米巴滋养体抗原，灵敏度高、特异性强，检测阳性可作明确诊断的依据。

（四）分子生物学检测

DNA 探针杂交技术、聚合酶链反应（PCR）可运用于检测或鉴定患者粪便、脓液或血液中溶组织内阿米巴滋养体 DNA，也是特异和灵敏的诊断方法。

（五）乙状结肠镜检查

本病必要时做结肠镜检查，可见肠壁大小不等散在性溃疡，表面覆盖有黄色脓液，边缘整齐，稍充血，溃疡间黏膜正常。取溃疡边缘部分涂片及活检可查到滋养体。

【诊断】

1. 流行病学资料　询问发病前是否有不洁饮食史或与慢性腹泻患者密切接触史。

2. 临床表现　起病缓慢，中毒症状轻，腹泻次数少，解暗红色果酱样粪便，有特殊腥臭味。

3. 实验室检查　粪便检测到阿米巴滋养体和包囊可确诊。可在血液检测出溶组织内阿米巴滋养体的抗体，粪便可检测出溶组织内阿米巴滋养体抗原或特异性 DNA。

【鉴别诊断】

（一）菌痢

菌痢以发热、腹痛、腹泻、里急后重及黏液脓血便为特征，每次排便量与粪质少，左下腹压痛常见。粪便镜检有大量红细胞、白细胞，并有脓细胞。粪便培养有痢疾杆菌生长。

（二）血吸虫病

血吸虫病有疫水接触史，间歇性腹泻、肝脾大、血嗜酸性粒细胞增高，粪便检出血吸虫卵或孵出毛蚴。血吸虫抗体阳性。

（三）结肠癌、直肠癌

结肠癌、直肠癌多数年龄较大，有排便习惯改变并有不畅感，粪便变细且含有血液，有渐进性腹胀感。肛门指检、X 线钡剂造影、结肠镜检查有助于鉴别。

（四）慢性非特异性溃疡性结肠炎

慢性非特异性溃疡性结肠炎临床表现与慢性肠阿米巴病相似。粪便多次病原体检查阴性，血清阿米巴抗体阴性，病原治疗无效时，可考虑本病。结肠镜检查有助于诊断。

（五）肠结核

肠结核多数有原发性结核病灶，有长期低热、盗汗、消瘦，粪便多呈黄色糊状，带黏液少脓血，腹泻与便秘交替，结核菌素试验阳性。

【预后】

本病一般良好，有肠道并发症及治疗不彻底者易反复发作。暴发型、合并菌痢者预后较差，并发严重肠出血、肠穿孔、弥漫性腹膜炎者预后不良。

【治疗】

（一）一般治疗

本病急性期应卧床休息，给予流质、半流质无渣饮食，注意补充水分和热量。慢性期应加强营养，增强体质，避免刺激性食物。暴发型给予输血、输液等支持疗法。

（二）病原治疗

1. **硝基咪唑类** 对阿米巴滋养体有强大杀灭作用，是治疗肠内、外各型阿米巴病的首选药物。不良反应有一过性白细胞减少、恶心、腹泻、眩晕、共济失调等，停药后可消失。妊娠3个月内、哺乳期禁用。

（1）甲硝唑：成人口服 0.4g/ 次，3 次 / 天。小儿 35mg/（kg·d），3 次 / 天。重症者可用甲硝唑静滴，成人 0.5g/ 次，每 8h 1 次，病情好转后 12h 1 次，或口服，疗程 10d。

（2）替硝唑：成人 2g/d，1 次口服，疗程 5d。重症者可静滴。

2. **二氯尼特** 是目前最有效的杀包囊药，成人口服 0.5g/ 次，3 次 / 天，疗程 10d。孕妇禁用。

3. **抗菌药物** 主要通过抑制肠道共生细菌而影响阿米巴的生长繁殖，尤其在合并细菌感染时效果较好，可选用巴龙霉素、喹诺酮类等抗生素。

（三）并发症治疗

肠大量出血者应及时输血，肠穿孔者应在替硝唑和抗生素控制下及时进行外科手术。

【预防】

彻底治疗患者和无症状排包囊者。做好卫生宣传工作，加强粪便管理，消灭苍蝇和蟑螂，防止食物被污染。养成良好的卫生习惯，饭前便后要洗手，不饮生水，不吃生菜。

 肝外阿米巴病

肝外阿米巴病（hepatic amebiasis）是由溶组织内阿米巴通过门静脉到达肝脏，引起细胞溶化、坏死，形成脓肿，又称为阿米巴肝脓肿（amebic liver abscess），是肠阿米巴病最常见的肠外并发症。以长期发热、消瘦、肝区疼痛、肝脏肿大压痛、血白细胞增多为主要特征。

【发病机制与病理解剖】

（一）发病机制

本病发生在原虫感染数月或数年之后。侵入肠壁的溶组织内阿米巴滋养体经门静脉、淋巴管或直接蔓延侵入肝脏引起小静脉和周围静脉炎。在肝脏内繁殖，形成微静脉栓塞，使肝脏缺血坏死；阿米巴的溶组织作用可使组织液化，坏死扩大，形成脓肿。自原虫侵入至脓肿形成，需 1 个月以上。原发病灶多在盲肠、升结肠，其血流大部分进入肝右叶，且肝右叶占肝脏体积 4/5，约 80% 肝脓肿见于右叶。早期以多发性小脓肿较常见，后互相融合形成单个大脓肿。脓肿较大时，可使肝包膜伸展引起疼痛，向邻近组织穿破，引起各种并发症。

（二）病理解剖

脓肿中央为一大片坏死区，其脓液为液化的肝组织，含有溶解和坏死的肝细胞、红细胞、

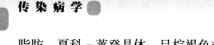

脂肪、夏科－莱登晶体，呈棕褐色或"巧克力"色，有腥臭味。如脓腔有继发细菌感染时，则脓液失去典型特征，呈黄色或黄绿色。

【临床表现】

本病临床表现与脓肿位置、大小、是否合并细菌感染等有关。起病缓慢，常以不规则发热、盗汗等症状开始。以弛张热或间歇热多见，清晨体温较低，黄昏体温最高，夜间热退而盗汗，可持续数月。常伴食欲缺乏、恶心、呕吐、腹胀及体重下降。肝脏进行性肿大、肝区疼痛、压痛伴叩击痛。当脓肿向上发展，可刺激膈神经，疼痛向右肩部放射，疼痛接近膈肌，可出现反应性胸膜炎和右侧胸腔积液，引起咳嗽、气急、右胸痛等症状；脓肿浅表时可有局限性隆起、压痛和波动感；脓肿位于肝前下缘时，常表现为右上腹痛、压痛、反跳痛、肌紧张，似胆囊炎；脓肿位于右叶中央部，症状不明显，脓肿增大可出现肝区下垂样疼痛；左叶肝脓肿时，疼痛出现早，类似溃疡病穿孔表现或有剑突下肝大或中、左上腹部包块。脾大很少见。多发脓肿可出现黄疸。慢性者发热多不明显，可有消瘦、贫血、水肿等。少数肝大可向邻近器官或组织穿破而并发脓胸、肺脓肿、膈下脓肿、心包积液、弥漫性或局限性腹膜炎。

【诊断】

（一）临床表现

本病起病缓慢，长期不规则发热，右上腹痛，肝脏肿大、肝区压痛及叩击痛，有痢疾史或腹泻病史，须考虑本病的可能。抗菌药物治疗无效时，更应考虑本病。

（二）实验室检查

1. 血常规检查　急性期白细胞总数及中性粒细胞增多。慢性期白细胞数大多正常，血红蛋白降低。

2. 粪便检查　可找到阿米巴滋养体和包囊。

3. 肝脓肿穿刺液检查　选择局部压痛最明显处或在 B 超定位下进行，多在右侧腋中线第 7、8 肋间穿刺。获典型脓液，即有诊断意义。在脓液找到阿米巴滋养体或阿米巴抗原可确诊。

4. 肝功能检查　大部分有轻度肝功能受损的表现。

5. 血清学检查　溶组织内阿米巴 IgG 抗体阴性者，一般可排除本病，特异性 IgM 抗体阳性提示近期或现症感染，阴性不能排除本病。单克隆抗体、多克隆抗体检测患者粪便溶组织内阿米巴滋养体抗原可明确诊断。

6. 分子生物学检测　DNA 探针杂交技术、PCR 法检测溶组织内阿米巴 DNA，有助于诊断。

7. 影像学检查　X 线检查可见右侧膈肌抬高，运动受限，胸膜反应或胸腔积液。B 超检查提示肝大，可明确脓肿的数目、部位、大小。必要时可作 CT、MRI 等检查。

（三）诊断性治疗

经各种检查不能确诊而又高度疑似本病时，可用高效、速效的抗阿米巴药物如甲硝唑等治疗，若治疗有效，可以确诊。

【鉴别诊断】

1. 细菌性肝脓肿　相关鉴别诊断见表 6-1。

表 6-1 阿米巴肝脓肿与细菌性肝脓肿的鉴别

鉴别要点	阿米巴肝脓肿	细菌性肝脓肿
病史	有肠阿米巴病史	常在败血症或腹部化脓性疾病后发生
症状	起病缓慢，病程长，毒血症状轻	起病急，毒血症状显著，如高热、寒战
肝脏	肿大与压痛显著，可局部隆起，脓肿常为大型单个，右叶多见	肿大不显著，局部压痛较轻，一般无局部隆起，脓肿常为小型，多发
肝穿刺	脓量多，大多呈棕褐色，可找到肝组织阿米巴滋养体	脓液少，黄白色，细菌培养阳性，病理检查可见化脓性病变
血液检查	白细胞轻、中度增高，细菌培养阴性	白细胞总数、中性粒细胞显著增多，细菌培养可阳性
阿米巴抗体	阳性	阴性
治疗反应	甲硝唑、氯喹治疗有效	抗生素治疗有效
预后	相对较好	易复发

2. 原发性肝癌 有慢性肝炎或肝硬化病史，无明显发热，消瘦明显，肝大迅速，质地坚硬而表面不平，经甲胎蛋白或影像学检查可明确诊断。

3. 其他 肝包虫病、急性血吸虫病、膈下脓肿、胆囊炎、胆石症等亦应鉴别。

【治疗】

（一）病原治疗

抗阿米巴治疗应选用组织内杀阿米巴药物为主，并辅以肠内抗阿米巴药，以达根治。

1. 硝基咪唑类

（1）甲硝唑：目前首选甲硝唑，0.4g/次，3次/天，疗程10d。于病情2周左右恢复，脓腔吸收在4个月左右，必要时可重复使用。

（2）替硝唑：疗效好，不良反应少，疗程短，成人2.0g/d，清晨1次口服，疗程5d。

2. 氯喹 少数对硝基咪唑类无效者可换氯喹。口服磷酸氯喹，成人每次0.5g（基质0.3g），2次/天，2d后改为每次0.25g（基质0.15g），2次/天，2~3周为1个疗程。

3. 抗生素 并发细菌感染者可选用对病原菌敏感的抗生素。

（二）肝穿刺引流

B超显示肝脓肿直径3cm以上，靠近体表者；经5~7d药物治疗无显著改善；脓肿位置浅表，压痛明显，随时有穿孔危险者，可行肝穿刺引流。应于抗阿米巴治疗2~4d，B超定位下进行。穿刺次数不宜过多，以免继发感染。每次穿刺尽量吸尽脓液，脓液黏稠时应注入生理盐水冲洗后再抽取。较大脓肿在抽脓后，可注入甲硝唑0.5g，有助于脓腔愈合。

（三）对症与支持治疗

患者应卧床休息，给予高热量、高蛋白饮食，补充维生素。

（四）外科手术治疗

外科手术治疗适应证：左叶肝脓肿，穿刺易损伤邻近重要器官者；肝脓肿穿破入腹腔，引起弥漫性腹膜炎者；多发性脓肿，至穿刺引流困难或失败者；经抗阿米巴治疗、肝穿刺及抗生素等反复治疗无效或引流不畅者。

【预防】

本病预防在于及时彻底治疗肠阿米巴病。

第二节　疟　　疾

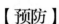●案例6-2 --

患者，男，28岁。寒战，高热，大汗6d，隔天发作1次，热退后腰背部疼痛，但活动正常。1个月前曾到过海南省旅游。查体：T 37℃，P 90次/分，R 20次/分，BP 110/70mmHg。心肺未见异常，肝肋下刚可触及，脾肋下2cm可触及，质中，无触痛。血常规：RBC 3.2×10^{12}/L，Hb 90g/L，WBC 8.0×10^9/L，N 0.6，L 0.4。

问题：患者目前最可能的诊断是什么？为确诊需要进一步做哪些检查？写出其诊断依据。需要与哪些疾病鉴别？如何进行治疗？

疟疾（malaria）是疟原虫经雌性按蚊叮咬传播的寄生虫病。临床特征为间歇性、周期性、发作性的寒战、高热和大汗。反复发作，可致贫血和脾大。恶性疟疾发热不规则，常侵犯内脏，引起脑型疟疾等凶险发作。

【病原学】

感染人类的疟原虫有4种：即间日疟原虫（*Plasmodium vivax*）、三日疟原虫（*P. malariae*）、卵形疟原虫（*P. ovale*）、恶性疟原虫（*P. falciparum*）。疟原虫的发育过程需两个宿主，人为疟原虫的中间宿主，蚊为疟原虫的终末宿主。四种疟原虫的生活史基本相同。

（一）疟原虫在人体内的发育

1. 肝细胞内的发育　疟原虫在肝细胞内的发育时期称为红细胞外期（简称肝细胞内期），寄生于雌性按蚊体内的子孢子于雌性按蚊叮吸血时随唾液进入人体，经血循环迅速进入肝脏进行裂体增殖，发育成为成熟的裂殖体，分裂成数以万计的裂殖子。在虫体发育期间，肝细胞胀大破裂，逸出的裂殖子散到肝窦间隙，部分被吞噬细胞吞食消灭，部分侵入红细胞内发育繁殖。疟原虫子孢子可分为速发型和迟发型。速发型子孢子在肝细胞内发育较快，只需12～20d就能发育成为成熟的裂殖体。迟发型子孢子又称休眠体，发育较慢，需经6～11个月才能发育为成熟的裂殖体并感染红细胞，成为复发的根源。间日疟原虫和卵形疟原虫既有速发型子孢子，又有迟发型子孢子。迟发型子孢子是间日疟和卵形疟远期复发的根源。三日疟和恶性疟无迟发型子孢子，无远期复发。

2. 红细胞内的发育　疟原虫在红细胞内的发育时期称为红细胞内期。裂殖子侵入红细胞内先后发育成小滋养体、大滋养体、裂殖体，最后形成许多裂殖子，被感染的红细胞被胀破，逸出的裂殖子部分被吞噬细胞吞食消灭，小部分侵入其他红细胞，重复上述裂体增殖而引起周期性临床发作。间日疟周期为48h；三日疟为72h；恶性疟为36～48h，且发育先后不一，发作不规则；卵形疟为48h。部分疟原虫裂殖子在红细胞内经3～6代增殖后，发育为雌性和雄性配子体。配子体在人体内存活时间为30～60d。

（二）疟原虫在蚊体内的发育

患者血液被雌性按蚊吸入胃内，雌雄配子体在蚊胃内发育为雌雄配子，两者交配受精结合成合子，进一步发育成动合子，穿过胃壁，在弹性纤维膜下成为囊合子，再进一步发育成孢子囊，内含许多子孢子。子孢子从囊内逸出进入蚊唾液腺内，按蚊具有传染性（图 6-1）。

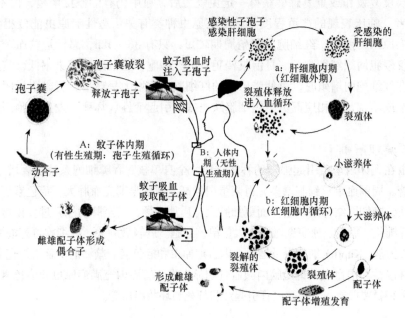

图 6-1 疟原虫生活史

【流行病学】

（一）传染源

传染源为疟疾患者和带疟原虫者。

（二）传播途径

经雌性按蚊叮咬为本病主要传播途径，输入带疟原虫的血液、患疟疾孕妇通过胎盘均可造成感染。传播疟疾最重要的是中华按蚊，是平原地区间日疟传播的主要媒介。山区传播疟疾以微小按蚊为主，丘陵地区以雷氏按蚊为重要媒介。海南省主要传播媒介是大劣按蚊。

（三）易感人群

本病普遍易感，感染后可获短暂免疫力，各型疟疾之间无交叉免疫。

（四）流行特征

在热带和亚热带地区本病流行最重，温带次之。流行区以间日疟最广，恶性疟最严重。三日疟及卵形疟少见。我国除云南和海南有间日疟和恶性疟混合流行外，主要以间日疟流行为主。发病以夏秋季较多，在热带和亚热带较少受季节影响。在疫区，外来人口和儿童发病率较高。

【发病机制与病理解剖】

（一）发病机制

受感染的红细胞破裂时，裂殖子、疟原虫代谢产物、变性血红蛋白及红细胞碎片等入血，引起异性蛋白反应并释放激肽类物质，刺激体温调节中枢，引起寒战、高热、大汗等症状。裂殖子从破裂红细胞逸出后，再侵入其他红细胞进行裂体增殖，不断循环，导致周期性发作。疟疾反复发作或重复感染获得一定免疫力后，血中仍有疟原虫增殖，但不出现症状，成为带虫者。临床表现的严重程度与感染疟原虫种类有关。恶性疟原虫能侵犯各阶段红细胞，血液疟原虫密度高，红细胞内繁殖周期较短，只有 36～48h，恶性疟贫血较重。间日疟和卵形疟仅侵犯网织红细胞，三日疟仅侵犯衰老红细胞，且红细胞感染率低，贫血较轻。恶性疟原虫在红细胞内增殖时，可使受感染的红细胞体积增大呈球形，且黏附成团，引起微血管管腔变窄或堵塞，使相应部位组织细胞缺血缺氧引起变性、坏死。发生于脑部可引起脑型疟疾。

（二）病理解剖

疟原虫在人体内增殖引起强烈的吞噬反应，全身单核－吞噬细胞系统显著增生，肝脾大，以脾大显著。周围血单核细胞增多，血浆蛋白增高。脾脏早期充血肿大，疟色素沉着，吞噬细胞增生活跃，晚期因结缔组织增生而更加肿大，质地变硬，甚至脾功能亢进。镜检可见脾髓内网状组织纤维化，血管及血窦壁增厚，大量单核细胞。肝轻微肿大，肝细胞可有混浊肿胀变性，以小叶中心为甚，Kupffer 细胞大量增生，内含疟原虫和疟色素。脑型疟疾脑组织充血水肿明显，白质内有弥漫性小出血点。镜检脑内微血管明显充血，管腔内充满疟原虫和疟色素。含疟原虫的红细胞常有凝聚现象，阻塞微血管引起灶状坏死与环状出血等。

【临床表现】

本病潜伏期：间日疟和卵形疟 13～15d，三日疟 24～30d，恶性疟 7～12d。多数起病较急，部分有乏力、低热、畏寒、头痛、肌肉酸痛、食欲减退等前驱症状。

（一）典型发作

1. 间日疟　寒战、高热、出汗，常呈间日发作。

（1）寒战期：突然发冷，继以剧烈寒战，面色苍白，口唇和指甲发绀，脉速有力，血压升高，常伴恶心、头痛等，持续数分钟至2h。

（2）高热期：寒战停止后继而高热，体温可高达40℃或更高。颜面潮红、皮肤干热、脉搏快而有力、头痛、肌肉酸痛、口渴，有时可有恶心、呕吐等。发热过高者可出现烦躁不安、谵妄、抽搐等症状。持续 2～6h。

（3）大汗期：高热后期全身大汗淋漓，随之体温骤降至正常或以下。除感疲乏外，顿觉轻松舒适，常安然入睡。持续 1～2h。

2. 三日疟　症状与间日疟相同，但 3 天发作 1 次。

3. 卵形疟　与间日疟相似，但症状轻，发作持续时间较短。

4. 恶性疟　常先出现间歇性低热，继以弛张热或持续高热，热型多不规则，可每天或隔天发作，常无明显的缓解间歇，严重者可凶险发作。

（二）非典型发作

疟疾发作失去周期性和间歇性规律，即为非典型发作。其原因为同种疟原虫的重复感染或不同种类疟原虫的混合感染等扰乱疟疾发作的规律性；部分病程晚期，由于机体免疫力增强，或抗疟药物治疗不彻底等因素，亦可导致不典型发作。

（三）其他表现

本病反复发作可致脾明显肿大，质地较硬。肝轻度肿大、压痛，血清转氨酶可增高。贫血，恶性疟贫血较明显，三日疟贫血较轻。

（四）凶险发作

凶险发作多见于恶性疟疾，偶见于间日疟和三日疟。常发生在缺乏免疫力的小儿与初次进入疟区的外来人口，病后又未及时诊治者。

1. 脑型　多急起高热，剧烈头痛、呕吐，继而烦躁、抽搐、昏迷，多有脑膜刺激征和病理反射阳性。部分可因脑水肿和呼吸衰竭死亡。血涂片易找到疟原虫，脑脊液压力增高，白细胞大多正常或轻度增加，蛋白质增多，糖和氯化物正常。

2. 过高热型　急起持续高热，体温可达41℃以上。皮肤绯红、干燥，呼吸急促，谵妄，抽搐，昏迷，可在数小时内死亡。

3. 胃肠型　除有寒战、高热外，主要表现为胃肠道症状。恶心、呕吐、腹痛、腹泻，类似急性胃肠炎。吐泻重者可致休克、肾衰竭。

（五）再燃与复发

1. 再燃　疟疾经抗疟治疗后，体温正常，病情好转，再次出现寒战、发热，是抗疟治疗不彻底，红细胞中仍残存疟原虫，因免疫力下降而导致病情再次反复。再燃多见于病愈后的1～4周，可多次出现，四种疟原虫均可发生。

2. 近期复发　疟疾发作数次后，体内产生一定的免疫力或经过治疗后暂停发作，但红细胞内仍残存疟原虫，尚未完全消灭，经1～3个月，出现与初发相似的症状，但病情较轻。

3. 远期复发　疟疾发作停止后，红细胞内疟原虫虽被消灭，但肝细胞内迟发型子孢子仍存在，再次侵入红细胞内引起临床发作。其发作与初发相似，但症状较轻。远期复发多在初发的半年以后，恶性疟、三日疟、输血疟一般无远期复发。

（六）其他疟疾

1. 输血疟疾　由输入带疟原虫的血液引起，潜伏期7～10d，长者1个月左右。症状与蚊传者相似。因只有红细胞内期疟原虫，治愈后无复发。

2. 婴儿疟疾　发热多不规则，可为弛张热或持续高热，少有寒战、大汗等。常有呕吐、腹泻、感染性休克、惊厥等。脾大显著，贫血早而严重，血涂片可查见大量疟原虫。病死率高。

【实验室检查】

（一）血常规检查

本病白细胞数正常或减少，单核细胞增多，红细胞和血红蛋白下降，网织红细胞增多。

（二）病原学检查

查找疟原虫是确诊的可靠依据。可用血液厚薄涂片结合查疟原虫。厚涂片比薄涂片易发现疟原虫，薄涂片易确定疟原虫种类。在发作6h内，血内疟原虫易查出。一次检查阴性而临床上又不能排除疟疾时，应反复作血涂片检查，必要时做骨髓穿刺涂片检查疟原虫。

（三）免疫学检查

本病可用ELISA、RIA测定等，检测疟原虫的特异性抗体与特异性抗原，具有方便、快速、敏感的特点。但患者常于感染后3～4周才有特异性抗体产生，因而检测特异性抗体价值较小，仅用于流行病学调查。

（四）分子生物学检查

特异性DNA探针技术及PCR技术直接测疟原虫的DNA，灵敏度很高。

【并发症】

（一）溶血－尿毒综合征

溶血－尿毒综合征又称黑尿热，与疟原虫感染、患者缺乏 G6PD 等有关，使用奎宁和伯氨奎宁等抗疟药物是诱因。患者发生急性血管内溶血，引起血红蛋白尿，严重者导致肾缺血和肾小管坏死。表现为急起寒战、高热、腰痛、呕吐、酱油样尿（血红蛋白尿）、急性贫血、黄疸，严重者可发生急性肾衰竭。尿检有白蛋白、血红蛋白、管型，尿胆原阳性。

（二）疟疾肾病

1. 急性肾小球肾炎　见于重症恶性疟和间日疟患者。表现有水肿、少尿、血压升高，尿中有蛋白质、红细胞和管型，抗疟治疗有效。

2. 肾病综合征　多见于三日疟长期反复发作者，也见于恶性疟。表现为进行性蛋白尿、贫血、水肿等。抗疟药治疗有效。

【诊断】

（一）流行病学资料

居住在疟区或曾去过疟区的发热患者，输血后 1～2 周出现发热的患者均需考虑疟疾的可能。有疟疾既往史的患者出现不明原因的发热时，也要考虑疟疾再燃或复发的可能。

（二）临床表现

寒战、高热、大汗周期性发作，伴贫血、脾大，间歇期无症状，是诊断疟疾的有力依据，但也可不规则发热。脑型疟疾有急起高热、寒战、昏迷、抽搐等症状。

（三）实验室检查

血常规检查白细胞数正常或减少，单核细胞增多，红细胞和血红蛋白减少。血涂片、骨髓涂片找到疟原虫。

（四）诊断性治疗

多次未能查到疟原虫，但临床上高度怀疑疟疾，可试用氯喹治疗。氯喹总量 600mg 顿服，或分 2 次服，每次 300mg，间隔 6～8h。如 3d 内体温下降，症状消失，发作停止，可拟诊断为疟疾。如未控制，又非来自疟疾的耐药区，可基本排除疟疾。

【鉴别诊断】

（一）一般疟疾

1. 伤寒　起病缓慢，持续高热，相对缓脉，玫瑰疹、特殊中毒症状，血白细胞减少，肥达反应可阳性，血、骨髓、尿、粪便培养有伤寒杆菌生长。

2. 急性血吸虫病　有血吸虫疫水接触史，疫水接触部位常出现皮疹，血常规检查白细胞总数增加，嗜酸性粒细胞增加，粪便可查到血吸虫卵，粪便孵化常为阳性。

3. 败血症　畏寒、发热无定时规律，全身中毒症状严重而无缓解间隙。多有原发性感染灶或迁徙性化脓灶。血白细胞总数和中性粒细胞增高，有核左移现象，血培养有病原菌生长。

4. 钩端螺旋体病　有疫水接触史，早期有三症三体征表现。血清学试验阳性，血、尿、脑脊液可检出钩体。

（二）脑型疟疾

1. 流行性乙型脑炎　多无寒战与多汗，神经系统中毒症状重且有定位体征，脾不肿大，无

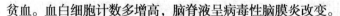

贫血。血白细胞计数多增高，脑脊液呈病毒性脑膜炎改变。

2. 中毒性痢疾 多见于2～7岁儿童，突然高热、昏迷、抽搐、休克、呼吸衰竭。血白细胞总数和中性粒细胞增加，灌肠或肛拭取粪便检查可见白细胞、脓细胞及吞噬细胞，培养有痢疾杆菌生长。

【预后】

间日疟、三日疟预后较好，但恶性疟病死率很高。婴幼儿感染、延误诊治和耐多种抗疟药虫株感染者病死率较高。

【治疗】

（一）抗疟原虫治疗

1. 杀灭红细胞内裂体增殖疟原虫，控制发作的药物 应用青蒿素及其衍生物。氯喹对红细胞内期的无性体均有迅速较强的杀灭作用，口服吸收快，排泄慢，作用持久，是控制发作的首选药物。服药后24～48h退热，48～72h血疟原虫转阴。不良反应有头晕、恶心、呕吐、腹痛等，可能使胎儿畸形，孕妇忌用。过量可致心动过缓、血压下降、心律不齐等，老年和心脏病患者慎用。首剂口服磷酸氯喹1g(基质0.6g),6～8h再服0.5g，第2～3d各服0.5g,3d总量2.5g。盐酸甲氟喹，成人顿服750mg，对耐氯喹疟原虫感染有较好疗效。磷酸咯萘啶、哌喹、盐酸氨酚喹啉等对红细胞内裂体增殖疟原虫有杀灭作用。恶性疟治疗药物：哌喹：总剂量1200mg，第1d 200mg/次，2次/天，第2d、3d各400mg顿服。蒿甲醚：总剂量640mg，连服7d，80mg/次，1次/天，首剂加倍。青蒿琥酯：总剂量800mg，连服7d，100mg/次，1次/天，首剂加倍。双氢青蒿素：总剂量480mg，连服7d，60mg/次，1次/天，首剂加倍。磷酸咯萘啶：总剂量1600mg，第1d服2次，400mg/次，间隔8h，第2d、3d各服1次，400mg/次。

2. 杀灭红细胞内裂体增殖疟原虫，用于脑型疟疾治疗的药物

（1）青蒿琥酯：是目前脑型疟疾最常用的病原治疗药物。成人用60mg加入5%NaHCO₃ 0.6ml，摇匀至完全溶解，再加5%葡萄糖注射液5.4ml，最终为10mg/ml青蒿琥酯溶液，缓慢静注。或按1.2mg/kg计算每次用量。首剂注射后4h、24h、48h分别再注射1次。患者神志清晰，可改为口服，100mg/次，连服2～3d。

（2）氯喹：用于敏感疟原虫治疗。用量为16mg/kg，加入5%葡萄糖注射液，于4h内静滴，继以8mg/kg，于2h内滴完。总量不宜超过35mg/(kg·d)。

（3）奎宁：用于耐氯喹疟原虫感染者。二盐酸奎宁加入5%葡萄糖注射液，于4h内静滴。12h可重复使用。清醒后改为口服，静滴过快可致心律不齐、低血压等，甚至死亡。

（4）磷酸咯萘啶：按3～6mg/kg计算，用生理盐水或等渗葡萄糖注射液250～500ml稀释后静滴，12h可重复使用。清醒后可改为口服。

3. 杀灭红细胞内疟原虫配子体和肝细胞内迟发型子孢子，用于防止复发和传播的药物

（1）磷酸伯氨喹：杀灭红细胞内疟原虫配子体和肝细胞内迟发型子孢子，防止疟疾的复发和传播。总剂量180mg，22.5mg/次，1次/天，连服8d。伯氨喹可使G6PD缺乏者发生急性血管内溶血，严重者可发生急性肾衰竭。应用前应检测G6PD活性，确定无缺乏才能用药。

（2）他非诺喹：具有杀灭红细胞内疟原虫配子体和肝细胞内迟发型子孢子的作用。成人300mg/d，连服7d。预防疟疾复发效果良好。

目前，疟疾病原治疗需分别应用两类药物，必须先用一种杀灭红细胞内裂体增殖疟原虫的药物，如氯喹和青蒿琥酯。作 G6PD 活性检测正常时，再用一种杀灭红细胞内疟原虫配子体和肝细胞内迟发型子孢子的药物，如伯氨喹，以预防间日疟和卵形疟复发。

4. 其他　抗叶酸类药物乙胺嘧啶等主要用于联合用药防治。核蛋白合成抑制药物四环素、多西环素、克林霉素等用于联合快速起效的抗疟药或预防用药。

（二）对症及支持治疗

本病发作期间应卧床休息，多饮水，高热时给予物理降温或药物降温。反复发作、慢性患者给予高热量饮食，严重贫血可少量多次输血。脑型疟疾出现脑水肿与昏迷，应及时给予脱水治疗。超高热可用肾上腺皮质激素。

【预防】

（一）管理传染源

健全疫情报告制度，根治现症疟疾患者及带疟原虫者。

（二）切断传播途径

切断传播途径主要是灭蚊。可用物理、化学方法杀蚊、灭蚊。

（三）保护易感人群

1. 防止蚊虫叮咬　使用纱窗、纱门、驱蚊剂等防蚊措施。

2. 预防服药　进入疟疾流行区人员，于传播季节定期服用抗疟药。哌喹，每次服 600mg，每月 1 次，睡前服，孕妇或儿童用氯喹，每次服 500mg，每 7~10d 服 1 次。疟疾流行区夜晚室外工作者，应定期预防服药，可服用乙胺嘧啶 25mg 或多西环素 0.2g。

3. 疫苗预防　目前正在研制抗子孢子疫苗、红细胞内期裂殖子和配子抗原疫苗。

第三节　弓形虫病

●案例 6-3

患者，女，28 岁。因颈部肿大伴不规则低热半年就诊。查体：双颌下及后颈部可触及多个蚕豆大小的淋巴结，质中等，活动，无压痛。B 超示肝脾轻度肿大。弓形虫间接血凝试验阳性。患者有多年养猫史。

问题：患者目前最可能的诊断是什么？为确诊需要进一步做哪些检查？写出其诊断依据？需要与哪些疾病鉴别？如何进行治疗？

弓形虫病（toxoplasmosis）是由刚地弓形虫感染引起的人畜共患疾病。通过先天性和获得性途径传播给人，人感染后多呈隐性感染，免疫功能低下者可引起中枢神经系统损害和全身播散性感染。先天感染常致胎儿畸形，病死率高。弓形虫病是艾滋病机会性感染之一。

【病原学】

刚地弓形虫是专性细胞内寄生的原虫，生活周期需要中间宿主和终末宿主。中间宿主为哺乳动物、鱼类、鸟类、昆虫类和人，终末宿主为猫和猫科动物。发育过程包括无性生殖和有性生殖两个阶段。弓形虫有 5 个发育期：速殖子期、缓殖子期、裂殖子期、配子体期和子孢子期。

根据发育阶段的不同有 5 种形态：滋养体、包囊、裂殖体、配子体和卵囊。中间宿主体内只出现滋养体和包囊，终末宿主体内 5 种形态均存在。其中滋养体、包囊、卵囊与传播及致病有关。包囊也是中间宿主或终末宿主之间相互传播的主要形式。

不同发育阶段的弓形虫抵抗力明显不同。滋养体对温度和一般消毒剂都很敏感；包囊的抵抗力较强；卵囊对酸碱和常用消毒剂抵抗力较强，对热抵抗力弱，56℃ 10min 即死亡。

【流行病学】

（一）传染源

弓形虫病的传染源主要是动物，猫和猫科动物是最重要的传染源。猪也是重要传染源。人与人之间通过输血、器官移植或母婴传播。

（二）传播途径

1. 先天性传播　指通过胎盘而感染，孕妇显性感染和隐性感染均可传染胎儿。

2. 获得性传播　由外界环境获得感染。进食含卵囊或包囊的食物或水经消化道感染。与猫、狗等密切接触感染；输血或器官移植感染；在实验室可经破损的皮肤黏膜感染。

（三）易感人群

本病普遍易感。胎儿和婴幼儿的易感性比成人高，免疫缺陷或免疫抑制者易感染。

（四）流行特征

本病呈全球分布，动物和人感染普遍，多为隐性感染和原虫携带者，仅少数人发病。农村感染率高于城市，牧区发病率较高。接触动物、肉类等特殊人群弓形虫感染率较高。

【发病机制与病理解剖】

（一）发病机制

弓形虫主要经消化道侵入人体，然后滋养体经局部淋巴结或直接进入血循环形成虫血症，侵犯各组织器官，在细胞内以速殖子形式迅速增殖，细胞破坏后再侵入邻近细胞，引起局部组织细胞坏死病灶，伴有单核细胞浸润为主的炎症反应。宿主免疫功能正常形成隐性感染或潜伏性感染，完整的包囊周围无病理反应。宿主免疫功能下降，包囊破裂，虫血症播散，缓殖子引起迟发型变态反应，导致坏死和肉芽肿样反应。

（二）病理解剖

弓形虫病变可见于任何器官。好发部位为淋巴结、眼、脑、心、肝、肺和肌肉，以淋巴结、眼、脑的病变具有特征性。淋巴结是获得性弓形虫病最常侵犯的部位，表现为高度的滤泡增生生发中心的边缘细胞质呈嗜酸变性，组织巨噬细胞不规则积聚。眼可产生单一或多发性坏死灶，呈坏死性视网膜炎、肉芽肿性脉络膜炎、虹膜睫状体炎、白内障和青光眼，并有炎性细胞浸润。病灶可见滋养体和包囊。脑可表现为局灶性或弥漫性脑膜脑炎，伴有坏死和小神经胶质细胞结节。先天性弓形虫尚可见脑室周围钙化灶、脑积水等。

【临床表现】

（一）先天性弓形虫病

在妊娠期间可表现为早产、流产、死胎。出生时多数婴儿无症状，部分患儿出生后数月、数年发生先天性弓形虫病、斜视、失明、癫痫、智力低下等。出生即有症状者可有不同组合表现：视网膜脉络膜炎；小脑畸形、脑积水、无脑儿、无眼、脊柱裂、腭裂；肾上腺缺如、多囊肾；抽搐、运动障碍等。还可有发热、肺炎、肝脾大、黄疸、多形性皮疹等。

（二）获得性弓形虫病

局限性感染以淋巴结炎最多见。除浅表淋巴结肿大外，纵隔、肠系膜、腹膜后等深部淋巴结亦肿大。肿大淋巴结质硬，大小约3cm，可伴有压痛但不化脓。在艾滋病、恶性肿瘤等免疫功能低下者，常有全身症状，表现为发热、全身不适、夜间盗汗、关节及肌肉疼痛、咽痛、皮疹、头痛、呕吐等，可并发脑炎、心肌炎、肺炎、肝炎、胃肠炎等。

【实验室检查】

（一）病原学检查

1. 直接涂片　取患者血液、脑脊液、痰液、腹水等涂片，用常规染色或免疫细胞化学法检测，涂片可发现弓形虫花环、链条和簇状群体，位于细胞质内。淋巴结、肝、胎盘等活组织切片，经瑞氏或姬氏染色镜检可找到滋养体或包囊，但检出率低。

2. 动物接种　将体液或组织液接种于小鼠腹腔或组织细胞培养可造成感染或找到病原体。

3. 弓形虫DNA检测　用核酸原位杂交或PCR法检测弓形虫DNA，有助于诊断弓形虫感染。

（二）免疫学检测

1. 检测血清抗虫体表膜抗体　所用抗原主要有速殖子可溶性抗原和包膜抗原。前者的抗体出现早，可用间接免疫荧光试验等检测。后者的抗体出现晚，可用间接血凝试验等检测。

2. 检测血清或体液弓形虫循环抗原　常用ELISA法，具有较高的特异性，是弓形虫急性感染的可靠指标。

【并发症】

本病主要是继发细菌感染。婴幼儿、肿瘤、艾滋病及长期使用免疫抑制剂患者患弓形虫病后，极易继发细菌感染。

【诊断】

本病应综合临床表现、病原学及免疫学检查进行诊断。临床上若遇脉络膜视网膜炎、脑积水、小脑畸形等患者，应考虑本病的可能。需做病原学和免疫学检查以明确诊断。

【鉴别诊断】

本病应与传染性单核细胞增多症、淋巴瘤、病毒性脑炎、新型隐球菌性脑膜炎、结核性脑膜炎等相鉴别。

【治疗】

（一）病原治疗

成人弓形虫感染多为无症状带虫者，不需抗虫治疗。抗虫治疗的指征：急性弓形虫病；艾滋病、恶性肿瘤、器官移植等免疫功能低下者发生弓形虫感染；确诊为孕妇急性弓形虫感染；

先天性弓形虫病。目前有效的抗弓形虫药物：乙胺嘧啶、磺胺类、螺旋霉素、克林霉素和阿奇霉素、罗红霉素等。螺旋霉素，成人 2～3g/d，儿童（50～100）mg/（kg·d），分 4 次服；疗程 3 周，间隔 1 周，再服 1 个疗程；适用于孕妇。乙胺嘧啶和磺胺嘧啶联用有协同作用。乙胺嘧啶与克林霉素、阿奇霉素等联用对艾滋病伴弓形虫脑炎有一定疗效。

（二）支持疗法

本病可采取加强免疫功能的措施，如使用胸腺素等药物。对弓形虫脑炎和弓形虫病可使用肾上腺糖皮质激素，以防治脑水肿。

【预防】

对育龄妇女进行血清学检测，确定妊娠早期感染弓形虫者给予人工流产。中晚期妊娠感染者应给予预防性治疗。不吃生肉、生蛋、生乳及不熟的肉，不与猫、狗等动物密切接触。防止猫类污染餐具、水源、食物等。对屠宰场、肉类加工厂和畜牧工作人员做好防护。

第四节 黑 热 病

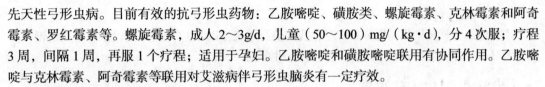

●案例 6-4

患者，男，36 岁，农民。因不规则发热、消瘦、面色苍白半年入院。查体：T 38℃，轻度贫血，全身浅表淋巴结轻度肿大，心肺正常，肝肋下 1cm，脾肋下 2cm 可触及。血常规：全血细胞减少。血清球蛋白升高。骨髓穿刺涂片可见利什曼原虫。

问题：患者最可能的诊断是什么？为确诊需要进一步做哪些检查？写出其诊断依据。需要与哪些疾病鉴别？如何进行治疗？

黑热病（kala-azar）又名内脏利什曼病（visceral leishmaniasis），是杜氏利什曼原虫经白蛉传播的慢性地方性传染病。临床以长期不规则发热、消瘦、贫血、进行性肝脾大、全血细胞减少及血清球蛋白增高为特征。

【病原学】

杜氏利什曼原虫分无鞭毛体（利杜体）和前鞭毛体两种阶段。无鞭毛体见于人和其他哺乳动物体内，呈圆形或椭圆形，寄生于单核-巨噬细胞系统内。前鞭毛体见于白蛉消化道，呈纺锤形，前端有游离的鞭毛。两型均以二分裂法繁殖。

【流行病学】

（一）传染源
患者和病犬为主要传染源。

（二）传播途径
中华白蛉是我国黑热病的主要传播媒介，主要通过白蛉叮咬传播，偶可经破损皮肤黏膜或胎盘、输血传播。

（三）易感人群
本病普遍易感，以儿童和青壮年为主，感染后可获较持久免疫力。

（四）流行特征

本病为地方性传染病，但分布广泛，我国流行于长江以北 17 个省市自治区，起病缓慢，发病无明显季节性，农村较城市高发，男性较女性多见。

【发病机制与病理解剖】

当感染的雌性白蛉叮咬人，前鞭毛体进入吞噬细胞内转化为无鞭毛体，生长繁殖致巨噬细胞破裂，逸出的无鞭毛体又侵入其他吞噬细胞，刺激单核细胞系统大量增生，引起脾、肝、骨髓和淋巴结肿大。脾显著性肿大，内含大量无鞭毛体。浆细胞增生使血清球蛋白增高。肝轻中度肿大，星状细胞及肝窦内的巨噬细胞充满大量无鞭毛体。肝细胞可萎缩和脂肪变性，严重时汇管区纤维组织增生，形成胆汁性肝硬化或小叶性肝硬化。骨髓组织高度增生，呈暗红色，脂肪明显减少，充满无鞭毛体，而中性粒细胞、嗜酸性粒细胞及巨核细胞减少，中幼粒细胞及有核红细胞增多。淋巴结轻中度肿大，其皮质髓质内均可找到含无鞭毛体的巨噬细胞。肺、肾、扁桃体等组织亦有巨噬细胞增生，并能找到原虫等。

【临床表现】

本病潜伏期 10d 至 9 年，平均 3～5 个月。

（一）典型临床表现

1. 发热　多数为长期不规则发热，典型者为双峰热。发热时多伴有畏寒、盗汗、食欲缺乏、腹泻、呕吐等。可持续数天或数周后自行缓解。一般情况良好。长期不规则发热伴有疲乏、消瘦、皮肤色素加深且粗糙，故呈黑热病。

2. 脾、肝、淋巴结肿大　病程 2～3 周即可触及脾，质地柔软，随病程进行性增大、变硬，数月后即可平脐，甚至可达盆腔。发生脾内梗死可出现疼痛和压痛。巨脾可致腹部膨隆。肝大轻，出现较晚且质地柔软，严重者可致肝硬化。淋巴结常呈轻中度肿大。

3. 贫血及营养不良　晚期贫血明显，常有心悸、气短、头晕、口唇、甲床及眼结膜苍白。重者出现贫血性心脏病及心力衰竭。血小板减少，有鼻及牙龈出血。严重营养不良可有水肿。

（二）特殊临床类型

1. 皮肤型黑热病　多数患者有黑热病史或发生在黑热病病程。皮损主要是结节、丘疹、红斑，表面光滑，不破溃亦很少自愈，结节可连成片。皮损多发生在面颊部。一般情况良好，病程可长达数年。

2. 淋巴结黑热病　较少见，多无黑热病史。突出表现为全身浅表淋巴结肿大，以腹股沟多见，如花生米大小，亦可融合成肿块，局部无红肿压痛。一般情况良好，肝脾多不大。

【并发症】

1. 继发性细菌感染　牙龈溃烂、菌痢、肺炎等。
2. 急性粒细胞缺乏症　常有高热、极度衰竭、咽部溃疡和坏死，局部淋巴结肿大。

【诊断】

（一）流行病学资料

本病有在黑热病流行地区、流行季节居住或旅游的病史。

（二）临床表现

本病有长期不规则发热，中毒症状虽较轻，但症状反复发作，进行性脾大、消瘦、贫血。

（三）实验室检查

1. 血常规　全血细胞减少，以白细胞减少显著且出现早，常在（1.5～3.0）×10⁹/L，甚至少于 1×10⁹/L，主要是中性粒细胞、嗜酸性粒细胞减少明显。贫血多为中度，为正细胞性贫血。血小板减少，于发病 2 个月后显著，多为（40～80）×10⁹/L，常伴出血倾向。

2. 血生化检查　血清白蛋白减少，球蛋白显著增加，严重者可有白/球蛋白比例倒置。

3. 病原学检查　是确诊最可靠的方法。可作骨髓或淋巴穿刺，必要时作肝、脾穿刺涂片查病原体。亦可将穿刺物进行培养，但需较长时间才能得出结果。用 PCR、DNA 探针检测利什曼原虫核酸，特异性和敏感性较高。

4. 免疫学检查　用 IHA、IFA、ELISA 等检测特异性抗体，阳性率及特异性较高，主要用于流行病学调查。用单克隆抗体斑点试验检测循环抗原，特异性及敏感性较高，用于早期诊断，亦用于疗效考核。

【鉴别诊断】

本病应与长期发热、肝脾大、白细胞减少性疾病相鉴别，如疟疾、布鲁菌病、慢性血吸虫病、伤寒、结核病、恶性组织细胞病和白血病等。

【预后】

本病预后取决于早期诊断、早期治疗、有无并发症。未治疗患者可于 2～3 年内因并发症而死亡。采用葡萄糖酸锑治疗后，病死率明显减少，治愈率可达 95% 以上。

【治疗】

（一）一般治疗

本病应卧床休息，高蛋白饮食，补充多种维生素。加强护理，注意皮肤和口腔卫生，防治感染。贫血者给铁剂、叶酸、维生素 B₁₂ 和输血等治疗。

（二）病原治疗

1. 锑剂　葡萄糖酸锑钠疗效迅速而显著。总剂量：成人 90～130mg/kg，儿童 150～200mg/kg，均分 6 次静脉或肌内注射，1 次/天，病原消失率 93%～99%，不良反应少，合并有心、肝疾病者慎用。感染严重或体质衰弱者可用 3 周疗法：成人总剂量 150mg/kg，儿童 200mg/kg，均分 6 次，每周 2 次。

2. 非锑剂　适用于锑剂治疗无效或不能应用锑剂者，毒性大，疗程长。

（1）喷他脒：用新鲜配制的 10% 溶液肌注，每次 2～4mg/kg，每天或隔天 1 次，10～15d 为 1 个疗程。总剂量 60mg/kg，治愈率 70%。

（2）羟脒替：用 10% 普鲁卡因稀释成 2.5%～5.0% 溶液肌注；或用 25% 葡萄糖溶液稀释呈 0.2% 溶液静滴，1 次/天，每次 2～3mg/kg，疗程 10d。总剂量 90mg/kg，治愈率约 80%。

（3）其他：米替福新、巴龙霉素、两性霉素 B。

（三）脾切除

经内科治疗无效，脾高度肿大伴脾功能亢进者，可考虑脾切除。术后用锑剂治疗有效。

【预防】

（一）管理传染源

治疗患者，捕杀病犬。

（二）消灭传播媒介

在白蛉活动季节早期及高峰期用敌敌畏、敌百虫等喷洒住房、畜舍墙壁，保持房屋通风透光和地面干燥，添堵墙缝、鼠洞，清除垃圾，防止白蛉躲藏和孳生。

（三）加强个人防护

使用细孔纱门、纱窗或蚊帐。用邻苯二甲酸二甲酯涂皮肤，以防白蛉叮咬。

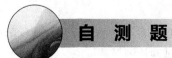

自 测 题

（一）A₁ 型题

1. 溶组织内阿米巴的致病形态是（ ）
   A. 幼虫　　　　　B. 成虫
   C. 大滋养体　　　D. 小滋养体
   E. 包囊

2. 溶组织内阿米巴具有传染性的形态是（ ）
   A. 幼虫　　　　　B. 成虫
   C. 大滋养体　　　D. 小滋养体
   E. 包囊

3. 阿米巴痢疾并发脓肿最常见的部位是（ ）
   A. 胸腔　　　　　B. 腹腔
   C. 肝脏　　　　　D. 肺脏
   E. 肠腔

4. 确诊阿米巴痢疾的依据是（ ）
   A. 典型果酱样大便
   B. 腥臭味脓血便
   C. 全身中毒症状轻
   D. 发热、右下腹压痛
   E. 大便镜检找到阿米巴滋养体或包囊

5. 确诊阿米巴肝脓肿的依据是（ ）
   A. 既往有阿米巴痢疾病史
   B. 肝大及压痛
   C. 胸透右侧膈肌抬高、活动受限

D. 肝穿刺抽到巧克力样脓液
E. 肝脏B超见液性暗区

6. 治疗阿米巴病的首选药物是（ ）
   A. 甲硝唑　　　　B. 替硝唑
   C. 二氯尼特　　　D. 巴龙霉素
   E. 氯喹

7. 典型急性阿米巴痢疾的粪便呈（ ）
   A. 暗红色果酱样便　B. 黏液脓血便
   C. 黄色水样便　　　D. 蛋花样便
   E. 陶土样便

8. 疟疾发作具有周期性，其间歇期的长短取决于（ ）
   A. 侵入的子孢子数量
   B. 子孢子在肝细胞内发育时间
   C. 裂殖体在红细胞内发育时间
   D. 疟原虫毒力强弱
   E. 机体免疫力强弱

9. 寄生在人体的疟原虫最常见的是（ ）
   A. 三日疟原虫　　　B. 间日疟原虫
   C. 卵形疟原虫　　　D. 恶性疟原虫
   E. 混合疟原虫

10. 疟疾的症状发作与疟原虫的下列哪项机制有关（ ）
    A. 肝细胞内增殖
    B. 红细胞内增殖

C. 肝细胞内形成子孢子入血

D. 红细胞内形成大量滋养体使红细胞破裂入血

E. 红细胞内形成大量裂殖子使红细胞破裂入血

E. 双氢青蒿素

18. 脑型疟疾首选哪种药物治疗（　　）

A. 氯喹

B. 青蒿琥酯静脉注射液

C. 青蒿琥酯片剂

D. 奎宁

E. 磷酸咯奈啶

11. 间日疟原虫在人体红细胞内增殖周期为（　　）

A. 12h　　　　　B. 24h

C. 36h　　　　　D. 48h

E. 72h

19. 四种疟原虫感染导致的贫血表现最轻的是（　　）

A. 三日疟原虫　　B. 间日疟原虫

C. 卵形疟原虫　　D. 恶性疟原虫

E. 混合感染

12. 疟疾发作出现寒战、高热、出汗等症状属于下列哪种反应（　　）

A. 变态反应　　　B. 过敏反应

C. 吞噬反应　　　D. 异性蛋白反应

E. 炎症反应

20. 四种疟原虫感染导致的贫血表现最重的是（　　）

A. 三日疟原虫　　B. 间日疟原虫

C. 卵形疟原虫　　D. 恶性疟原虫

E. 混合感染

13. 疟疾的凶险发作主要由下列哪种疟原虫引起（　　）

A. 三日疟原虫　　B. 间日疟原虫

C. 卵形疟原虫　　D. 恶性疟原虫

E. 混合疟原虫

21. 弓形虫病的治疗原则是（　　）

A. 一旦确诊无论有无症状都要治疗

B. 无症状带虫状态不需抗虫治疗

C. 输血意外获得感染者暂不治疗

D. 疗程为 1～2 周

E. 疗程为 1～2 个月

14. 蚊虫叮咬人体时，进入人体内导致疟原虫感染的是（　　）

A. 合子　　　　　B. 动合子

C. 囊合子　　　　D. 子孢子

E. 配子体

22. 引起弓形虫病的病原体，其终末宿主是（　　）

A. 鸽子　　　　　B. 人类

C. 鸟类　　　　　D. 猫及猫科动物

E. 有蹄类动物

15. 蚊虫叮咬人体时，进入人体内导致疟疾传播的是（　　）

A. 合子　　　　　B. 动合子

C. 囊合子　　　　D. 子孢子

E. 配子体

23. 弓形虫生活史的 5 种发育形态有（　　）

A. 环状体、裂殖体、配子体、卵囊、包囊

B. 滋养体、裂殖体、配子体、包囊、卵囊

C. 滋养体、配子体、卵囊、囊蚴、包囊

D. 配子体、卵囊、囊包、假包囊、包囊

E. 滋养体、裂殖体、卵囊、囊尾蚴、囊包

16. 确诊疟疾，临床上最常用的方法是（　　）

A. 外周血涂片染色后查疟原虫

B. 骨髓涂片染色后查疟原虫

C. 血液培养

D. 脑脊液涂片染色后查疟原虫

E. 骨髓培养

24. 先天性弓形虫病多表现为（　　）

A. 急性感染发病

B. 隐性感染

C. 弓形虫脑病

D. 弓形虫性葡萄膜炎

E. 迟发型变态反应

17. 杀灭红细胞内裂体增殖疟原虫，控制疟疾发作首选的药物是（　　）

A. 氯喹　　　　　B. 哌喹

C. 蒿甲醚　　　　D. 青蒿琥酯

25. 先天性弓形虫病的感染途径是（　　）
    A. 经口感染
    B. 经损伤的皮肤黏膜感染
    C. 经胎盘感染
    D. 经输血感染
    E. 经移植器官感染

26. 黑热病患者治愈后可产生（　　）
    A. 带虫免疫　　　　B. 持久免疫
    C. 先天性免疫　　　D. 伴随免疫
    E. 免疫抑制

27. 下列哪项不是黑热病的防治措施（　　）
    A. 消灭保虫宿主　　B. 治疗患者
    C. 消灭白蛉　　　　D. 发现捕杀病犬
    E. 加强粪便与水源管理

28. 经白蛉叮咬吸血，人体可能感染（　　）
    A. 杜氏利什曼原虫
    B. 人毛滴虫
    C. 溶组织内阿米巴
    D. 蓝氏贾第鞭毛虫
    E. 阴道毛滴虫

29. 黑热病病原治疗首选药物是（　　）
    A. 喷他脒　　　　　B. 羟脒替
    C. 葡萄糖酸锑钠　　D. 巴龙霉素
    E. 米替福新

（二）A₂ 型题

30. 患者，男，39岁，因腹泻7d就诊。发病前有吃生瓜果病史。无发热，腹泻，每天大便在10次左右，量中等，为暗红色果酱样，有腥臭味。腹痛，为间歇性隐痛，右下腹有压痛。患者首先考虑诊断（　　）
    A. 急性菌痢　　　　B. 急性阿米巴痢疾
    C. 慢性菌痢　　　　D. 慢性阿米巴痢疾
    E. 包囊携带者

31. 患者，男，28岁，因发热、右上腹疼痛、盗汗、消瘦30d就诊。患者2年前有慢性腹泻史。查体：T 38.5℃，P 96次/分，皮肤巩膜无黄染，右下胸隆起，局部有水肿，肝肋缘下3cm，有压痛及叩痛。该患者首先考虑诊断（　　）
    A. 结核性胸膜炎　　B. 大叶性肺炎
    C. 原发性肝癌　　　D. 阿米巴肝脓肿
    E. 细菌性肝脓肿

32. 疟疾患者经氯喹治疗后，体温正常，未再到疟疾流行区，1年后再次出现寒战、高热、大汗，最可能的诊断为（　　）
    A. 再次感染疟原虫
    B. 再燃
    C. 近期复发
    D. 疟原虫产生耐药性
    E. 远期复发

33. 疟疾患者经氯喹治疗后，体温正常，未再到疟疾的流行区，3周后再次出现寒战、发热、大汗，最可能的诊断为（　　）
    A. 再次感染疟原虫
    B. 再燃
    C. 近期复发
    D. 疟原虫产生耐药性
    E. 远期复发

（三）A₃ 型题

患者，男，32岁，因腹泻3d于夏季就诊。有不洁饮食史。5d后出现腹泻，大便为暗红色果酱样，8~10次/天，量中等，有特殊的腥臭味。伴右下腹间歇性隐痛。T 37℃，P 78次/分，R 20次/分，BP 120/70mmHg。心肺正常。腹软，右下腹部压痛，肝脾未触及。血WBC 7.6×10⁹/L，N 0.68，L 0.32。取新鲜脓血便检查，显微镜下可见大量红细胞，少量白细胞及夏科－莱登结晶。

34. 患者首先考虑诊断（　　）
    A. 急性阿米巴痢疾
    B. 慢性阿米巴痢疾
    C. 急性菌痢
    D. 轮状病毒性肠炎
    E. 细菌性食物中毒

35. 为明确诊断，需要做哪项检查（　　）
    A. 乙状结肠镜或纤维结肠镜检查
    B. 血常规

C. 血清中查阿米巴原虫抗体

D. 粪便查阿米巴滋养体和包囊

E. 粪便培养阿米巴原虫

36. 患者病原治疗首选药物是（　　）

A. 甲硝唑　　　　　B. 替硝唑

C. 二氯尼特　　　　D. 青霉素

E. 氯喹

37. 患者1年后出现肝区疼痛，肝大。B超发现肝区有液性暗区，首先考虑诊断（　　）

A. 肝癌　　　　　　B. 阿米巴肝脓肿

C. 细菌性肝脓肿　　D. 病毒性肝炎

E. 药物性肝炎

患者，女，20岁，大学生。因畏寒、发热、大汗3d入院。家住云南省瑞丽市，暑假回家居住，有蚊虫叮咬史。畏寒、发热、大汗无明显规律。查体：急性病容，T 39℃，P 116次/分，BP 120/80mmHg，心肺无异常，肝脾不大。

38. 该患者首先考虑诊断为（　　）

A. 疟疾　　　　　　B. 伤寒

C. 流行性乙型脑炎　D. 败血症

E. 钩体病

39. 为明确诊断，最需要做哪项检查（　　）

A. 血常规

B. 外周血涂片查疟原虫

C. 血培养

D. 查疟原虫抗体

E. 用PCR查疟原虫DNA

40. 若明确诊断，控制症状发作，首选药物为（　　）

A. 氯喹　　　　　　B. 抗生素

C. 干扰素　　　　　D. 青霉素

E. 双氢青蒿素

（四）B型题

A. 阿米巴幼虫

B. 阿米巴虫卵

C. 阿米巴大滋养体

D. 阿米巴小滋养体

E. 阿米巴包囊

41. 急性普通型阿米巴痢疾患者粪便中可找到（　　）

42. 慢性阿米巴痢疾患者粪便中可找到（　　）

43. 阿米巴肝脓肿脓液中可找到（　　）

A. 氯喹　　　　　　B. 蒿甲醚

C. 青蒿琥酯　　　　D. 磷酸伯氨喹

E. 磷酸咯奈啶

44. 对各型疟原虫的裂殖体有强而快的杀灭作用的药物是（　　）

45. 杀灭RBC内疟原虫配子体和肝细胞内迟发型子孢子用于防止复发和传播的药物是（　　）

（五）X型题

46. 阿米巴痢疾的临床特征有（　　）

A. 腹泻

B. 暗红色果浆样大便

C. 可并发肝脓肿

D. 休克

E. 易复发或转变为慢性

47. 溶组织内阿米巴的形态有（　　）

A. 幼虫　　　　　　B. 虫卵

C. 大滋养体　　　　D. 小滋养体

E. 包囊

48. 以下哪些途径能传播疟疾（　　）

A. 输血　　　　　　B. 按蚊叮咬

C. 生活接触　　　　D. 呼吸道传播

E. 垂直传播

49. 关于疟疾的说法正确的是（　　）

A. 疟疾在热带和亚热带地区流行最重

B. 间日疟分布最广

C. 发病以夏秋节较多

D. 各型疟疾之间有交叉免疫

E. 在热带和亚热带则较少受季节的影响

50. 下列能用于治疗弓形虫病的药物有（　　）

A. 氯喹　　　　　　B. 乙胺嘧啶

C. 磺胺类药　　　　D. 螺旋霉素

E. 克林霉素

51. 获得性弓形虫病的发生主要是由于患者（　　）

A. 妊娠   B. 器官移植

C. 皮肤黏膜受损   D. 输血

E. 食入未煮熟含有包囊的肉

52. 关于弓形虫病的描述以下哪些是正确的
（   ）

A. 检测血清弓形虫抗原是急性感染的可靠指标

B. PCR 法检测弓形虫 DNA 有助于诊断

C. 主要并发症是继发细菌感染

D. 妊娠早期感染弓形虫应人工流产

E. 中晚期妊娠感染弓形虫应引产

53. 黑热病患者最常见肿大的器官是（   ）

A. 肝   B. 脾

C. 肾   D. 心

E. 淋巴结

（钟　锋）

第七章 蠕虫感染性疾病

第一节 日本血吸虫病

●案例 7-1

患者，男，28岁，农民。当地是血吸虫病疫区。6d前出现腹胀腹痛伴发热，体温最高 38℃，4d前出现胸闷、全身皮疹伴瘙痒。曾在当地抗感染治疗未见好转。查体：T 38℃，P 90 次 / 分，R 20 次 / 分，BP 120/80mmHg，急性面容，右肺肺泡呼吸音增强。腹壁紧张度增强，全腹有压痛，无反跳痛，肝肋下可触及1cm，有压痛。全身散在荨麻疹。血常规：WBC 18×10^9/L，E 0.15。ESR 60mm/h。胸片示双肺炎症改变。腹平片示不完全性肠梗阻。B 超示肝脾稍肿大。

问题：患者目前最可能的诊断是什么？为确诊需进一步做哪些检查？写出其诊断依据。需要与哪些疾病鉴别？如何进行治疗？

血吸虫病（schistosomiasis）是由血吸虫寄生于人体血管内所引起的疾病。寄生于人体的血吸虫主要有五种：日本血吸虫（*Schistosoma japonicum*）、曼氏血吸虫（*S. mansoni*）、湄公血吸虫（*S. mekongi*）、埃及血吸虫（*S. haematobium*）和间插血吸虫（*S. intercalatum*）。

我国流行的日本血吸虫病（schistosomiasis japonica）是由日本血吸虫寄生于门静脉系统所引起的寄生虫性传染病，由皮肤黏膜接触含有尾蚴的疫水而感染。致病的主要阶段是血吸虫卵，导致病变及周围组织虫卵肉芽肿形成，病变主要累及结肠和肝脏。急性期有发热、腹痛、腹泻或脓血便，肝大与压痛等，血嗜酸性粒细胞显著增多。慢性期以肝脾大或慢性腹泻为主。晚期以门静脉周围肝纤维化为主，可发展为肝硬化，表现为显著门脉高压症。

【病原学】

日本血吸虫成虫雌雄异体，成对寄生在人或其他哺乳动物的门静脉系统，主要在肠系膜下静脉内。雌性成虫在肠系膜静脉内产卵，大部分虫卵沉积于肠黏膜及肝组织，部分虫卵从肠壁穿破血管，随粪便排出体外。虫卵入水后，在适宜温度下孵化成毛蚴。毛蚴有趋光性和向上性，在水下作直线活动，钻入中间宿主钉螺体内继续发育成长，经母胞蚴和子胞蚴二代发育繁殖，7～8 周后分批从钉螺体内逸出尾蚴。尾蚴活动能力较强，具有传染性。当人畜接触疫水时，尾蚴迅速从皮肤黏膜钻入体内，尾部脱落，而体部在血管内随血流经肺到达肝脏，约 1 个月后，在肝内发育成为成虫。随后雌雄配对合抱，逆血流移行至肠系膜下静脉内产卵。

人是终末宿主，钉螺是唯一必需的中间宿主。日本血吸虫病是人畜共患，除人以外，牛、羊、狗、猪等及多种野生哺乳动物可作为日本血吸虫的终末储存宿主（图7-1）。

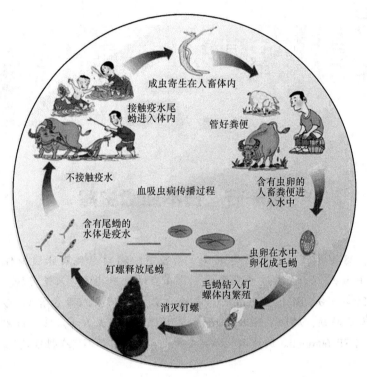

图 7-1　日本血吸虫生活史

【流行病学】

（一）传染源

本病传染源主要是受感染的人和动物，特别是患者、病牛、病猪等。鼠类等也是主要传染源。

（二）传播途径

构成血吸虫病的传播与流行必须具备三个条件，即虫卵随粪便入水、钉螺的存在与孳生、人畜皮肤黏膜接触疫水。

（三）易感人群

本病普遍易感。以青壮年农民、渔民较多，与接触疫水机会较多有关。男性多于女性，夏秋季多见。感染后有部分免疫力。无免疫力者感染大量尾蚴易发生急性血吸虫病，呈暴发流行。

（四）流行特征

本病呈世界性流行。我国主要流行日本血吸虫病。国内血吸虫病流行区根据不同的地理环境、钉螺分布、流行病学特点可分为湖沼、水网、山丘三种类型。湖沼区疫情较重，钉螺分布广；水网型钉螺沿河沟呈网状分布，居民在河边生活用水而感染；山丘型钉螺沿水系呈线状分布，患者少而分散，防治难度较大。

【发病机制与病理解剖】

（一）发病机制

血吸虫的尾蚴、幼虫、成虫及虫卵均可引起宿主免疫反应。尾蚴穿破皮肤可引起局部变态反应致尾蚴性皮炎。幼虫在血流移行过程可逃逸宿主的免疫攻击，不引起严重病变。成虫的抗原性可激发机体产生部分保护性抗体；也可形成免疫复合物沉积于器官引起病变。

血吸虫卵是引起宿主组织损伤和病理变化的最主要因素。血吸虫逆行至门静脉产卵，虫卵随血流沉积于肝和大肠，引起虫卵肉芽肿导致血管纤维化。虫卵肉芽肿的形成分四个阶段：①虫卵在沉积部位发育成熟，卵内毛蚴分泌可溶性抗原（SEA）并由卵壳缓慢释出导致 T 淋巴细胞致敏；②致敏 T 淋巴细胞，特别是辅助性 T 淋巴细胞产生各种淋巴因子；③淋巴因子吸引巨噬细胞及嗜酸性粒细胞和单核细胞等聚集于虫卵周围，形成虫卵肉芽肿；④卵内毛蚴衰老或死亡，SEA 释出量减少或消失，肉芽肿退化和局部纤维化。日本血吸虫产卵量大，引起的虫卵肉芽肿体积较大，中央出现坏死，形成嗜酸性脓肿。虫卵周围出现嗜酸性棒状辐射物，系抗原抗体复合物沉积于肉芽肿所致，称为何博礼现象（Hoeppli phenomenon）。急性血吸虫病患者血液检出循环免疫复合物与特异性抗体的阳性率高，是体液与细胞免疫反应的混合表现；慢性晚期血吸虫病的免疫病理变化属于迟发性变态反应。

血吸虫病引起肝纤维化是在肉芽肿基础上产生。可溶性抗原，巨噬细胞与 T 淋巴细胞均产生成纤维细胞刺激因子，促使成纤维细胞增殖与胶原合成。血吸虫性纤维化胶原类型主要是 I、III 型。晚期血吸虫病肝内胶原以 I 型为主。

人感染血吸虫后可产生部分免疫力，是伴随免疫即针对再感染的童虫有一定的杀伤作用，但原发感染的成虫不被破坏，原发感染继续存在而针对再感染获得一定免疫力。血吸虫皮质表面覆盖有宿主抗原，能伪装逃避免疫攻击，而在体内长期寄生。

（二）病理解剖

日本血吸虫主要寄生于肠系膜下静脉和直肠上静脉内，虫卵主要沉积在结肠与肝脏。

1. 病理过程　虫卵肉芽肿反应是基本病理改变。自尾蚴钻入皮肤到成虫产卵，每个发育阶段均可对人体造成损害。

（1）第一阶段：尾蚴性皮炎。表现为局部组织水肿、充血、中性粒细胞和单核细胞浸润及局部皮肤红色丘疹，持续 1～3d。

（2）第二阶段：幼虫移行。童虫随血流入右心到达肺，部分可穿破肺毛细血管引起点状出血及白细胞浸润，严重者可发生出血性肺炎。

（3）第三阶段：虫卵肉芽肿形成。成虫及代谢物仅产生轻微静脉内膜炎、轻度贫血及嗜酸性粒细胞增加，不引起机体严重病理损害。而虫卵引起的主要病理损害形成典型的虫卵肉芽肿及纤维化病变。

2. 病理改变

（1）结肠病变：主要在直肠、乙状结肠与降结肠，其次为横结肠与阑尾。急性期为黏膜炎症、充血、水肿及黏膜下层有黄色的虫卵结节，部分破溃后形成溃疡，可排脓血便。慢性期纤维组织增生，肠壁增厚，可引起肠息肉及结肠狭窄、肠系膜增厚、相互缠结形成痞块而诱发肠梗阻。虫卵沉积于阑尾可诱发阑尾炎。在息肉增生的基础上可并发结肠癌。

（2）肝病变：早期肝大，表面有粟粒状黄色虫卵结节及结缔组织沟纹。晚期门静脉分支周围与门静脉区纤维组织增生，产生干线状肝纤维化。其特点是门脉周围硬化，门静脉肝血窦前阻塞，引起门脉高压，脾大，长期淤血引起纤维组织增生，并发脾功能亢进。门静脉阻塞引起门脉高压使侧支循环开放，食管下段与胃底静脉曲张破裂引起上消化道出血。

（3）异位损害：指虫卵和（或）成虫寄生在门静脉系统之外的器官所致的病变。以肺与脑部较为多见。肺部病变表现为间质性粟粒状嗜酸性虫卵肉芽肿伴周围肺泡渗液。脑部虫卵肉芽肿病变以顶叶、颞叶多见，多发生在感染后 6 个月至 1 年内。

【临床表现】

本病潜伏期 30～60d，平均 40d。临床上可分为急性、慢性、晚期血吸虫病及异位损害。

（一）急性血吸虫病

急性血吸虫病发生于初次大量感染或再次严重感染后 1 个月左右，即成虫大量排卵期。病程不超过 6 个月。临床表现以发热等全身反应为主。

1. 发热　患者均有发热。热度高低、期限与感染程度呈正比。体温在 38～40℃，以间歇热、弛张热多见，不规则低热次之。少数重症患者可有稽留热，表情淡漠、听力低下，相对缓脉等酷似伤寒。发热期限短者仅 2 周，大多数为 1 个月左右，重症患者发热可长达数月，以致出现消瘦、贫血、水肿和恶病质等。

2. 过敏反应　表现为荨麻疹、血管神经性水肿、淋巴结肿大及支气管哮喘等。以荨麻疹为常见，多见于发热早期，位于躯干和四肢。血中嗜酸性粒细胞增加，有重要诊断参考价值。

3. 消化系统症状　发热期间，患者可有食欲下降，腹部不适等。半数以上可有腹痛、腹泻，而排脓血便者仅 10% 左右。腹泻 3～5 次/天，多为稀水样便，少数为黏液脓血便，里急后重可有可无，有时腹泻与便秘交替。重症患者可出现高度腹胀、腹水、腹膜刺激征，腹部有压痛与柔韧感，类似结核性腹膜炎。

4. 肝脾大　90% 以上患者肝大伴压痛，以左叶为显著。半数以上可有轻度脾大。

5. 肺部症状　可有轻度咳嗽、咳痰，重者可咳血痰，并有胸闷、气促等。肺部偶可闻干湿啰音。胸部 X 线检查示肺纹理增多，粟粒状或呈绒毛、斑点、絮状阴影，以下肺叶多见。多于 3～6 个月后全部消退。

（二）慢性血吸虫病

慢性血吸虫病由急性期未经治疗或治疗不彻底发展而来，或在流行区小量多次感染后形成。

1. 无症状型　多无症状，仅在粪便检出血吸虫卵，肝大，B 超检查肝可呈现网络样改变。

2. 有症状型　以腹泻最常见，可伴腹痛及里急后重，大便稀或带黏液脓血，2～3 次/天，症状时轻时重，病程迁延者可出现肠梗阻，贫血，消瘦，体重下降等。重者可出现内分泌紊乱，性欲减退，女性有月经紊乱及继发不孕等。早期肝大，以左叶为主，质地中等。随着肝纤维化产生，肝逐渐缩小，质硬，表面结节，凹凸不平。脾可充血而逐渐肿大。病变的肠系膜、大网膜及淋巴结等粘连缠结，下腹部可扪及痞块。

（三）晚期血吸虫病

晚期血吸虫病形成血吸虫病肝硬化，以门静脉高压为主。根据晚期主要临床表现可分为 4 型。

1. 巨脾型　脾下缘超过脐水平线，或向内侧肿大超过正中线，质地坚硬，常扪及切迹，伴有脾功能亢进。最为常见。

2. 腹水型　腹水是晚期血吸虫病肝功能失代偿表现。腹水反复发作，可呈进行性加剧，腹胀、腹部膨隆并有腹壁静脉曲张。常有下肢水肿，可因并发上消化道出血、肝性脑病、恶病质或感染而死亡。约占晚期患者 25%。

3. **结肠肉芽肿型** 以腹痛、腹泻、便秘等较常见，可有水样便、血便或黏液脓血便，可出现腹胀及肠梗阻。左下腹可扪及包块，有压痛，少数可癌变。以结肠病损为主要表现。

4. **侏儒型** 主要因幼年时反复感染，影响体格生长及生殖系统发育。表现为身材矮小，面容苍老，性器官发育不全，睾丸细小，无月经，第二性征缺如，骨骼生长发育受限。极少见。

（四）异位血吸虫病

1. **肺型血吸虫病** 多见于急性血吸虫病，以虫卵沉积引起肺间质病变为主，表现为发热、干咳、咳血丝痰及胸痛等，可闻及干湿啰音，X 线胸片可见两肺中下野粟粒样浸润阴影。肺部病变经病原治疗后 3～6 个月可逐渐吸收消失。

2. **脑型血吸虫病** 为虫卵沉积于脑部所致。急性型见于急性血吸虫病，可出现意识障碍、脑膜刺激征、瘫痪、抽搐、腱反射亢进、锥体束征等。脑脊液可有嗜酸性粒细胞增高或有蛋白质与白细胞轻度增多。慢性型多在感染后 3～6 个月发生，主要表现为癫痫发作。颅脑 CT 扫描显示病变常位于顶叶。尽早病原治疗，多数可痊愈。

【实验室及其他检查】

（一）血常规检查

急性血吸虫病患者外周血嗜酸性粒细胞显著增高为特点。白细胞多在（10～30）×10^9/L，嗜酸性粒细胞常占 20%～40%。慢性患者嗜酸性粒细胞仍有轻到中度增高，重型嗜酸性粒细胞反而不增多。晚期因脾功能亢进引起红细胞、白细胞与血小板明显减少。

（二）粪便检查

本病常用粪便沉淀后的毛蚴孵化法（沉孵法），每天送检 1 次，连续 3d。改良加藤厚涂片法或虫卵透明法可提高虫卵检出率。虫卵的检出和孵出毛蚴是血吸虫病确诊最直接依据。

（三）直肠黏膜活组织检查

本病直肠镜检可见黏膜黄斑、息肉、充血、水肿、溃疡与斑痕等，自病变处取米粒大小的黏膜直接置于二层载玻片之间，在显微镜下检查，检出血吸虫卵的阳性率很高。

（四）肝功能检查

本病急性期血清球蛋白增高，血清 ALT 轻度增高。晚期由于肝硬化，血清白蛋白降低，白蛋白及球蛋白比例下降或倒置。血羟脯氨酸、尿羟脯氨酸、透明质酸、胶原测定可动态监测肝纤维化。

（五）肝影像学检查

1. **B 型超声检查** 肝体积缩小，表面结节，肝门静脉内径增宽，脾大。B 超可反映肝纤维化程度，并可指导肝穿刺定位。

2. **CT 扫描** 晚期血吸虫病肝包膜增厚钙化，与肝内钙化中隔相垂直。重度肝纤维化可显示龟背样图像。脑血吸虫病颅脑 CT 显示片状、结节状、混合密度或等密度块影。

（六）免疫学检查

本病主要检测血吸虫感染者所产生的特异性抗体，包括血吸虫抗原皮内试验、环卵沉淀试验（COPT）、IHA、ELISA 等。敏感性均在 80% 以上，优点为采血微量，操作简便，可用于现场筛查可疑病例或综合查病方法。缺点是不能区分是既往感染还是现症感染；可出现假阳性，因与华支睾吸虫病、并殖吸虫病存在交叉免疫反应。目前国内采用循环抗原酶免疫法（EIA）检测血中循环抗原可诊断活动性感染，方法敏感、特异、简便、快速，可作为疗效考核指标。

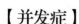

【并发症】

血吸虫病的并发症多见于晚期患者。

（一）肝硬化并发症

1. 上消化道出血　较常见，发生率 10%。晚期由于食管下段或胃底静脉曲张破裂引起。

2. 肝性脑病　大出血、大量放腹水及过度利尿可诱发肝性脑病。多为晚期腹水型患者。

3. 继发感染　由免疫力下降引起，表现为病毒性肝炎、伤寒、腹膜炎、败血症、阑尾炎等。

（二）肠道并发症

1. 肠梗阻　血吸虫病的严重结肠病变可引起肠腔狭窄而导致不完全性肠梗阻，以乙状结肠与直肠为多见，常与网膜粘连成团而扪及腹内包块。

2. 阑尾炎　虫卵沉积于阑尾黏膜下层可诱发急性阑尾炎，并发腹膜炎时呈局限性脓肿。

3. 结肠癌　晚期肉芽肿型患者偶可并发结肠癌，大多为腺癌，恶性程度较低，转移较晚。

【诊断与鉴别诊断】

（一）诊断

1. 流行病学资料　有在流行区生活、居住、旅游史，疫水接触史。

2. 临床表现　急性期表现为发热、荨麻疹、肝大与压痛、血嗜酸性粒细胞增多等。凡来自疫区有长期不明原因腹泻、腹痛或脓血便、肝脾大者，均应考虑慢性血吸虫病的可能。有过急性感染史且出现巨脾、腹水、腹内痞块、肠梗阻等，均应疑及晚期血吸虫病的可能。

3. 实验室检查　粪便沉孵法是主要诊断方法。但轻型排出虫卵较少，晚期因肠壁纤维化虫卵不易从粪便排出，主要用于急性感染的诊断。慢性患者用直肠黏膜活检阳性率较高，但属于有创伤性检查，可引起肠出血。COPT、IHA、ELISA 等敏感性及特异性均较高，有实用价值，但要注意假阳性及假阴性。

（二）鉴别诊断

1. 急性血吸虫病　与伤寒、阿米巴肝脓肿、粟粒性肺结核、败血症等鉴别。急性血吸虫病血液嗜酸性粒细胞显著增多及检出血吸虫卵有重要鉴别价值，疾病原发表现及不同的病原体也可与急性血吸虫病鉴别。

2. 慢性血吸虫病　与慢性痢疾、肠结核、慢性病毒性肝炎等鉴别。慢性痢疾通过粪便检测到痢疾杆菌及溶组织内阿米巴而确诊。肠结核多继发于肺，常伴结核中毒症状，电子结肠镜检查均有助于明确诊断。慢性病毒性肝炎大多数有肝病症状及肝功能损害等表现，而慢性血吸虫病患者则多数症状不明显，肝功能无明显异常。肝炎病毒标志物检测有助于诊断。

3. 晚期血吸虫病　与结节性肝硬化鉴别。多由病毒性肝炎引起，也可见于酒精中毒、药物或化学毒物中毒等。肝细胞损害较明显，蜘蛛痣、肝掌较多见。脾大不及血吸虫病肝硬化明显，ALT 常增高，肝炎病毒标志物检测可阳性，预后较差。但仍要依据病原学及免疫学检测作出鉴别。值得注意的是，在国内流行区血吸虫病合并乙型病毒性肝炎较为常见。在流行区癫痫患者应排除脑血吸虫病的可能。

【预后】

本病预后与感染程度、病程长短、年龄、有无并发症、异位损害及治疗等有关。血吸虫病包括脑型及侏儒型患者能早期病原治疗可治愈，预后良好。极少数重型急性血吸虫病不及时治疗可导致死亡或发展为肝硬化。晚期血吸虫病伴有顽固性腹水、营养不良、全身衰竭、并发上消化道出血、肝性脑病或原发性腹膜炎者预后差。晚期患者合并病毒性肝炎的病死率显著高于单纯血吸虫病肝纤维化，主要死亡原因是肝衰竭或并发原发性肝癌。

【治疗】

（一）病原治疗

本病目前普遍采用吡喹酮治疗。

1. 药理及药代动力学　吡喹酮是新型抗血吸虫药物，对血吸虫各阶段均有显著杀虫作用，对日本血吸虫，尤其是雌虫的杀虫作用更强。服药后可使虫体痉挛性麻痹，部分虫体在门静脉内死亡。吡喹酮口服吸收迅速，1～2h 内达血药峰值。在门静脉血药物浓度较周围静脉血药物浓度高 10 倍以上。脑脊液药物浓度为血药浓度 15%～20%。主要分布于肝，其次为肾、肺、肾上腺、脑垂体等，很少通过胎盘，无器官特异性蓄积现象。半衰期 1～1.5h，其代谢产物半衰期为 4～5h。80% 药物在 4d 内主要由肾脏以代谢产物的形式排出，15% 见于胆汁，10% 由肠黏膜分泌。哺乳期妇女服药后，其乳汁药物浓度相当于血清 25%。

2. 治疗血吸虫病的剂量与疗程

（1）急性血吸虫病：成人总剂量 120mg/kg；儿童总剂量 140mg/kg，4～6d 疗法，每天剂量分 2～3 次口服。

（2）慢性血吸虫病：成人总剂量按 60mg/kg 计算，体重以 60kg 为限；儿童体重＜30kg，总剂量 70mg/kg，2d 疗法，每天剂量分 2～3 次口服。

现场大规模治疗：轻、中度流行区用总剂量 40mg/kg，一剂疗法；重流行区用 50mg/kg，一天剂量均分 2 次口服。

（3）晚期血吸虫病：应适当减少总剂量或延长疗程为宜，以免引起中毒反应。

3. 不良反应　吡喹酮毒性低，无致突变、致畸与致癌作用。不良反应发生率较高，但多数反应轻而短暂，不影响治疗和日常活动。主要不良反应：精神神经系统以头昏、头痛、乏力、四肢酸痛、眩晕等较常见；消化系统以腹痛、腹胀、恶心、腹泻较多见；心血管系统以胸闷、心悸、期前收缩等较多见；可有皮疹、发热、黄疸或 ALT 增高。多不需处理，数天内消失。

（二）对症治疗

急性血吸虫病应卧床休息、补充营养及支持治疗，高热、中毒症状重者可用小剂量肾上腺皮质激素。晚期血吸虫病按肝硬化治疗。巨脾型应降低门脉高压，消除脾功能亢进，可作脾切除加大网膜腹膜固定术。食管静脉曲张并发上消化道出血者可采取硬化剂注射疗法或静脉断流手术。腹水型可采用中西医结合疗法。顽固性腹水可用腹水浓缩器回输法治疗，给予低盐、高蛋白饮食。原发性腹膜炎、肝性脑病的治疗与门脉性肝硬化相似。

【预防】

（一）管理传染源

在流行区每年对患者和病牛进行普查与普治。

（二）切断传播途径

1. 加强粪便及水源管理　粪便无害化处理如粪便堆肥法、粪尿密封法、沼气池等。不用新鲜粪便施肥，防止粪便污染水源。

2. 灭螺　是最关键的预防措施。可用物理法如土埋法等灭螺，或化学药物灭螺，可用氯硝柳胺或溴乙酰胺，反复进行。

（三）保护易感人群

尽量避免接触疫水。严禁儿童在疫水中游泳、洗澡、捕捉鱼虾，也不应在早晨或雨后赤足行走在河边草地上，防止接触含有尾蚴的露珠或水滴。接触疫水时可采用 75% 苯二甲酸二丁酯乳剂或油膏涂于接触皮肤部位，药效维持 4h。以脂肪酸为基质，加碱皂化后，掺入氯硝柳胺（2%）和松节油制成防护剂，有杀死尾蚴的作用。在感染季节对重流行区特定人群进行预防性服药以降低血吸虫感染率。吡喹酮 25～40mg/kg，一次顿服，每隔 14d 或 1 个月服药 1 次。蒿甲醚和青蒿琥酯能杀灭 5～21d 血吸虫幼虫。接触疫水后 15d 口服蒿甲醚，按 6mg/kg，以后每 15d 1 次，连服 4～10 次；或接触疫水后 7d 口服青蒿琥酯，剂量为 6mg/kg，顿服，以后每 7d 1 次，连服 8～15 次。

第二节　并殖吸虫病

● 案例 7-2

患者，男，45 岁。长期生活在上海。有食半生的淡水蟹、虾等习惯。3 个月前开始出现咳嗽，咳咖啡色痰液，伴有胸闷、胸痛、乏力。无发热。血嗜酸性粒细胞升高。胸部 CT 示两肺多发斑片状浸润灶。血清并殖吸虫抗体检查阳性。痰检查卫氏并殖吸虫卵阳性。

问题：患者目前最可能的诊断是什么？写出其诊断依据。需要与哪些疾病鉴别？如何进行治疗？

并殖吸虫病（paragonimiasis）又称肺吸虫病，是由并殖吸虫寄生于人体各脏器（以腹腔、肺及皮下组织为主）引起的一种人畜共患自然疫源性疾病。因生食含有肺吸虫囊蚴的蟹或蝲蛄而感染。卫氏并殖吸虫病主要表现为咳嗽、咳铁锈色痰及咯血。斯氏并殖吸虫病主要表现为游走性皮下包块和渗出性胸膜炎等。

【病原学】

并殖吸虫成虫雌雄同体，生殖器官并列。国内致病的主要为卫氏并殖吸虫和斯氏并殖吸虫（又称四川并殖吸虫）。卫氏和斯氏并殖吸虫的生活史均需要两个中间宿主。虫卵随终宿主的痰和粪便排入淡水后，在适宜温度下，经 3～6 周发育成熟并孵出毛蚴，毛蚴在水中遇到第一中间宿主淡水螺（卫氏并殖吸虫为川卷螺，斯氏并殖吸虫为拟钉螺），即侵入其体内，经胞蚴、雷蚴等发育阶段，2～3 个月发育成尾蚴再逸出螺体，再钻入第二中间宿主淡水蟹或蝲蛄体内，形成囊蚴，人或动物因食用含有囊蚴的石蟹或蝲蛄而感染，囊蚴在小肠经消化液作用脱囊成为童虫，穿过肠壁进入腹腔，大部分童虫再穿过膈肌经胸腔进入肺，发育为成虫产卵。自囊蚴进入人体至肺部成虫产卵需 2～3 个月，患者粪便每天排出虫卵数不等。卫氏并殖吸虫成虫主要寄生于终宿主的肺组织，成为肺吸虫囊肿。斯氏并殖吸虫在人体内不能发育成熟产卵，极少进入肺形成典型囊蚴，以游走性皮下结节与渗出性胸膜炎为主。

【流行病学】

（一）传染源

并殖吸虫病是人兽共患的蠕虫病。病畜病兽、患者及带虫者均可成为传染源。卫氏并殖吸虫患者是主要传染源，其次是病畜如猫、犬、猪及病兽如虎、豹等。而斯氏并殖吸虫患者不是传染源，主要传染源是病畜（猫、犬等）和病兽（黄鼠狼等）。

（二）传播途径

人类主要因生食或半生食含有活囊蚴的第二中间宿主（淡水蟹或蝲蛄）而感染，偶可因饮用含囊蚴的溪水和被污染的食物而感染。兽类或野生动物进入溪流捕食第二中间宿主被感染，继而受感染动物从粪便排出虫卵污染溪流，又感染第一、第二中间宿主。

（三）易感人群

本病普遍易感，以儿童和青少年多见，男女无显著差别。学龄儿童，可能因接触溪蟹或蝲蛄机会较多而患病较多。病后仍可再感染。流行区人群感染率约20%，30%为隐性感染者。

（四）流行特征

并殖吸虫病主要分布在亚洲、美洲和非洲。我国存在于22个省、市、自治区。浙江与东北各省以卫氏并殖吸虫为主；四川、江西、云南、福建以斯氏并殖吸虫为主。以夏秋季为主，但在喜食醉蟹为主的地区四季均可流行。发病与职业亦有关，喜好生食蟹类者是高危人群。

【发病机制与病理解剖】

囊蚴被吞食后，经胃至十二指肠，在小肠内脱囊为童虫（幼虫），童虫穿过肠壁进入腹腔，引起肠黏膜出血性或脓性窦道、广泛性腹部炎症和粘连，大多数童虫穿过膈肌至胸腔产生胸膜炎。童虫在移行过程逐渐发育为成虫，钻入肺内，形成囊肿。成虫常固定在肺内，引起咳嗽、咳痰、咯血等症状，但也可以游走移动而波及较多脏器。虫体从纵隔上移，由颈部大血管周围疏松组织沿颈动脉上升，经裂孔进入颅内，侵犯脑组织，形成多房性脓肿、囊肿、结节与瘢痕，并可在脑内窜行，反复损伤。虫体代谢产物及其异性蛋白可导致人体过敏反应。虫卵对组织仅有机械性或异物刺激作用，引起周围结缔组织增生和炎症反应。斯氏并殖吸虫的童虫在人体内移行过程造成的损害较卫氏并殖吸虫显著，局部反应比全身反应强烈，但由于人体不是斯氏并殖吸虫最适宜的终末宿主，虫体不能在人体内发育成熟产卵，囊蚴进入人体后，只能以童虫形式在人体内移行，童虫极少进入肺部形成囊肿，大多数在皮下或其他组织移行，形成囊肿、游走性包块、渗出性胸膜炎、眼部和肝脏损害等病变。

基本病理改变分为3期：①脓肿期：虫体窜行组织引起局部出血、坏死，单核细胞、嗜酸性粒细胞和中性粒细胞浸润，形成脓肿。②囊肿期：脓肿周围逐渐产生肉芽组织，形成纤维状囊壁，构成特殊病变，为并殖吸虫性囊肿。囊内有棕褐色黏稠液，镜检可见虫卵、夏科-莱登晶体、嗜酸性粒细胞、虫体，囊肿之间可见隧道或空穴。③纤维瘢痕期：当囊内虫体死亡或移行后，或囊肿通过支气管与外界相通，囊内容物逐渐被排出或吸收，囊肿周围肉芽组织和纤维组织不断增生，囊肿由纤维组织代替形成瘢痕。

【临床表现】

本病潜伏期多为3～6个月。早期及轻度感染者可无症状。中重度感染者可有多脏器受累。

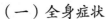

（一）全身症状

本病主要表现有低热、畏寒、乏力、消瘦、咳嗽、胸痛、盗汗等，少数患者有荨麻疹，哮喘发作等。多见于斯氏并殖吸虫患者。

（二）呼吸系统症状

肺是卫氏并殖吸虫最常寄生的部位，咳嗽、咳痰、咯血为其主要表现，初为干咳，随病情进展到咳痰，痰中带血或咯血。咳铁锈色痰或烂桃肉样痰是最典型的症状，可持续多年，复发时亦以此症状最早出现。血痰中可找到虫卵。有时可大咯血。成虫向胸腔游走时，出现胸痛、气促或胸腔积液，胸液常呈草黄色或血性，慢性经过时伴胸膜粘连或包裹性积液。斯氏并殖吸虫病患者常有胸腔积液，可伴胸痛，但无典型铁锈色痰，痰液中也找不到虫卵。

（三）消化系统症状

消化系统症状以腹痛、腹泻最常见，伴有恶心、呕吐、便血等，常在疾病早期出现。腹痛常为阵发性或隐约性下腹部疼痛，轻重不一，轻者仅感腹部不适，重者似急腹症，腹部有压痛，但无腹肌紧张。囊肿向肠腔溃破时，常排出棕褐色黏稠脓血便或芝麻酱样粪便，可找到虫卵。少数可出现腹膜炎、腹水等症状。斯氏并殖吸虫患者肝损害较严重，常见肝大和肝功能异常，严重者可发生肝硬化。

（四）皮下结节或包块

皮下结节或包块以斯氏并殖吸虫病多见。全身可发生结节，多见于腹部、胸部及腰背部皮肤，其次为背部、臀部及阴囊等部位。多在皮下深部肌肉，肉眼不易发现，但可触及，直径为1～6mm，单个或数个相连，质硬，能移动，轻压痛，结节内可发现虫体、虫卵或囊肿样病变。初起时发痒隐痛，边缘不清，渐发展为包块，常呈游走性，包块之间可触及到条索状纤维块。卫氏并殖吸虫病约有10%患者有皮下结节，多见于腹部至大腿之间，多位于皮下深部肌肉内，需触诊时才能扪及，大者质软有压痛，活动度差，小者质硬无压痛，能活动，活检能查见童虫。

（五）神经系统症状

神经系统症状多见于青少年严重感染者，有脑型和脊髓型两种，脑型多见，脊髓型少见。

1. 脑型　主要表现：①颅内压增高及脑膜炎表现：畏寒、发热、头痛、呕吐、视神经乳头水肿、视力减退及脑膜刺激征等，多见于早期；②脑组织破坏表现：偏瘫、失语、偏盲、共济失调等，多见于后期；③刺激性症状：癫痫发作，肢体感觉异常及视幻觉等。

2. 脊髓型　受压部位多在第10胸椎水平以下，表现为四肢及躯干运动障碍、感觉缺失、腰痛、排便排尿困难等，严重者甚至发生截瘫。

临床类型：据病变部位和临床表现可分为肺型、腹型、脑脊髓型、皮下结节型及亚临床型。据病变部位和虫体与宿主的适应性可分为肺型和肺外型，前者多为卫氏并殖吸虫所致，后者多为斯氏并殖吸虫所致。两种并殖吸虫病的临床鉴别要点见表7-1。

表7-1　卫氏并殖吸虫病与斯氏并殖吸虫病的鉴别要点

鉴别要点	卫氏并殖吸虫病	斯氏并殖吸虫病
全身症状	不常见	常见
荨麻疹等过敏症状	不常见	很常见
咳嗽、咳痰	明显，痰量较多	咳嗽轻，痰少
痰液	铁锈色、棕褐色或烂桃样	血丝痰
胸腔积液	较少见	常见
肝损害	较少见	较常见

续表

鉴别要点	卫氏并殖吸虫病	斯氏并殖吸虫病
神经系统症状	多见	较少见
皮下结节或包块	少见	较常见
血常规检查	早期嗜酸性粒细胞增高	嗜酸性粒细胞持续明显增高
虫卵	痰及粪便中可查到	极少查到
胸部X线检查	囊肿阴影多见，胸膜增厚	囊肿阴影少见，胸腔积液

【实验室及其他检查】

（一）一般检查

本病急性患者外周血白细胞总数增多，嗜酸性粒细胞增高明显，可占30%～40%，脑脊液、胸腔积液或腹水嗜酸性粒细胞均可增高。血沉可有中度或高度增快。

（二）病原学检查

1. 痰液　卫氏并殖吸虫病痰液常呈铁锈色，镜检可见虫卵、嗜酸性粒细胞及夏科-莱登晶体。

2. 粪便　15%～40%患者粪便可找到并殖吸虫虫卵。

3. 体液　脑脊液、胸腔积液、腹水及心包液等体液偶可找到虫卵。

4. 活组织检查　皮下结节及包块活检，能见到典型的嗜酸性肉芽肿，可找到虫卵、童虫或成虫。但斯氏并殖吸虫病所致的包块内找不到虫卵。

（三）免疫学检查

1. 皮内试验　取1∶2000抗原稀释液0.1ml注入前臂皮内，12～15min后观察结果，皮丘直径大于12mm，红晕大于20mm为阳性，敏感性高，阳性率可达95%，但特异性较低，对华支睾吸虫病、血吸虫病可产生部分交叉反应而呈假阳性，只用于流行病学调查，而不能确诊。

2. 补体结合试验　阳性率高，尤其对脑脊髓型患者具有特异性诊断价值。

3. ELISA及RIA试验　敏感性高，特异性强，具有临床诊断价值。

（四）影像学检查

脓肿期胸片见边缘不清、密度增高的类圆形浸润阴影；囊肿期胸片见多个囊性阴影，密度均匀，边界清楚，可见明显胸膜反应或胸腔积液；纤维瘢痕期胸片见致密点状或索状阴影，并发胸膜粘连与肥厚。三期表现可同时存在。CT、MRI及脑血管造影、脊髓造影等有助于显示脑或脊髓的病变部位。

【诊断与鉴别诊断】

（一）诊断

1. 流行病学资料　注意流行区的分布及进入流行区的人群，有无生食或半生食溪蟹、蝲蛄或饮用溪流生水史。

2. 临床表现　腹痛、腹泻、咳嗽、咳铁锈色痰、胸腔积液，或有游走性皮下结节或包块者应考虑本病的可能。

3. 实验室检查　在痰、粪便及体液中查见并殖吸虫虫卵，或皮下结节中查到虫体是确诊的依据。血清学、免疫学检查有辅助诊断价值。

（二）鉴别诊断

1. 结核病　有结核中毒症状，常见咯血并有播散病灶。病变多位于肺尖或上肺野，痰涂片找到抗酸杆菌。结核性胸膜炎的胸腔积液以淋巴细胞增多为主，并殖吸虫病胸腔积液以嗜酸性粒细胞增多为主，如痰和胸腔积液找到虫卵则更具鉴别价值。

2. 支气管扩张　血常规检查嗜酸性粒细胞不增多，X 线、CT、MRI 检查可确诊支气管扩张。

3. 颅内肿瘤　脑型并殖吸虫病的神经系统症状复杂多样，难以孤立病灶来解释。有感染史、肺部病变、嗜酸性粒细胞增加、血清或脑脊液抗并殖吸虫抗体阳性等可将两者相鉴别。

4. 原发性癫痫　脑型并殖吸虫病患者既往无癫痫史，且癫痫发作后，头痛及肢体无力等症状可持续数天，而原发性癫痫发作后，症状在几小时内可消失。痰检查有虫卵，脑脊液免疫学检查阳性等有助于鉴别。

5. 其他　腹型并殖吸虫病与肝脓肿、病毒性肝炎鉴别。并殖吸虫病患者肝区压痛不明显，血嗜酸性粒细胞增加显著，肝炎病毒标志物阴性，驱虫治疗后症状、体征及肝功能迅速改善等有助于鉴别。

【治疗】

（一）病原治疗

1. 吡喹酮　对卫氏、斯氏并殖吸虫病均有良好疗效，剂量每次 25mg/kg，3 次 / 天口服，连服 2~3d，脑型患者宜治疗 2 个疗程，间隔 7d。不良反应主要有头昏，恶心、呕吐等，严重者可引起心律失常。

2. 阿苯达唑　剂量 8mg/（kg·d）（以 50kg 为限），分 2 次口服，连服 7d。对斯氏并殖吸虫病效果好。

3. 硫氯酚　剂量成人 3g/d，儿童 50mg/（kg·d），分 3 次服，连服 10~15d 或隔天服用 20~30d 为 1 个疗程。半年远期治愈率 80%~90%，低于吡喹酮，且不良反应较多，现已少用。在流行区，可用于治疗猪或犬的并殖吸虫感染。

（二）对症治疗

咳嗽、胸痛，咯血者，给予止咳、镇痛及止血剂，癫痫发作给予苯妥英钠或地西泮等抗癫痫药，颅内高压者给予脱水降颅压治疗。

（三）手术治疗

有明显肠粘连、肠梗阻或脑脊髓型压迫症状，经病原及对症治疗无效者，可考虑手术治疗。皮下包块可手术切除；胸膜粘连明显可行胸膜剥离术等。

【预防】

（一）管理传染源

积极治疗患者和受感染的动物，防止传染源粪便或痰液污染水源或流入溪水。

（二）切断传播途径

不饮生溪水，改变生食或半生食溪蟹、蝲蛄或醉蟹、腌蟹的习惯。不随地吐痰。

（三）保护易感人群

广泛宣传疾病防治知识，加强猫、犬管理，加强粪便和水源管理。

第三节 华支睾吸虫病

●案例7-3

患者，男，28岁。乏力伴右上腹隐痛2个月，1周前体检发现ALT 116IU/L，B超提示肝内胆管轻度扩张，管壁增厚，呈双轨征，回声增强，血液嗜酸性粒细胞占10%，平时喜食淡水生鱼。

问题：患者目前最可能的诊断是什么？为确诊需进一步做哪些检查？写出其诊断依据。需要与哪些疾病鉴别？如何进行治疗？

华支睾吸虫病（clonorchiasis sinensis）是由华支睾吸虫（*Clonorchis sinensis*）寄生在人体肝内胆管所引起的一种寄生虫病，亦称肝吸虫病。人食用未煮熟的含有活囊蚴的淡水鱼（虾）而感染。临床上以疲乏、腹泻、上腹隐痛、肝大、嗜酸性粒细胞增高为特征。严重感染可导致胆管炎、胆结石及肝硬化等并发症。严重感染的儿童常有营养不良和发育障碍。

【病原学】

华支睾吸虫成虫扁平，状似葵花子仁，雌雄同体，有口腹吸盘各一个，在虫体后半部有两个前后排列的分支状睾丸，卵巢较小，分三叶位于睾丸之前。虫卵是最小的人体寄生虫卵，状似电灯泡，上端有卵盖，下端有一小结节状突起，卵壳厚，卵内含一成熟毛蚴。

成虫寄生在人或哺乳动物肝胆管内产卵，虫卵随胆汁进入十二指肠随粪便排出体外。虫卵入水后被第一中间宿主淡水螺（豆螺、沼螺）吞食后，在螺消化道内孵出毛蚴，发育为胞蚴、雷蚴，最后形成尾蚴，自螺体逸出，钻入第二中间宿主（淡水鱼、虾）体内发育成囊蚴。囊蚴呈椭圆形，内含幼虫，终宿主（人或哺乳动物）因食用未煮熟的淡水鱼、虾而感染。囊蚴外壳被终宿主胃肠消化液溶解，幼虫在十二指肠内脱囊逸出，经胆总管进入肝内中小胆管寄生。从感染囊蚴到成虫发育成熟产卵约需1个月。成虫在人体内寿命可长达20～30年。

【流行病学】

（一）传染源
感染华支睾吸虫的人及哺乳动物（猫、犬、猪等）是主要传染源。

（二）传播途径
本病传播途径主要为食用未煮熟的含有华支睾吸虫囊蚴的淡水鱼、虾而感染。也可饮用被囊蚴污染的生水而感染。

（三）易感人群
本病普遍易感，无年龄、性别、种族差别，可重复感染。感染率高低与居民生活、卫生习惯及饮食嗜好密切相关。

【发病机制与病理解剖】

本病发病及病变程度取决于成虫寄生在胆管的数量。成虫主要寄生在人体肝内中小胆管，数量不等。感染轻者，虫数少，可无症状，也无肉眼可见的病变。感染较重者，虫数多，肝内胆管及其分支充满虫体和虫卵。发病与虫体机械性阻塞、虫体啃食胆管上皮并吸血、虫体代谢物和直接刺激引发局部胆管炎症、继发胆道感染及宿主抵抗力下降等有关。

本病病变主要在肝内胆管。早期或轻度感染无明显病理变化。感染较重时，胆管可发生囊状或柱状扩张，管壁增厚，胆管周围淋巴细胞浸润和纤维组织增生。严重感染时，胆管内充满华支睾吸虫使管腔阻塞，管壁增厚管腔狭窄，均可引起胆汁淤积。病变以肝左叶较明显，与左叶胆管较平直，童虫易侵入有关。胆管阻塞可继发细菌性胆管炎、胆囊炎。虫卵、死亡的虫体、脱落的胆管上皮、炎性渗出物、细菌等可构成结石的核心，导致胆石症。成虫可寄生于胰管引起胰腺炎。多不引起肝硬化，但严重感染者，肝细胞可有变性坏死，同时合并营养不良，可发展为肝硬化，成为死亡的原因。

【临床表现】

本病潜伏期为 1～2 个月。

轻度感染常无症状或仅在餐后有腹胀、腹泻、腹痛及乏力等表现，可在粪便或胆汁发现虫卵而确诊。感染较重者多缓慢起病，表现为食欲缺乏、上腹部隐痛与饱胀、轻度腹泻、肝大伴压痛（以肝左叶明显），并有头晕、失眠、疲乏、心悸、记忆力减退等神经衰弱症状。偶可因大量成虫阻塞胆总管而出现胆绞痛及梗阻性黄疸。反复严重感染或未经彻底治疗者，最后可发展为肝硬化及门脉高压综合征。严重感染的儿童可表现为营养不良和生长发育障碍，甚至引起侏儒症。无免疫力者，可在严重感染后潜伏 1 个月左右，突然寒战、高热、恶心、呕吐、肝大伴压痛，轻度黄疸，少数脾大，可有肺部浸润。血嗜酸性粒细胞增加，ALT 升高。数周后急性症状消失而进入慢性期，表现为疲乏、消化不良、肝大伴压痛等。

【并发症】

本病以急慢性胆囊炎、胆管炎和胆石症最常见。重者并发门脉性肝硬化，或成虫长期堵塞胆总管导致胆汁性肝硬化。成虫寄生可诱发肝胆管癌。成虫阻塞胰管可引起胰腺炎等。

【诊断与鉴别诊断】

（一）诊断

1. 流行病学资料　来自疫区或到过疫区，有生食或半生食淡水鱼、虾史。

2. 临床表现　出现腹胀、腹泻等消化不良表现及头晕、失眠等神经衰弱症状，并伴有肝大或其他肝胆系统表现时应考虑本病的可能。

3. 实验室检查

（1）血常规检查：可有白细胞总数及嗜酸性粒细胞增加，严重感染可出现贫血。

（2）虫卵检查：粪便直接涂片或浓缩法找虫卵。十二指肠引流胆汁找虫卵阳性率较高。发现虫卵是确诊华支睾吸虫病的最直接依据。

（3）免疫学检查：用于感染较轻者或用于流行病学调查。常用方法：①皮肤试验：用成虫纯 C 抗原做皮内试验，可辅助诊断，但与并殖吸虫病有交叉反应；②间接血凝试验：阳性率低，且治疗后抗体效价下降较慢，不能作疗效考核；③ELISA，可检测患者血清特异性抗体，可作辅助诊断。

（4）肝功能检查：肝功能轻度损害。在重度感染及有肝、胆并发症者，碱性磷酸酶升高。

（5）影像学检查：B 超见肝脏轻度肿大，肝内光点密度不均匀，有小斑片或团块状回声。弥漫性中小胆管不同程度扩张，胆管壁粗糙、增厚、回声增强，病变以左叶明显。部分肝外胆

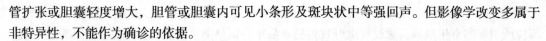

管扩张或胆囊轻度增大，胆管或胆囊内可见小条形及斑块状中等强回声。但影像学改变多属于非特异性，不能作为确诊的依据。

（二）鉴别诊断

1. 慢性病毒性肝炎　消化道症状明显，肝大，肝功能异常，肝炎病毒标志物阳性，粪便检查无华支睾吸虫卵。

2. 肝片形吸虫病　是由肝片形吸虫寄生于牛、羊的胆管或肝所引起的家畜寄生虫病。人偶可因食用含有该虫囊蚴的水生植物或饮用被囊蚴污染的生水而感染。病情常较重，可出现梗阻性黄疸，常并发胆道出血。粪便检查发现肝片形吸虫卵即可确诊。

3. 其他原因所致的胆囊炎、胆管炎和肝硬化　无生食或半生食淡水鱼、虾史，粪便中找不到华支睾吸虫卵。

【治疗】

（一）一般治疗

重症感染伴有营养不良者，应卧床休息，给予营养丰富的易消化饮食，纠正贫血，待全身状况改善后进行驱虫治疗。

（二）病原治疗

1. 吡喹酮　治疗首选药物，具有疗效高，毒性低，在体内吸收、代谢、排泄快，口服方便等优点。剂量每次 15～25mg/kg，3 次 / 天，连服 2～3d，总剂量 90～150mg/kg，治疗 3 个月后，粪便虫卵阴转率 90% 以上。感染严重者宜小剂量开始用药，以免发生高热等反应。

2. 阿苯达唑　亦有较好疗效。治疗剂量 10～20mg/（kg·d），分 2 次服，7d 为 1 个疗程。粪便虫卵阴转率达 95% 以上。药物有致畸形作用，孕妇和 2 岁以内小儿忌用。

（三）并发症治疗

并发胆囊炎、胆管炎者，除驱虫治疗外，加用抗生素。合并胆石症、胆总管梗阻者应予以外科手术治疗，术后继续应用抗生素，待感染控制、梗阻解除后，给予驱虫治疗。合并病毒性肝炎时，应积极护肝治疗，待病情改善后尽早驱虫治疗。

【预防】

在流行区普查普治患者。加强对动物传染源的管理，对猫、犬、猪不喂生鱼，有条件者予以驱虫治疗；做好卫生宣教，不吃未煮熟的鱼或虾，是预防本病最简单而有效的措施。加强粪便管理，不用未经无害化处理的人或猫、犬、猪等粪便，防止污染水源和鱼塘。

第四节　丝　虫　病

●案例 7-4

患者，男，38 岁。居住在长江以北，因畏寒发热头痛伴右大腿内侧疼痛 2d 就诊，既往有类似发作史，未经治疗可缓解。查体：T 38.9℃，P 90 次 / 分，心肺腹正常，右大腿内侧局部红肿，压痛明显，右侧腹股沟可触及 2 个肿大淋巴结。

问题：患者目前最可能的诊断是什么？为确诊需要进一步做哪些检查？写出其诊断依据。需要与哪些疾病鉴别？如何进行治疗？

丝虫病（filariasis）是由丝虫成虫寄生于人体淋巴系统、皮下组织、腹腔、胸腔、心血管等部位所引起的寄生虫病。通过蚊虫叮咬传播。临床特征早期主要表现为淋巴管炎和淋巴结炎，晚期表现为淋巴管阻塞，常形成象皮肿。

【病原学】

我国流行的丝虫仅有班氏丝虫（班氏吴策线虫）和马来丝虫（马来布鲁线虫），两者可单独或混合感染。班氏和马来丝虫成虫形态相似，雌雄异体。两种丝虫的生活史相似，分为两个阶段，即在蚊虫（中间宿主）体内和人（终宿主）体内发育。

（一）幼虫在蚊体内发育

当蚊虫吸吮丝虫患者血液时，微丝蚴被吸入蚊胃内，脱鞘后穿过胃壁进入胸肌，再经两次脱皮，发育为感染性幼虫，离开胸肌移行至蚊的下唇，在蚊吸血时进入人体。

（二）成虫在人体内发育

感染性幼虫进入人体后，部分在移行中死亡，部分进入淋巴管及淋巴结发育为成虫，雌雄交配，胎生微丝蚴。微丝蚴多数立即进入血循环，白天丛集在肺毛细血管内，夜间在人体周围血液出现，班氏微丝蚴在晚上22时至次晨2时达高峰；马来微丝蚴在晚上20时至次晨4时达高峰。夜间周期可能与夜间睡眠时迷走神经兴奋，肺部微血管扩张，微丝蚴大量进入周围血液有关。自感染期幼虫侵入人体至微丝蚴出现于周围血液，班氏丝虫需8～12个月，马来丝虫需3～4个月。成虫可存活10～15年，微丝蚴仅存活2～3个月。

【流行病学】

（一）传染源

本病传染源为血液含有微丝蚴的患者和带虫者。班氏丝虫只感染人类，微丝蚴血症者为唯一传染源。马来丝虫除感染人外，还在猫、犬、猴等哺乳动物寄生，是马来丝虫的保虫宿主和传染源。

（二）传播途径

本病通过蚊虫叮咬传播。班氏丝虫的传播媒介主要是淡色库蚊和致乏库蚊。马来丝虫的主要传播媒介是中华按蚊和雷氏按蚊嗜人血亚种。

（三）易感人群

本病普遍易感，无性别差异，以20～25岁感染率和发病率最高。感染后可获得一定的免疫力，但可重复感染。

（四）流行特征

蚊虫孳生季节发病率较高。温暖气候有利于微丝蚴在蚊体内发育。在南方全年均可流行。

【发病机制与病理解剖】

丝虫病的发病和病变主要由成虫引起，感染期幼虫也起一定作用。病变的发展与感染的虫种、虫体数量、寄生部位、机体免疫反应及继发感染等有关。感染期幼虫侵入人体发育为成虫，虫体的分泌代谢物可引起局部淋巴系统的组织反应和全身过敏反应，表现为周期性的丝虫热、淋巴结炎和淋巴管炎。后期表现为淋巴管阻塞病变和继发感染。

本病病理变化主要在淋巴结和淋巴管。急性期表现为渗出性炎症，淋巴结充血，淋巴管水肿，嗜酸性粒细胞浸润，管腔充满粉红色蛋白液体。慢性期淋巴结和淋巴管内肉芽组织增生，肉芽中心为变形成虫和嗜酸性粒细胞，周围绕以纤维组织和上皮样细胞，并有大量淋巴细胞和浆细胞聚集，类似结核结节。晚期为淋巴管阻塞，大量纤维组织增生，淋巴结变硬，造成闭塞性淋巴管内膜炎。当淋巴结和淋巴管阻塞时，淋巴回流受阻，淋巴管曲张破裂，淋巴液逆流或溢出。班氏丝虫主要寄生在浅表淋巴系统，以及下肢、阴囊、精索、腹股沟、腹腔等处的深部淋巴系统；马来丝虫多寄生在上、下肢浅表淋巴系统。

【临床表现】

本病潜伏期为 4 个月至 1 年。感染后有半数不出现症状而血中有微丝蚴者为无症状感染者。

（一）急性期

1. 淋巴结、淋巴管炎　常呈周期性发作，每隔数周或数月发作 1 次，多在劳累后发作，以夏秋季多见。好发于四肢，常先有腹股沟、腹部淋巴结肿痛，沿大腿内侧皮肤出现自上而下的离心性"红线"，即"逆行性淋巴管炎"。当炎症波及皮内毛细淋巴管时，皮肤出现成片弥漫性红肿，有压痛及灼热感，状似丹毒，称"丹毒样皮炎"。发作时伴有畏寒、发热等症状。持续 3～5d 自行消退。继发细菌感染时，可形成脓肿。

2. 丝虫热　周期性突起寒战、高热，2～3d 后消退。有的仅有低热，有时可伴腹痛。

3. 精索炎、附睾炎和睾丸炎　表现为发热，一侧自腹股沟向下蔓延的阴囊疼痛，并放射至大腿内侧。局部检查可发现睾丸和附睾肿大，有压痛，精索上可触及一个或多个结节性肿块，压痛明显，炎症消退后缩小变硬，反复发作后肿块可逐渐增大。

4. 肺嗜酸性粒细胞浸润综合征　表现为畏寒、发热、咳嗽、哮喘、淋巴结肿大等症状，肺部有游走性浸润灶，胸片有肺纹理增粗和广泛粟粒样斑点状阴影，痰多有嗜酸性粒细胞和夏科 - 莱登晶体。血白细胞总数增高，嗜酸性粒细胞可高达 80%，血中常可找到微丝蚴。常有荨麻疹及血管神经性水肿等过敏反应。

（二）慢性期

1. 淋巴结肿大和淋巴管曲张　多发生于腹股沟及股部，呈单侧或双侧，易形成局部囊肿。穿刺淋巴液可找到微丝蚴。淋巴管曲张常见于股内侧、精索和阴囊，淋巴管增粗弯曲，互相粘连，精索可呈条索状。

2. 鞘膜腔积液　轻者常无症状，积液较多时，阴囊体积增大，皱褶消失，有下坠感，透光试验阳性。积液可为草黄色淋巴液或乳白色乳糜液，积液沉淀常可找到微丝蚴。

3. 乳糜尿　常呈间歇性发作，每次间隔数周到数年不等。可因高脂肪饮食或劳累而骤然发作。常伴有发热和腰部、盆腔、腹股沟等处疼痛。继而出现乳糜尿，尿呈乳白色或带血色，静置后分三层：上层为脂肪；中层为较清的液体，混悬有蛋白凝块；下层为红色或粉红色沉淀，内含红细胞、白细胞、淋巴细胞，有时可找到微丝蚴。

4. 象皮肿　常在感染后 10 年左右发生。多见于四肢，尤以下肢为多，也可见于阴囊、阴茎、乳房、阴唇等部位。下肢象皮肿以膝关节以下最为显著，也可波及大腿。初期仅觉患肢肿胀，随病变进展皮下组织逐渐增厚，皮肤粗糙变硬，出现折沟，外观呈苔藓状和桑葚状。局部因继发细菌性感染，形成难于愈合的慢性溃疡。

【实验室检查】

（一）血常规检查

本病急性期白细胞总数增加，嗜酸性细胞显著增高。继发感染，中性粒细胞也增高。

（二）病原学检查

血液或体液检出微丝蚴是确诊早期丝虫病唯一可靠的方法。

1. 涂片法　取耳垂或手指血3大滴，制成厚（薄）涂片，直接或染色后镜检找微丝蚴。

2. 浓集法　取抗凝静脉血2ml，加蒸馏水至8～10ml，离心后将沉淀物直接或涂片后镜检找微丝蚴。

3. 白天诱虫法　白天口服乙胺嗪100mg，在15min、30min、60min分别采外周血镜检找微丝蚴。

4. 微孔膜过滤法　取抗凝静脉血，经孔径为3μm微孔膜过滤器，微丝蚴留于薄膜上，用热的苏木精染色后镜检找微丝蚴。检出率高于涂片法和浓集法。

5. 体液检查　鞘膜积液、乳糜尿、淋巴液、乳糜腹水、心包积液等各种体液可检出微丝蚴。

（三）免疫学检查

本病皮内试验简便易行，但与其他线虫有交叉免疫而导致假阳性反应。间接荧光抗体试验、酶联免疫吸附试验等检测丝虫抗体，多用于丝虫病的流行病学调查及监测。用对流免疫电泳法或酶联免疫吸附双抗体夹心法等测定血清循环抗原，有实用诊断价值。

（四）活组织病理检查

必要时本病可作皮下结节、浅表淋巴结、附睾淋巴结等部位的活组织检查，查找成虫并观察肉芽肿等病变。

（五）分子生物学检查

DNA杂交试验及PCR等技术可用于微丝蚴检查，血液微丝蚴量少和需行虫种鉴定者尤为适用。

【诊断与鉴别诊断】

（一）诊断

1. 流行病学资料　流行区旅居史及蚊虫叮咬史。

2. 临床表现　典型的周期性发热、反复发作的淋巴结炎、逆行性淋巴管炎、乳糜尿、精索炎、象皮肿等临床表现应考虑丝虫病的可能。

3. 实验室检查　外周血找到微丝蚴即可确诊。

4. 诊断性治疗　对疑似丝虫病而多次血检找不到微丝蚴者，可试服治疗剂量乙胺嗪，2～14d后若患者出现发热、淋巴系统反应或淋巴结结节，有助于丝虫病的诊断。

（二）鉴别诊断

急性期的淋巴管炎、淋巴结炎应与细菌性淋巴管炎、淋巴结炎相鉴别，后者常先有局部外伤和炎症，疼痛和压痛较明显。淋巴管炎自远端向近端的淋巴结发展，全身中毒症状较重，血中性粒细胞增高。精索炎与附睾炎应与结核性精索附睾炎相鉴别，后者附睾内常有粘连，不痛，反复发作少见。丝虫病晚期出现的腹股沟肿块应与腹股沟疝相鉴别。淋巴象皮肿应与局部损伤、肿瘤压迫等鉴别。丝虫病乳糜尿应与结核、肿瘤等引起者鉴别。

【治疗】

（一）病原治疗

1. 乙胺嗪　又名海群生。对微丝蚴及成虫均有杀灭作用，在数年内多次反复治疗可治愈。

（1）短程疗法：1.5g，夜间1次顿服，或0.75g/d，2d为1个疗程。只适合于马来丝虫病的大规模治疗，但对重症感染者疗效较差。

（2）中程疗法：0.6g/d，分2～3次服，连服7d。适用于重度感染者及班氏丝虫。

（3）间歇疗法：成人0.5g/次，每周1次，7次为1个疗程或0.3g/次，每月1次，12次为1个疗程。其阴转率高，疗效可靠，不良反应小。

乙胺嗪治疗期间，可因虫体死亡崩解而引起过敏反应，表现为寒战、发热、肌肉或关节疼痛、暂时性蛋白尿等。局部反应有淋巴管炎、淋巴结炎、精索炎、附睾炎及皮下结节等。轻者无须特殊治疗，重者给予抗过敏及对症治疗。凡有严重心、肝、肾疾病，活动性肺结核，急性传染病者，妊娠3个月以内或8个月以上者，均应暂缓使用乙胺嗪治疗。

2. 呋喃嘧酮　对微丝蚴及成虫均有杀灭作用，可作为乙胺嗪的补充药物使用。不良反应类似乙胺嗪。肠溶片20mg/（kg·d），分2～3次服，连服7d为1个疗程。

3. 左旋咪唑　对微丝蚴有较好疗效，剂量为4～5mg/（kg·d），分2次服，5d为1个疗程。与乙胺嗪合用可加强疗效。

4. 伊维菌素　每次顿服100～400mg/kg，能显著降低血中微丝蚴密度，进入蚊体内可影响蚊子及体内幼丝虫的发育，可作为丝虫病群体防治的潜在性药物。

5. 阿苯达唑　成人单剂400mg/kg，常与乙胺嗪和伊维菌素联用。

（二）对症治疗

1. 淋巴管炎和淋巴结炎　卧床休息，抬高患肢，阴囊炎症时用丁字带托起。口服保泰松、泼尼松或复方阿司匹林。继发细菌感染者可选用抗生素。

2. 鞘膜积液　积液少于500ml者，可先抽出积液，再注射10%明矾液3ml加1%普鲁卡因1ml。积液多者，可施行睾丸鞘膜翻转术。

3. 乳糜尿　发作时卧床休息，多饮开水，低脂肪饮食。久治不愈者可试用20%碘化钠或1%～2%硝酸银6～10ml作肾盂内冲洗。顽固性乳糜尿进行肾蒂淋巴管结扎剥脱术或淋巴转流术。

4. 象皮肿　下肢象皮肿可采用电热烘绑疗法及微波透热疗法等。保持患部皮肤清洁，避免挤压摩擦。下肢严重的象皮肿可施行皮肤移植术，阴囊、乳房象皮肿可施行整形术。

【预防】

（一）管理传染源

治疗患者及无症状微丝蚴血症。在流行区居民可服用乙胺嗪，每次6mg/kg，每周或每月1次，共服12次。也可每年顿服乙胺嗪0.25～0.5g（儿童、老人酌减），共服3次。

（二）切断传播途径

治理流行区域的环境卫生，消灭蚊虫孳生地。药物消灭蚊虫。

（三）保护易感人群

防蚊虫叮咬。在流行区可推广食用加乙胺嗪食盐（每千克食盐加乙胺嗪3g），连用半年，能显著降低微丝蚴阳性率。

第五节 钩 虫 病

●案例7-5

患者，男，33岁。因"腹泻、黑便1个月，乏力、心悸、双下肢水肿1周"入院。腹泻3～5次/天，黑色糊状便，量中等。应用抗菌药物等治疗无效。近期感极度乏力，稍微活动就出现心悸，伴双下肢水肿，进行性消瘦。当地诊断为"胃肠炎，贫血"。大便潜血（＋＋＋＋）。追问病史：曾在2个月前经常接触土壤。

问题：患者目前最可能的诊断是什么？诊断依据是什么？为确诊需要进一步做哪些检查？如何进行治疗？

钩虫病（ancylostomiasis）是由钩虫寄生于人体小肠所引起的疾病。临床以贫血、营养不良、胃肠功能失调、劳动力下降为主要表现，严重者可致心功能不全、儿童发育障碍。

【病原学】

我国钩虫病的虫种主要为十二指肠钩口线虫和美洲板口线虫。成虫雌雄异体。雌虫粗长，雄虫细短。成虫寄生在小肠上段，多在空肠上部。雌虫在肠内产卵。虫卵从粪便排出，在温暖、潮湿土壤1～2d发育为杆状蚴，再经5～7d发育为具有感染性的丝状蚴。丝状蚴抵抗力很强，可生存数周，在适宜环境可存活4个月。但遇日光暴晒易死亡。当人接触泥土时，丝状蚴钻入皮肤，侵入皮下毛细血管随血流经右心至肺，从肺泡到支气管上行至咽部，随吞咽经食管进入小肠，3～4周后发育成为成虫（图7-2）。成虫存活1～2年以上。

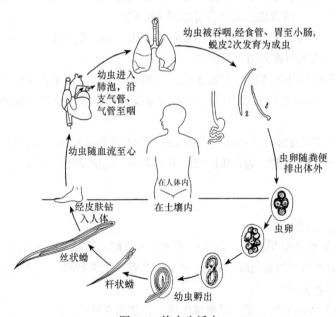

图7-2 钩虫生活史

【流行病学】

（一）传染源
本病传染源为患者和带虫者。

（二）传播途径
本病以皮肤接触污染的土壤感染为主。手指间和脚趾间皮肤薄嫩，是最常见的入侵部位。也可生吃带丝状蚴的瓜果、蔬菜而感染。

（三）易感人群
本病普遍易感，青壮年农民、矿工感染率高。夏秋季为易感季节。

（四）流行特征
钩虫感染遍及全球。我国各省、自治区均有分布和流行。南方高于北方。农村高于城市。大部分地区为两种钩虫混合感染，北方以十二指肠钩虫感染为多，南方以美洲钩虫感染为主。

【发病机制与病理解剖】

钩蚴侵入皮肤可引起钩蚴性皮炎。穿过肺微血管到达肺泡时引起局部出血和炎症。成虫咬附小肠黏膜，形成浅小溃疡，且常更换咬附点、分泌抗凝血物质，可使局部渗血不止，导致失血性贫血，程度受病程和钩虫数量的影响。长期缺铁性贫血可致心、肝、肾脂肪变性，骨髓显著增生，反甲等。儿童重感染可致生长发育障碍。长期慢性失血和营养吸收障碍，可致低蛋白血症，引起营养不良性水肿。钩虫病的异嗜症可能与缺铁导致神经功能紊乱有关。

【临床表现】

钩虫病的症状主要由钩蚴和成虫引起，成虫所致的症状较为持久和严重。粪便有钩虫卵而无明显症状者为钩虫感染，粪便有钩虫卵又有明显临床症状者为钩虫病。

（一）钩蚴引起的症状
1. 钩蚴性皮炎　在钩蚴侵入处，初有奇痒和烧灼感，继而出现小出血点、丘疹或小疱疹，俗称"粪疙瘩"或"地痒疹"。皮炎多发生在手指间、脚趾间、足背、踝部等，数天内可消失。抓破皮肤可继发细菌感染。

2. 呼吸系统症状　感染后 1 周左右，可出现咳嗽、咳痰、痰中带血、喉痒、声嘶、哮喘发作等症状，可自行消失。肺部 X 线检查肺纹理增多或肺门阴影增生。

（二）成虫引起的症状
1. 消化系统症状　大多于感染 1~2 个月逐渐出现上腹隐痛或不适，食欲减退，恶心、呕吐、腹泻等。重度感染者，大便潜血可阳性。有些出现异嗜症，如喜食生米、泥土、头发等。

2. 血液、循环系统症状

（1）贫血：贫血症状的轻重与血红蛋白下降的速度、程度有关。重度贫血者皮肤、黏膜苍白或蜡黄，头晕、眼花、耳鸣、注意力不集中、记忆力下降等。

（2）循环系统症状：轻度贫血出现头昏、乏力，活动后轻度气促、心悸。重度贫血者出现心率加快、心脏扩大、心力衰竭。

（3）其他：儿童可有生长发育障碍、智力减退；成年可有闭经、阳痿、性欲减退、不育等。

【实验室检查】

（一）血液检查

本病常有不同程度的贫血，属小细胞低色素性贫血。白细胞大多正常，嗜酸性粒细胞可轻度增多。但贫血重时，嗜酸性粒细胞常不增多。血清白蛋白和血清铁降低。

（二）粪便检查

粪便潜血试验可阳性。直接涂片法和饱和盐水法可查到钩虫卵，后者检出率高。检出钩虫卵可确诊钩虫感染。虫卵计数法可用于流行病学调查和疗效考核。钩蚴培养法可鉴别虫种。

【诊断与鉴别诊断】

1. **诊断依据**　在钩虫流行区曾接触钩蚴污染的土壤或生吃被钩蚴污染的瓜果、蔬菜，并有皮肤瘙痒、咳嗽、咳痰、哮喘、贫血等症状者，应高度怀疑本病，粪便中查到虫卵可确诊。

2. **鉴别诊断**　钩虫病需与十二指肠溃疡、其他原因引起的缺铁性贫血鉴别。

【治疗】

（一）钩蚴性皮炎的治疗

在钩蚴进入后24h内，可用左旋咪唑涂肤剂或15%阿苯达唑软膏，3次/天涂搽，重者连用2d。皮炎广泛者，口服阿苯达唑，10~15mg/（kg·d），分2次服，连用3d，有止痒、消炎及杀死皮肤内钩蚴的作用，也可阻止或预防呼吸道症状发生。

（二）驱虫治疗

目前阿苯达唑和甲苯达唑对肠道线虫有选择性与不可逆性抑制其摄取葡萄糖的作用，使虫体糖原耗竭和抑制延胡酸还原酶，阻止ATP产生，导致虫体死亡，且还有杀死钩虫卵的作用。

1. **阿苯达唑**　成人常用400mg顿服，隔10d再服1次。或200mg/d，连服3d。12岁以下儿童减半量。

2. **甲苯达唑**　成人200mg，连服3d，2岁以上儿童剂量同成人，2岁以下儿童剂量减半。

3. **复方甲苯达唑**　成人2片/天，连服2d，4岁以下儿童剂量减半，孕妇忌用。

4. **复方阿苯达唑**　成人和7岁以上的儿童2片，顿服。

（三）一般治疗与支持治疗

本病可用硫酸亚铁加维生素C以纠正贫血。一般患者先驱虫治疗，后补充铁剂。重度感染伴严重贫血者，先纠正贫血。伴营养不良者，注意补充维生素和蛋白质。

【预防】

本病采取综合性预防措施：加强粪便管理，粪便无害化处理；提倡穿鞋劳动，尽量避免赤足与污染土壤接触，局部用左旋咪唑涂肤剂，不吃不卫生的瓜果、蔬菜；普查普治，在钩虫病感染率高的地区集体服药治疗，2个月后复查，未治愈者复治；正研制钩虫疫苗。

第六节 蛔虫病

患儿，男，10岁。1h前开始无明显诱因突发右上腹及脐周疼痛，为阵发性绞痛，伴有恶心呕吐，无发热等。查体：心肺正常，脐周轻压痛，右上腹胆囊压痛点阳性，无反跳痛，肠鸣音稍亢进。既往有大便排蛔虫病史。

问题： 患儿目前最可能的诊断是什么？为确诊需进一步做哪些检查？写出其诊断依据。需要与哪些疾病鉴别？如何进行治疗？

蛔虫病（ascariasis）是由似蚓蛔线虫寄生于人体小肠或其他器官所引起的寄生虫病，包括蛔蚴移行引起的过敏症状、肠蛔虫症、胆道蛔虫症、蛔虫性肠梗阻等。大多数无症状。

【病原学】

成虫形似蚯蚓，呈乳白色或淡红色。雌雄异体，寄生于小肠下端。雌虫产卵随粪便排出。虫卵分为受精卵和未受精卵，只有受精卵具有感染能力（图7-3）。受精卵在外界适宜的温度和湿度下约24d后发育成为含胚胎虫卵的感染期虫卵，感染期虫卵在湿土可存活1～5年。人吞食感染期虫卵后，在小肠上段孵出幼虫，侵入肠壁末梢静脉→门静脉→肝→下腔静脉→右心房→肺动脉→肺微血管→肺泡→细支气

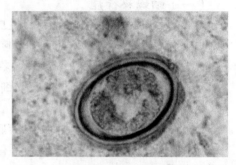

图 7-3 受精的蛔虫卵

管。在感染后8～9d蚴虫继续沿支气管向上移行至气管及咽部，再被吞下，在小肠内发育成为成虫产卵。从吞食感染期虫卵到成虫产卵需10～11周。成虫寿命为10～12个月。

【流行病学】

（一）传染源
蛔虫感染者和患者是本病传染源。人是蛔虫的唯一终宿主。

（二）传播途径
感染性虫卵主要经口吞入而感染，亦可随灰尘飞扬被吸入咽部吞下而感染。生食未洗净的蔬菜、瓜果等容易感染，污染的手指也易将虫卵带入口内。

（三）易感人群
本病普遍易感。儿童地上爬行、吸吮手指等易感染。农村感染率可高达50%。

（四）流行特征
蛔虫病是最常见的寄生虫病，分布于世界各地。发展中国家发病率高。农村高于城市，儿童高于成人。学龄前儿童和学龄儿童感染率最高。无性别差异，无明显季节性。

【发病机制与病理解剖】

（一）蚴虫异体蛋白引起的过敏反应
蚴虫在体内移行，其代谢产物和蚴虫死亡使机体产生强烈的过敏反应。蛔虫蚴虫损伤肺微

血管引起出血，嗜酸性和中性粒细胞浸润，支气管痉挛。严重感染肺部可融合成斑片状。

（二）成虫致病作用

成虫寄生在小肠内，主要在空肠和回肠上段，以小肠乳糜液为营养，导致人体营养不足，还损伤肠黏膜，引起肠功能紊乱。严重感染者，肠腔内大量虫体可引起不完全性肠梗阻、肠坏死、肠套叠、肠扭转等。蛔虫有钻孔的习性，当环境发生变化时可离开肠腔钻入胆总管、胰管、阑尾等处，引起病变。可出现胆绞痛；继发感染可引起胆管炎和肝脓肿；胆道的虫卵、虫体碎片可作为胆结石形成的核心；钻入胰管可引起出血坏死性胰腺炎；钻入阑尾可引起阑尾炎。蛔虫钻入咽喉与支气管，可引起阻塞和窒息。

【临床表现】

人感染蛔虫后，大多数无临床症状，称蛔虫感染。儿童、体弱、营养不良者易出现症状。临床上可分为蛔蚴移行和成虫所致两类。

（一）蛔蚴移行症

蛔蚴移行症短期内吞食大量感染性虫卵，7～9d 后出现发热、阵发性咳嗽、咳痰或痰中带血。少数伴有荨麻疹或皮疹。重症可有哮喘样发作和呼吸困难。两肺可闻及干啰音。胸部 X 线检查可见两侧肺门阴影加深，肺纹理增多，呈点状、片状、絮状阴影，多于 2～3 周内消失。痰液检查可见夏科 - 莱登结晶和嗜酸性粒细胞，偶可查到幼虫，7～10d 后，症状逐渐消失。

（二）蛔虫病

蛔虫病多数无症状。儿童大多数有脐周钝痛或绞痛。常有食欲减退，恶心，便秘或腹泻，可呕出蛔虫或从粪便排出蛔虫。部分可有惊厥、夜惊、磨牙、失眠等。感染重者可有营养不良及发育障碍。

【并发症】

（一）胆道蛔虫症

胆道蛔虫症是最常见并发症，起病急骤，以剑突偏右阵发性、钻孔性绞痛为特点，可放射至右侧肩背部，常伴有恶心、呕吐，约半数患者呕出蛔虫，无腹肌紧张。腹痛间歇期无症状。蛔虫完全钻入胆总管或胆囊，疼痛可有所缓解。血白细胞和中性粒细胞大多数正常或轻度增高。绝大多数患者在 24h 内因蛔虫自行退出胆道而疼痛自行缓解。

（二）蛔虫性肠梗阻

蛔虫性肠梗阻多见于 6～8 岁的儿童。起病突然，中腹部阵发性绞痛、呕吐、腹胀、便秘等为主要症状。有时可吐出蛔虫。约半数儿童可见肠型和蠕动波。触诊可扪及条索状的肿块，有活动性绳索感，为缠结成团的蛔虫所致，是本病的特征。

（三）其他并发症

本病还可见急性胰腺炎、急性胆囊炎、肝脓肿、肠穿孔、蛔虫性腹膜炎等。

【实验室检查】

（一）血常规检查

蛔蚴移行症期间血白细胞和嗜酸性粒细胞增多。

（二）粪便检查

采用生理盐水直接涂片容易查到虫卵，饱和盐水漂浮法能提高蛔虫卵检出率。

【诊断】

患者出现腹痛，近期有排虫或吐虫史，粪便发现蛔虫卵即可确诊肠蛔虫病。但仅有雄虫或蛔虫尚未发育成熟，粪便检查可阴性。蛔蚴移行症诊断依据为近期有生食蔬菜或瓜果等，呼吸道症状尤其伴有哮喘，胸部 X 线片检查有短暂游走性肺部浸润，血嗜酸性粒细胞增多。

【治疗】

（一）驱虫治疗

1. 苯咪唑类　包括阿苯达唑与甲苯达唑，均为广谱驱虫药，可抑制蛔虫摄取葡萄糖，导致糖原消耗和 ATP 减少，使虫体麻痹。阿苯达唑 400mg，一次顿服。甲苯达唑 500mg，一次顿服，有效率达 90% 以上。无明显不良反应，偶有头痛、恶心、呕吐、轻度腹泻等。

2. 噻嘧啶　为广谱驱虫药，可阻断虫体神经肌肉传导，引起虫体收缩后麻痹而死亡，驱虫作用快。儿童剂量 10mg/kg，成人 500mg，一次顿服。可引起头痛、呕吐等。孕妇，肝、肾、心脏等疾病患者慎用。

3. 左旋咪唑　具有抑制蛔虫肌肉中琥珀酸脱氢酶的作用，使虫体麻痹而排出体外。儿童剂量 2.5mg/kg，成人 150～200mg，一次顿服。偶可引起中毒性脑病，应慎用。

（二）并发症治疗

1. 蛔虫性肠梗阻　可服豆油或花生油，使虫体松解再驱虫。肠穿孔者及早手术。
2. 胆道蛔虫症　解痉、止痛、抗炎治疗为主，疼痛缓解后再驱虫。

【预防】

对粪便进行无害化处理，广泛开展卫生知识宣传，培养良好卫生习惯，做到饭前、便后洗手，不吃未洗净的瓜果、蔬菜。在学校、托幼机构开展普查普治。

第七节　蛲　虫　病

●案例 7-7

患儿，男，6 岁。1 周来患儿睡眠不佳，烦躁不安，常用手搔抓肛周。其母补述病史：患儿大便时曾见到白色线头状小虫。

问题：患儿目前最可能的诊断是什么？为明确诊断需要进一步做哪些检查？写出其诊断依据。需要与哪些疾病鉴别？如何进行治疗？

蛲虫病（enterobiasis）是蛲虫寄生于人体盲肠所引起的疾病，多见于儿童，主要症状为肛门周围和会阴部夜间瘙痒。

【病原学】

蛲虫虫体细小如乳白色线头，雌雄异体，虫卵呈椭圆形。虫卵在体外抵抗力强，阴湿环境可成活 2～3 周。煮沸、5% 苯酚可杀死虫卵。成虫主要寄生在盲肠，重度感染可见于升结肠内。雄虫交配后即死亡，雌虫沿升结肠下行，夜间可爬出肛门，在肛门周围、会阴部皱褶处产卵。

产卵后多数雌虫死亡,少数再回到肛门内或进入尿道、阴道等。虫卵于 6h 内即发育为含杆状蚴的感染性虫卵,经污染手指、衣被等进入口腔,下行在十二指肠内孵出蚴虫,再下行,蜕皮 2次,发育为成虫寄生于盲肠(图 7-4)。虫卵也可在肛门周围孵化,幼虫经肛门进入肠内发育为成虫,称为逆行感染。

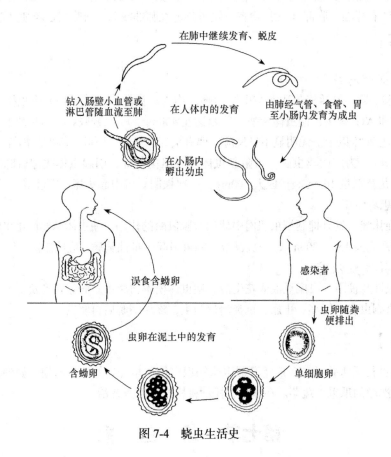

图 7-4　蛔虫生活史

【流行病学】

(一)传染源
人是本病唯一自然宿主,患者是传染源。

(二)传播途径
1. 直接感染　虫卵通过肛门 – 手 – 口感染,为自身感染的一种类型。
2. 间接感染　虫卵污染内衣裤、床单、被褥、玩具,经手、口感染。
3. 吸入感染　虫卵经尘埃飞扬,从口鼻吸入咽下而感染。
4. 逆行感染　虫卵在肛门附近自孵,幼虫爬回肠内而感染。

(三)易感人群
本病以儿童多见。成人多为与儿童接触感染,可呈家庭聚集性。男女感染率无明显差异。

(四)流行特征
本病呈世界性流行,温带、寒带地区高于热带地区,城市高于农村,儿童感染率较成人高。

【发病机制与病理解剖】

蛲虫头部钻入肠黏膜吸取营养，引起炎症和细小溃疡。但不深入肠壁损害组织，常无嗜酸性粒细胞增多。很少引起穿破肠壁的病变。极少数女性产生异位损害，如侵入阴道、子宫等。雌虫在肛周产卵，刺激皮肤，引起瘙痒。长期慢性刺激产生局部皮损、出血和继发感染。

【临床表现】

本病主要症状为肛周及会阴部奇痒和虫爬行感，以夜间为甚。患儿常有睡眠不安、夜惊、烦躁、磨牙等，个别有恶心、呕吐、腹痛等。长期睡眠不佳，可使小儿白天注意力不集中，好咬指甲等心理行为偏异。偶可引起异位并发症，如刺激尿道引起尿频、尿急、尿痛；侵入阴道引起分泌物增多；侵入阑尾或腹膜，引起阑尾炎和腹膜炎。

【诊断】

有肛周夜间瘙痒应怀疑本病，确诊需找到成虫或虫卵。①发现成虫：在小儿入睡2～3h后，检查肛门皮肤皱褶处，找到白线头状蛲虫即可确诊。②查虫卵：用透明胶纸于清晨大便前在肛周皮肤皱褶处粘取虫卵，加1滴二甲苯后镜检。至少连续检3次。找到虫卵即可确诊。

【治疗】

下列药物疗效好，可选其中之一：

1. 苯咪唑类 阿苯达唑400mg，顿服；或甲苯达唑500mg，顿服。成人剂量与儿童剂量相同。两周后再服一次防复发。不良反应轻，可有头昏、腹痛、腹泻。

2. 恩波吡维铵 5mg/kg，顿服。该药服后大便染成红色，嘱家长不必惊慌。不良反应少，偶有恶心、呕吐、腹痛和感觉过敏。

3. 噻嘧啶 10mg/kg，顿服，两周后复治1次。不良反应可有轻度头痛、恶心、腹部不适。

【预防】

本病应加强宣传，家长了解传播途径。养成良好卫生习惯，勤剪指甲，勤洗手，勤换洗内裤，不吸吮手指。换下的内裤煮沸消毒。集体儿童机构和家庭感染率高时集体普治。

第八节 旋毛虫病

● 案例7-8

患者，男，31岁。有半生吃牛肉及猪肉习惯。2个月前出现乏力、肌肉酸痛、低热、盗汗、食欲减退。近1个月常感右下腹痛，伴腹胀、恶心、解稀水样大便。曾诊断为"肠结核？"，给予抗结核治疗效果不佳，1d前腹痛加剧伴呕吐，肛门停止排气排便，诊断为"肠梗阻，右下腹包块待查"。入院后1d，突发腹痛加剧，中下腹有压痛、反跳痛及腹肌紧张，急行剖腹探查术。术后诊断：粘连性肠梗阻，肠穿孔；克隆恩病；回盲部肿瘤。病理检查：发现旋毛虫包囊及幼虫。

问题：患者最可能的诊断是什么？写出其诊断依据。需要与哪些疾病鉴别？如何进行治疗？

旋毛虫病（trichinosis）是由旋毛线虫引起的人畜共患寄生虫病，流行于多种哺乳动物。人主要因生食或半生食含有旋毛线虫包囊的猪肉或其他动物肉类而感染。主要表现为胃肠道症状、发热、水肿、肌痛及嗜酸性粒细胞增多等。幼虫移行至心、脑、肺时，可引起心肌炎、脑炎、肺炎等。

【病原学】

旋毛线虫系胎生，雌雄异体，雄虫较小，雌虫较大。成虫、幼虫寄生于同一中间宿主。成虫寄生于十二指肠及空肠上段肠壁，幼虫寄生于肌肉组织。人或动物食带有活旋毛线虫包囊的肉类，主要是猪肉，包囊被胃液溶化，幼虫逸出后部分到十二指肠并钻入肠黏膜发育，经4次蜕皮变为成虫。雌雄交配后，雄虫死亡，雌虫产出幼虫。幼虫经淋巴管或静脉→右心→肺→体循环→身体各部，但只有到达横纹肌的幼虫才能继续发育。横纹肌的幼虫穿破微血管侵入肌肉纤维内，逐渐长大，5周左右形成包囊。包囊7~8周后成熟，6个月至2年内钙化。包囊内幼虫平均寿命5~10年。

旋毛线虫包囊对外界的抵抗力较强。在−15℃环境仍能生存20d；熏烤、腌制、暴晒、风干等加工肉类不能杀死旋毛幼虫，但在70℃时，包囊内幼虫可迅速死亡。

【流行病学】

（一）传染源
猪、鼠、犬、猫、牛、熊、狼等野生动物为本病传染源及保虫宿主，患者不作为传染源。

（二）传播途径
1. 食用生或不熟的含旋毛虫幼虫的动物肉类而感染。
2. 食用熏烤、腌制、暴晒、风干等未能将幼虫杀死的动物肉类而感染。
3. 带旋毛虫幼虫或包囊的粪便污染食物或饮水，被人进食后也可感染。

（三）易感人群
本病普遍易感，主要与食生肉类的饮食习惯有关。感染后可获得一定的免疫力。

（四）流行特征
本病分布于全世界。有吃生猪肉习惯的地区均有发生和流行。无季节性，以青壮年多见。

【发病机制与病理解剖】

（一）发病机制
旋毛虫的致病作用与人体摄入幼虫、包囊数量及对旋毛虫的免疫状态有关。旋毛虫寄生在十二指肠及空肠，可引起肠黏膜充血水肿、出血及浅表溃疡，但病变轻微。幼虫移行阶段，其毒性代谢产物可引起发热、荨麻疹、血管神经性水肿、血嗜酸性粒细胞增高等全身中毒及过敏症状，幼虫机械性穿透作用可穿破毛细血管，引起相应组织器官急性炎症及间质水肿，如横纹肌炎、心肌炎、心包积液、肺炎、脑膜脑炎等。心肌炎并发心力衰竭是主要死亡原因。

（二）病理解剖
横纹肌纤维发生节段性变性、坏死，周围间质出现炎性反应并形成小肉芽肿。心肌和心内膜充血水肿，心肌断裂、灶性坏死，淋巴细胞、嗜酸性粒细胞及中性粒细胞浸润；肝脂肪变

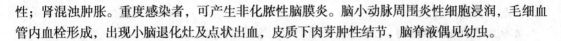

性；肾混浊肿胀。重度感染者，可产生非化脓性脑膜炎。脑小动脉周围炎性细胞浸润，毛细血管内血栓形成，出现小脑退化灶及点状出血，皮质下肉芽肿性结节，脑脊液偶见幼虫。

【临床表现】

本病轻者感染后无症状，重者可致死。潜伏期为5～15d，平均为10d。

（一）侵入期

侵入期（小肠期）持续约1周，主要为胃肠道症状。感染后48h可有腹痛、腹泻、恶心、呕吐、乏力等。腹痛以上腹部和脐周为主，呈隐痛和烧灼感；腹泻为稀便或水样便，一天数次，无里急后重及脓血。

（二）幼虫移行期

幼虫移行期持续2周至2个月，为急性期。主要表现为中毒及过敏症状。

1. 发热　体温38～40℃，为弛张热或不规则热。伴畏寒、头痛、出汗、极度乏力等。

2. 肌痛　为最突出的症状。呈全身性，尤以腓肠肌及四肢肌为甚。患者可因疼痛而呈强迫屈曲位。常伴肌肉肿胀，有硬结感，压痛及触痛明显。重者咀嚼、吞咽、说话困难，呼吸和动眼时均感疼痛。

3. 水肿　多数患者出现眼睑、眼结膜及面部水肿，重者可伴下肢水肿。部分尚有眼结膜充血、出血及视网膜出血。

4. 皮疹　部分出现皮疹，多见于胸、背及四肢。皮疹多样，可为斑丘疹、荨麻疹、猩红热样皮疹等。

重症患者可出现心脏、中枢神经系统与肺部损害症状，可因心力衰竭突然死亡。

（三）包囊形成期

包囊形成期随着肌肉包囊形成，临床症状好转，发热、水肿消退，但乏力、肌痛仍可持续数月。

【实验室检查】

（一）血常规检查

本病血白细胞总数增多，多在（10～20）×10^9/L，嗜酸性粒细胞增多，可达20%～40%。重症患者可因免疫功能低下或并发细菌感染而嗜酸性粒细胞无明显增高。

（二）病原体检查

本病病程10d后，可取患者三角肌、腓肠肌或水肿、压痛最明显处米粒大小的肌肉，用两玻片压紧，于低倍镜下检查到旋毛虫包囊即可确诊。镜检阴性者，可用胃蛋白酶和稀盐酸消化肌片，取沉淀检查幼虫，可提高阳性率。

（三）血清学检查

1. 特异性抗原检查　利用旋毛虫单克隆抗体或多克隆抗体，可检查到血清循环抗原，抗原阳性提示现症感染。

2. 特异性抗体检测　用间接血凝试验、酶联免疫吸附试验等检测可疑患者血清旋毛虫IgM或IgG抗体。反应由阴性转阳性或抗体效价增高4倍以上，有诊断意义。

（四）病原体核酸检测

本病用PCR法检测血或肌肉的旋毛虫DNA，有较高的特异性和敏感性。

（五）血生化检查

本病血清肌酸磷酸激酶（CPK）及醛缩酶活性均明显升高。

【诊断与鉴别诊断】

1. 诊断　病前1～2周有生食或食未熟的动物肉的病史和典型临床症状者，即可考虑本病。肌肉活检找到旋毛虫包囊或幼虫即可确诊。

2. 鉴别诊断　早期应与食物中毒、流行性感冒鉴别，在幼虫移行期应与伤寒、钩端螺旋体病、风湿热、皮肌炎、多发性肌炎等鉴别。

【治疗】

（一）一般治疗与对症治疗

本病急性期应卧床休息，加强营养，维持水、电解质平衡。肌肉疼痛明显者，可给予镇痛剂。对高热、中毒症状严重者，或发生心肌炎、脑炎、肺水肿及类赫反应者，可用肾上腺皮质激素。注意预防及处理心力衰竭。

（二）病原治疗

1. 阿苯达唑　为首选药物。成人剂量为400～500mg，2～3次/天，小儿剂量为20mg/（kg·d），分2～3次服，连续5d为1个疗程。必要时可间隔2周重复1～2个疗程。用药后2～3d体温下降，水肿消失，肌痛减轻。少数于用药后2～3d体温反而升高，类似类赫反应，为虫体大量死亡引起过敏反应所致。须慎重，必要时与糖皮质激素合用。该药不良反应轻而少，可有头昏、恶心、食欲减退等。

2. 甲苯达唑　成人剂量100mg，3次/天，疗程7～10d，对各期幼虫均有很强的杀灭作用，成虫疗效稍差，不良反应亦轻。

【预防】

本病应加强卫生宣教，提倡熟食，不吃生或半生的猪肉或其他动物肉及肉制品。生猪圈养，饲料加热，预防猪感染，病猪隔离治疗。灭鼠，防鼠污染猪圈。加强肉类管理，未经检疫的肉类禁止出售。

第九节　棘 球 蚴 病

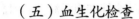
●案例7-9

患者，男，30岁。6年前B超提示"肝右叶59mm×66mm囊性占位性病变"。今年在野外训练时突发右上腹剧痛，以"肝包虫病待排"入院。随后行复合全麻下肝右叶 $S_{5,6}$ 切除术。术后病理报告为"肝右叶组织见大量棘球蚴内囊及钙盐沉积"。

问题：患者目前最可能的诊断是什么？写出其诊断依据。需要与哪些疾病鉴别？如何进行病原治疗？

棘球蚴病（echinococcosis），又称包虫病（hydatid disease），是感染棘球绦虫幼虫所致的人畜共患寄生虫病。目前确认的棘球蚴病有四种：细粒棘球蚴病、泡型棘球蚴病、伏氏棘球蚴病和少节棘球蚴病。我国主要为细粒棘球蚴病和泡型棘球蚴病。

囊型棘球蚴病（细粒棘球蚴病）

【病原学】

细粒棘球绦虫成虫寄生在狗、狼等食肉动物小肠内。虫体由头节、颈节、幼节、成节、孕节各 1 节组成。头节有顶突及四个吸盘，孕节子宫内充满卵圆形虫卵。虫卵在外界抵抗力较强，在室温水可存活 7~16d，干燥环境可存活 11~12d，0℃时可存活 116d。在蔬菜、水果不易被化学消毒剂杀死，煮沸或阳光直射（50℃）1h 有杀死虫卵的作用。

细粒棘球绦虫终宿主为犬、狼等，中间宿主是羊、牛、骆驼、人类。虫卵随犬粪排出体外，污染皮毛、牧场、畜舍、蔬菜、土壤、水源等，被羊或人摄入后，经消化液作用，在十二指肠内孵出六钩蚴。六钩蚴侵入肠壁末梢静脉，随门静脉血流侵入肝脏或其他脏器，发育为棘球蚴即包虫囊肿。受感染的羊新鲜内脏被犬吞食后，头节在犬小肠内约经 7 周发育为成虫，完成犬与羊之间的家畜生活循环。人误食虫卵也可成为中间宿主，患包虫病。

棘球蚴呈囊状，由囊壁及囊内容物组成。囊壁外层为角质层，内层为生发层，具有生殖能力。生发层向囊内长出原头蚴和（或）育囊。育囊又长出子囊。子囊可长出原头蚴及育囊。一个棘球蚴可包含成百上千个原头蚴。囊液又称棘球蚴液，为无色澄清液体，能供给营养和保护原头蚴。棘球蚴液漂浮许多游离的原头蚴、育囊、子囊及囊壁碎片，统称棘球蚴沙，棘球蚴沙每部分均能发育成棘球蚴，其大小受寄生部位影响，多数为 5cm 左右，在体内可存活数年。

【流行病学】

（一）传染源
本病传染源主要是感染棘球蚴绦虫的犬，其次是狼、狐狸等。

（二）传播途径
人和犬密切接触，其皮毛上的虫卵污染手指经口感染；犬类便虫卵污染水源、蔬菜，人畜共饮同一水源也可感染；牧区犬、羊混居，犬粪便污染羊皮，通过挤奶、剪毛、接羔、加工羊皮等也可感染。

（三）易感人群
本病普遍易感。感染主要与环境卫生和不良饮食习惯有关。牧区感染率高，多在儿童期感染，青壮年发病。患者以牧民和农民为多，少数民族较汉族多。

（四）流行特征
本病呈世界性分布，主要分布在牧区。以澳大利亚、阿根廷、法国、意大利多见，我国以内蒙古自治区、新疆维吾尔自治区、青海、宁夏回族自治区、甘肃、四川等省、自治区多见。

【发病机制与病理解剖】

虫卵经口进入胃肠经消化液作用，孵出六钩蚴，随门静脉血液侵入肝脏，在肝脏内形成包虫囊；少数六钩蚴通过肝静脉、右心侵入肺脏，再通过肺微血管、左心进入体循环到达全身各器官，可寄生于人体任何部位。包虫囊在体内分布以肝脏为主，其次为肺、脑、脾、肾、骨骼、肌肉等。儿童包虫囊在体内分布与成人不同，脑包虫病比成人多见，肺包虫病发生率也高。棘球蚴致病主要是机械性压迫，其次是棘球蚴囊破坏引起异蛋白过敏反应。

本病主要病理变化是囊肿占位性生长压迫邻近器官。肝包虫囊逐渐增大时，肝内胆小管受压迫，并被包入外囊壁；有时胆小管因压迫性坏死破入囊腔，使子囊与囊液染成黄色并继发细菌感染。肺棘球蚴可破入支气管，角质层旋转收缩使内面向外翻出，偶使生发层与头节及囊液一起咳出。包虫囊大量囊液与头节破入胸腔或腹腔可引起过敏性休克和继发性包虫囊肿。

【临床表现】

本病潜伏期为 10～20 年，症状与寄生部位、囊肿大小和并发症有关。

（一）肝囊型棘球蚴病

肝囊型棘球蚴病最常见，肝右叶占 80%～85%，左叶占 15%～20%。可有肝区不适，隐痛或胀痛，肝大，肝表面隆起，可触及无痛性囊性包块。肝门附近的棘球蚴可压迫胆总管引起黄疸，或压迫门静脉引起门静脉高压症表现。位于肝右叶顶部的棘球蚴向上生长，可引起膈肌抬高，运动受限，产生反射性肺不张和胸腔积液。

本病主要并发症为感染和破裂。两者互为因果，使病情加重，细菌感染大多来自肝管，或因外伤、刺伤引起。临床上有发热、肝区疼痛、肝大、血白细胞及中性粒细胞升高，酷似肝脓肿或膈下脓肿。囊壁破裂是严重并发症，因囊内张力过高，或因外伤、穿刺等引起大量囊液破入腹腔或胸腔，可引起弥漫性腹膜炎、胸膜炎及过敏反应，甚至发生过敏性休克，并可使囊液中的原头蚴播散致腹腔或胸腔内引起多发性继发囊肿。

（二）肺囊型棘球蚴病

肺囊型棘球蚴病以右肺较左肺多见，下中叶较上叶多见。常有干咳、胸痛、血痰等症状。包虫囊可穿破支气管，引起突然咳嗽、呼吸困难、咳出大量水样囊液及粉皮样囊壁囊砂，咯血，偶可引起窒息。并发感染时可有发热、咳脓痰等症状。

（三）脑囊型棘球蚴病

脑囊型棘球蚴病发病率较低。以儿童多见，多位于顶叶，大多伴有肝肺囊型棘球蚴病。临床症状有头痛、视神经乳头水肿等颅内高压症，常有癫痫发作。脑电图可见局限性慢波，脑血管造影在大脑中动脉区显示球形无血管区，周围有蜘蛛痣样血管弧形环抱。脑 CT 显示囊型阴影，有诊断价值。

（四）其他部位囊型棘球蚴病

心包、脾脏、肾脏、骨骼等部位也可寄生棘球蚴出现相应症状。

【实验室及其他检查】

（一）血常规检查

本病白细胞数多在正常范围，嗜酸性粒细胞轻度增高。并发细菌感染时，白细胞总数和中性粒细胞增多。

（二）免疫学试验

1. 皮内试验　用人或羊包虫囊液作为抗原，取 0.1～0.2ml 皮内注射，15min 后局部呈红色皮疹，周围有伪足出现为速发反应。皮内试验简便、快速、阳性率高。但肺吸虫病、绦虫病、结核病等可出现假阳性。可作为初筛试验。

2. 血清免疫学试验　包括琼脂双向扩散试验、ELISA、对流免疫电泳等，用已知抗原检测可疑患者血清抗体，灵敏度和特异性较高。

（三）影像学检查

1. X 线检查　肝影增大，膈肌抬高，囊壁钙化时可见圆形钙化边缘。胸部 X 线片对肺囊型棘球蚴病有诊断价值，可见大小不一，孤立或圆形、椭圆形、边缘清晰的均质阴影。

2. B超检查　囊型棘球蚴病可见液性暗区，内有光点或小光圈。

3. CT检查　肝肺囊型棘球蚴病可见圆形或卵圆形、边缘光滑、均质的低密度阴影。

【诊断与鉴别诊断】

1. 诊断　凡在细粒棘球蚴病流行区有居住史，且与犬有密切接触史，皮试和血清学试验阳性，提示有感染。如肝脏B超、CT扫描、或胸部X线、肺CT扫描发现有囊型占位性病变有助诊断。

2. 鉴别诊断　肝囊型棘球蚴病需与先天性肝囊肿、胆管囊肿、肝血管瘤鉴别。肺囊型棘球蚴病需与结核瘤、肺囊肿鉴别。

【治疗】

（一）外科治疗

肝肺囊型棘球蚴病均应行内囊摘除手术，尤其是巨大内囊患者。手术时应将内囊完整剥离取出，严防囊液外渗。手术前后服用阿苯达唑治疗以杀死原头蚴，以防止复发和播散。

（二）化学疗法

1. 阿苯达唑　为首选药物。在肠道内吸收好，有杀死原头蚴作用，可破坏生发层。剂量为10～20mg/（kg·d），分2次服，疗程1个月。间隔半个月再重复治疗，总疗程6个月至2年。该药主要用于不愿手术、不能手术或手术后复发且不能手术的患者。

2. 甲苯达唑　成人剂量600mg，3次/天，4周为1个疗程。间隔1～2周重复治疗，一般需3～4个疗程。

（三）对症治疗

肝、肺、脑、肾棘球蚴病出现相应器官损害时，给予对症处理。出现过敏反应时，给予抗过敏治疗。并发细菌感染时，给予抗菌治疗。

【预防】

本病预防关键是预防犬类感染。广泛宣传养狗的危害，牧羊狗、警犬应登记，野狗应捕杀，流行区的犬要普查普治。病畜内脏要深埋，防止犬吞食。避免犬粪中的虫卵污染水源。加强卫生宣传，改善环境与饮食卫生，不饮生水，不吃生菜。避免与犬密切接触，尤其是儿童。

  泡型棘球蚴病

泡型棘球蚴病（alveolar echinococcosis）是泡状棘球绦虫（多房棘球蚴绦虫）的蚴虫寄生于人体所致的疾病。幼虫主要寄生在肝，产生浸润－增殖性病灶，并通过血循环移至肺、脑等器官，引起临床表现。

多房棘球蚴绦虫较细粒棘球蚴绦虫虫略小，形态相似。体节常比细粒棘球蚴绦虫多1节。孕节子宫呈囊状，无侧支，成节睾丸数目少，分布在生殖孔的水平线及其后。生殖孔在中横线前的侧缘，而细粒棘球蚴绦虫节片生殖孔位于中横线之后可资鉴别。多房棘球蚴显著不同是生发层位于囊壁外侧，为蜂窝状或海绵状多数性小囊泡，内有胶冻样液体。多房棘球蚴呈浸润生长，而无包膜形成。其生发层具有向外芽生增殖的特性。

本病流行地区较局限，多见于海拔高的寒冷地区，为自然疫源性人畜共患疾病。人可通过接触犬或狐狸而直接感染，还可误食被虫卵污染的食物和饮水而间接感染，以农牧民和野外狩猎人员多，男性青壮年为主。终末宿主是狐狸和犬，中间宿主是人和啮齿动物。

泡型棘球蚴病原发病变在肝脏，不仅在肝实质内广泛浸润，且可继发淋巴转移和肺、脑血管转移，又称恶性包虫病。主要症状为上腹疼痛或有肿块。晚期患者肝脏极度肿大，局部隆起，表面不平，常误诊为肝癌。病程20年以上。部分出现梗阻性黄疸，多因肝衰竭死亡。患者一般情况良好，皮内试验呈强阳性反应。腹部X线片可见斑点状钙化点。B超可见大片占位病变，边缘不规则，内部结构紊乱，中心有液化坏死。CT检查价值更大，能早期诊断。可用阿苯达唑治疗，疗程2~4年。该药可抑制泡球蚴生长，防止转移性病灶发生。病变局限者可考虑手术治疗。

第十节　肠绦虫病与囊虫病

● 案例7-10

　　患者，男，30岁。发现皮下结节2年，增多半年，近2周癫痫发作3次。查体：头皮、背部、四肢皮下可以触及多个1cm左右的圆形结节，无红肿热痛，不粘连。

　　问题：患者目前最可能的诊断是什么？为明确诊断需进一步做哪些检查？诊断依据是什么？需要与哪些疾病鉴别？如何进行治疗？

一　肠绦虫病

　　肠绦虫病（intestinal cestodiasis）是由各种绦虫成虫寄生于人体小肠所引起的一类肠道寄生虫病。我国以猪带绦虫和牛带绦虫最常见。人因进食含活囊尾蚴的猪肉或牛肉而感染。临床表现以轻微的胃肠道症状及大便中排出白色带状节片为特征。

【病原学】

　　我国常见的绦虫有猪带绦虫、牛带绦虫，其次为短膜壳绦虫、长膜壳绦虫。猪带绦虫和牛带绦虫为雌雄同体，乳白色，虫体扁平如带状，猪带绦虫长2~4米，牛带绦虫长4~8米，由头节、颈节、体节组成。头节较细，颈节为生长部分，颈节产生节片形成链体。

　　妊娠节片内充满虫卵，虫卵和妊娠节片随粪便排出体外。虫卵被猪或牛吞食后，在消化液和胆汁的作用下，卵内六钩蚴逸出，钻入肠壁随血循环和淋巴循环到达全身多个组织器官，主要在骨骼肌内发育为囊尾蚴，含有囊尾蚴的猪肉为米猪肉（图7-5）。人食含活囊尾蚴的猪肉或牛肉后，囊尾蚴在人体胃酸、胃蛋白酶作用下，囊壁被消化，囊尾蚴头节伸出，吸附在肠黏膜

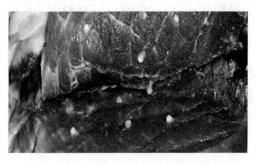

图7-5　米猪肉

上，经2~3个月发育为成虫。猪带绦虫成虫在人体可存活25年以上，牛带绦虫成虫在人体可存活60年以上。

【流行病学】

（一）传染源

　　绦虫病患者是猪带绦虫病和牛带绦虫病的传染源。

（二）传播途径

人因进食生或未煮熟的含囊尾蚴的猪肉和牛肉而感染。

（三）易感人群

本病普遍易感，以青壮年农民较多，男多于女。

（四）流行特征

本病呈世界性分布，在我国分布较广，主要为散发或地方性流行。无季节性。

【发病机制与病理解剖】

猪带绦虫成虫以头节上的吸盘和小沟附着在肠黏膜上，可造成肠壁损伤和溃疡，严重时，可穿破肠壁，引起腹膜炎。牛带绦虫成虫以头节上的吸盘附着在肠黏膜上，造成肠壁有轻度炎症反应。多条绦虫寄生偶可造成部分性肠梗阻。由于虫体的机械作用、虫体吸收人体的大量营养及虫体代谢产物的毒性作用，可引起胃肠功能紊乱及神经过敏等。

【临床表现】

本病潜伏期为2～3个月。症状轻微，患者不自觉发现粪便中白色带状节片为最常见和最初唯一的症状。牛带绦虫节片蠕动能力较强，常可自动从肛门脱出。重者可出现腹痛、腹泻、恶心、呕吐、食欲缺乏、消化不良、头痛、失眠、磨牙、神经过敏等。部分患者有肛门瘙痒，体重减轻。儿童可表现贫血，甚至发育迟缓。猪带绦虫因自体感染而同时患有囊虫病者可占2.5%～25%，感染期越长危险性越大。牛带绦虫长而肥大，寄生数量多偶可引起机械性肠梗阻。

【诊断】

本病有进食生或不熟的猪肉或牛肉病史，粪便有白色带状节片，粪便找到绦虫卵即可确诊。

【治疗】

本病主要为驱虫治疗。吡喹酮为首选药物，杀虫机制主要是损伤破坏虫体表层表面细胞，使体表膜对钙离子通透性增加，引起虫体肌肉麻痹与痉挛，颈部表皮损伤，进而破溃死亡。剂量为20mg/kg，清晨空腹顿服，疗效达95%以上。甲苯达唑剂量300mg/次，2次/天，疗程3d，疗效好，不良反应少。注意事项：驱虫后应留24h内全部粪便，以便寻找头节，治疗后6个月无节片排出，虫卵转阴为痊愈，否则应复治。

【预防】

在流行区做好宣传教育，开展普查普治，对绦虫病患者进行早期、彻底治疗，加强粪便管理，避免粪便污染牧场，防止猪、牛感染；注意饭前便后洗手，不吃生或不熟的猪肉、牛肉，炊具、食具应生熟分开；加强屠宰卫生管理，禁止出售含囊尾蚴的猪肉和牛肉。

 囊虫病

囊虫病（cysticercosis）是猪肉绦虫的囊尾蚴（幼虫）寄生在人体组织器官所致的疾病，是较常见的人畜共患疾病。人因误食猪带绦虫卵而感染，亦可因体内有猪带绦虫寄生而发生自身感染。囊尾蚴主要寄生在皮下组织、肌肉、脑、眼、心脏等部位，寄生在脑组织最严重。

【病原学】

人是猪带绦虫的终宿主，又是中间宿主。成虫可引起肠绦虫病，幼虫可引起囊虫病。人不是牛带绦虫的中间宿主，牛带绦虫不引起囊虫病。猪带绦虫卵经口感染，由于胃肠消化液的作用，六钩蚴从卵内逸出，经肠壁入血，随血循环散布至全身，9～10周发育为囊虫。囊虫呈圆形或椭圆形，黄豆大小，乳白色，半透明，里面含有清亮液体和内凹的头节，头节呈白色点状。一般可存活3～10年，最长可达20年。

【流行病学】

（一）传染源

猪带绦虫患者是唯一的传染源。

（二）传播途径

吞食猪带绦虫卵经口感染为主要的传播途径。感染方式如下所述。

1. 外源性异体感染　人进食被猪带绦虫虫卵污染的蔬菜、食物、饮水、瓜果等感染。

2. 外源性自身感染　猪带绦虫病患者排出粪便中的虫卵污染手带入口内感染。

3. 内源性自身感染　猪带绦虫病患者因呕吐引起胃肠逆蠕动，虫卵和孕节反流入胃和十二指肠而感染。

（三）易感人群

本病普遍易感，以青壮年多见，男多于女，农民较多。

（四）流行特征

本病呈世界性分布，特别是有吃生猪肉习惯的地区和民族流行。我国31个省、市、自治区均有不同程度的发生和流行，以东北、华北、西北、西南等地区发病率较高。农村高于城市。

【发病机制与病理解剖】

囊尾蚴寄生在宿主的组织器官后，体积逐渐增大，对周围组织形成挤压，且囊尾蚴在生长发育过程不断向宿主排泄代谢产物及释放毒素类物质，导致宿主不同程度损害。囊尾蚴还从宿主获得一定的营养物质，使宿主营养缺乏，影响正常生长发育。

本病病理变化根据囊虫寄生的部位、数目、死活、局部炎症反应而不同。病变部位以脑、皮下组织、肌肉为多，也可累及其他脏器。脑囊虫病变以大脑皮质为多，是癫痫发作的病理基础。囊尾蚴亦可从脉络丛进入脑室及蛛网膜下腔引起脑室扩大、脑积水及蛛网膜炎，严重者形成脑疝。寄生在软脑膜可引起蛛网膜炎，寄生在椎管压迫脊髓可致截瘫、感觉障碍、大小便潴留等。大量囊尾蚴可引起脑组织充血、水肿、坏死及脑膜肥厚粘连等。囊尾蚴在皮下和肌肉表现为囊虫结节。在眼部常寄生于视网膜、玻璃体、眼肌及眼结膜，引起视力障碍。

【临床表现】

本病潜伏期为3个月左右，临床表现与感染的轻重和囊虫寄生的部位有关。

（一）脑囊虫病

脑囊虫病根据临床表现的不同，可分为以下几型：

1. 脑实质型　约占脑囊虫病80%。是大量囊尾蚴寄生于大脑皮质运动中枢所致。以癫痫最常见。约半数表现为单纯大发作。还有精神失常、失神、幻嗅、幻视、视物变形、单纯局限性癫痫等。癫痫大发作的频率很低，多在 3 个月以上发作 1 次。

2. 脑室型　约占脑囊虫病 10%，以脑脊液循环受阻、颅内压增高为特征。表现为头痛、呕吐、复视、视神经乳头水肿等，亦可并发脑疝引起循环衰竭和呼吸衰竭。颅内压增高多由于颅底炎症性粘连，或囊虫在第四脑室阻塞正中孔造成脑脊液循环障碍所致。有时可表现为反复出现突发性体位性剧烈头痛、呕吐甚至脑疝。

3. 软脑膜型　约占脑囊虫病 10%，主要病变为囊虫性脑膜炎，反复发作，以颅底和颅后凹部多见。临床表现为头痛、呕吐、脑膜刺激征、共济失调等。发热不明显或低热，多在 38℃左右，持续 3～5d。治疗不及时可发展为脑积水、痴呆及视力障碍。脑脊液压力增高，细胞数在 $100×10^6/L$ 以内，以淋巴细胞为主，蛋白轻度增高，糖和氯化物大多正常。

4. 脊髓型　囊虫侵入椎管压迫脊髓产生脊髓压迫征，表现为截瘫、感觉障碍、大小便潴留等。

5. 精神异常型　由囊虫引起脑皮质萎缩所致，呈进行性加重反复发作的精神异常或痴呆。

（二）眼囊虫病

眼囊虫病占囊虫病 2% 左右，可发生于眼的任何部位，多为单侧感染，以玻璃体及视网膜下最多见，眼眶、结膜、虹膜、前房亦可见到。位于视网膜下可引起视力减退，甚至视网膜剥脱而致失明。位于玻璃体可自觉眼前有黑影飘动。囊尾蚴在眼内存活时，患者可耐受，而虫体死亡时产生的强烈刺激，可导致葡萄膜炎、视网膜脉络膜炎。囊虫可在眼内存活 1～4 年。

（三）皮下组织和肌肉囊虫病

皮下组织和肌肉囊虫病约 2/3 有皮下组织囊虫结节，黄豆大小，圆形或卵圆形，质地坚硬，有弹性感，无疼痛及压痛，无色素沉着及炎症反应，与周围组织无粘连。囊虫结节少者 1～2 个，多者几百数千个（图 7-6）。头部及躯干较多，四肢较少。常分批出现，可自行消退。

（四）其他

其他还可见肺囊虫病和心囊虫病等，但罕见。

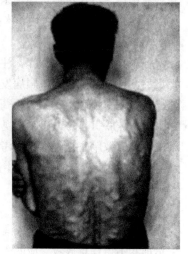

图 7-6　皮下囊虫病

【诊断】

本病根据流行地区，有绦虫病史，临床表现有癫痫发作，颅内压增高，精神失常，皮下肌肉结节，脑脊液有异常表现等，可作为疑似病例。疑似病例经间接血凝试验、酶联免疫吸附试验法检测血清或脑脊液囊虫特异性抗体阳性，可临床诊断。脑部 CT、MRI 检查可帮助脑囊虫病的临床诊断。皮下组织活检或脑手术病理组织切片找到囊尾蚴头节即可确诊。

【鉴别诊断】

脑囊虫病需与原发性癫痫、颅内肿瘤、结核性脑膜炎、隐球菌性脑膜炎、脑血吸虫病、肺吸虫病等鉴别。皮下囊虫结节应与皮脂腺囊肿、神经纤维瘤、风湿性皮下结节、肺吸虫皮下结节等鉴别。眼囊尾蚴病应与眼内肿瘤、眼内异物、葡萄膜炎、视网膜炎等鉴别。

【治疗】

（一）病原治疗

1. 阿苯达唑　对猪囊尾蚴有杀灭作用，但较吡喹酮作用温和缓慢，反应较轻安全，为首选药，有效率达 85% 以上。剂量为 20mg/（kg·d），分 2 次服，10d 为 1 个疗程，脑型患者需 2～3 个疗程，每个疗程间隔 14～21d。不良反应有头痛、低热，少数可有视力障碍、癫痫等。

2. 吡喹酮　药物可穿过囊尾蚴囊壁，有强烈杀囊尾蚴作用，疗效强而迅速，但不良反应发生率高且严重。治疗皮下肌肉囊虫病总剂量为 120mg/kg，3 次 / 天，疗程 4～6d。治疗脑型囊虫病总剂量为 200mg/kg，3 次 / 天，疗程 10d。

（二）对症治疗

对有颅内高压患者，宜先每天静滴 20% 甘露醇 250ml，再加地塞米松 5～10mg 静滴，连续 3d 后再开始病原治疗。癫痫发作频繁者，可酌情选用地西泮、苯巴比妥钠等药物。

（三）手术治疗

脑囊虫患者颅内压过高或有脑室通道梗阻时，药物治疗前应行颅脑开窗减压术或脑室分流术。在治疗时不良反应较多而严重，主要有头痛、发热、呕吐、恶心、皮疹、精神异常等，个别可发生过敏性休克或脑疝。原有癫痫发作者可诱发加重脑水肿。眼囊尾蚴患者应用手术摘除眼内囊尾蚴，以免虫体被药物杀死后，引起全眼球炎而失明。皮下组织和肌肉囊尾蚴病发生部位浅表且数量不多，也可用手术摘除。

（四）注意事项

各型囊虫病应住院治疗，注意皮肌型囊虫病也有潜在脑囊虫的可能，治疗时可能有较强烈不良反应或脑疝等症状。癫痫发作频繁者应给予抗癫痫治疗，颅内压增高先降低颅压，必要时外科行脑室引流减压术后进行药物治疗。眼内囊虫病禁止杀虫治疗，必须手术治疗，以免囊虫在眼内死亡后引起的炎症加重视力障碍，甚至失明，应注意同时存在其他器官囊虫病的可能性。脑室内囊虫致脑室梗阻者可先考虑手术治疗再行驱虫治疗。晚期囊虫病有痴呆、幻觉、妄想及性格改变者，疗效较差，易发生严重反应。

【预防】

对绦虫病患者应及早进行驱虫治疗及粪便管理，饭前便后要洗手，防止吞食猪带绦虫卵。生猪饲养不得任意放牧，应圈养，对感染绦虫病的猪进行驱虫治疗，以阻断人猪间传播。认真做好猪肉的检疫工作，禁止出售含囊尾蚴的猪肉。不吃生的或不熟的猪肉。

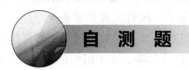

自 测 题

（一）A₁ 型题

1. 日本血吸虫在人体内的致病阶段包括
   （　　）
   A. 成虫、毛蚴、尾蚴、虫卵
   B. 成虫、毛蚴、尾蚴、童虫
   C. 成虫、尾蚴、虫卵、幼虫
   D. 毛蚴、尾蚴、虫卵、童虫
   E. 囊蚴、毛蚴、尾蚴、虫卵

2. 关于日本血吸虫病的流行病学特征不包括
   （　　）
   A. 主要传染源是受感染的人和动物
   B. 鼠类也是主要传染源

C. 我国不流行日本血吸虫病

D. 以青壮年农民、渔民较多

E. 血吸虫病呈世界性流行

3. 下列哪项不是血吸虫病综合防治措施的内容（　　）

　A. 查治患者　　　B. 控制和消灭钉螺

　C. 加强粪便管理　　D. 积极预防注射

　E. 加强水源管理

4. 目前检测抗体的血吸虫病血清学诊断方法主要有以下几种，其中应除外的是（　　）

　A. COPT

　B. 间接红细胞凝集试验

　C. 补体结合试验

　D. ELISA

　E. EIA

5. 日本血吸虫病的主要治疗药物是（　　）

　A. 吡喹酮　　　B. 乙胺嗪

　C. 喹诺酮类　　D. 阿苯达唑

　E. 左旋咪唑

6. 急性血吸虫感染的主要诊断方法是（　　）

　A. COPT

　B. 间接红细胞凝集试验

　C. 粪便虫卵的检出和孵出毛蚴

　D. ELISA

　E. EIA

7. 卫氏并殖吸虫病主要表现为（　　）

　A. 咳嗽咳铁锈色痰及咯血

　B. 游走性皮下包块

　C. 渗出性胸膜炎

　D. 肝大及肝功能异常

　E. 肝硬化

8. 卫氏并殖吸虫病最常见的寄生部位为（　　）

　A. 肝脏　　　B. 肺

　C. 脑部　　　D. 肾脏

　E. 脊髓

9. 关于斯氏并殖吸虫病的描述以下哪项是错误的（　　）

　A. 患者是主要传染源

　B. 主要传染源是病畜和病兽

　C. 人主要因生食或半生食含有活囊蚴的

淡水蟹或蝲蛄而感染

D. 喜好生食蟹类者是高危人群

E. 以儿童和青少年多见

10. 以下哪项药物对斯氏并殖吸虫病效果好（　　）

　A. 吡喹酮　　　B. 阿苯达唑

　C. 左旋咪唑　　D. 硫氯酚

　E. 抗生素

11. 华支睾吸虫的感染期是（　　）

　A. 胞蚴　　　B. 毛蚴

　C. 囊蚴　　　D. 尾蚴

　E. 虫卵

12. 华支睾吸虫病原治疗的首选药物是（　　）

　A. 阿苯达唑　　B. 左旋咪唑

　C. 吡喹酮　　　D. 甲苯达唑

　E. 枸橼酸哌嗪

13. 确诊华支睾吸虫病的主要依据是在粪便或十二指肠液检查发现（　　）

　A. 虫卵　　　B. 毛蚴

　C. 胞蚴　　　D. 雷蚴

　E. 尾蚴

14. 主要引起肝脏损害的寄生虫是（　　）

　A. 钩虫病　　　B. 华支睾吸虫

　C. 蛲虫病　　　D. 肠绦虫病

　E. 丝虫病

15. 华支睾吸虫病的第一中间宿主是（　　）

　A. 淡水鱼　　　B. 淡水虾

　C. 淡水螺　　　D. 狗

　E. 猫

16. 确诊华支睾吸虫病的检查项目是（　　）

　A. 血清抗体检测　B. 粪便查虫卵

　C. 粪便查囊蚴　　D. 粪便查成熟毛蚴

　E. 粪便查童虫

17. 华支睾吸虫主要寄生部位在（　　）

　A. 肝细胞内　　B. 肝内胆管

　C. 十二指肠　　D. 肝内淋巴管

　E. 肝内血管

18. 在丝虫的生活史中，能够感染人体的是（　　）

　A. 成虫　　　B. 虫卵

C. 感染期幼虫　　D. 寄生期幼虫

E. 微丝蚴

19. 治疗丝虫病的主要药物是（　　）

A. 阿苯达唑　　　B. 噻嘧啶

C. 吡喹酮　　　　D. 六氯对二甲苯

E. 乙胺嗪

20. 丝虫病的确诊依据是（　　）

A. 外周血找微丝蚴　B. 外周血找丝虫

C. 粪便找微丝蚴

D. 粪便找丝虫

E. 血清学检查

21. 主要经皮肤黏膜感染的寄生虫是（　　）

A. 钩虫病　　　　B. 华支睾吸虫

C. 蛲虫病　　　　D. 肠绦虫病

E. 蛔虫病

22. 钩虫病实验诊断最常用、阳性率最高的方法是（　　）

A. 饱和盐水漂浮法　B. 直接涂片法

C. 自然沉淀法　　　D. 肛门拭子法

E. 肠膜活组织检查

23. 钩虫病主要临床表现贫血的治疗方法是（　　）

A. 立即驱虫，再纠正贫血

B. 先纠正贫血，再驱虫

C. 驱虫与治疗贫血同时进行

D. 只需驱虫，不必治疗贫血

E. 只需治疗贫血，不必驱虫

24. 钩虫病病原治疗的首选药物是（　　）

A. 阿苯达唑　　　B. 左旋咪唑

C. 吡喹酮　　　　D. 甲苯达唑

E. 枸橼酸哌嗪

25. 确诊钩虫病的依据是（　　）

A. 贫血

B. 血清铁降低

C. 血嗜酸性粒细胞轻度增多

D. 粪便中找到钩虫卵

E. 粪便中找到钩虫

26. 钩虫病最主要的临床表现是（　　）

A. 营养不良　　　B. 发育障碍

C. 慢性失血性贫血　D. 异嗜症

E. 腹部疼痛不适

27. 钩虫病贫血的主要原因是（　　）

A. 慢性失血

B. 消化功能紊乱

C. 营养物质摄入减少

D. 成虫吸血

E. 钩虫毒素导致红细胞破裂

28. 人体最常见的寄生虫病是（　　）

A. 蛔虫病　　　　B. 蛲虫病

C. 血吸虫病　　　D. 钩虫病

E. 丝虫病

29. 蛔虫病最常见的并发症是（　　）

A. 胆道蛔虫症　　B. 蛔虫性肠梗阻

C. 肠穿孔　　　　D. 急性胰腺炎

E. 急性胆囊炎

30. 蛔虫病的感染阶段是（　　）

A. 感染期虫卵　　B. 成虫

C. 幼虫　　　　　D. 童虫

E. 受精蛔虫卵

31. 蛔虫成虫引起的主要症状是（　　）

A. 发热、咳嗽　　B. 荨麻疹

C. 腹痛、食欲减退　D. 哮喘、呼吸困难

E. 皮疹

32. 胆道蛔虫症的特点是（　　）

A. 右上腹压痛、反跳痛、肌紧张

B. 右下腹胀痛

C. 右上腹阵发性、钻孔性绞痛

D. 右下腹隐痛

E. 脐周隐痛

33. 蛔虫病出现发热、咳嗽、痰中带血、荨麻疹、哮喘、呼吸困难等，是哪个阶段引起（　　）

A. 虫卵　　　　　B. 成虫

C. 幼虫　　　　　D. 童虫

E. 雌虫

34. 蛔虫病患者得不到彻底治疗，可发生并发症，以下哪一项除外（　　）

A. 胆道蛔虫病　　B. 蛔虫性肠梗阻

C. 蛔虫性阑尾炎　D. 肠穿孔

E. 贫血

35. 导致蛔虫病广泛流行的因素很多，但除外（　　）
    A. 虫卵在外界环境发育为感染期虫卵
    B. 虫卵对外界环境的抵抗力强
    C. 蛔虫产卵量大
    D. 不良个人卫生习惯
    E. 感染期虫卵可经多种途径进入人体

36. 蛲虫病最常用的实验诊断方法是（　　）
    A. 饱和盐水浮聚法　B. 直接涂片法
    C. 厚涂片法　　　　D. 透明胶纸法
    E. 离心沉淀法

37. 蛲虫病最主要的症状是（　　）
    A. 腹部阵发性绞痛
    B. 上腹部压痛
    C. 夜间肛门和会阴部瘙痒和虫爬感
    D. 腹痛腹泻
    E. 夜惊烦躁

38. 关于蛲虫病的流行病学，以下哪项是错误的（　　）
    A. 蛲虫病患者是唯一的传染源
    B. 城市发病率高于农村
    C. 儿童感染率较成人高
    D. 吞入虫卵为主要传播方式
    E. 集体儿童机构传播率低

39. 旋毛虫病的传播方式是（　　）
    A. 体液传播　　　　B. 生食肉类
    C. 接触传播　　　　D. 虫媒传播
    E. 呼吸道传播

40. 旋毛虫病病原治疗首选药物是（　　）
    A. 阿苯达唑
    B. 哌拉西林舒巴坦钠
    C. 四环素
    D. 氯喹
    E. 吡喹酮

41. 旋毛虫病最常用的确诊依据是（　　）
    A. 血嗜酸性粒细胞增多
    B. 肌肉活检找到旋毛虫包囊或幼虫
    C. 特异性抗原检查
    D. 特异性抗体检查
    E. 血清肌酸磷酸激酶升高

42. 旋毛虫病侵入期最主要的症状是（　　）
    A. 胃肠道症状　　　B. 肌痛
    C. 发热　　　　　　D. 皮疹
    E. 水肿

43. 旋毛虫病幼虫移行期最突出的症状是（　　）
    A. 胃肠道症状　　　B. 肌痛
    C. 发热　　　　　　D. 皮疹
    E. 水肿

44. 诊断棘球蚴病患者下列哪项是错误的（　　）
    A. 询问病史　　　　B. X线检查
    C. 免疫学检查　　　D. 诊断性穿刺
    E. CT及同位素扫描

45. 棘球蚴病的确诊依赖下列哪项结果（　　）
    A. CT准确地检测出各种病理影像
    B. X线和B超
    C. 血清学检查强阳性
    D. 手术取出棘球蚴或检获棘球蚴碎片
    E. 询问了解患者是否来自流行区

46. 细粒棘球蚴病病原治疗的首选药物是（　　）
    A. 甲苯达唑　　　　B. 左旋咪唑
    C. 阿苯达唑　　　　D. 抗生素应用
    E. 吡喹酮

47. 细粒棘球蚴病最常见的寄生部位是（　　）
    A. 脑部　　　　　　B. 心脏
    C. 肾脏　　　　　　D. 肝脏
    E. 肺部

48. 人患绦虫病是因为吞食了绦虫的（　　）
    A. 虫卵　　　　　　B. 囊尾蚴（幼虫）
    C. 六钩蚴　　　　　D. 头节
    E. 孕节

49. 人患囊虫病主要是因为吞食了（　　）
    A. 猪肉绦虫卵　　　B. 牛肉绦虫卵
    C. 猪肉绦虫囊尾蚴　D. 牛肉绦虫囊尾蚴
    E. 猪肉绦虫六钩蚴

50. 绦虫病的传染源是（　　）
    A. 绦虫病患者　　　B. 猪
    C. 牛　　　　　　　D. 带虫者

E. 犬

51. 囊虫病的传染源是（　　）
A. 猪肉绦虫病患者　　B. 牛肉绦虫病患者
C. 带虫者　　　　　　D. 猪、牛
E. 犬

52. 肠绦虫病驱虫治疗首选药物是（　　）
A. 阿苯达唑　　　　　B. 甲苯达唑
C. 左旋咪唑　　　　　D. 吡喹酮
E. 噻嘧啶

53. 脑囊虫病最常见的类型是（　　）
A. 脑实质型　　　　　B. 脑室型
C. 脊髓型　　　　　　D. 软脑膜型
E. 精神异常型

54. 肠绦虫病的主要临床表现是（　　）
A. 头痛　　　　　　　B. 癫痫
C. 视力障碍　　　　　D. 皮下结节
E. 胃肠症状及大便中排出白色带状节片

55. 绦虫病的致病阶段是（　　）
A. 虫卵　　　　　　　B. 幼虫（囊尾蚴）
C. 童虫　　　　　　　D. 成虫
E. 节片

56. 囊虫病的确诊依据为（　　）
A. 粪便中找到绦虫卵
B. 癫痫发作
C. 颅内压增高
D. 皮下肌肉结节
E. 皮下组织活检或脑手术病理组织切片找到囊尾蚴头节

57. 囊虫病病原治疗首选药物为（　　）
A. 阿苯达唑　　　　　B. 甲苯达唑
C. 左旋咪唑　　　　　D. 吡喹酮
E. 噻嘧啶

58. 囊尾蚴寄生于人体哪一部位最为严重
（　　）
A. 皮下组织　　　　　B. 脑
C. 眼　　　　　　　　D. 心脏
E. 肌肉

59. 预防猪带绦虫感染的关键是（　　）
A. 粪便管理

B. 加强屠宰卫生管理
C. 加强肉类检查
D. 治疗患者
E. 不吃生的或未煮熟猪肉

60. 吃生猪肉可能感染的寄生虫病是（　　）
A. 猪带绦虫病　　　　B. 猪巨吻棘头虫病
C. 华支睾吸虫病　　　D. 猪囊尾蚴病
E. 姜片虫病

61. 可在人体内引起自体感染的绦虫是（　　）
A. 牛带绦虫　　　　　B. 猪带绦虫
C. 缩小膜壳绦虫　　　D. 细粒棘球绦虫
E. 曼氏迭宫绦虫

62. 猪带绦虫病驱虫治疗后考核疗效的依据是
粪便检查（　　）
A. 虫卵　　　　　　　B. 头节
C. 链体　　　　　　　D. 成虫
E. 孕节

63. 确诊脑囊虫病的最有效方法是（　　）
A. 脑室造影　　　　　B. X 线扫描
C. 脑脊液免疫试验　　D. 脑电图
E. 头颅 CT、MRI

（二）A₂ 型题

64. 某菜农从菜地回来后，感觉两手指间奇痒和烧灼感，局部有红色点状丘疹，首先考虑诊断（　　）
A. 荨麻疹　　　　　　B. 过敏性皮炎
C. 钩蚴性皮炎　　　　D. 尾蚴性皮炎
E. 接触性皮炎

65. 患儿，3 岁，因脐周绞痛伴呕吐便秘 1d 入院。查体：T 37℃，营养稍差，神志清楚，心、肺正常。腹胀，腹部可触及条索状包块，有活动性绳索感。患儿最可能的诊断是（　　）
A. 蛔虫病　　　　　　B. 胆道蛔虫症
C. 蛔虫性肠梗阻　　　D. 急性胆囊炎
E. 蛔虫性腹膜炎

（三）B 型题
A. 脐周钝痛或绞痛、厌食、偏食、磨牙
B. 发热、咳嗽、哮喘、呼吸困难、荨麻疹

C. 右上腹部阵发性钻孔性绞痛

D. 脐周绞痛，触及活动的条索状物

E. 腹部压痛、反跳痛、肌紧张

66. 蛔虫性腹膜炎的临床表现是（　　）

67. 蛔虫病的临床表现是（　　）

（四）X 型题

68. 血吸虫病的并发症主要有（　　）

A. 上消化道出血　　B. 肝性脑病

C. 肠梗阻　　　　　D. 阑尾炎

E. 脑血吸虫病

69. 晚期血吸虫病的主要临床表现有（　　）

A. 巨脾　　　　　　B. 腹水

C. 结肠肉芽肿　　　D. 发热

E. 荨麻疹

70. 关于斯氏并殖吸虫病的描述以下哪些是正确的（　　）

A. 主要表现为皮下包块

B. 主要表现为渗出性胸膜炎

C. 少数有荨麻疹，哮喘发作

D. 咳嗽咳痰、咯血为主要表现

E. 斯氏并殖吸虫患者肝损害较严重

71. 华支睾吸虫病的主要并发症有（　　）

A. 急慢性胆囊炎　　B. 胆石症

C. 肝硬化　　　　　D. 肝癌

E. 急性胰腺炎

72. 关于华支睾吸虫病的预防，下列哪些描述是不正确的（　　）

A. 不吃淡水螺

B. 不吃淡水鱼虾

C. 不吃未煮熟的淡水鱼虾

D. 不吃未煮熟的猪肉

E. 对猫犬猪不喂生鱼

73. 丝虫病急性期的临床表现有（　　）

A. 淋巴结淋巴管炎

B. 肺嗜酸性粒细胞浸润综合征

C. 象皮肿

D. 丝虫热

E. 附睾炎和睾丸炎

74. 丝虫病慢性期的临床表现有（　　）

A. 淋巴结肿大

B. 肺嗜酸性粒细胞浸润综合征

C. 象皮肿

D. 乳糜尿

E. 附睾炎和睾丸炎

75. 钩虫病的传染源有（　　）

A. 带虫者　　　　　B. 狗

C. 猪　　　　　　　D. 狼

E. 钩虫病患者

76. 驱钩虫的药物有（　　）

A. 阿苯达唑　　　　B. 甲苯达唑

C. 复方甲苯达唑　　D. 复方阿苯达唑

E. 吡喹酮

77. 蛔虫病确诊的依据是（　　）

A. 粪便找到蛔虫卵

B. 痰检出蛔虫卵

C. 患者粪便排出蛔虫成虫

D. 患者呕吐蛔虫成虫

E. 血液中嗜酸性粒细胞增多

78. 预防蛔虫病的措施包括（　　）

A. 普查普治，消除传染源

B. 粪便无害化处理

C. 勤剪指甲，勤洗手

D. 生吃瓜果蔬菜要洗净

E. 防止粪便污染水源

79. 蛔虫病的并发症有（　　）

A. 胆道蛔虫病　　　B. 蛔虫性肠梗阻

C. 肠穿孔　　　　　D. 急性胰腺炎

E. 急性胆囊炎

80. 除下列哪项外，均为蛔虫的并发症（　　）

A. 腹痛　　　　　　B. 肠梗阻

C. 阑尾炎　　　　　D. 肠穿孔

E. 消化功能紊乱

81. 蛲虫病的传播方式有（　　）

A. 直接感染　　　　B. 间接感染

C. 吸入感染　　　　D. 逆行感染

E. 幼虫钻入肛门重复感染

82. 确诊蛲虫病的依据有（　　）

A. 肛门试纸法找到蛲虫卵

B. 粪便找到成虫

C. 夜间肛门周围找到蛲虫成虫

D. 血液嗜酸性粒细胞增多

E. 肛门夜间瘙痒

83. 确诊旋毛虫病的依据有哪些（　　　）

A. 血嗜酸性粒细胞增多

B. 肌肉活检找到旋毛虫包囊或幼虫

C. 特异性抗原抗体检查

D. 病原体核酸检测

E. 血清肌酸磷酸激酶升高

84. 旋毛虫病幼虫移行期的表现有（　　　）

A. 胃肠道症状　　　B. 肌痛

C. 发热　　　　　　D. 皮疹

E. 水肿

85. 旋毛虫病的预防措施正确的是（　　　）

A. 不吃半生的猪肉

B. 病猪隔离治疗

C. 灭鼠

D. 未经检疫的肉类禁止出售

E. 治疗患者

86. 我国常见的棘球蚴病有（　　　）

A. 细粒棘球蚴病

B. 泡型棘球蚴病

C. 伏氏棘球蚴病

D. 少节棘球蚴病

E. 其他

87. 肠绦虫病的确诊依据为（　　　）

A. 消化道症状

B. 大便排出白色带状节片

C. 贫血

D. 血嗜酸性粒细胞增多

E. 粪便找绦虫卵

（钟　锋　杨亦德）

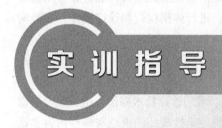

实训指导

实训 1　传染病的消毒隔离与预防接种

【实训目标】

1. 掌握传染病消毒、隔离方法、预防接种的种类、方法与不良反应及处理。
2. 熟悉传染病房的区域划分和隔离要求，传染病的报告方法。
3. 了解传染病房的设置与布局、传染病的管理方法。

【用物准备】

物理消毒设备、化学消毒物质、隔离衣、各种疫苗（菌苗）、注射器等。

【操作流程】

参观传染病病房的设置与布局、区域划分和隔离要求，教师介绍传染病报告方法，进行消毒、隔离、穿脱隔离衣、各种预防接种方法示教，学生按照要求进行练习，教师巡回检查指导，发现并纠正存在的问题，最后进行总结，布置作业等。

【实训要求】

1. 要求学生先复习有关理论知识，进入病房前做好各种预防准备工作，防止交叉感染。
2. 要求光线、温度应适宜，环境要安静、舒适；动作应轻柔，态度要和蔼。
3. 要求手法熟练，能准确无误进行消毒、穿脱隔离衣、预防接种等操作。

实训 2　病毒感染性疾病

【实训目标】

1. 掌握常见病毒感染性疾病的临床表现、并发症、诊断、治疗措施及预防方法。
2. 熟悉常见病毒感染性疾病的流行病学特征、实验室及辅助检查项目的选择与临床意义、鉴别诊断。
3. 了解常见病毒感染性疾病的病原学、发病机制、病理改变等。

【用物准备】

到病房选择典型的病毒感染性疾病患者若干名，重点是病毒性肝炎患者，准备好常用检查器材如体温计、血压计、听诊器等，供学生分组采集病史，进行体格检查和诊疗操作，必要时对患者及家属进行健康教育。

【操作流程】

1. 要求学生先复习常见病毒感染性疾病有关理论知识、常用诊疗技术操作，组织观看病毒感染性疾病的有关教学影像资料，教师向学生指出常见病毒感染性疾病的重点与难点内容是诊断、鉴别诊断、治疗、预防。

2. 教师利用典型病例示教病毒感染性疾病病史采集方法，进行体格检查、诊疗技术操作，发现异常阳性体征，强调实验室及辅助检查项目的选择与临床意义。

3. 学生每10人一组，选择一位典型患者，进行病史采集、体格检查及诊疗技术操作，教师巡回检查指导，发现并纠正存在的问题。

4. 教师组织病例讨论、总结反馈，学生记录讨论结果并书写住院病历等。

【实训要求】

1. 病房光线应适宜、环境要舒适；体格检查和各种诊疗技术操作应轻柔，态度要和蔼，能积极与患者及家属充分沟通、密切配合。

2. 学生能够做好病毒感染性疾病的诊断、治疗、预防等工作，能抓住诊断、鉴别诊断、治疗、预防的重点与难点，能对患者进行健康教育。

3. 病史采集方法正确、内容全面，体格检查手法熟练，项目齐全，所得各种数据准确无误，能正确书写住院病历。

实训3 细菌感染性疾病

【实训目标】

1. 掌握常见细菌感染性疾病的临床表现、并发症、诊断、治疗措施及预防方法。

2. 熟悉常见细菌感染性疾病的流行病学特征、实验室及辅助检查项目的选择与临床意义、鉴别诊断。

3. 了解常见细菌感染性疾病的病原学、发病机制、病理改变等。

【用物准备】

到病房选择典型的细菌感染性疾病患者若干名，重点是伤寒、菌痢等病例，准备好常用检查器材如体温计、血压计、听诊器等，供学生分组采集病史，进行体格检查及诊疗技术操作，必要时对患者及家属进行健康教育。

【操作流程】

1. 要求学生先复习常见细菌感染性疾病有关的理论知识及诊疗操作技能，观看细菌感染性疾病的有关教学影像资料，明确临床表现、诊断、鉴别诊断、治疗、预防等重点难点内容。

2. 教师利用典型病例向学生示教病史采集方法，体格检查，发现异常阳性体征，强调实验室及辅助检查项目的选择与临床意义。

3. 学生每10人一组，选择一位典型患者，进行病史采集、体格检查及诊疗技术操作，教师巡回检查指导，发现并纠正存在的问题。

4. 教师组织进行病例讨论、总结反馈，学生记录讨论结果并书写住院病历等。

【实训要求】

1. 学生要严肃认真，尊重、关心、爱护患者，能够做好各种细菌感染性疾病的诊断、鉴别诊断、治疗、预防等工作，明确重点与难点，学会进行有针对性的健康教育。

2. 在采集病史与体格检查时必须保持环境安静，态度和谐，充分暴露检查部位。能积极与患者及家属充分沟通、密切配合。

3. 病史采集方法正确、内容全面，体格检查手法熟练，项目齐全，所得各种数据准确无误，能正确书写住院病历。

实训4 原虫与蠕虫感染性疾病

【实训目标】

1. 熟悉常见原虫与蠕虫感染性疾病的临床表现、并发症、诊断、治疗措施及预防方法。

2. 了解常见原虫与蠕虫感染性疾病的病原学、流行病学特征、发病机制与病理改变、实验室及辅助检查方法的选择与临床意义、鉴别诊断等。

【用物准备】

到病房选择典型原虫与蠕虫感染性疾病患者若干名，重点是阿米巴病、疟疾、蛔虫病、钩虫病等，准备好教学影像资料、体格检查常用器材等。

【操作流程】

1. 要求学生先复习常见原虫与蠕虫感染性疾病的有关理论知识、基本诊疗技术操作，并观看有关教学影像资料。

2. 有条件者教师可利用典型病例向学生示教病史采集及体格检查方法、各种常用诊疗技术操作等。

3. 学生每10人一组，选择一位典型患者，进行病史采集、体格检查及诊疗技术操作。强调实验室及辅助检查项目的选择与临床意义。

4. 教师巡回指导，及时发现并纠正存在的问题。

5. 教师组织进行病例讨论、总结反馈，学生记录讨论结果并书写住院病历等。

【实训要求】

1. 在采集病史与体格检查时必须保持环境安静，充分暴露检查部位，应站在患者右侧查体。检查时手要温暖，动作要轻柔，应进行左右两侧对比，以避免紧张而影响检查结果。

2. 要求学生要严肃认真，尊重、关心、爱护患者，能够做好各种原虫与蠕虫感染性疾病的诊断、治疗、预防等工作，明确重点与难点内容，学会对患者及家属进行健康教育。

3. 病史采集方法正确、内容全面，体格检查手法熟练，项目齐全，所得各种数据准确无误，能正确书写住院病历。

（钟　锋）

参 考 文 献

曹雪涛. 2013. 医学免疫学. 第 6 版. 北京：人民卫生出版社.

傅华. 2013. 预防医学. 第 6 版. 北京：人民卫生出版社.

葛均波，徐永健. 2013. 内科学. 第 8 版. 北京：人民卫生出版社.

李凡，徐志凯. 2013. 医学微生物学. 第 8 版. 北京：人民卫生出版社.

李兰娟. 2011. 传染病学. 第 2 版. 北京：高等教育出版社.

李兰娟，任红. 2013. 传染病学. 第 8 版. 北京：人民卫生出版社.

李兰娟，王宇明. 2015. 感染病学. 第 3 版. 北京：人民卫生出版社.

柳忠辉. 2013. 常用免疫学实验技术. 北京：高等教育出版社.

马亦林，李兰娟. 2011. 传染病学. 第 5 版. 上海：上海科学技术出版社.

尚红，王兰兰. 2015. 实验诊断学. 第 3 版. 北京：人民卫生出版社.

万学红，卢雪峰. 2013. 诊断学. 第 8 版. 北京：人民卫生出版社.

王明琼，李金成. 2014. 传染病学. 第 5 版. 北京：人民卫生出版社.

王卫平. 2013. 儿科学. 第 8 版. 北京：人民卫生出版社.

诸欣平，苏川. 2013. 人体寄生虫学. 第 8 版. 北京：人民卫生出版社.

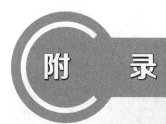

附 录

附录 1 常见传染病潜伏期、隔离期、检疫观察期

病名	常见潜伏期	隔离期限	接触者检疫时间
甲型病毒性肝炎	5～45d,一般30d	自发病之日起3周	检疫45d,接触后1周内注射丙种球蛋白有效
乙型病毒性肝炎	30～180d,一般60～90d	急性期隔离至HBsAg阴转,恢复期不阴转按HBsAg携带者处理。有HBV复制标志不能献血	急性肝炎密切接触者医学观察45d,并进行乙肝疫苗注射
丙型病毒性肝炎	15～180d,一般40d	急性期隔离至病情稳定	急性肝炎密切接触者医学观察45d
流行性感冒	数小时至4d,一般1～3d	退热后2d解除隔离	大流行时集体单位应检疫,有发热等症状应早期隔离
传染性非典型肺炎	2～21d,一般4～7d	呼吸系统症状明显改善,体温正常7d以上,X线胸片示有明显吸收	密切接触者隔离观察2周
麻疹	6～18d,一般8～12d	隔离期自发病之日起至退疹或出疹后5d	医学观察21d,接受过被动免疫者延长至28d
水痘	10～24d,一般14～16d	至水痘完全结痂为止,但不得少于病后2周	医学观察3周,免疫力低者可注射丙种球蛋白
流行性腮腺炎	8～30d,一般14～21d	隔离至腮腺肿大完全消退,约3周	成人不检疫,集体儿童医学观察21d
流行性乙型脑炎	4～21d,一般10～14d	体温退至正常为止	接触者不检疫
狂犬病	5d至10年以上,一般30～60d	病程中隔离治疗	被狂犬或猫等动物咬伤者应医学观察,期间应注射免疫血清及狂犬疫苗
登革热	3～19d,一般5～8d	起病后7d	不检疫
艾滋病	9d至10年以上,一般15～60d	HIV感染者及患者隔离至病毒或p24核心蛋白从血液消失,不能献血	密切接触者或性伴侣应医学观察2年
恙虫病	4～20d,一般10～14d	不需隔离	不检疫
猩红热	1～12d,一般2～5d	发病后6d	医学观察7～12d
流行性脑脊髓膜炎	1～10d,一般2～3d	症状消失后3d,但不少于病后7d	医学观察7d,密切接触者口服磺胺药或利福平预防

病名	常见潜伏期	隔离期限	接触者检疫时间
伤寒	7~23d，一般 8~14d	症状消失后 15d 或症状消失后 5d 大便培养 2 次阴性	医学观察 23d
霍乱	数小时至 6d，一般 1~3d	腹泻停止后 2d，大便隔天培养连续 3 次阴性	检疫 5d，粪便培养连续 3 次阴性可解除检疫
细菌性痢疾	数小时至 7d，一般 1~3d	症状消失后 7d 或 2 次粪便培养阴性	医学观察 7d
钩端螺旋体病	2~28d，一般 10d	隔离至痊愈	密切接触者不检疫，疫水接触者检疫 2 周
阿米巴痢疾	4d 至 1 年，一般 7~14d	症状消失后大便连续 3 次找不到滋养体及包囊	接触者不隔离，患者应调离饮食工作
间日疟	1~2 年，一般 13~15d	疟原虫阴性可解除隔离	不检疫
三日疟	14~45d，一般 21~30d	疟原虫阴性可解除隔离	不检疫
恶性疟	14~45d，一般 7~12d	疟原虫阴性可解除隔离	不检疫
卵形疟	7~15d，一般 13~15d	疟原虫阴性可解除隔离	不检疫

附录 2　常用生物制品预防接种参考表

品名	接种对象	接种剂量与方法	免疫期与复种	保存和有效期
麻疹减毒活疫苗	8 个月以上麻疹易感者	上臂外侧三角肌附着处皮下注射 0.2ml	免疫期 4~6 年，7 岁加强 1 次	2~10℃暗处保存，有效期冻干疫苗 1 年，液体疫苗 2 个月
国产麻疹腮腺炎风疹三联减毒活疫苗	8 个月以上麻疹、腮腺炎和风疹易感者	上臂外侧三角肌附着处皮下注射 0.5ml		8℃以下避光保存，有效期 1.5 年
进口麻疹腮腺炎风疹三联减毒活疫苗	12 月龄以上儿童和成人	皮下或肌注 0.5ml，出血性疾病应皮下注射		2~8℃保存，有效期 2 年
脊髓灰质炎减毒活疫苗糖丸	2 月龄以上儿童	口服，不能注射，不能加在热开水或热食物中服用。首次免疫从 2 月龄，第 1 年连服 3 次，每次间隔 4~6 周	4 岁再加强免疫 1 次	−20℃以下保存有效期 2 年，4~8℃保存有效期 5 个月
冻干水痘减毒活疫苗	12 月龄以上易感者	上臂外侧三角肌附着处皮下注射 0.5ml		8℃以下避光保存，有效期 1.5 年
国产吸附无细胞百白破混合制剂	3 个月至 6 周岁	臂部外上方 1/4 处或上臂外侧三角肌附着处肌注，每次 0.5ml。自 3 月龄开始至 12 月龄完成 3 针基础免疫，每针间隔 4~6 周	基础免疫后 18~24 月龄内加强免疫	2~8℃避光保存，不可冻结，自吸附日起有效期 2 年
进口吸附无细胞百白破混合制剂	2 个月以上儿童和成人	深部肌注，初免疫程序接种 3 次	于第 2 年和 6 岁时分别加强	2~8℃保存，严防冻结，有效期 3 年
流行性乙型脑炎（死）疫苗	6 个月至 10 岁	皮下注射 2 次，间隔 7~10d，6~12 月龄每次 0.25ml，1~6 岁 0.5ml，7~15 岁 1.0ml，16 岁以上 2.0ml	免疫期 1 年，以后每年加强注射 1 次	2~10℃暗处保存，有效期冻干疫苗 1 年，液体疫苗 3 个月

品名	接种对象	接种剂量与方法	免疫期与复种	保存和有效期
人用狂犬病疫苗（地鼠肾组织培养疫苗）	被狂犬或其他狂犬病动物咬伤、抓伤、患者唾液污染伤口	咬伤当天和3d、7d、14d、30d各注射2ml，5岁以下1ml，2岁以下0.5ml，严重咬伤者在注射疫苗前先注射抗狂犬病血清	免疫期3个月，全程免疫后3~6个月再被咬伤，需加强注射2针，间隔1周，超过6个月再被咬伤则需全程免疫	2~10℃暗处保存，有效期冻干疫苗1年，液体疫苗6个月
腮腺炎减毒活疫苗	8个月龄以上易感者	三角肌处皮下注射0.5ml	免疫期10年	2~10℃保存，或0℃以下保存，有效期1.5年
甲型肝炎减毒活疫苗	1岁以上儿童或成人	三角肌处皮下注射，1次1ml	免疫期5年	2~8℃暗处保存，有效期3个月，-20℃以下保存有效期1年
乙型肝炎疫苗（重组酵母疫苗）	新生儿及易感者	全程免疫：10μg按0个月、1个月、6个月各肌注1次，首次应在出生后24h内三角肌注。HBsAg阳性母亲的新生儿应在出生后12h内注射HBIG≥100IU，同时注射乙肝疫苗	全程免疫后抗体生成不佳者可再免疫加强1次，有抗体应答者免疫期可达12年左右	2~8℃暗处保存，有效期2年，严禁冻结
甲型流感（活）疫苗	主要为健康成人	疫苗按1：5生理盐水稀释后每侧鼻孔喷入0.25ml，稀释后4h内用完	免疫期6~10个月	2~10℃暗处保存，有效期冻干疫苗1年，液体疫苗3个月
卡介苗	新生儿及结核菌素试验阴性儿童	于出生后24~48h内皮内注射0.1ml	免疫期5~10年，7岁、12岁加强注射	2~10℃保存，液体疫苗有效期6个月，冻干疫苗有效期1年
霍乱菌苗	密切接触易感者	皮下注射2次，间隔7~10d，第2针剂量加倍，应在流行前1个月完成	免疫期3~6个月，以后每年加强1次，剂量同第2针	2~10℃暗处保存，1年
伤寒副伤寒甲乙三联菌苗	密切接触易感者	皮下注射3次，间隔7~10d	免疫期1年，每年加强注射1次，剂量同第3针	2~10℃暗处保存，有效期1年
冻干流脑A群多糖菌苗	1~15岁儿童及少年，流行区成人	三角肌处皮下注射1次，25~50μg	免疫期0.5~10年	2~10℃暗处保存，有效期1年
钩端螺旋体菌苗	流行区7岁以上儿童及进入流行区者	三角肌皮下注射2次，间隔7~10d，分别注射1.0ml及2.0ml，7~13岁减半	接种后1个月产生免疫，维持1年	2~8℃保存，有效期1.5年
精制抗狂犬病血清	被可疑动物咬伤者	成人0.5~1.0ml/kg，儿童1.5ml/kg，半量肌注，半量伤口周围注射，咬伤当天或3d内与狂犬病疫苗合用	免疫期3周	2~10℃暗处保存，液状制品有效期3~4年，冻干制品5年
乙型肝炎免疫球蛋白（HBIG）	HBsAg阳性母亲（尤其HBeAg阳性）所产新生儿，医源性或意外血污染者	新生儿出生后24h内肌注≥100IU；3月龄及6月龄各注射1次；或与乙肝疫苗合用；意外污染者肌注200~400IU	免疫期2个月	2~10℃保存，有效期2年
精制破伤风抗毒素	破伤风患者及易感者	治疗：肌内或静注5万~20万单位，新生儿24h内用半量；预防：1500~3000IU皮下或肌注，伤势严重者剂量加倍	免疫期3周	2~10℃暗处保存，液状制品有效期3~4年，冻干制品5年

品名	接种对象	接种剂量与方法	免疫期与复种	保存和有效期
人血丙种球蛋白	丙种球蛋白缺乏症，麻疹或甲型肝炎密切接触者	治疗：丙种球蛋白缺乏症，每次肌注0.5ml/kg；预防：麻疹每次（0.05～0.15）ml/kg肌注（不超过6ml）；甲型肝炎：成人3ml，儿童每次（0.05～0.1）ml/kg肌注	免疫期3周	2～10℃保存，有效期2年

附录3　国家扩大免疫规划疫苗免疫程序

疫苗	接种对象	接种剂次	接种部位	接种途径	接种剂量接种剂次	备注
麻疹疫苗	8月龄	1	上臂外侧三角肌附着处	皮下注射	0.5ml	
麻腮风三联疫苗	18～24月龄	1	上臂外侧三角肌附着处	皮下注射	0.5ml	
脊髓灰质炎减毒活疫苗糖丸	2月龄，3月龄，4月龄，4周岁	4		口服	1粒	第1、2剂次，第2、3剂次间隔≥28d
百白破混合制剂	3月龄，4月龄，5月龄，18～24月龄	4	上臂外侧三角肌附着处	肌注	0.5ml	第1、2剂次，第2、3剂次间隔≥28d
乙脑减毒活疫苗	8月龄，2周岁	2	上臂外侧三角肌下缘附着处	皮下注射	0.5ml	
乙脑灭活疫苗	8月龄（2剂次），2周岁，6周岁	4	上臂外侧三角肌附着处	皮下注射	0.5ml	第1、2剂次间隔7～10d
甲肝减毒活疫苗	18月龄	1	上臂外侧三角肌附着处	皮下注射	1ml	
甲肝灭活疫苗	18月龄，24～30月龄	2	上臂三角肌附着处	肌注	0.5ml	第1、2剂次间隔≥6个月
乙肝疫苗	0月龄，1月龄，6月龄	3	上臂三角肌	肌注	酵母疫苗5μg/0.5ml，CHO细胞疫苗10μg/1ml，20μg/2ml	出生后24h内接种第1剂次，第1、2剂次间隔≥28d
卡介苗	出生时	1	上臂三角肌中部略下处	皮内注射	0.1ml	
A群流脑菌苗	6～18月龄	2	上臂外侧三角肌附着处	皮下注射	30μg/0.5ml	第1、2剂次间隔3个月
A＋C流脑菌苗	3周岁，6周岁	2		皮下注射	100μg/0.5ml	第1、2剂次间隔≥3年，第1剂次与A群流脑菌苗第2剂次间隔≥12个月
钩体菌苗	流行区7～60岁高危人群	2	上臂外侧三角肌附着处	皮下注射	成人第1剂0.5ml，第2剂1.0ml，7～13岁剂量减半	接种第1剂后7～10d接种第2剂次

教学基本要求

一 课程任务

传染病学是一门研究各种传染病在人体内发生、发展、传播、诊断、治疗和预防规律的学科。其重点在于研究各种传染病的临床表现、诊断依据、鉴别诊断、治疗方法和预防措施，以求达到治病救人、防治结合的目的。通过本课程的学习能够使学生系统掌握传染病的基本理论、基本知识和基本技能，在临床实践中能灵活运用相关的基本理论、基本知识和基本技能对本地区常见、多发传染病作出正确的诊断与鉴别；制定科学的治疗、预防方法，以控制或消灭传染病的传播与流行。

二 课程目标

1. 掌握传染病的基本特征与临床特点，以及传染病的诊断、治疗、预防方法；熟悉传染病的流行过程和影响因素；了解感染的概念及感染过程表现、感染过程中病原体及免疫应答的作用；了解传染病的发病机制。

2. 掌握本地区常见、多发传染病的临床表现、诊断、治疗、预防方法；熟悉本地区常见、多发传染病的流行病学特征、并发症、实验室检查、鉴别诊断；了解本地区常见、多发传染病的病因、发病机制、病理改变、预后。

3. 具有良好的职业素质、行为习惯和职业道德修养；能充分运用"互联网＋"等手段进行自主学习、终身学习；具有良好的人际沟通能力、团队合作精神和服务意识；初步养成关心、爱护、尊重传染病患者的观念和意识。

三 教学内容和要求

教学内容	教学要求			教学方法	教学内容	教学要求			教学方法
	了解	熟悉	掌握			了解	熟悉	掌握	
第一章　总论				理论讲授	第四节　传染病的基本特征与			√	
第一节　感染与免疫	√			自学辅导	临床特点				
第二节　传染病的发病机制	√				第五节　传染病的诊断			√	
第三节　传染病的流行过程		√			第六节　传染病的治疗			√	
及影响因素					第七节　传染病的预防			√	

教学内容	了解	熟悉	掌握	教学方法	教学内容	了解	熟悉	掌握	教学方法
第二章　病毒感染性疾病				理论讲授	第十节　鼠疫	✓			
第一节　病毒性肝炎			✓	案例讨论	第十一节　炭疽	✓			
第二节　脊髓灰质炎	✓			自学辅导	第十二节　布鲁菌病	✓			
第三节　轮状病毒感染	✓				第五章　螺旋体感染性疾病				理论讲授
第四节　手足口病		✓			第一节　钩端螺旋体病		✓		案例讨论
第五节　麻疹		✓			第二节　莱姆病	✓			
第六节　水痘		✓			第六章　原虫感染性疾病				理论讲授
第七节　流行性腮腺炎		✓			第一节　阿米巴病		✓		案例讨论
第八节　流行性感冒		✓			第二节　疟疾		✓		
第九节　传染性非典型肺炎	✓				第三节　弓形虫病	✓			
第十节　传染性单核细胞增多症	✓				第四节　黑热病	✓			
第十一节　流行性乙型脑炎		✓			第七章　蠕虫感染性疾病				理论讲授
第十二节　肾综合征出血热		✓			第一节　日本血吸虫病	✓			自学辅导
第十三节　登革热	✓				第二节　并殖吸虫病	✓			案例讨论
第十四节　狂犬病	✓				第三节　华支睾吸虫病		✓		
第十五节　艾滋病		✓			第四节　丝虫病	✓			
第三章　立克次体感染性疾病				理论讲授	第五节　钩虫病		✓		
第一节　流行性斑疹伤寒	✓			案例讨论	第六节　蛔虫病		✓		
第二节　恙虫病	✓				第七节　蛲虫病	✓			
第四章　细菌感染性疾病				理论讲授	第八节　旋毛虫病	✓			
第一节　伤寒			✓	案例讨论	第九节　棘球蚴病	✓			
第二节　细菌性痢疾			✓	自学辅导	第十节　肠绦虫病与囊虫病	✓			
第三节　弯曲菌感染	✓				实训1　传染病的消毒隔离与预防接种		✓		临床见习或校内操作练习
第四节　霍乱		✓							
第五节　细菌性食物中毒		✓							
第六节　流行性脑脊髓膜炎			✓		实训2　病毒感染性疾病			✓	临床见习
第七节　猩红热		✓			实训3　细菌感染性疾病		✓		临床见习
第八节　百日咳	✓				实训4　原虫与蠕虫感染性疾病	✓			临床见习或录像
第九节　白喉	✓								

四　学时分配建议（36 学时）

教学内容	理论学时	实践学时	总学时
一、总论	4	1	5
二、病毒感染性疾病	11	2	13
三、立克次体感染性疾病	1	0	1
四、细菌感染性疾病	8	2	10
五、螺旋体感染性疾病	2	0	2
六、原虫感染性疾病	2	0.5	2.5
七、蠕虫感染性疾病	2	0.5	2.5
合计	30	6	36

五　教学基本要求说明

（一）教学学时

本课程总时数为 36 学时，其中理论教学 30 学时，实践教学 6 学时。授课时间安排在第二学年第四学期，周时数为 2 学时，共 18 周。

（二）教学要求

1. 对理论教学要求分为三个层次：掌握、熟悉、了解。

2. 对实践教学要求分为三个层次：掌握、学会、认识。

（三）教学建议

本课程的教学要通过理论讲授、案例讨论、自学和临床见习等方式进行，在讲授过程中要体现临床医学专业专科层次与岗位特点，做到理论与实践相结合，在精选课堂教学内容的同时，充分运用案例分析、自学辅导、临床见习、互联网＋等手段，以充分调动学生的学习积极性与主动性。

课程考核包括理论与实践考核两部分。理论考核主要内容包括传染病的基本理论、基本知识、基本操作技能及临床常见、多发传染病的临床表现、并发症、诊断与鉴别诊断、治疗、预防等知识。实践考核主要内容包括人际沟通能力、临床思维能力、病历书写能力等，其中理论考核占总分 70%，实践考核等占总分 30%。

自测题参考答案

第一章 总论

1. B	2. D	3. B	4. C	5. B	6. E
7. A	8. C	9. D	10. E	11. D	12. D
13. C	14. A	15. E	16. C	17. B	18. A
19. A	20. E	21. B	22. A	23. D	24. D
25. C	26. B	27. B	28. E	29. C	30. C
31. D	32. A	33. E	34. C	35. D	36. B
37. E	38. A	39. ABCDE	40. BCD		

第二章 病毒感染性疾病

1. A	2. B	3. D	4. C	5. A	6. E
7. A	8. D	9. A	10. E	11. E	12. C
13. E	14. C	15. B	16. A	17. B	18. B
19. A	20. E	21. A	22. A	23. D	24. D
25. A	26. D	27. E	28. B	29. E	30. D
31. C	32. B	33. C	34. D	35. A	36. A
37. B	38. D	39. A	40. D	41. A	42. C
43. D	44. B	45. B	46. E	47. D	48. B
49. E	50. B	51. B	52. E	53. B	54. E
55. C	56. A	57. A	58. E	59. B	60. B
61. A	62. A	63. E	64. E	65. E	66. E
67. B	68. A	69. C	70. A	71. B	72. D
73. D	74. A	75. A	76. A	77. D	78. E
79. A	80. C	81. C	82. D	83. C	84. C
85. B	86. C	87. C	88. B	89. E	90. A
91. B	92. D	93. D	94. B	95. D	96. A
97. C	98. B	99. B	100. B	101. B	102. A
103. C	104. A	105. B	106. B	107. A	108. B
109. D	110. B	111. A	112. C	113. C	114. E

115. D	116. D	117. B	118. A	119. C	120. B
121. D	122. C	123. C	124. D	125. A	126. A
127. C	128. C	129. A	130. D	131. C	132. B
133. B	134. A	135. D	136. A	137. A	138. D
139. D	140. B	141. E	142. E	143. E	144. E
145. E	146. D	147. E	148. D	149. D	150. E
151. C	152. E	153. B	154. D	155. D	156. D
157. D	158. E	159. C	160. D	161. C	162. B
163. D	164. C	165. E	166. A	167. E	168. B
169. A	170. C	171. E	172. CDE	173. ABCE	174. BCD
175. AE	176. ABDE	177. ABCD	178. BCE	179. BE	180. ABCDE
181. CE	182. AB	183. ABC	184. ACE	185. ACDE	186. DE
187. ABCE	188. ABCD	189. AC	190. ABCD	191. BCD	192. ABD
193. ABCE	194. ABCD	195. ABCD	196. ABCDE	197. ABCD	198. ABCDE
199. ABD	200. ABCD	201. ABDE	202. ABCE	203. BC	204. AD
205. BDE					

第三章　立克次体感染性疾病

1. B	2. E	3. E	4. C	5. D	6. A
7. A	8. B	9. D	10. B	11. C	12. A
13. C	14. C	15. A	16. A	17. A	18. B
19. A	20. B	21. ABC	22. BD	23. ABCD	24. ABC

第四章　细菌感染性疾病

1. A	2. A	3. D	4. E	5. D	6. C
7. E	8. E	9. A	10. E	11. A	12. A
13. C	14. D	15. E	16. C	17. E	18. B
19. C	20. D	21. E	22. E	23. A	24. E
25. A	26. A	27. B	28. B	29. A	30. E
31. A	32. B	33. E	34. A	35. E	36. A
37. E	38. C	39. E	40. A	41. B	42. A
43. C	44. D	45. B	46. E	47. C	48. E
49. A	50. C	51. D	52. B	53. B	54. E
55. E	56. D	57. B	58. B	59. B	60. B
61. C	62. E	63. B	64. E	65. A	66. C
67. D	68. D	69. C	70. E	71. D	72. C
73. B	74. D	75. B	76. E	77. D	78. B
79. A	80. B	81. B	82. E	83. D	84. B
85. A	86. D	87. D	88. A	89. C	90. B
91. E	92. E	93. E	94. D	95. C	96. C
97. E	98. E	99. A	100. D	101. A	102. B
103. B	104. A	105. C	106. E	107. C	108. A

109. D	110. B	111. B	112. E	113. D	114. E
115. B	116. E	117. A	118. D	119. C	120. C
121. D	122. E	123. D	124. E	125. A	126. D
127. A	128. E	129. A	130. E	131. E	132. D
133. B	134. C	135. D	136. C	137. C	138. A
139. C	140. C	141. B	142. D	143. D	144. E
145. E	146. C	147. C	148. D	149. D	150. B
151. E	152. B	153. D	154. E	155. C	156. A
157. C	158. A	159. B	160. B	161. D	162. E
163. C	164. D	165. C	166. E	167. A	168. D
169. B	170. A	171. C	172. C	173. B	174. D
175. E	176. A	177. B	178. C	179. A	180. D
181. A	182. B	183. C	184. D	185. E	186. C
187. B	188. A	189. D	190. A	191. B	192. C
193. E	194. D	195. AC	196. ABCDE	197. BCE	198. ABD
199. ABDE	200. CD	201. ABDE	202. ABCDE	203. BDE	204. ABCD
205. ADE	206. ABC	207. ABCD	208. BCDE	209. DE	210. CDE
211. ADE	212. ADE	213. AB	214. ABCDE	215. ABC	216. ABCDE
217. ACD	218. ACD	219. ABCD	220. ABCE	221. ABCDE	222. ABCDE

第五章 螺旋体感染性疾病

1. A	2. A	3. A	4. E	5. C	6. E
7. B	8. B	9. D	10. C	11. C	12. C
13. B	14. B	15. D	16. E	17. B	18. E
19. B	20. ACDE	21. ABCDE			

第六章 原虫感染性疾病

1. C	2. E	3. C	4. E	5. D	6. A
7. A	8. C	9. B	10. E	11. D	12. D
13. D	14. D	15. E	16. A	17. A	18. B
19. A	20. D	21. B	22. D	23. B	24. B
25. C	26. B	27. E	28. A	29. C	30. B
31. D	32. E	33. B	34. A	35. D	36. A
37. B	38. A	39. B	40. A	41. C	42. E
43. C	44. A	45. D	46. ABCE	47. CDE	48. ABE
49. ABCE	50. BCDE	51. BCDE	52. ABCD	53. ABE	

第七章 蠕虫感染性疾病

1. C	2. C	3. D	4. C	5. A	6. C
7. A	8. B	9. A	10. B	11. C	12. C
13. A	14. B	15. C	16. B	17. B	18. C
19. E	20. A	21. A	22. A	23. C	24. A
25. D	26. C	27. A	28. A	29. A	30. A

31. C	32. C	33. C	34. E	35. E	36. D
37. C	38. E	39. B	40. A	41. B	42. A
43. B	44. D	45. C	46. C	47. D	48. B
49. A	50. A	51. A	52. D	53. A	54. E
55. D	56. E	57. A	58. B	59. E	60. A
61. B	62. B	63. E	64. C	65. C	66. E
67. A	68. ABCD	69. ABC	70. ABCE	71. ABCDE	72. ABD
73. ABDE	74. ACD	75. AE	76. ABCD	77. ACD	78. ABCDE
79. ABCDE	80. AE	81. ABCD	82. ABC	83. BCD	84. BCDE
85. ABCD	86. AB	87. BE			